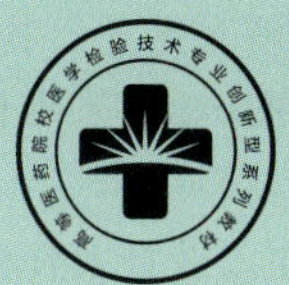

高等医药院校医学检验技术专业创新型系列教材

供医学检验技术等专业使用

临床检验基础

主　编　权志博　李　萍　郑峻松

副主编　武湘云　冷　平　李树平　黄燕妮

编　者　（以姓氏笔画为序）

马　芳　蚌埠医学院

亓　涛　南方医科大学

史琳娜　陕西中医药大学

权志博　陕西中医药大学

孙连桃　包头医学院

李　萍　河北北方学院

李树平　湖南医药学院

杨洪乐　河北医科大学第二医院

冷　平　成都中医药大学

张继瑜　南方医科大学

武湘云　河北医科大学第三医院

郑峻松　陆军军医大学

赵莉平　陕西中医药大学

郭素红　吉林医药学院

黄燕妮　海南医学院

崔　宁　黄河科技学院

梁　骑　川北医学院

韩　峰　九江学院

韩素丽　长治医学院

温晓艳　河北北方学院

黎安玲　武汉大学

秘　书

史琳娜　陕西中医药大学

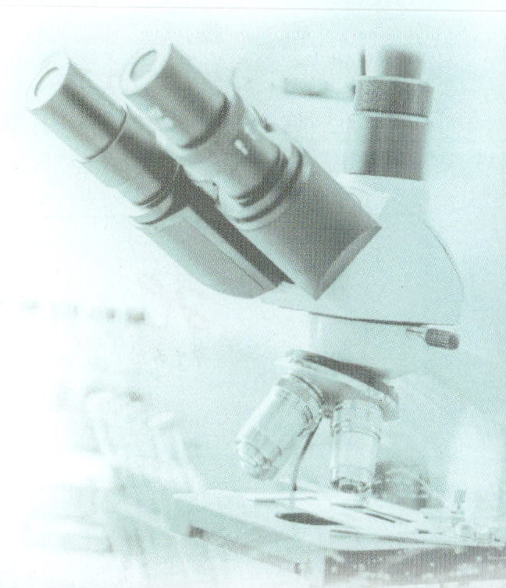

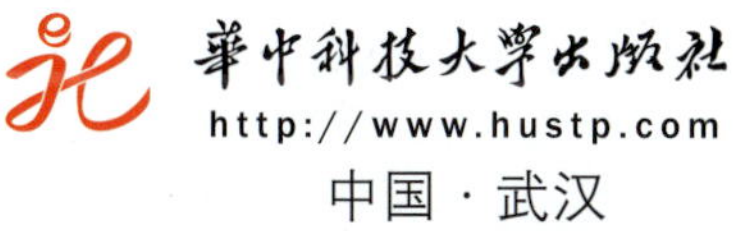

华中科技大学出版社

http://www.hustp.com

中国·武汉

内容简介

本书为高等医药院校医学检验技术专业创新型系列教材。

本书内容为临床上最常用、最基本的检验项目与检验技术，注重融入新知识、新进展和新观点。全书除绪论外共九章，内容包括血液标本采集和血涂片制备、血液一般检验、血液其他检验、血液分析仪检验、尿液标本采集和处理、尿液一般检验、粪便检验、体液检验、细胞病理学基本检验。

本书可供医学检验技术专业本科生和临床检验诊断学专业研究生使用，同时也可供卫生专业技术资格考试、研究生入学考试和临床工作者参考。

图书在版编目(CIP)数据

临床检验基础/权志博，李萍，郑峻松主编. —武汉：华中科技大学出版社，2020.8 (2024.8 重印)
ISBN 978-7-5680-6403-3

Ⅰ. ①临… Ⅱ. ①权… ②李… ③郑… Ⅲ. ①临床医学-医学检验-医学院校-教材 Ⅳ. ①R446.1

中国版本图书馆 CIP 数据核字(2020)第 134811 号

临床检验基础　　　权志博　李　萍　郑峻松　主编
Linchuang Jianyan Jichu

策划编辑：荣　静
责任编辑：荣　静　曾奇峰
封面设计：原色设计
责任校对：曾　婷
责任监印：周治超
出版发行：华中科技大学出版社(中国·武汉)　　电话：(027)81321913
　　　　　武汉市东湖新技术开发区华工科技园　　邮编：430223
录　　排：华中科技大学惠友文印中心
印　　刷：武汉科源印刷设计有限公司
开　　本：889mm×1194mm　1/16
印　　张：20
字　　数：633 千字
版　　次：2024 年 8 月第 1 版第 4 次印刷
定　　价：79.90 元

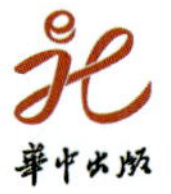

高等医药院校医学检验技术专业创新型系列教材建设指导委员会

总序

ZONGXU

近年来，随着科学技术的进步、大量先进仪器和技术的采用，医学检验得到飞速的发展。各种新的检验技术不断涌现，对临床疾病的诊疗越来越重要，作用越来越突出，为人类疾病的诊断、治疗监测、预后判断提供大量新的实验室监测指标。据统计，临床实验室提供的医学检验信息占患者全部诊疗信息的60%以上，医学检验已成为医疗的重要组成部分，被称为临床医学中的“侦察兵”。

《国家中长期教育改革和发展规划纲要(2010—2020年)》《国家中长期人才发展规划纲要(2010—2020年)》要求全面提高高等教育水平和人才培养质量，以更好地满足我国经济社会发展和创新型国家建设的需要。根据《教育部关于进一步深化本科教学改革　全面提高教学质量的若干意见》，在教材建设过程中，教育部鼓励编写、出版适应不同类型高等学校教学需要的不同风格和特色的教材；积极推进高等学校与行业合作编写教材；鼓励编写和出版不同载体和不同形式的教材，包括纸质教材和数字化教材。2012年教育部制定的新本科专业目录中，将医学检验专业更名为医学检验技术专业，学制由五年改为四年。

为了更好地适应医学检验技术专业的教学发展和需求，体现最新的教学理念和特色，在认真、广泛调研的基础上，在医学检验技术专业教学指导委员会相关领导和专家的指导和支持下，华中科技大学出版社组织了全国40多所医药院校的200多位老师编写了本套高等医药院校医学检验技术专业创新型系列教材。本套教材由国家级重点学科的教学团队引领，副教授及以上职称的老师占80%，教龄在20年以上的老师占72%。教材编写过程中，全体参编人员进行了充分的研讨，各参编单位高度重视并大力支持教材的编写工作，各主编及参编人员付出了辛勤的劳动，这确保了本套教材的编写质量。

本套教材着重突出以下特点：

(1)教材定位准确，体现最新教学理念，反映最新教学成果。紧密联系最新的教学大纲和临床实践，注重基础理论和临床实践相结合，体现高素质复合型人才培养的要求。

(2)适应新世纪医学教育模式的要求，注重学生的临床实践技能、初步科研能力和创新能力的培养。突出实用性和针对性，以临床应用为导向，同时反映相关学科的前沿知识和发展趋势。

(3)以问题为导向，导入临床案例。通过案例与提问激发学生学习的热情，以学生为中心，以利于学生主动学习。

(4)纸质与数字融合发展。全套教材采用全新编写模式，以扫描二维码形式帮助老师及学生在移动终端共享优质配套网络资源，通过使用华中科技大学出版社数字化教学资源平台将移动互联、网络增值、慕课等新的教学理念和学习方式融入教材建设中，开发多媒体教材、数字化教材等新媒体教材形式。

本套教材得到了教育部高等学校医学技术类教学指导委员会和中国医师协会检验医师分会相关领导和专家，以及各院校的大力支持与高度关注，我们衷心希望这套教材能为高等医药院校医学检验技术教学及人才培养做出应有的贡献。我们也相信这套教材在使用过程中，通过教学实践的检验和实际问题的解决，能不断得到改进、完善和提高。

高等医药院校医学检验技术专业创新型系列教材
建设指导委员会

前言

QIANYAN

为适应我国高等医学教育教学改革与发展需要，培养能满足21世纪人民群众健康需求、社会经济和科技发展需要的检验医学高级专门人才，在全国高等医药教材建设研究会组织和领导下，华中科技大学出版社组织编写了高等医药院校医学检验技术专业创新型系列教材《临床检验基础》，以供医学检验技术专业本科生和临床检验诊断学专业研究生使用，同时也可供卫生专业技术资格考试、研究生入学考试和临床工作者参考。

教材作为特殊的知识载体和教学基本要素，必须体现服务于培养目标，遵循培养人才岗位任职能力要求的基本属性。《临床检验基础》按照这一属性，围绕培养具有较高综合素质与较强适应能力的医学检验技术人才的基本需求，以强化"基本理论、基本知识及基本技能"训练为目标，加强检验与临床沟通，注重质量保证与检验方法学评价，突出教材时代特色，倡导经验源于循证，以高度的前瞻性，在保证检验结果准确、成本低廉的情况下，为临床提供既实用又经济的检验项目及方法。

此次编写的《临床检验基础》内容为临床上最常用、最基本的检验项目与检验技术，编写时注重融入新知识、新进展和新观点，同时关注以往教材中未写明白的项目内容，力求以最简洁的语言或描述方式写清道明。本教材除绪论外共九章，包括血液标本采集和血涂片制备、血液一般检验、血液其他检验、血液分析仪检验、尿液标本采集和处理、尿液一般检验、粪便检验、体液检验和细胞病理学基本检验等。在教材编写过程中，严格按照教材的要求介绍公认的成熟理论与知识，并注重学生创新思维和创新能力的培养。同时，以医学检验技术专业人才培养目标为依据，在阐明基本理论、基本知识、基本技能的基础上，着重介绍质量保证、检验方法的评价及项目检查的临床意义，为临床观察病情变化、诊断疾病、判断预后提供灵敏度高、特异性好的实验室检查项目和方法。本教材中以图和表展示重点、难点，以便于学生理解和掌握。

本教材在编写过程中，得到了全国高等医药教材建设研究会及华中科技大学出版社和编者所在单位的大力支持，在此表示衷心的感谢！感谢所引用参考文献的原作者，他们的工作和成果为本教材的编写奠定了良好的基础。同时也要感谢各位编者的大力支持与真诚合作。陕西中医药大学物理教研室葛黎新老师、研究生张艳青同学等在文字处理和校对，以及图片处理等方面做了大量卓有成效的工作，在此一并致谢！

本教材的编者来自全国各高等医药院校，是我国医学检验学界的中青年骨干，有着丰富的教学、临床和科研工作经验，他们活跃的学术思想、辛勤敬业的工作作风和严谨的治学态度为编好本教材奠定了坚实的基础。因时间仓促和编者水平有限，本教材在内容与文字方面的疏漏在所难免，敬请广大读者提出宝贵意见，以便使之不断完善，在此致以谢意！

权志博　李萍　郑峻松

目录

MULU

绪　论

临床检验医学(clinical laboratory medicine)是一门涉及多学科、多专业的临床医学应用学科，是联系基础医学与临床医学的桥梁学科。目前，我国临床检验医学主要包括临床检验基础、临床生物化学检验、临床免疫学检验、临床微生物学检验、临床血液学检验及临床分子生物学检验等。近年来，随着基础医学、临床医学、预防医学和生物工程学的发展，临床检验医学也向复杂理论、高端科技和尖端水平方向发展，逐渐形成包括实验诊断学(laboratory diagnosis)在内的临床检验医学学科。

一、临床检验基础的概念和任务

临床检验基础是检验医学的专业主干课程之一，其主要内容涉及生物化学、血液学、微生物学、免疫学、输血学等相关的最常用检验项目，其基本任务是运用物理学、化学、生物学、免疫学和自动化检验等技术，对人体的血液、其他体液、排泄物、分泌物和脱落细胞等标本进行物理学、化学、病原生物学和显微镜形态学等常规检查，并结合病史、体格检查和其他各种辅助诊断方法，达到初步诊断、及时治疗和制订预防措施的目的。

临床检验基础课程正处于调整、改革和提高的阶段。临床检验基础的教学正在努力适应国内外检验医学的现状：一方面是以自动化、信息化为特征的仪器检验方法；另一方面是仍需用传统手工"金标准"的检验方法，作为临床仪器检验、校准和质量保证的重要组成部分。因此，与医学检验技术专业其他课程教学相比，临床检验基础教学如何兼顾手工检验与自动化检验相结合，是目前医学检验技术教学密切关注的热点，找到两者的结合点和教学比例分割线，就抓住了临床检验基础教学的核心和命脉。

二、临床检验基础的发展及现状

临床检验医学是一门独立学科。据记载，远在公元前 400 年，希腊医生希波克拉底(Hippocrates)用感官法(通过色、嗅、味等)对尿液进行观察，以辅助有关疾病的诊断，开拓了人类历史上最早和最原始的临床检验方法；17 世纪后半叶，荷兰人列文虎克(Leeuwenhoek)(1673 年)发明了显微镜，打开了微观世界的奥秘，为临床检验医学的发展奠定了物质基础；1871—1876 年开始认识红细胞的携氧及二氧化碳功能；1892—1930 年发现中性粒细胞和单核细胞具有趋化、吞噬和杀菌功能；1923 年发现血小板有黏附和聚集的功能；1959 年以来认识到淋巴细胞、浆细胞与免疫功能有关。近年来，特殊显微镜(位相显微镜、偏光显微镜、干涉显微镜和电子显微镜等)的问世，使血细胞形态学的观察和研究更加充实和广泛；血液分析仪和流式细胞仪的出现，使血细胞的各种参数和免疫属性得以证实。分析不同标本的多种自动分析仪，如尿液干化学分析仪、尿液有形成分分析仪、血液凝血因子分析仪、血沉自动测定仪、血型鉴定仪、精液分析仪及粪便分析工作站等多种现代化仪器的出现，使临床检验医学的发展日新月异。

三、临床检验基础现有的特征

近年来，国内外临床检验医学发展迅速，已经进入一个崭新时代，临床检验基础已逐步形成快速、自动化、易操作等特征，其主要表现在以下几方面。

1. 检验方法自动化　目前临床上 80%～90%的检验项目(如血液、尿液、粪便、凝血、精液等)实现了检验自动化。

2. 检验标本微量化　每项检测只需几微升到几十微升标本，过去同体积的一管标本，现可做多个项目。

3. 检验试剂配套化　自动化仪器所用试剂由过去的要求配套意识转变到今天的要求配套行动，使仪器厂家调校参数与实验室状况更匹配。

NOTE

4. 检验原则标准化 为保证检验结果的准确、可靠和可比性，国内现要求按 CLSI、CCCLS 标准化检验原则选择标准方法或参考方法，可参考《全国临床检验操作规程》第 1 版至第 4 版。

5. 检验仪器多样化 目前临床上已出现非临床检验工作者也可操作的多种床边自动检测仪，仪器操作简单，结果报告更加及时。

6. 检验质量严格化 临床实验室已经建立了一套完整的质量保证规则，主要包括室内质控、室间质评，分析前、中、后质量保证措施等。

7. 检验管理规范化 临床实验室对工作人员、环境、仪器、试剂、生物安全等均有相应的规范化管理制度和要求。

8. 检验医学循证化 倡导循证检验医学（evidence-based laboratory medicine），践行检验与临床沟通联系的制度，检验医师与临床医生共同选择合理的检验项目、评价实验结果，以患者为中心，以质量为核心，为患者提供最佳的实验诊断指标。

9. 检验理念时代化 个体化医学、转化医学和整合医学这些新概念的引入，为患者诊断、治疗中临床检验技术的应用提供了新的理念及思维方式。

四、临床检验基础的应用

血液分析仪检验和显微镜检查有机结合，可提供全血细胞数量和形态的参数以及红细胞、血小板、白细胞异常的最基本的临床检验信息。例如，外周血红细胞数减少，血红蛋白含量下降，形态学表现为小细胞为主、大小不均，为小细胞低色素性贫血提供了鉴别诊断的实验依据；单核细胞数量增多和红细胞沉降率加快，支持慢性感染的诊断，结合临床表现等有助于慢性疾病的诊断；显微镜检查发现病原微生物，是确诊感染性疾病的依据。

1. 为疾病诊断、鉴别诊断、疗效监测和预后判断提供动态变化依据 在疾病诊断方面，如阴道分泌物检验查见阴道毛滴虫，可以直接诊断为滴虫性阴道炎；在鉴别诊断方面，如血液分析仪检验的红细胞检查结果 Hb、MCV、MCH、MCHC 等参数，可以为贫血的鉴别诊断提供直接依据。临床上尿液蛋白质检测对于肾脏疾病患者的疾病诊断、病情观察与监测，网织红细胞计数对于进行化学疗法和放射疗法的患者或贫血患者的骨髓功能判断具有可靠而实际的指导作用。

2. 为预防疾病和健康咨询提供检测依据 临床检验中，从标本中检出病原微生物（如寄生虫、细菌等），可对感染人群进行必要的治疗和（或）隔离，以防止疾病的传播。随着人类社会的进步、卫生事业的发展和人们对健康需求的日益增加，定期的健康检查已成为必要，通过临床检验可及时了解人群的健康基本状况，检查所得数据可指导人们建立良好的生活习惯及防病的主动性，达到减少疾病发生、促进健康的目的。

3. 为医学科学研究提供基本数据、基本检验方法和操作技能 临床检验的结果既是临床诊断的基本实验室依据，也是临床医学研究的基本数据来源；临床检验的很多检验技术，如细胞计数技术、染色技术等，也是进行临床医学研究的重要技术手段。

五、学习临床检验基础的基本要求

1. 掌握和（或）熟悉临床检验的基础理论 临床检验的基础理论包括检验项目涉及的生理、病理基础等。

2. 掌握临床检验的基本技能 临床检验基础的许多操作是进行其他临床医学检验的基础，包括标本采集、质量保证等。因此，特别强调并落实学生在实验课或在临床实习中动手能力的训练。

3. 掌握检验方法学的评价 学会评估和选择灵敏度高、准确性好、特异性强的检验方法，尤其是恰如其分、正确地比较和认识手工检验方法和仪器检验方法的优点和缺点。

4. 熟悉检验项目的临床意义、参考区间、医学决定水平及危急值 应不断追求和采纳已经被科学方法评价和证明的、具有最佳临床价值的“金标准”检验项目和检验方法，为临床提供有效的检验结果。必须充分认识到，由于医学检验在时间上和空间上存在一定的局限性，因此，对任何检验结果均需慎重

NOTE

分析，才能做出符合实际的合理解释。

5. 必须加强职业道德培养 临床检验医学所进行的是一项细致严肃的工作，必须有良好的职业道德和高涨的工作热情，力求认真细致、一丝不苟、操作规范，积极与临床医生及患者沟通，顺利完成临床检验工作，为临床诊断和医学研究提供有效、准确的检验结果和资料。绝不能因一时的疏忽大意，造成患者永久的痛苦甚至死亡。

通过本科阶段基本理论学习和专业实践训练，检验人员应能正确面对和适应工作中的挑战，运用自己学到的知识，积极投身到我国临床检验医学的改革和发展中去，不断学习、认真钻研，为我国临床检验医学事业的发展而努力做贡献！

（权志博　李萍　郑峻松）

NOTE

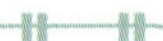

第一章　血液标本采集和血涂片制备

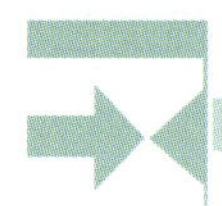

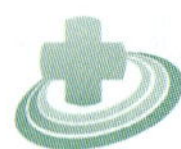

学习目标

1. 掌握　血液标本类型及其应用范围；临床常用采血方式及其应用范围；临床血液常用抗凝方法；临床血液常用抗凝剂种类、抗凝原理、用法及用途；Wright 染色的原理；血液标本采集、血涂片制备及良好血涂片（血膜）的标准。

2. 熟悉　血液标本采集过程中影响检验结果的因素；血液标本运送和接收要求；血细胞常用染色方法及方法学评价；血涂片制备和 Wright 染色的质量保证。

3. 了解　真空采血管的优点、缺点和用途；检验后血液标本的处理。

案例导入

某幼儿，2 岁，门诊血常规检查血小板计数 $7\times10^9/L$，其他项目均在参考区间内，复检结果一致。但与历史结果比对，与一个月前该幼儿血小板计数 $236\times10^9/L$ 有差异。通过观察发现，该幼儿外露皮肤有淤斑，嘱其采静脉血、涂片行 Wright 染色，显微镜下检查，血小板计数偏低，白细胞形态未见异常。及时与医生沟通，结合临床症状，医生诊断为免疫性血小板减少症并收入院，病情进展迅速，经及时治疗目前情况良好。

1. 遇可疑结果时怎么做？试举 1～2 例。
2. 涂片染色复检的重要性有哪些？试举 1～2 例。

第一节　血液标本采集

调查研究显示，检验结果与临床不符的首要原因是标本质量的问题，而血液标本是临床检验项目中应用最多的标本，因此，做好分析前血液标本采集的质量保证，是减少实验误差、保证检验结果准确可靠的必要和首要条件。要保证血液标本的质量，规范的采集、运送、保存和处理是关键工作。

一、标本类型

血液标本按成分不同分为以下四种类型。

（一）全血

全血（whole blood，WB）由血细胞和血浆组成，主要用于临床血液学检验，如血气分析，血细胞计数、分类和形态学检查等。

1. 静脉全血　在血液标本中应用最为广泛，多用于血细胞分析、凝血监测和红细胞沉降率测定等。采取部位主要有肘前静脉、腕静脉和手背静脉，新生儿和婴幼儿有时用颈静脉和股静脉。

2. 动脉全血　主要用于血气分析，采取部位主要有股动脉、肱动脉和桡动脉。

3. 末梢全血　又称毛细血管全血或皮肤采血，适用于仅需微量血液的检验或者婴幼儿，采取部位主要有指端、耳垂，小儿有时为足跟或其他皮肤完好处。

（二）血浆

NOTE

全血中加抗凝剂后离心，除去血细胞成分，分离出来的淡黄色液体即血浆（plasma），用于血液化学成分测定和凝血检验等。无须血液凝固便可分离出血浆，可节约时间，因此急诊时可代替血清应用。

（三）血清

离体血液不经抗凝处理，自然凝固，血凝块回缩并释放出的淡黄色透明液体，称为血清（serum）。血液凝固过程中纤维蛋白原转变为纤维蛋白并凝聚，血小板释放出许多活性物质，凝血因子也发生了变化，因此血清与血浆的主要区别是血清中不含纤维蛋白原和部分凝血因子，但比血浆中多了一些活性物质。为了避免抗凝剂的干扰，血液中许多化学成分的测定用血清标本。血清主要用于临床化学和免疫学等的检验。

（四）血细胞

根据实验需要从全血中提取出的特定血细胞，如浓集的粒细胞、淋巴细胞和分离的单个核细胞等，主要用于一些特殊项目的检验。

二、标本采集的方法

血液标本的正确采集是获得准确、可靠实验结果的关键。在标本采集前，应根据实验的需要，选择恰当的采血方法、合适的血量及相应的抗凝剂。血液标本的采集按采集部位分为皮肤采血法、静脉采血法和动脉采血法。

（一）皮肤采血法

皮肤采血法（skin puncture for blood collection），亦称毛细血管采血法或末梢采血法，所得血液标本是微动脉、微静脉和毛细血管血的混合末梢全血，因含有细胞间质和细胞内液而使其对机体实际情况的代表性不及静脉血和动脉血，因此，条件允许时应尽可能采集静脉血。皮肤采血法主要用于需血微量的检验项目和婴幼儿的血常规检验，根据采血方式不同分为采血针皮肤采血法和激光皮肤采血法。

1. 采血针皮肤采血法

1）准备工作　阅读受检者申请单，准备消毒用品、一次性采血针和微量吸管等。①一次性采血针：有传统采血针和新型采血针，现多用后者。②微量吸管：有 10～20 μL 和 20～40 μL 两种规格，最下方刻度分别为 10 μL 和 20 μL，上方靠近吸头处刻度分别为 20 μL 和 40 μL，校准后使用。微量吸管、传统采血针及新型采血针见图 1-1。

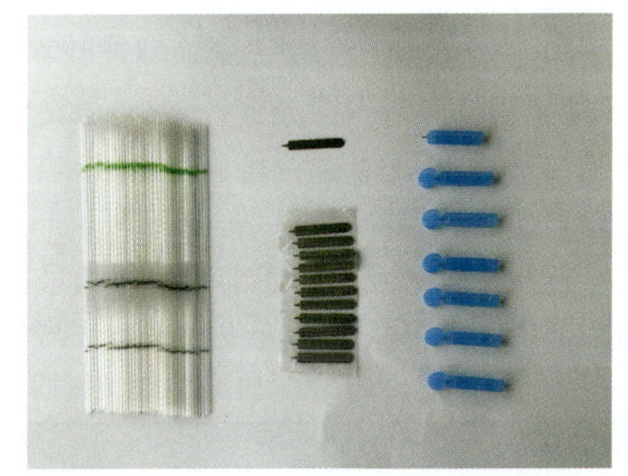

图 1-1　微量吸管、传统采血针及新型采血针

2）部位选择　一般采取手指指端或耳垂，WHO 推荐采取左手中指或无名指指端内侧缘。婴幼儿由于手指太小，除必要时采取中指或耳垂外，通常采取足趾或足跟内外侧缘。严重烧伤患者应选择皮肤完整处。

3）采血　①按摩受检者的采血部位，使局部组织自然充血。②常规消毒穿刺部位及其周围皮肤。③待其干燥后，用左手中指托住患者采血部位，拇指和示指紧捏采血部位两侧，固定采血部位并使其皮肤和皮下组织绷紧，右手持一次性消毒采血针迅速刺入，深度以 2～3 mm 为宜（指使用传统采血针时，如使用新型采血针，要适当加大深度），立即出针。④待血液自行流出，或稍加压力使血液自动流出后，用灭菌干脱脂棉签擦去第 1 滴血，或根据检验项目内容要求决定是否使用，用微量采血管取血。如血流不畅，可以用左手按摩患者的采血部位远端或自采血部位远端稍施压后使血液流出。⑤采血完成后，用灭菌干脱脂棉签压紧采血部位数分钟进行止血。

4）注意事项　采血针皮肤采血法注意事项见表 1-1。

表 1-1　采血针皮肤采血法注意事项

操作	注意事项
准备工作	采集标本前尽量使受检者保持平静，减少运动，条件允许时在候诊区休息。住院患者应尽量在早晨卧床时采血。尽量避免饮食及药物对检验结果的影响

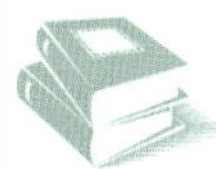

NOTE

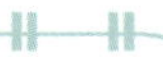

续表

操作	注意事项
部位选择	尽量采手指血。耳垂血液循环差，受气温影响大，标本检查结果不够恒定，并且红细胞、血红蛋白、白细胞和血细胞比容等的测定结果较手指血和静脉血高，WHO已不再推荐采用。所选采血部位需皮肤完整，无水肿、炎症、冻疮、发绀或烧伤等病变
消毒	待消毒液挥发干燥后再行采血，否则未干燥的消毒液会使流出的血液四处扩散而不成滴，影响收集，并可造成红细胞溶血
采血	针刺皮肤时进、出针速度要快，且伤口要有足够的深度。第1滴血中因混入组织液较多，应拭去不用（血小板计数除外）。血流不畅时，切勿用力挤压，以免过多的组织液混入血液标本中造成结果偏低。为了避免出现气泡，血液充入微量吸管内的速度不宜过快且不可断续充液，在此基础上，采血要迅速，以防止流出的血液发生凝固

2. 激光皮肤采血法 激光皮肤采血法是利用激光采血器中激光发生器发出一束特定波长的单脉冲激光束，在一次性耗材（镜头片）的配合下，细微的光束打在手指上，其瞬间温度可达到1000 ℃，使皮肤组织溶解、挥发，出现一个直径0.4～0.8 mm的微孔，血液自微孔流出，而打孔后的残留物成等离子状态，吸附在镜头片表面。

1）准备工作 阅读受检者申请单，准备消毒用品、激光采血器、微量吸管和一次性激光防护罩等。

2）部位选择 手指（其他要求同采血针皮肤采血法）。

3）采血方法 ①轻轻按摩受检者的采血部位（手指指腹），使局部组织自然充血。②常规消毒穿刺部位及其周围皮肤。③待其干燥后，将激光采血器手柄垂直置于一次性激光防护罩上方，垂直对准并紧贴采血部位后，按“触发键”，然后将防护罩推出。④待血液自行流出或稍加压力后流出，用微量吸管取血。

4）注意事项 ①激光采血器严禁在有易燃易爆气体环境中使用，以免发生爆炸事故。②使用过程中，禁止用肉眼观看激光窗口，或将激光窗口对准采血部位以外的身体其他部位。③采血时防护罩要紧贴采血部位，不能悬空或倾斜，以免影响采血效果。④激光采血器的透镜使用一定时间后会有挥发性物质附着于表面，要定期清洁。

激光皮肤采血法属于非接触式的采血方法，可以避免患者紧张和疼痛，更重要的是可以避免由于采血引起的交叉感染。激光皮肤采血法与采血针皮肤采血法相比的突出优点见表1-2。

表1-2 激光皮肤采血法与采血针皮肤采血法相比的突出优点

突出优点	评 价
无交叉感染	采血针与人体直接接触，不可避免出现交叉感染。激光采血器发射出的激光使皮肤某一点瞬间达到1000 ℃的高温，很好地达到消毒的目的，而且一次性耗材吸附了皮肤、血液的残留物质，杜绝了交叉感染的发生
无痛	采血针表面粗糙，造成皮肤组织撕裂，使患者痛感极强，而激光皮肤采血法是光的瞬时作用，患者几乎无痛，只感到有轻微的压迫感。由于没有针刺过程，患者不会产生恐惧感，从而减轻患者心理负担
血液标本纯度高	采血针采血时，组织液和细胞内液容易渗入血液标本中，影响其质量。激光皮肤采血法的瞬间高温使孔壁形成凝胶状态，阻止组织液和细胞内液的渗出，使血液标本纯度高，保证了检测结果的准确性、客观性

（二）静脉采血法

静脉采血法（venipuncture for blood collection）是临床上广泛应用的采血方法，所采集的标本不易受气温和末梢循环变化的影响，而使其更能准确反映全身血液的真实情况，根据采血方式不同可分为注射器采血法和负压采血法。

NOTE

1. 注射器采血法 传统的静脉采血法，又称普通采血法。

1）准备工作 阅读受检者申请单，决定采血量，准备每个试验所需的采血管，在采血管上贴上患者信息条形码或标示项目名称、患者姓名、采集日期、门诊或住院号等信息，并按一定的顺序排列。

2）选择静脉 原则上位于体表的浅静脉均可采取，一般采取肘部静脉。肘部静脉不好采取时，可采用手腕部、手背部、腘窝或外踝部静脉。幼儿可采取颈外静脉，必要时还可采取股静脉、大隐静脉或锁骨下静脉，但这些部位采取血液标本时，必须在有经验者指导下进行，以免意外发生。标本采集时受检者取坐位或卧位，将前臂水平伸直，置于桌面枕垫上，掌心向上，暴露穿刺部位。

3）检查注射器 将一次性注射器包装打开，左手持针头座，右手持针筒，使针头和针筒紧密连接，将针头斜面对准针筒刻度，然后抽拉针栓检查有无漏气和阻塞。最后排尽注射器内的空气，套上针头无菌帽，备用。使用前要保持针头的无菌状态。

4）采血 ①在穿刺部位上端约 6 cm 处扎压脉带，并嘱受检者紧握拳头，使静脉充盈暴露。②用碘酊或碘伏消毒受检者的静脉穿刺区域，碘酊消毒时需用乙醇脱碘。③以左手拇指在静脉穿刺部位下端绷紧皮肤并固定静脉穿刺部位，右手拇指和中指持注射器的针筒，示指固定针头座，使针头斜面和针筒刻度均向上，沿静脉走向使针头与皮肤呈 30°斜角快速刺入皮肤穿过静脉壁，见回血后放低注射器使针头与皮肤呈平行或 5°斜角向前穿入静脉腔至针头 2/3 处。④完成穿刺后，右手固定注射器，左手松开压脉带，缓缓向后拉注射器针栓至所需血量。⑤嘱受检者松拳，用灭菌干脱脂棉签压住穿刺部位，迅速向后拔出针头。⑥嘱受检者继续紧按压灭菌干脱脂棉签 1～3 min。⑦取下注射器上的针头，将血液沿试管壁缓缓注入采血管中，到达采血容量刻度处。含抗凝剂的试管需迅速轻轻颠倒混匀数次，切忌振荡试管。

5）注意事项 ①根据检验项目的需求选择不同容量的注射器和含相应抗凝剂且容量不同的采血管。②若患者正在进行输血、静脉输液等，应在对侧肢体采血。严禁在输血、输液的针头或输液管内抽取血液标本。③压脉带松紧要适宜，压迫时间不宜过长。④采血时针栓只能向外抽，不能向静脉内推，以防形成空气栓塞。采血不宜过度用力，以免产生泡沫而引起溶血。⑤血液注入容器前要先取下针头且推出时用力不可过大，以免速度太快产生气泡或溶血。⑥不能用灭菌棉签揉压采血部位，不能弯曲手臂，以免淤血或形成血肿。⑦如同时采集多管血液标本，一般应先注入血培养瓶，其次注入抗凝管，最后注入干燥试管，动作要准确迅速。

2. 负压采血法 又称真空采血法，是用胶塞头盖封住采血管，将采血管内抽成不同负压的真空度，采血管和采血针组合成全封闭的负压采血系统，利用血液压力与采血管内压力的差异，实现定量采血，采血量的多少由采血管内负压大小来控制。各种真空负压采血管胶塞头盖按国际通用的色标分为红、黄、蓝、绿、黑等不同的颜色，标记分明，不同的管内加有不同的抗凝剂（或其他添加剂），分别适用于不同的检验项目。各种常用负压采血管与采血针见图 1-2。各种常用负压采血管的临床用途及使用方法见表 1-3。负压采血法采用封闭式采血，血样无须在容器之间转移，减少了发生溶血的机会，保证待检血液标本原始性状的完整性，使检验结果更为可靠，并且具有传送方便、容易保存和一次性多管采集等优点。

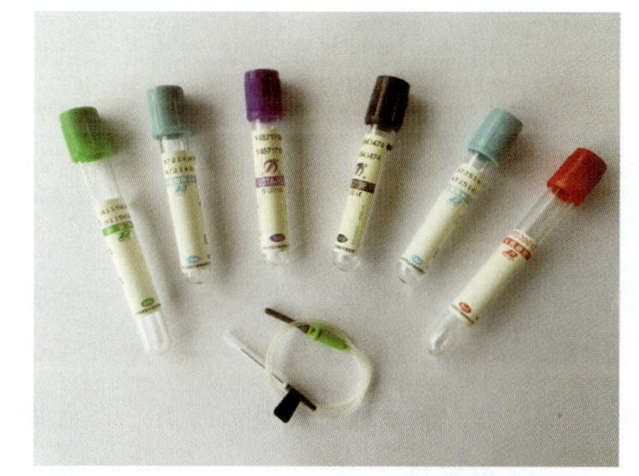

图 1-2 各种常用负压采血管与采血针

1）准备工作 阅读受检者申请单，准备消毒用品、双向采血针、所需负压采血管等。

2）选择静脉 同注射器采血法。

3）采血 有软接式和硬接式双向采血法两种方法。

（1）软接式双向采血法：①扎、解压脉带，消毒，穿刺静脉同注射器采血法。②见回血后，将刺塞针刺入负压采血管胶塞头盖中央真空管内，血液自动流入采血管内至一定刻度时，拔下采血管。③如需多管血样，再将刺塞针刺入另一新的负压采血管胶塞头盖真空管内采集。④采血完毕，嘱受检者松拳，用

NOTE

灭菌干脱脂棉签压住穿刺部位，迅速向后拔出穿刺针。⑤嘱受检者继续按压灭菌干脱脂棉签数分钟。

(2) 硬接式双向采血法：①穿刺同上。②见回血后，将负压采血管推入刺塞针一端，血液会自动进入采血管内。③其余步骤同软接式双向采血法。

4) 混匀标本　加有抗凝剂的采血管采血后需颠倒混匀8次，加分离胶或促凝剂的采血管颠倒混匀5～8次。

5) 处理采血针　采血针做销毁处理，以免误伤或污染环境。

6) 注意事项

(1) 检查胶塞头盖：采血管胶塞头盖松动会改变采血管负压，使采血量不准确，因此使用前检查是否有松动。

(2) 不可取下刺塞针乳胶套：刺塞针的乳胶套能够防止拔除采血管后继续流出血液，进而封闭采血，防止血液浪费或污染环境，因此采血时不可以取下此乳胶套。

(3) 先拔刺塞针：采血结束后，先拔下刺塞针端的采血管，再拔穿刺针端。

(4) 一次性多管采集血液标本顺序：①使用玻璃采血管采集时顺序为血培养管、无抗凝剂管、枸橼酸钠抗凝管、其他抗凝剂管。②使用塑料采血管采集时顺序为血培养瓶/黄头管、红头管、蓝头管、黑头管、绿头管、紫头管、灰头管、橙头管。当然，此顺序要结合受检者具体检测项目灵活应用。

(5) 防止采血量不足：不可过早拔出采血针头，以防止采血量未达到要求即结束采血。

(6) 混匀：标准混匀采血管的方法是180°颠倒混匀，混匀时动作要轻柔，不可过分振荡或混匀次数过多，以免溶血。

表1-3　各种常用负压采血管的临床用途

头盖颜色	添加剂	标本类型	制备标本步骤	临床用途
黄色	无菌，茴香脑磺酸钠；或加惰性分离胶和促凝剂	血清	不混匀，静置1 h离心	微生物培养及快速血清生化、免疫试验
红色	无(内壁涂有硅酮)	血清	不混匀，静置1 h离心	普通血清生化、免疫及血库试验
蓝色	枸橼酸钠与血液的比例为1∶9	血浆	立即颠倒混匀8次，试验前离心	凝血试验
黑色	枸橼酸钠与血液的比例为1∶4	全血	立即颠倒混匀8次，试验前再混匀	红细胞沉降率测定
绿色	惰性分离胶、肝素锂	血浆	立即颠倒混匀5次，离心	快速血浆生化、电解质及血流变试验
紫色	EDTA-K_2或EDTA-Na_2	全血	立即颠倒混匀8次，试验前再混匀	血常规、其他全血试验及PCR检测
灰色	氟化钠和碘乙酸锂	血浆	立即颠倒混匀8次，离心	血糖试验
橙色	促凝剂	血清	立即颠倒混匀8次，静置5 min离心	快速生化试验

(三) 动脉采血法

1. 准备工作　准备2 mL或5 mL注射器、橡皮塞或软木塞、1000 U/mL无菌肝素生理盐水及消毒用品等。

2. 选择动脉　多选用桡动脉、股动脉或肱动脉，其中桡动脉最方便，有时也选足背动脉，婴幼儿也可选择头皮动脉。

3. 采血　以血气分析标本为例，常规消毒受检者穿刺点及其附近皮肤、操作人员左手示指和中指后，以左手示指和中指触摸到动脉搏动最明显处后，绷紧并固定皮肤，右手持注射器，以30°～45°角进针，动脉血自动进入注射器内，至2 mL时用棉签或棉球按压穿刺点皮肤，拔出针头，嘱受检者按压采血

NOTE

处 10～15 min 以止血。注射器立即用橡皮塞或软木塞封闭针头(针头斜面埋入橡皮塞或软木塞中即可),以隔绝空气,将注射器颠倒混匀 5 次,在手中搓动注射器,使血液与肝素充分混合,立即送检。

4. 注意事项

(1) 注射器使用前应检查有无漏气,针头必须连接紧密,标本采集后立即封闭针头斜面,以隔绝空气。

(2) 标本采集后立即送检,如需等待,应置于 2～6 ℃冰箱内保存,但不得超过 2 h。

(3) 采血结束后,按压穿刺部位至不出血为止,以防形成血肿。

(4) 严格执行无菌操作,预防感染,消毒面积达 8 cm×10 cm。

(5) 有出血倾向者慎用(不选用深动脉穿刺,延长按压时间或加压止血)。

(6) 受检者情绪要稳定,情绪激动或哭闹的患儿待呼吸平稳 30 min 后再采血。

三、标本的处理、运送和保存

血液标本的处理包括检测前的预处理和检测后的处理。

(一) 标本检测前的预处理

血液标本采集后,应按检测项目需求进行相应的预处理,若为血常规检测标本室温存放即可,否则进行如下处理。

1. 选择添加剂 依据防止血液标本凝固或快速得到血清等不同的目的,常常需要在血液标本中加入抗凝剂、促凝剂或分离胶等不同的添加剂或进行其他处理。用物理或化学方法除去或抑制血液中某种凝血成分,以阻止血液凝固,称之为抗凝。能阻止血液凝固的化学物质称为抗凝剂或抗凝物质。抗凝剂阻止血液凝固称化学抗凝。物理抗凝常用的是脱纤维蛋白法,即用玻璃珠缠绕或竹签搅拌等方法除去血液中的纤维蛋白,以达到阻止血液凝固的目的。脱纤维蛋白法抗凝时需始终沿一个方向转动或搅拌,以有效缠绕纤维蛋白。物理抗凝常用于血液培养基的制备、狼疮细胞的检查等。促凝剂可快速激活凝血机制,加速凝血过程,尽快得到血清标本。分离胶能够将血液中的液体成分(血清或血浆)和固体成分(红细胞、白细胞、血小板和纤维蛋白等)彻底分开,并完全积聚在试管中央而形成屏障,标本在 48 h 内保持稳定。常用添加剂及其用途见表 1-4。

表 1-4 常用添加剂及其用途

添加剂	作用机制	用途	备注
乙二胺四乙酸(EDTA)盐	与血液中 Ca^{2+} 结合成螯合物,阻止血液凝固	对血细胞形态和血小板计数影响很小,适用于多项血液学检查	影响血小板聚集,不适于凝血象和血小板功能检查
肝素	加强抗凝血酶Ⅲ灭活丝氨酸蛋白酶而阻止凝血酶形成,阻止血小板聚集	用于血浆生化、免疫检测,是红细胞渗透脆性试验理想抗凝剂	可引起白细胞减少和血小板聚集而不适于血常规和凝血象检查
枸橼酸钠	与血液中 Ca^{2+} 结合成螯合物,阻止血液凝固	用于红细胞沉降率和凝血功能测定,因其毒性小,是输血保养液成分之一	抗凝力弱,因此其浓度、体积及与血液的比例很重要
草酸盐	草酸根与 Ca^{2+} 形成草酸钙沉淀,Ca^{2+} 失去凝血功能	用于血浆标本抗凝	对凝血因子Ⅴ保护力差及造成钾离子污染,现少用
促凝剂	快速激活凝血机制,加速凝血过程	缩短血清分离时间,适用于生化急诊	常用的有凝血酶、硅石粉、蛇毒和硅碳素等
分离胶	高黏度凝胶在血清、血块间形成屏障,分离血细胞与血清	快速分离血清并有利于标本冷藏保存	成本较高,且其质量影响分离效果和检验结果

2. 分离标本 离心分离时应保证采血管密封,以防止离心形成的气溶胶对标本的污染。

1) 分离血浆 加有抗凝剂且使用血浆的血液标本应在采集后尽快离心分离血浆。

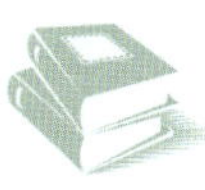
NOTE

2）分离血清　无促凝剂或分离胶的血液标本先将其置于室温或 37 ℃水浴箱内，待血块部分收缩、出现少许血清时离心分离血清；含促凝剂或分离胶的血液标本可直接离心分离血清。

3）分离血细胞　先根据各类细胞的密度、沉降率、黏附和吸附能力初步分离，再依据不同检验目的选择性分离，尽量避免混入其他细胞，分离血细胞一般用专用试剂分离。

（二）标本运送

血液标本采集完成后，可以通过人工运送、轨道传送或气压管道运送等方式运送到相应科室，但无论何种方式，均需遵循以下 3 个原则。

1. 唯一标识原则　标本应具有唯一标识，除编号外，还应包括受检者姓名、性别和年龄等最基本的信息。目前解决唯一标识最好的方式就是应用条形码系统。

2. 及时运送原则　完成标识的标本应尽快从采血现场运送至实验室进行检验。储存时间太长可导致细胞代谢、液体蒸发、化学反应、物质升华、病原微生物死亡、酶失活、渗透作用和气体扩散等，最终影响检验质量，甚至延误患者的诊治。标本运送过程中要注意标本的包装、温度要求、处理方法等，要确保分析成分的稳定性，并要注意防止标本外溢、蒸发和污染。

3. 生物安全原则　运送时使用可以反复消毒的专用容器，对于特殊标本还应采用有特殊标识字样（如烈性传染、剧毒等）的容器密封，必要时由专人运送。标本在运送过程中要保持管口向上垂直放置。气压管道运送时必须使用负压采血管，并确保管盖牢固。

（三）标本接收

实验室应制定标本接收标准、拒收标准的相关文件。实验室人员接收标本均应按文件的标准化要求进行，并且一定要认真核对检查项目、标本来源、标本属性、标本采集和运送等是否符合要求，标本运送人员和标本接收人员应做好记录并签字存档。对不符合标本采集或运送要求的，应拒绝接收。常见的拒收标本：①溶血标本；②凝固的抗凝标本；③采血量不足或错误的标本；④采集容器不当的标本；⑤抗凝剂使用不当或血液与抗凝剂的比例不当的标本；⑥没有标识、标识错误、标识与申请单不符或标识不齐等的标本；⑦超出运送时间的标本；⑧处理前冰冻的全血标本。

特殊情况下如果接收了不合格标本，一定要在其检验报告单上注明标本存在的问题，并在解释结果时加以特别说明。

（四）标本保存

标本采集后必须立即送检，如血氨（密封送检）、血气分析（密封送检）、红细胞沉降率、乳酸和酸性磷酸酶等的检测。无法及时送达实验室或及时检测的标本，可按要求予以不同方式的保存。标本保存时应直立放置，并注意避光、防污染、尽量隔绝空气等。

1. 全血标本的保存　血液分析仪测定采用的全血标本宜室温保存，一般不超过 8 h，不宜存放在 2～8 ℃冰箱，低温可使细胞形态发生变化。

2. 分离后血浆或血清标本的保存　①不能及时检验或保留备复查时，置于 4 ℃冰箱内保存；②需保存 1 个月的，置于－20 ℃冰箱内保存；③需保存 3 个月以上的，置于－70 ℃冰箱内保存；④标本存放时需密封，以免水分挥发而使标本浓缩；⑤标本为避免反复冻融，可分装保存。

检测后的标本不能立即处理时，应根据标本性质和要求，恰当保存，以备必要时做追加实验或复检。检测后标本推荐保存环境和时间见表 1-5。

表 1-5　检测后标本推荐保存环境和时间

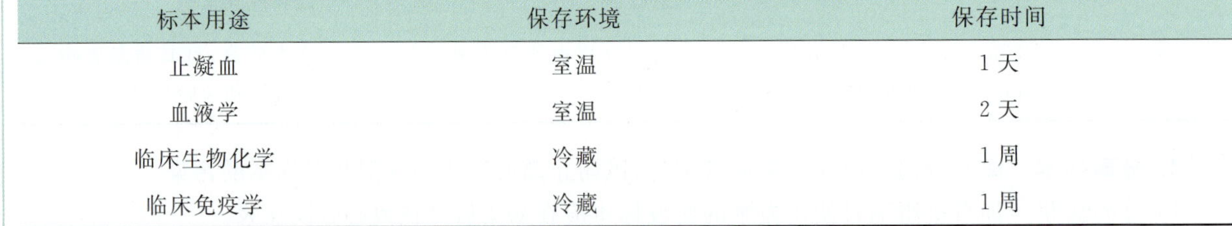

标本用途	保存环境	保存时间
止凝血	室温	1 天
血液学	室温	2 天
临床生物化学	冷藏	1 周
临床免疫学	冷藏	1 周

NOTE

续表

标本用途	保存环境	保存时间
血型	冷藏	至少 1 周
毒理学	冷藏	6 周

（五）血液标本检测后的处理

根据《实验室生物安全通用要求》(GB 19489—2008)的国家标准，检测后废弃的血液标本应按生物危害物予以处理。要由专人负责，根据《医疗废物管理条例》和《临床实验室废物处理原则》(WS/T 249—2005)的有关规定，采用专用的容器包装，送到指定的消毒地点集中处理，一般由专门机构采用焚烧的方法处理。

第二节　血液标本采集的质量保证

检验前质量管理是保证检验结果准确可靠的先决条件，而标本采集是检验前质量管理的主要内容。为保证检验结果的准确可靠，应严格血液标本的采集要求，剔除影响血液标本采集和检测结果的一切因素。

一、标本采集的要求

（一）检验申请单

检验项目选择是否正确，是检验信息是否有用的前提。医生开出申请单前，应充分了解受检者的主诉、症状、体征及病情变化等情况，并结合检验项目的用途、方法学评价、标本种类、影响因素等，选择最适合受检者的检验项目，并在检验申请单上提供受检者姓名、性别、年龄、初步诊断(或临床诊断)、住院号(或门诊病历号)、检验项目、申请日期及申请医生签名等信息，同时还要注明可能影响检验结果的受检者其他情况。如血气分析时要注明受检者吸氧与否及吸氧浓度，细菌培养时要注明受检者抗生素使用情况，已完成采样的，申请单上注明采样时间等。

（二）环境要求

血液标本采集的环境应空间宽敞，光线明亮，室温适宜，通风良好，血液标本采集台面高低、宽度适宜，座位舒适。此外，还应有宽敞舒适的候诊区。

（三）受检者要求

在标本采集前，要根据检验项目需要告知受检者做好相应的准备工作，尽可能减少非疾病因素对标本的影响，使检验结果客观真实地反映受检者当时的状态。一般要求受检者晨起空腹采血；如有可能，最好停服干扰检验的药物；根据检验项目和标本类型选择相应的容器；吸烟、饮酒、运动及精神状态等也常常会影响检验结果；许多检验对饮食、饮水和药物有特殊要求，如静脉采血前至少要空腹 8 h；血脂测定须禁食 12～14 h 再采血等。

（四）标本采集

血液标本采集要选择最佳的时间，采取最具代表性的标本，合理使用抗凝剂，容器要洁净干燥，必要的时候需无菌，选择合适的采集方法和采集部位，操作要正确、规范，防止溶血、污染或发生浑浊，每一标本均有清晰完整的唯一标识。考虑血液中许多成分的浓度具有日间周期性变化，最好固定采血时间，常选择上午 9 时前空腹采血；对于急诊、抢救患者，受体内因素干扰较小或体内代谢较稳定的物质检测，可随时采血；有些特殊检验如内分泌腺的兴奋或抑制试验、葡萄糖耐量试验等，根据不同的检验要求选择相应指定的时间采血。

NOTE

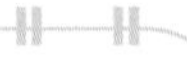

（五）标本运送

标本从采集部门运送到临床实验室要求由经过培训的专人负责，保证标本运送的安全性、及时性。不能及时送检的标本，可于室温下暂时存放，但不应超过 8 h。

（六）标本接收

标本合格方可接收，并做好接收记录，有明确的接收日期、时间和接收人等。不合格的标本应拒绝接收，因特殊情况接收的，要注明标本情况及接收原因。

二、标本采集对检测结果的影响因素

（一）标本采集前的影响因素

1. 生理状态 受检者的年龄、性别、种族、精神状态、活动情况、月经、妊娠，季节，样本采集时间，吸烟和饮酒等因素都会影响检测结果。如不同性别、不同年龄阶段在许多检测项目上都有差异；精神紧张、激动和运动可使儿茶酚胺、皮质醇、白细胞计数和中性粒细胞百分率等增高；纤维蛋白原含量在月经前期开始增高，血浆蛋白质含量则在排卵时减低，胆固醇含量在月经前期最高，排卵时最低；清晨 6—7 时促肾上腺皮质激素、皮质醇含量最高，深夜 0—2 时最低；长期吸烟可导致白细胞计数、血红蛋白含量、COHb 含量和 CEA 含量等增高，IgG 含量减低；长期饮酒可使丙氨酸转氨酶、天冬氨酸转氨酶和 γ-谷氨酰转移酶等水平增高。

2. 饮食 饮食可使血液中的某些成分发生变化，进而影响检验结果。如普通进餐后，甘油三酯、血糖、丙氨酸转氨酶和血钾等含量增高；高脂肪饮食可以使甘油三酯含量显著增高；高蛋白饮食可以使血液中尿素、尿酸和血氨等含量增高；高核酸饮食可以使血液中尿酸含量明显增高等。此外，长期饥饿可以使血浆蛋白质、胆固醇、尿素、载脂蛋白、甘油三酯、T_3 和 T_4 等含量降低，血肌酐和尿酸含量则增高。因此标本采集前应控制受检者的饮食，大多数生化和免疫学检验均要求空腹采血，即受检者前次饮食后应禁食 8～12 h。空腹时间过长（如大于 14 h）也会影响检验结果，或出现采血困难等现象，应在申请单上记录。

3. 药物 药物的药理特性、参与检验过程的化学反应及个体对药物的特异性反应等，均会对检验结果产生影响。如青霉素类可干扰几十项实验，注射胰岛素后会引起血钾含量假性降低，服用维生素 C 后可使血糖和肌酐含量下降等。

（二）标本采集中的影响因素

1. 采血时间 有些化学成分在血液中的浓度与时间有着密切的联系，因此采血尽可能在上午 6—9 时空腹进行；尽可能在其他检查和治疗之前进行；检测药物浓度时，要根据药物浓度峰值和稳定期特点进行；特殊病例要在疾病发作前或发作时进行；检验申请单上注明采集的具体时间等。如菌血症患者的细菌通常在寒战和发热前约 1 h 进入血液，疑菌血症患者，建议血培养标本在寒战和发热高峰期采血；疑疟疾患者，尽可能在寒战发作时采血。

2. 体位 研究表明，在坐位、卧位和立位等不同体位下采集的血液标本某些检验结果也可不同。从卧位到立位时，因有效滤过压增高，血管中的水及小分子物质转移到组织间隙，血浆容量减少，血液浓缩，血液中的有形成分浓度增高。受体位影响的指标主要有白细胞、红细胞、血红蛋白、血细胞比容、丙氨酸转氨酶、碱性磷酸酶、总蛋白、免疫球蛋白、白蛋白、载脂蛋白、甘油三酯、肾上腺素和血管紧张素等。因此，采集血液标本时，应尽量采用一致的体位。通常情况下，门诊为了便于操作，常采用坐位，而治疗区病房通常采用卧位，因此在分析结果时应予以考虑。

3. 采血部位 不同部位血液标本中某些成分会不同，甚至会对检验结果产生较大影响，如末梢血与静脉血相比，红细胞、白细胞、葡萄糖等检验结果均有较大差别。因此，为保证检验结果的可靠性和多次检验结果的可比性，应尽量选择一致的采血部位。此外，采血部位不能有炎症、水肿、发绀和冻疮等。

4. 皮肤消毒 消毒皮肤的乙醇或碘溶液未干燥时采血，可导致红细胞发生溶血，影响多项检测结果。

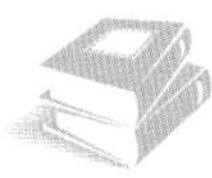

NOTE

5. 采血量 有些检验项目要求抗凝剂与血液的比例是特定的，如凝血试验，要求抗凝剂与血液的比例为 1：9，采血量偏少，抗凝剂与血液的比例不当，检验结果的准确性受影响；采血量偏多，抗凝血标本出现凝块或迟缓性纤维蛋白凝集，会导致仪器探针堵塞，干扰检验结果。血培养采血量是影响病原微生物检出的重要因素，病原微生物的检出率与采血量呈正相关，因此，血培养建议采血量每瓶应不少于 10 mL。

6. 输液 输液会使血液稀释，并且输注的成分也会干扰某些检验项目的检测结果，如输注电解质可致钾、钠和镁的检测结果错误；输注右旋糖酐可以影响凝血检测和蛋白质的测定等。因此，应尽量避免在输液过程中采血，一般应在输液结束 1 h 后采血，输入脂肪乳剂的应在 8 h 后采血。对必须在输液时采血的，也要避免在输液同侧的静脉采血，不推荐从留置的外周导管中采血等。

7. 压脉带 压脉带可使小分子物质（如水、电解质）从毛细血管渗出到间质、大分子物质保留在静脉血中，最终导致血液浓缩，影响多项检验项目的结果。此外，压脉带压迫时间过长可使血小板激活，影响凝血检测结果。因此，在见到血液开始进入第一采血管时，就应立即解除压脉带，如需重复使用压脉带，则应换另一手臂。

8. 采血顺序 负压多管采血时，采血顺序不当会使采血管中的添加剂造成交叉污染，进而影响检测结果，因此一定要按恰当顺序采血。

9. 溶血 红细胞内、外各种成分浓度存在差别，标本溶血可使这些成分在血清中的浓度发生改变，进而影响检测结果。如溶血标本的 K^+、乳酸脱氢酶、天冬氨酸转氨酶和丙氨酸转氨酶等含量都出现假性增高。

10. 抗凝剂 每一种抗凝剂都有一定的适用范围，使用不合适的抗凝剂会影响血液中某些成分的浓度或形态结构等，进而影响检测结果。如 EDTA 钾盐可使淋巴细胞出现花形核，并可使少数血小板出现聚集，进而使相应检测项目受到影响。

（三）标本在运送、存放时的影响因素

血液标本运送过程中，如延时送检、被日光照射、摇晃、振荡和试管破裂等均可导致标本溶血；血液标本冷藏可以抑制细胞代谢，稳定某些温度依赖性成分，但采血后如果立即放入冰箱或低温环境中，温度骤降却会引发溶血现象；不能立即检测的标本，一般于 2～6 ℃冰箱内保存，但这样的低温环境可使血液成分和某些细胞形态发生变化。以上这些因素都会影响有些检验项目的检测结果。

第三节 血涂片制备与染色

目前，血液分析仪已广泛应用于临床血液标本的分析，但其对红细胞、白细胞和血小板等的形态识别仍具有一定的局限性，19 世纪末，Ehrlich 和 Romanowsky 发明了细胞染色技术，使不同的细胞及细胞的不同结构被不同程度地染色，而便于细胞的观察区分。

血细胞染色显微镜检查（即血涂片显微镜检查）仍然是当前血液细胞形态学检查的基本方法。血涂片显微镜检查主要用于红细胞、白细胞和血小板形态等的检查及白细胞和血小板的数量评估，此外，血涂片显微镜检查还能鉴别白血病、感染和其他疾病，尤其对于血液病的诊断和鉴别诊断具有重要价值。因此，血涂片制备、染色和显微镜检查仍然是临床检验的基本功，占据十分重要的地位。

一、血涂片制备

血涂片的制备是血液学检查的基本技能之一，血涂片制备的好坏直接影响到检验结果是否准确可靠。一张良好的血涂片（血膜）应该是头、体、尾分明，厚薄适宜，长短适中（血膜一般占玻片长度的2/3），尾部呈舌形，细胞分布均匀，边缘整齐并留有一定空隙。

（一）器材准备

1. 载玻片 载玻片应清洁干燥，新载玻片常因有游离碱质而影响血涂片的质量，须用 1 mol/L HCl

NOTE

浸泡 24 h 后，再彻底清洗。有血膜的载玻片需放入含肥皂或其他洗涤剂的水中煮沸 20 min，趁热洗去血膜，再用自来水反复冲洗，必要时再用蒸馏水冲洗，干燥后备用。

2. 推片 推片最好比载玻片稍窄，或选用与载玻片同宽度的磨去两角或四角的推片，边缘需平整、光滑。

（二）检测方法及原理

1. 手工推片法 以 30°～45°的角度、适当的力度和均匀的速度人工推动载玻片上的血液标本，形成由厚到薄逐渐过渡的血膜，使血细胞均匀地平铺在载玻片上。

2. 自动推片法 现在有许多自动血液分析仪配备有自动血涂片仪和染色仪，仪器有自动送片、取血、推片、标记、干燥及染色等功能，其基本原理是利用机械手模拟人工方式对载玻片上的血液标本进行推片。仪器可以根据标本的血细胞比容（Hct）对点血量、推片开始位置、推片角度、速度和时间等进行调整，并利用激光监测，保证血涂片的均匀、薄厚合适和头、体、尾分明。

（三）操作步骤

1. 手工推片法 有薄血膜涂片和厚血膜涂片。

1）薄血膜涂片 主要用于血细胞形态的观察和仪器法检测结果异常时的复查。

（1）准备玻片：准备一张清洁、干燥的载玻片制备血膜，另准备一张边缘平整、光滑的推片。

（2）采血：取新鲜血液 1 滴置于距洁净载玻片一端约 1 cm 处的中央或片长 3/4 处的中央。

（3）推片：左手平执加有血滴的载玻片，或放在平坦处固定，右手持推片将其平整、光滑一端放在载玻片上血滴前方，向后方慢慢移动接近血滴，接触血滴后再稍向后少许，然后稍停，血液即沿推片与载玻片的接触缘散开成均匀的一条血线，保持推片与载玻片呈 30°～45°角，用均匀的速度平稳向前推动推片，载玻片上便会留下一层厚薄适宜的薄血膜，即制成血涂片。

（4）干燥：①空气干燥：血涂片制成后，立即持血涂片在空气中晃动，使其尽快干燥。②温箱干燥：想更快速干燥时，将血涂片置于 37 ℃温箱中保温干燥。③加热干燥：必要时，也可持血涂片在距离酒精灯火焰上方约 50 mm 处的热空气中晃动，加速干燥，但不能直接对着火焰。

2）厚血膜涂片 适用于检查疟原虫、微丝蚴、非洲锥虫和克氏锥虫等，有搅拌法和接触法两种。

（1）搅拌法：取新鲜血液 1 滴于载玻片中央，用推片的一角将血液由内向外旋转涂布，制成厚薄均匀、直径 1.5～2.0 cm 的圆形血膜，自然干燥后，滴加蒸馏水数滴，使红细胞溶解，脱去血红蛋白，倾去水，血涂片干后即可染色镜检。

（2）接触法：取新鲜血液 1 滴于载玻片中央，旋转载玻片使血液形成圆形血膜。

2. 自动推片法 检验人员按仪器说明书步骤操作即可，仪器有自动送片、取血、推片、标记、干燥，甚至染色功能。

（四）方法学评价

血涂片制备的方法学评价见表 1-6。

表 1-6 血涂片制备的方法学评价

方法	评价
薄血膜涂片	操作简单、用血量少，应用最为广泛。但某些抗凝剂可使血细胞发生形态变化，分类时应予以注意。血液病患者的标本离心后取灰白层涂片，可以使阳性检出率提高
厚血膜涂片	对寄生虫阳性检出率高。其中，搅拌法易使寄生虫变形，接触法对寄生虫破坏较小
自动推片法	血涂片中细胞分布均匀、形态完好，并且推片与染色可以和血液分析仪组成流水线，使血常规检验能按程序自动完成，尤其适用于处理大批量标本，但目前尚未普遍推广使用

（五）质量保证

NOTE

制备一张良好的血涂片是做好染色后血液形态学检查的前提。为了保证血涂片的质量，在血涂片制备的前、中、后均需严格按要求操作，否则将导致问题血涂片的出现。血涂片制备操作要求见表 1-7，血涂片质量问题及其可能原因见表 1-8。

表 1-7　血涂片制备操作要求

血涂片制备	操作要求
涂片前	载玻片必须清洁、干燥。①新载玻片：有游离碱质，必须用铬酸清洗液或10%的盐酸浸泡 24 h，再用洗涤液浸泡清洗，然后用自来水冲洗，最后过蒸馏水，晾干备用。②已用过的载玻片：先在洗涤液水或肥皂水中煮沸 20 min，用热水将血膜和肥皂水洗净，然后用自来水冲洗，最后用蒸馏水冲洗，擦干备用。③边缘破碎、表面有划痕的载玻片不宜再用。血液标本推荐用非抗凝静脉血或毛细血管血，也可用 EDTA 盐抗凝静脉血。标本采集后 4 h 内制片，否则会使细胞形态发生改变
涂片中	控制好血滴量、推片速度和角度，才能制备出厚薄、长度合适的血膜。血滴越大，推片角度越大，速度越快，则血膜越厚；反之，血膜则薄。Hct 增高时，血液黏度高，用较小角度推片效果好；Hct 减低时，血液较稀，用较大角度和较快的速度推片效果好。推片时用力不均匀或推片边缘不整齐时可致血涂片中细胞分布不均匀
涂片后	血涂片需彻底干透后方可染色，否则血细胞尚未牢固地黏附在载玻片上，在染色过程中容易脱落，并且易导致血细胞假性皱缩。一般应在制片后 1 h 内完成染色，或在 1 h 内用无水甲醇固定后染色

表 1-8　血涂片质量问题及其可能原因

血涂片质量问题	可能原因
血膜偏厚或偏薄	血滴大、推片角度大、速度快或血液黏度高时血膜偏厚；相反则血膜偏薄
血膜无尾部	血滴太大
两侧无空隙	推片太宽或血滴展开太宽
血膜偏长或偏短	推片角度小、血滴未完全展开即开始推片时血膜偏长；推片角度大、血滴太小则血膜偏短
有空泡	载玻片有油脂物污染
不规则间断和尾部过长	推片速度不是匀速、载玻片污染或推片污染

二、血涂片染色

血涂片染色的目的是更好地观察细胞内部结构，进而识别各种细胞及其异常变化，及时为临床诊断提供依据。大部分血涂片染色方法源自 Romanowsky 染色法，临床实验室常用染色方法有 Wright 染色法、Giemsa 染色法和 Wright-Giemsa 染色法 3 种，其中 Wright 染色法最为常用。

（一）染色方法与原理

1. Wright 染色法

1）试剂　Wright 染液和磷酸盐缓冲液（pH 6.8）。

（1）Wright 染液：Wright 染液由酸性染料伊红和碱性染料亚甲蓝溶解于甲醇配制而成，伊红和亚甲蓝组成的复合染料称为 Wright 染料。将 1.0 g Wright 染料放入干燥清洁的乳钵中，先加少量甲醇慢慢研磨，使染料充分溶解后，再加一些甲醇混匀，然后将溶解的部分倒入洁净的棕色瓶内，乳钵内剩余的未溶解的染料，再加少量甲醇细研溶解后倒入棕色瓶内，如此反复多次，直至染料全部溶解、600 mL 甲醇用完为止，加 15 mL 甘油密封保存。甘油可防止甲醇挥发，同时也可以使细胞着色更清晰。甲醇的作用一方面是使伊红和亚甲蓝溶解并分别解离为离子状态 E^- 和 M^+，另一方面是其具有很强的脱水作用，可以将红细胞固定为一定的形态，同时，细胞凝固时，蛋白质被沉淀为网状或颗粒状结构，增加了染液与细胞接触的表面积，进而提高了细胞对染料的吸附作用，使细胞染色效果更好。

（2）磷酸盐缓冲液（pH 6.8）：磷酸二氢钾（KH_2PO_4）0.3 g 和磷酸氢二钠（Na_2HPO_4）0.2 g，蒸馏水加至 1000 mL 配制而成。配好后校正 pH 至 6.8，塞紧瓶口储存备用。也可配成 10 倍浓缩的储存液，应用时稀释。

2）染色原理　细胞染色过程实际就是染料透入被染物并留存在其内部的过程。

NOTE

（1）物理吸附与化学亲和作用：细胞染色过程既有物理的吸附作用，又有化学的亲和作用。各种细胞内不同的结构所含的化学成分不同，其化学性质也就不同，与不同染料的亲和力就不一样，进而使细胞呈不同的颜色而便于鉴别。Wright 染色细胞不同成分着色原理及着色情况见表 1-9。

表 1-9　Wright 染色细胞不同成分着色原理及着色情况

细胞成分	染料成分	染色原理及着色情况
碱性物质	伊红（E^-）	红细胞的主要成分血红蛋白和嗜酸性粒细胞中的嗜酸性颗粒为碱性，与酸性染料伊红（E^-）结合染成红色，这些碱性物质又称为嗜酸性物质
酸性物质	亚甲蓝（M^+）	淋巴细胞和嗜碱性粒细胞中的嗜碱性颗粒等，与碱性染料亚甲蓝（M^+）结合染成蓝色，这些酸性物质又称为嗜碱性物质
中性颗粒	M^+E^-	呈等电状态，与伊红和亚甲蓝均可结合，染成淡紫红色，这些中性颗粒称为中性物质
细胞核	M^+E^-	细胞核主要由 DNA 与组蛋白组成，前者弱酸性，与染料亚甲蓝（M^+）结合成蓝色，后者碱性较强，与染料伊红（E^-）结合被染成红色，细胞核最后被染成两者的综合色即紫红色

（2）pH 对细胞着色的影响：血细胞多种成分属蛋白质，蛋白质是两性电解质，所带电荷随着溶液的 pH 而定，因此用磷酸盐缓冲液（pH 6.8）调节染色时合适的 pH，才能达到满意的效果。不同 pH 时血细胞中某一蛋白质的着色情况见表 1-10。在不同 pH 时血细胞的着色情况见表1-11，pH 正常时血细胞的着色情况见图 1-3，pH 偏酸性时血细胞的着色情况见图 1-4，pH 偏碱性时血细胞的着色情况见图 1-5。

表 1-10　不同 pH 时血细胞中某一蛋白质的着色情况

染色时 pH	蛋白质所带电荷	结合的染料	着色情况
＜pI	正电荷	伊红	粉红色
＞pI	负电荷	亚甲蓝	蓝色

表 1-11　在不同 pH 时血细胞的着色情况

染色时 pH	血细胞着色情况
正常	血膜外观为淡紫红色；红细胞呈粉红色，有中心淡染区，少见染色颗粒，白细胞胞质能显示各类细胞的特有色彩，白细胞胞核染成紫红色，染色质清晰，粗细松紧可辨
偏酸性	红细胞和嗜酸性粒细胞颗粒偏红，白细胞胞核呈淡蓝色甚至不着色
偏碱性	细胞染成灰蓝色，颗粒深暗；嗜酸性粒细胞染成暗褐色甚至紫黑色或蓝色；中性颗粒偏粗，染成紫黑色

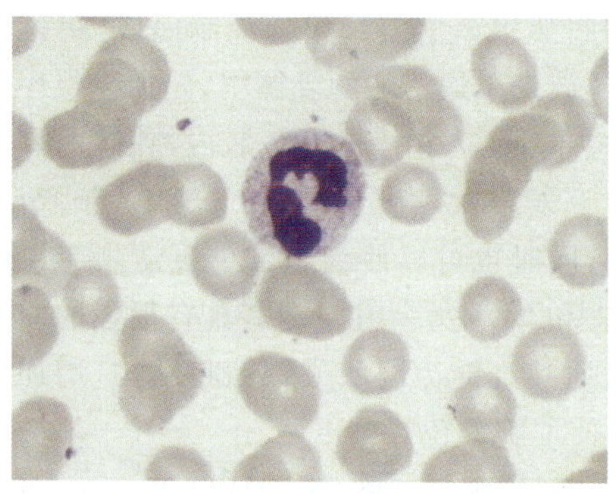

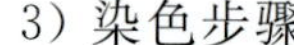
图 1-3　pH 正常时血细胞的着色情况

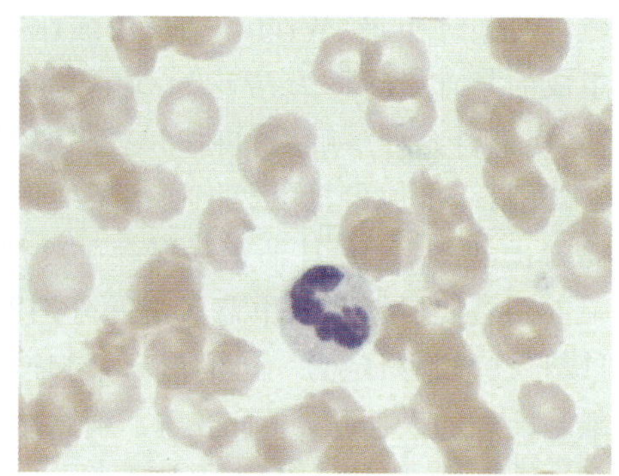

图 1-4　pH 偏酸性时血细胞的着色情况

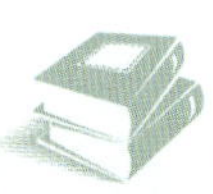

3）染色步骤

（1）标记血涂片：用蜡笔在已制备血涂片的一端编号，并在血膜两端各划一条直线以防止染色时染

NOTE

液外溢及染色血膜以外的区域。

(2) 加染液：待血涂片彻底干燥后，将血涂片平放于染色架上，滴加 Wright 染液 3～5 滴，以覆盖整个血膜为宜，固定细胞 0.5～1 min。

(3) 加缓冲液：滴加等量或稍多的磷酸盐缓冲液，用吸耳球将缓冲液与染液吹匀，使二液充分混合，染色 5～10 min，实验室温度高时染色时间短一些，反之则长一些，最好染色之前预染血涂片并在显微镜下观察细胞染色效果以确定染色时间。

(4) 冲洗：用细的流水从玻片的一端冲去染液，约 30 s。干燥后即可镜检。

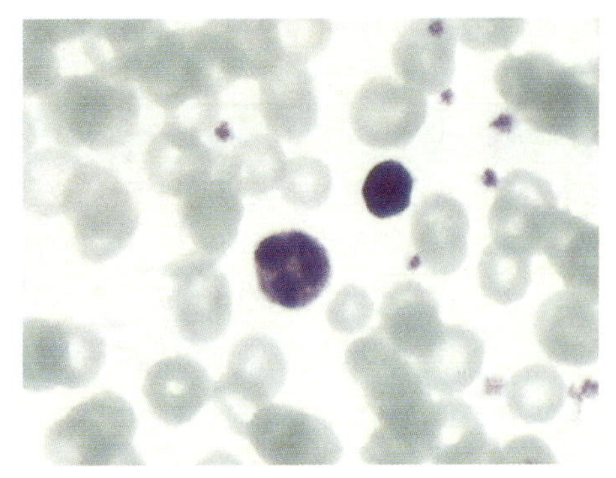

图 1-5 pH 偏碱性时血细胞的着色情况

2. Giemsa 染色法

1) 试剂 由 Giemsa 染料(由天青和伊红组成)1.0 g、甲醇 66 mL 和甘油 66 mL 配制而成，存放于棕色瓶内备用。

2) 染色原理 染色原理和结果与 Wright 染色法基本相同，Giemsa 染色法提高了噻嗪类染料的质量，加强了天青的作用，使其对细胞核着色效果更好。

3) 染色步骤 将完全干燥的血涂片置于甲醇中固定 3～5 min，然后置于 Giemsa 染液中浸染 10～30 min，取出后用流水冲洗，干燥后即可镜检。

3. Wright-Giemsa 染色法

在 Wright 染色过程中，以稀释 Giemsa 染液代替缓冲液，或先用 Wright 染色法染色后，再用稀释的 Giemsa 染液复染，或者在 Wright 染液配方基础上，每 1.0 g Wright 染料添加 Giemsa 染料 0.3 g，染色步骤同 Wright 染色法。

(二) 方法学评价

临床常用的 3 种染色法各有优缺点，需根据实际情况灵活应用，以更好地为临床提供满意的实验方法。具体评价见表 1-12。

表 1-12 血涂片染色方法学评价

染色方法	方法学评价
Wright 染色法	血细胞分析最经典和最常用的染色方法，染色时间短，对细胞质成分及中性颗粒等可获得很好的染色效果，一般临床检验血涂片标本首选此法，但此法对细胞核的染色却不如 Giemsa 染色法
Giemsa 染色法	染色过程易控制，不易被污染，对细胞核和寄生虫(如疟原虫)等染色效果好，染色保存时间久，需长期保存或用于教学的标本，应采用此法染色，但染色时间长，价格较高
Wright-Giemsa 染色法	兼顾上述两种染色方法的优点，对细胞质、颗粒和细胞核等的染色效果均很好，但有研究认为此法染液变性快、易污染，为一般临床检验次选方法。对于特殊标本，如白细胞计数较高的慢性粒细胞白血病和疟疾患者血涂片标本，建议采用此法或 Giemsa 染色法

(三) 质量保证

血涂片的显微镜检查是血液细胞形态学检查的基本方法，染色良好的血涂片是血液细胞形态学检查的前提。为了保证血涂片的染色效果，在染色的前、中、后均需严格按要求操作，否则将导致染色效果不佳。

1. 染色前 需制备一张良好的血涂片，血膜厚度合适，血涂片中体尾交界处细胞数量恰当且分布均匀；血膜需彻底干透后方可染色，否则细胞尚未牢固地黏附在玻片上，在染色过程中很容易脱落；一般应在涂片后 1 h 内染色，或在 1 h 内用无水乙醇(含水量应低于 3%)固定后染色。

2. 染色中 染色过程中，染液质量、浓度和滴加量、染色时间及 pH 等均会影响染色效果，血涂片

NOTE

染色过程中的质量保证见表1-13。

表1-13　血涂片染色过程中的质量保证

相关项目	质量保证
染液质量	新鲜配制的染液偏碱性，染色效果较差，在室温下储存一定时间后，亚甲蓝转变为天青B方可使用，这一过程称为染料的成熟。放置时间越久，亚甲蓝转变为天青B越多，染色效果越好，但放置过程中必须注意盖严瓶口，以免甲醇挥发或氧化成甲酸
染液浓度	染液浓度低，需要的染色时间要长些；反之，染色时间应短些
染液滴加量	染液滴加量要合适。过少时染液易蒸发使染料沉积，不易被冲洗掉，导致细胞深染或细胞质中有大量碱性颗粒出现
pH	染色时pH需合适，偏酸性或偏碱性均可导致染色效果不佳
缓冲液	染液与缓冲液的比例为1∶(1～1.5)，缓冲液要和染液充分混匀
吸耳球轻吹	加染液后用吸耳球轻吹，使染液覆盖全部血膜；加缓冲液后用吸耳球轻吹，使染液和缓冲液充分混匀，并与血膜充分接触
染色时间	与染液浓度、室温及细胞数量等因素有关。染色时间与染液浓度、染色温度成反比，而与细胞数量成正比。染液淡、室温低、细胞多、有核细胞多，则染色时间要长；反之，则染色时间应短。因此，染色时间应视具体情况而定，特别是更换新染料时必须经试染，总结出适合本实验室特点的最佳染色时间
冲洗染液	冲洗时不能先倒掉染液，否则染料会沉着在血涂片上；应以细流水缓缓冲洗，水流不宜太快，水压不宜过高，避免流水垂直冲到血膜上，冲洗时间不能过长，以免冲掉血膜或使细胞脱色；冲洗后的血涂片应立即立于玻片架上，防止血涂片被剩余水分浸泡脱色。若见血膜上有染料颗粒沉积，用甲醇或Wright染液溶解，但需立即用水冲洗掉甲醇，以免脱色
脱色与复染	①染色过深：用甲醇或Wright染液适当脱色后用水冲洗，或用水冲洗或浸泡一定时间 ②染色过浅：可复染，先加缓冲液再加染液，或加染液和缓冲液的混合液，不可先加染液

3. 染色后　先肉眼观察血涂片是否呈良好颜色，再在显微镜下观察血涂片中细胞是否呈良好染色特征，血涂片染色良好的特征见表1-14。血涂片染色欠佳原因和纠正措施见表1-15。

表1-14　血涂片染色良好的特征

评价方式	染色良好的特征
肉眼观察	血膜外观为淡紫红色
显微镜观察	细胞分布均匀，红细胞呈淡粉红色，血细胞无人为形态变化(如溅上水形成的空泡)，白细胞胞质能显示各自特有的色彩，白细胞胞核呈紫色或紫红色，核染色质清晰可辨，细胞内、外无或少见染料沉渣

表1-15　血涂片染色欠佳原因和纠正措施

染色欠佳	可能原因	纠正措施
染色偏蓝或深	涂片太厚、第一染液染色时间过长，染色时间太长、冲洗用水pH偏高、冲洗时间偏短、稀释染液未用缓冲液、储存染液暴露于阳光或新载玻片未用酸处理等	用含1%硼酸的95%乙醇溶液冲洗2次，或用中性水冲洗，待干镜检
染色偏红	储存染液质量欠佳、冲洗时间偏长、冲洗用水pH偏低、涂片干燥前加封片	规范操作，新鲜配制冲洗用水，使其接近中性，保证染液质量
染色偏淡	染色时间偏短、冲洗时间偏长	复染，复染时切不可先加染液
染料沉积	染料沉淀、染液陈旧、甲醇浓度偏低、染液未过滤、涂片脏、温度较高	可滴加甲醇，然后立即用流水将甲醇冲洗掉，待干后复染
蓝色背景	使用肝素抗凝剂、未固定的涂片储存过久、固定不当	使用EDTA盐抗凝血，注意涂片的固定

(孙连桃)

NOTE

小　结

血液标本采集按采集部位分为皮肤采血法、静脉采血法和动脉采血法；按采血方式，皮肤采血法又分为采血针皮肤采血法和激光皮肤采血法，静脉采血法又可以分为注射器采血法和负压采血法。其中，负压采血法最符合分析前质控要求和实验室生物安全防范，因此目前普遍应用。

血液标本的正确采集和处理是分析前质量保证的主要内容。血液标本在采集、运送、处理和保存过程中会受到诸多因素的影响，为保证标本检验结果的准确可靠，必须注意这些影响因素，包括抗凝剂的正确使用。

血涂片制备和染色的质量直接影响细胞形态识别和检验结果。因此要熟练掌握血涂片制备技术、血涂片染色原理及影响因素。一张良好的血涂片应该是头、体、尾分明，长度适中，厚薄适宜，尾部呈舌形，细胞分布均匀，边缘整齐并留有一定空隙。Wright 染色法是血细胞分析最经典和最常用的染色方法，但对细胞核的染色却不如 Giemsa 染色法。Giemsa 染色法对细胞核和寄生虫染色效果好，染色保存时间久。Wright-Giemsa 染色法兼顾上述两种染色方法的优点。染色过程中，注意染液质量、浓度和滴加量、染色时间及 pH 等的恰当把握，否则会影响染色效果。染色结果欠佳时应会分析可能的原因并掌握正确的纠正措施。

思　考　题

1. 临床常用采血方式有哪些？其应用范围如何？各有何优缺点？
2. 采集的临床血液标本一般如何处理？
3. 临床常用抗凝剂的特点及其用途如何？
4. 采血过程中哪些不当操作可致标本溶血？
5. 临床常用的三种血涂片染色方法各有何优缺点？其应用范围如何？
6. 试述 Wright 染色法的试剂、原理和操作步骤。
7. 要保证染色效果良好，染色过程中应注意哪些问题？
8. 染色正常、偏酸、偏碱时血细胞的形态特征如何？
9. 血涂片染色良好时肉眼观察和显微镜下观察的特征分别如何？
10. 血涂片染色效果欠佳的情况有哪些？可能的原因是什么？如何进行正确纠正？

NOTE

第二章　血液一般检验

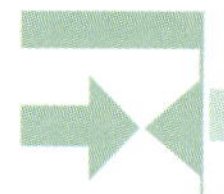

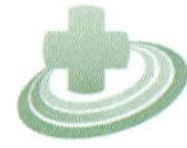

学习目标

1. 掌握　红细胞计数、血红蛋白测定的原理、参考区间，常见异常红细胞的形态特点及其临床意义；红细胞平均指数、网织红细胞、红细胞沉降率的概念、检测原理、参考区间；白细胞显微镜计数法和分类计数法及嗜酸性粒细胞直接计数法的原理，外周血正常的白细胞形态特点，中性粒细胞的毒性变化、核象变化、异型淋巴细胞的形态特点；血小板计数检测原理、参考区间。

2. 熟悉　红细胞计数、血红蛋白测定的方法学评价、质量保证和临床意义，红细胞形态学检查、血细胞比容测定的临床意义；红细胞平均指数、网织红细胞、红细胞沉降率的方法学评价、质量保证和临床意义，嗜碱性点彩红细胞计数的检测原理及临床意义；白细胞计数和白细胞分类计数的方法学评价、质量保证和临床意义，正常白细胞形态和异常白细胞形态变化的临床意义；血小板计数的方法学评价、质量保证和临床意义，正常及异常血小板形态。

3. 了解　红细胞的生理，血红蛋白的结构特点，非常见的异常红细胞形态特点及其临床意义；网织红细胞计数的研究进展；少见的异常中性粒细胞形态变化；血小板的生理。

案例导入

患者，男，45 岁，近期因持续乏力、近 2 个月体重减轻 5 kg 就诊，查体 T 37.2 ℃。实验室检查：血液分析仪行血常规检验 RBC 2.8×10^9/L，Hb 76 g/L，Hct 0.30，WBC 18.5×10^9/L，白细胞分类见中性粒细胞(NC)占 85%；ESR 40 mm/h，hs-CRP 162 mg/L；尿液检验尿蛋白(＋)，管型可见，镜下血尿；窦性心动过速。临床初步诊断为感染性心内膜炎。

1. 该患者的血常规检验需要采用显微镜法复查吗？如果需要，简要说明需复查的内容；如果不需要，请说明理由。

2. 血液分析仪法和显微镜法检验血常规各有何优劣？

3. 如何判断该患者贫血的类型和严重程度？还要结合哪些红细胞相关参数？

血液是一种红色不透明的黏稠混悬液体，在血管和心脏内循环流动，向机体各个器官和组织输送氧气和营养物质，同时带走二氧化碳、细胞的代谢产物以及代谢产生的热，维持机体正常的新陈代谢和内外环境的动态平衡。血液也可运输激素到相应的靶细胞，参与机体的体液调节过程。血液由血浆和悬浮于其中的血细胞组成，其中血细胞是血液的重要组成部分，分为红细胞、白细胞和血小板三种。血浆是复杂的胶体溶液，组分相对恒定，主要成分为水(占血浆体积的 90%～93%)，其余为溶解于其中的各种血浆蛋白(包括凝血因子、抗体、酶等)、葡萄糖、无机盐离子、激素、维生素以及二氧化碳等物质。当机体发生病变时，血液成分一般也会发生相应的改变，血液检验对疾病的诊断和鉴别诊断能够提供及时、准确而又全面的信息。血液一般检验是指血液检验项目中最基础和最常用的检验，主要包括手工法或仪器法血细胞计数及相关参数测定、血细胞形态学检查、止血凝血筛检试验、血型鉴定与交叉配血等。血液一般检验的标本取材方便，同时，随着互联网和人工智能技术的发展，血液一般检验的自动化程度越来越高、检测速度越来越快、检测参数越来越多，血液一般检验已成为疾病筛查、筛选其他实验室检查的基本项目。

NOTE

第一节 红细胞检查

红细胞(erythrocyte,ERY;red blood cell,RBC)是血液中数量最多的有形成分,约占血细胞总数的99%,成熟红细胞的主要成分是血红蛋白,它可作为气体的载体结合氧气和二氧化碳循环于肺与全身各器官组织之间,维持机体与外界进行气体交换。人成熟红细胞呈单凹或双凹圆盘状,平均直径为7.2 μm,表面积较大,体积相对较小。健康成人红细胞的表面积约为104 μm^2,体积约为90 μm^3。因此,正常的红细胞外形有利于红细胞自由通过微循环而完成其生理功能。例如,红细胞通过脾窦时,其形态由单凹或双凹圆盘状变成细条状,从而顺利通过直径仅为2~3 μm的脾窦毛细血管而使血流通畅。而变形的红细胞,如椭圆形红细胞、镰状红细胞以及老化的红细胞等则不能通过脾窦,有核红细胞也不能通过骨髓血窦的毛细血管。

红细胞起源于骨髓造血干细胞,健康人的红细胞生成和破坏处于动态平衡状态,外周血中红细胞的数量相对恒定。在病理条件下,这一平衡状态被打破,红细胞可发生质和量的改变。检测红细胞的数量和质量对某些疾病的诊断及鉴别诊断具有重要意义。

一、红细胞计数

红细胞计数(red blood cell count)即测定单位体积血液中红细胞的数量,是血液一般检验的基本项目,通常与血红蛋白浓度和血细胞比容测定结合作为诊断贫血、红细胞增多的主要指标之一。

【检测方法及原理】红细胞计数有显微镜计数法和血液分析仪法。

1. 显微镜计数法 用等渗稀释液将血液稀释一定倍数后,充入血细胞计数池,在显微镜下计数一定范围(计数区域)内的红细胞数目,经换算求出每升血液中红细胞数量。

2. 血液分析仪法 血液分析仪是对一定体积的全血内血细胞数量和异质性进行自动分析的常规检验仪器。血液分析仪的主要功能是血细胞计数、白细胞分类、血红蛋白测定、相关参数计算等。血液分析仪法已成为目前细胞计数的主要方法,其检测原理有电阻抗、光学法及联合检测法等。血液分析仪法计数血细胞时,一般采用仪器配套的商品试剂。

【方法学评价】显微镜计数法是传统、经典的红细胞计数方法,但是,随着计算机技术的发展及检测技术的不断创新,血液分析仪法进行红细胞计数目前已作为红细胞计数常用的方法。这两种方法的优劣见表2-1。

表2-1 红细胞计数的方法学评价

项目	显微镜计数法	血液分析仪法
操作	复杂	简便
耗时	长	短
精密度	低	高
影响因素	多	较少
设备	简单	昂贵
对环境要求	低	高
检测参数	少	多
成本	低廉	较高
用途	不适合临床大规模标本的检测和健康人群的普查,但是常用于血液分析仪异常检查结果的复查	适用于大批量标本的筛查和健康人群的普查

【质量保证】红细胞计数误差来源于技术误差、仪器误差和计数域误差。技术误差和仪器误差可通过规范操作、提高熟练程度和校正仪器而减小甚至避免。但计数域误差(分布误差)却难以彻底消除。

1. 避免技术误差 由于操作不规范和技术不熟练所造成的误差称为技术误差(technical error)。红细胞计数常见的技术误差与原因见表 2-2,可通过规范操作、提高操作技能来避免技术误差。

表 2-2 红细胞计数常见的技术误差与原因

技术误差	原因
采血部位不当	采血部位皮肤烧伤、冻疮、发绀、水肿、感染等使标本失去代表性
混入组织液	采血过程中,过分用力挤压采血部位
血液凝固	动作缓慢,采血、加血及混匀用时过长
稀释倍数不准	稀释液和(或)标本量不准确;微量吸管内有气泡;未拭去微量吸管外多余的血液;排出微量吸管内血液时,未用上清液清洗管内残余血液;放置时间过长,稀释液挥发浓缩
血液混合不均匀	充池前未充分混匀,导致血液和稀释液混合不均匀
充池不当	充池过多或者过少,充池不连续、计数池内有气泡、充池后盖玻片移动,操作台不水平等造成的细胞分布不均
白细胞增多	白细胞数量超过 100×10^{9}/L 时可引起红细胞计数结果增加
冷凝集素和球蛋白	冷凝集素和球蛋白水平增高可造成红细胞聚集

2. 纠正仪器误差 仪器不够准确与精密度不高引起的误差,或者由于显微镜计数法所用血细胞计数板、盖玻片、微量吸管等器材不符合规格要求而带来的误差,称为仪器误差。通过使用符合实验要求的器材以及对实验器材进行校正,可以纠正仪器误差。

3. 缩小计数域误差 由于血细胞在充入计数池后,呈随机分布或呈 Poisson 分布,而计数的细胞分布范围是有限的,由此造成的计数误差称为计数域误差(field error)或分布误差。缩小这种误差的有效方法就是在提高操作人员熟练程度的基础上尽量扩大细胞计数范围和计数的细胞数目,一般先进行误差估计,然后决定所需计数的细胞数目和计数范围,只要能将误差控制在允许范围内即可。

【参考区间】

1. 血液分析仪法 成人:男性(4.3～5.8)$\times10^{12}$/L,女性(3.8～5.1)$\times10^{12}$/L。

2. 显微镜计数法 成人:男性(4.0～5.5)$\times10^{12}$/L,女性(3.5～5.0)$\times10^{12}$/L。新生儿:(6.0～7.0)$\times10^{12}$/L。

红细胞计数的医学决定水平:当红细胞计数$>6.8\times10^{12}$/L 时,应采取相应的治疗措施;当红细胞计数$<3.5\times10^{12}$/L 时,可诊断为贫血;当红细胞计数$\leqslant1.5\times10^{12}$/L 时,应考虑输血。

【临床意义】

1. 生理性变化 红细胞计数受到许多生理因素的影响,但与相同年龄、相同性别、相同地区人群的参考区间相比,波动范围一般在±20%以内。

1) 红细胞生理性增多 主要见于机体生理性缺氧而使红细胞代偿性增多,如新生儿(增高 35%)、高原地区居民(增高 14%)、运动员剧烈运动等;雄激素水平增高,如成年男性高于成年女性;肾上腺皮质激素增多,如兴奋、恐惧等情绪波动;长期重度吸烟;静脉压迫时间超过 2 min(增高 10%);日内差异(上午 7 时最高);应用肾上腺素、糖皮质激素等。

2) 红细胞生理性减少 主要见于生理性贫血,生长发育过快导致造血原料相对不足,如 6 个月至 2 岁的婴幼儿;造血功能减退,如老年人;血容量增加引起血液稀释,如妊娠中后期的孕妇(减少达 16%)、长期饮酒(减少约 5%)。

2. 病理性变化

1) 红细胞病理性增多

(1) 相对性增多:主要见于大量失水或血浆量减少所致的暂时性血液浓缩,如剧烈呕吐、严重腹泻、高热、尿崩症、多汗、大面积烧伤以及大剂量使用利尿剂等。

(2) 绝对性增多:即患者体内红细胞总数增多,包括继发性增多和原发性增多。

NOTE

继发性红细胞增多主要见于组织缺氧、血液中促红细胞生成素(EPO)水平代偿性增高,如严重慢性心肺疾病、发绀性先天性心脏病、异常血红蛋白病等；另外，某些肿瘤和肾脏有关的疾病，其 EPO 水平非代偿性增高也可以引起继发性红细胞增多，如肝细胞癌、肾癌、卵巢癌、子宫肌瘤、肾胚胎瘤、肾积水、多囊肾、肾移植术后等。

原发性红细胞增多可见于真性红细胞增多症、良性家族性红细胞增多症等。真性红细胞增多症(polycythemia vera，PV)是一种原因未明的慢性骨髓增生性疾病，以红细胞异常增生尤为显著，同时伴随粒细胞系和巨核细胞系异常增生。

2）红细胞病理性减少　见于多种原因导致的患者外周血红细胞计数、血红蛋白浓度、血细胞比容低于相同地区、相同年龄段和相同性别人群的参考区间下限，即病理性贫血。贫血的病因诊断较为困难，一般应结合临床和进一步的实验室检查综合判断。贫血的病因主要有以下三种情况，多数患者可同时涉及一种以上的病因。

(1) 红细胞生成减少：红细胞的生成是在骨髓造血干细胞、造血诱导微环境、骨髓基质细胞、造血原料等的共同参与下完成的。其中任何一个或几个因素都可以影响红细胞的生成。红细胞生成减少的原因和临床意义见表 2-3。

表 2-3　红细胞生成减少的原因和临床意义

原因	临床意义
骨髓造血功能衰竭	
造血干细胞减少	再生障碍性贫血
造血干细胞祖细胞受抑制	急性造血功能停滞
造血物质缺乏或利用障碍	
造血调控因子缺乏	肾性贫血
铁缺乏	缺铁性贫血
铁利用障碍	铁粒幼细胞贫血
叶酸、维生素 B_{12} 缺乏性 DNA 合成障碍	巨幼细胞贫血

(2) 红细胞破坏过多：红细胞遭到破坏而致寿命缩短的主要原因是红细胞膜的结构、稳定性和变形性遭到了破坏，常见的原因有红细胞膜蛋白存在遗传性缺陷、红细胞存在酶的缺陷和血红蛋白异常、免疫因素、物理因素、生物因素等。红细胞内在缺陷和红细胞外在异常都可以导致红细胞寿命缩短，破坏过多。红细胞破坏过多的原因和临床意义见表 2-4。

表 2-4　红细胞破坏过多的原因和临床意义

原因	临床意义
红细胞内在缺陷	
膜缺陷	遗传性球形、椭圆形、口形、棘形红细胞增多症，阵发性睡眠性血红蛋白尿症(红细胞膜抑制补体蛋白缺失，造成红细胞对补体敏感)
酶缺陷	遗传性红细胞 G-6-PD 缺乏症、遗传性红细胞丙酮酸激酶缺乏症、嘧啶 5'-核苷酸酶缺乏症
血红蛋白异常	珠蛋白生成障碍性贫血(珠蛋白肽链量异常)、镰状细胞贫血，血红蛋白 C、D、E 病和不稳定血红蛋白病
红细胞外在异常	
免疫反应引起的贫血	新生儿溶血病，血型不合输血后溶血，自身免疫性、药物诱发免疫性溶血性贫血
机械性损伤	红细胞破碎综合征、行军性血红蛋白尿、微血管病性溶血性贫血
疾病所致溶血	疟疾和多种细菌所致溶血性贫血、脾功能亢进所致溶血性贫血

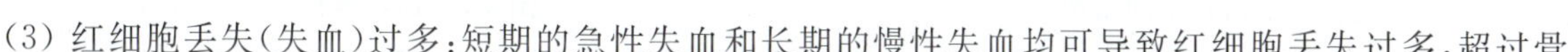

(3) 红细胞丢失(失血)过多：短期的急性失血和长期的慢性失血均可导致红细胞丢失过多，超过骨

髓生成红细胞的代偿能力而发生贫血，如急性、慢性失血性贫血。红细胞丢失过多的原因和临床意义见表 2-5。

表 2-5　红细胞丢失过多的原因和临床意义

原因	临床意义
急性失血性贫血	严重外伤、大手术、脾破裂、宫外孕等
慢性失血性贫血	月经量过多、寄生虫感染、痔疮等

此外，药物也可引起贫血：①抑制骨髓的药物，如阿司匹林、链霉素、吲哚美辛、洋地黄、苯妥英钠等。②引起维生素 B_{12}、叶酸吸收障碍的药物，如口服避孕药、雌激素、苯乙双胍、新霉素、异烟肼等。③引起铁吸收障碍的药物，如皮质类固醇等。④引起溶血的药物，如头孢类抗生素、氨基糖苷类抗生素、磺胺药、抗过敏药、维生素 A、维生素 K、奎尼丁类、水杨酸类、呋塞米、异烟肼、利福平、哌嗪、白消安等。

二、血红蛋白测定

血红蛋白(hemoglobin，Hb 或 HGB)是成熟红细胞的主要成分，占红细胞干重的 96%，占红细胞容积的 35%。血红蛋白是在人体有核红细胞及网织红细胞内合成的一种呼吸载体，约 65%的血红蛋白在有核红细胞内合成，其余 35%在网织红细胞内合成，血红蛋白的合成受激素的调节。

血红蛋白是一种含色素辅基的结合蛋白质，由血红素和珠蛋白组成，色素部分是血红素，蛋白质部分为组成血红蛋白的多肽链即珠蛋白。

血红素的结构见图 2-1。

血红素在有核红细胞和肝细胞的线粒体内合成，血红素合成后，离开线粒体，在胞质内与珠蛋白肽链结合为血红蛋白。在血红素合成过程中，如果存在酶的缺陷，则会导致卟啉或其前体在体内蓄积进而引起卟啉病。铁在人体内分布范围广泛，以血红蛋白铁占比最大，约占人体铁的 70%，故铁的供应不足或者铁的利用障碍，均会影响血红素的合成，使红细胞内游离原卟啉水平增高，其检测结果可以作为判断铁代谢状况的间接指标。

在人体发育的不同时期，由于珠蛋白多肽链的合成存在着变化，血红蛋白的种类与比例也不相同，健康成人的血红蛋白包括三种：①含 $\alpha 2\beta 2$ 珠蛋白肽链的成人血红蛋白(HbA)，占 95%以上；②含 $\alpha 2\delta 2$ 珠蛋白肽链的成人血红蛋白(HbA2)，占 2%～3%；③含 $\alpha 2\gamma 2$ 珠蛋白肽链的胎儿血红蛋白(HbF)，占 2%以下。

成人血红蛋白(HbA)的相对分子质量约为 64458(按不携氧计算)，由四个亚基构成，每个亚基由一条多肽链和一个血红素分子构成，肽链在生理条件下会盘绕折叠成球状，把血红素分子包在里面，这条肽链盘绕成的球状结构又称为珠蛋白。血红蛋白分子的结构见图 2-2。珠蛋白肽链与血红素形成具有四级空间结构的四聚体，以利于结合与释放来自肺部的大量 O_2，并将其输送到机体各组织器官，流经组织细胞的毛细血管网时，此处 O_2 含量低，血红蛋白中的 O_2 便进入组织细胞中，组织细胞中的 CO_2 则与血红蛋白结合。当携带有 CO_2 的红细胞随着血液循环运输到肺部毛细血管时，由于肺泡与外界进行气

HOOC—CH_2　CH_3　CH_3
H_2C　—CH═CH_2
N　Fe　N
H_2C　—CH_3
HOOC—CH_2　CH_3　CH═CH_2

图 2-1　血红素的结构

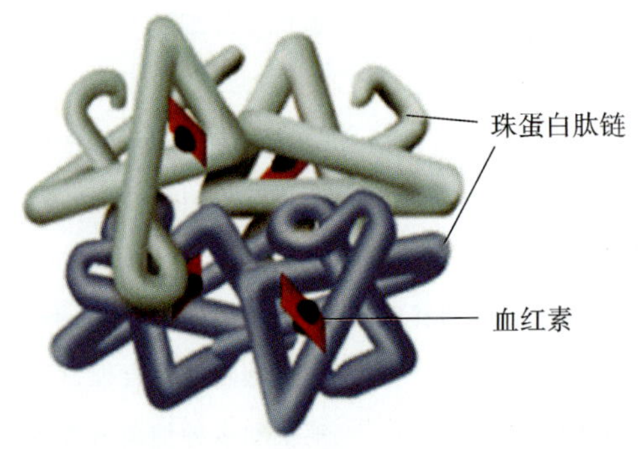

图 2-2　血红蛋白分子的结构

NOTE

体交换，所以此处 O_2 含量高，血红蛋白便与 O_2 结合，其携带的 CO_2 则随着肺泡与外界的气体交换排出体外，从而实现运输 O_2 和 CO_2 的功能。

每分子血红蛋白有 4 个血红素分子，含 4 个亚铁原子，可结合 4 个氧分子。

生理条件下，机体 99% 血红蛋白中的铁原子呈 Fe^{2+} 状态，称为脱氧血红蛋白或还原血红蛋白(deoxyhemoglobin，reduced hemoglobin，DHb，Hbred)；1% 血红蛋白中的铁呈 Fe^{3+} 状态，称为高铁血红蛋白或正铁血红蛋白(hemiglobin，Hi；methemoglobin，MetHb)。血红蛋白分子中的铁必须处于 Fe^{2+} 状态才能与氧可逆性结合，Fe^{2+} 被氧化成 Fe^{3+}，血红蛋白变成高铁血红蛋白而失去携氧能力。亚铁状态的血红蛋白与氧可逆性结合后称为氧合血红蛋白(oxyhemoglobin，HbO_2)。亚铁状态的血红蛋白与氧、一氧化碳、氰离子、硫化氢等物质结合，结合的方式完全一样，即均可与血红素的第 6 个配位键结合形成多种血红蛋白衍生物。不同的是，一氧化碳、氰离子与血红蛋白一旦结合后就很难再解离，例如，血红蛋白与一氧化碳结合形成碳氧血红蛋白(carboxyhemoglobin，HbCO)，其结合力比血红蛋白与氧的结合力高 240 倍，这就是煤气中毒事故发生的原理；在含有苯肼和硫化氢的环境中，氧合血红蛋白即转变为硫化血红蛋白(sulfmethemoglobin，SHb)，后者也见于服用阿司匹林或可待因(codeine)的患者。这些血红蛋白衍生物具有特定的色泽和吸收光谱，可用于诊断某些变性血红蛋白血症和用于血红蛋白定量测定。

氧合血红蛋白(HbO_2)：呈鲜红色，在 578 nm(黄色光)和 540 nm(绿色光)处共有两条吸收光带。

还原血红蛋白(Hbred)：呈暗红色，在 556 nm(黄、绿色光之间)处有一条吸收光带。

碳氧血红蛋白(HbCO)：呈樱桃红色，在一氧化碳中毒时，一氧化碳和血红蛋白牢固结合而成，两条吸收光带分别在入射光波长 572 nm(黄色光)和 535 nm(绿色光)处。

高铁血红蛋白(Hi)：呈红褐色，多种氧化物均可将血红蛋白氧化成高铁血红蛋白而失去携氧能力，在入射光波长 634 nm、578 nm、540 nm 和 500 nm 处共有四条吸收光带。

氰化高铁血红蛋白：呈棕红色，显色稳定，在 540 nm 处有一较宽的吸收光带。

正常情况下，健康人血液中的血红蛋白主要是 HbO_2 和 Hbred，有少量 HbCO 和 Hi。在病理情况下，HbCO 和 Hi 可以增多，甚至出现 SHb 等血红蛋白衍生物。

【检测方法及原理】正常血液循环中含有血红蛋白和血红蛋白衍生物，血红蛋白及其衍生物的总浓度可通过全血来测定，在某些病理情况下，血液中各种血红蛋白衍生物的浓度也可以独立测定。通常情况下，血红蛋白测定指的是检测血液中各种血红蛋白的总浓度，用 g/L 表示。血红蛋白测定方法有多种，大致分为四类(表 2-6)，其中全血铁测定法和血气分析法测定结果比较准确，但操作烦琐，不适合常规应用。比色法为临床实验室测定血红蛋白最常用的检测方法。

表 2-6 血红蛋白测定方法

方法	原理
比密法、折射仪法	血液的物理特性
全血铁测定法	血红蛋白的分子组成
血气分析法	血红蛋白与氧可逆性结合的特性
比色法(临床实验室常用)	血红蛋白衍生物的吸收光谱特点

目前常用的比色法有两种，氰化高铁血红蛋白(hemiglobincyanide，HiCN)测定法、十二烷基硫酸钠血红蛋白(sodium dodecyl sulfate hemoglobin，SDS-Hb)测定法，此外，其他比色法有碱羟血红蛋白(alkaline hematin detergent，AHD_{575})测定法、叠氮高铁血红蛋白(HiN_3)测定法、溴代十六烷基三甲胺(CTAB)血红蛋白测定法等。HiCN 测定法因形成的产物氰化高铁血红蛋白(HiCN)显色稳定，1966 年被国际血液学标准化委员会(International Committee for Standardization in Hematology，ICSH)推荐为血红蛋白测定的标准方法。1978 年，国际临床化学联合会(International Federation of Clinical Chemistry，IFCC)和国际病理学会(International Academy of Pathology，IAP)在联合发表的国际性文

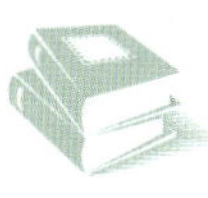
NOTE

件中重申了 HiCN 测定法。

1. 氰化高铁血红蛋白测定法(HiCN 测定法) 即血液经过氰化高铁血红蛋白转化液稀释后，表面活性剂溶解红细胞膜，红细胞被破坏而释放出血红蛋白，血红蛋白(SHb 除外)中的亚铁离子(Fe^{2+})被高铁氰化钾氧化为高铁离子(Fe^{3+})，血红蛋白转化成高铁血红蛋白(Hi)，高铁血红蛋白与氰离子(CN^-)结合成稳定的棕红色复合物 HiCN，HiCN 在 540 nm 波长处有最大吸收峰，且吸光度与血红蛋白浓度成比例，用分光光度计测定该处的吸光度，在特定条件下，HiCN 的毫摩尔消光系数为 44 L/(mmol · cm)，根据测得的吸光度即可求得每升血液中的血红蛋白浓度(g/L)。

$$Hb(Fe^{2+})+Fe^{3+}(CN)_3^{3-}\longrightarrow Hi(Fe^{3+})+Fe^{2+}(CN)_2^{2-}$$

$$Hi(Fe^{3+})+CN^-\longrightarrow Hi(Fe^{3+})CN$$

1) 直接定量法 以不含有血红蛋白的空白溶液作为参比，测出待测血红蛋白溶液的吸光度 A，直接计算出待测血红蛋白浓度(g/L)。

根据待测标本的吸光度 A 直接计算出待测血液标本中的血红蛋白浓度(g/L)，计算公式如下：

$$Hb(g/L)=A\times 251\times 64458/44000=A\times 367.7$$

式中：A 为待测标本在 540 nm 处的吸光度；251 为血液的稀释倍数；44000 是 1965 年 ICSH 公布的血红蛋白摩尔消光系数；64458 是国际公认的血红蛋白平均分子量，即浓度为 1 mol/L 的 Hb 溶液中所含的 Hb 克数

2) 标准曲线法 在实际工作中，由于通常难以获得符合世界卫生组织(World Health Organization，WHO)标准的分光光度计，所测得的吸光度 A 会偏高或偏低，所以血红蛋白浓度不宜采用分光光度法直接引用消光系数计算求得。可采用 HiCN 标准曲线法或者专用血红蛋白测定仪测定法。

在所用分光光度计上，以不含有血红蛋白的空白溶液作为参比，分别测定不同浓度组的 HiCN 标准液(50 g/L、100 g/L、150 g/L、200 g/L)的吸光度(A)，然后以血红蛋白标准溶液的浓度(C)为横坐标，以相应的 A 为纵坐标，绘制 A-C 标准曲线(曲线绘制过程中应按照最小二乘法的原理，将对应各点连成一条通过原点的直线)。在与 A-C 标准曲线制作相同的条件下，测定待测血红蛋白样品溶液的 A，即可从标准曲线上查出待测血红蛋白对应的浓度。或者按照以下公式求出吸光度血红蛋白换算常数(K 值)，根据 K 值计算出待测的血红蛋白浓度。

$$Hb(g/L)=K\times A_{待测}$$

式中：

$$K=\sum Hb/\sum A=(50+100+150+200)/(A_{50}+A_{100}+A_{150}+A_{200})$$

3) 专用血红蛋白测定仪测定法 根据 HiCN 测定法，专用血红蛋白比色仪采用交流蠕动泵自动进液排液，流动比色池微量比色，半导体冷光源及光电转换器件，电子线路采用模拟桥式光电转换。信号经处理放大，送至模/数转换液晶显示器，直接显示出所测血红蛋白浓度(g/L)。

2. 十二烷基硫酸钠血红蛋白测定法(SDS-Hb 测定法) 十二烷基硫酸钠(SDS)作为一种阴离子表面活性剂，具有轻度氧化作用。血液中除 SHb 以外的血红蛋白均可与低浓度的 SDS 作用，血红素被氧化成稳定的棕红色高铁血红素样复合物(SDS-Hb)，其最大吸收峰在入射光波长 538 nm 处。目前，由于 SDS-Hb 的摩尔消光系数尚未确认，所以不能以所测得的吸光度直接计算血红蛋白浓度。可取 4～5 份血红蛋白浓度不同的抗凝血或溶血标本，用 HiCN 测定法测定每份血液标本的血红蛋白浓度，用本法测定每份血液标本的吸光度，绘制标准曲线，通过比对间接得出待测血液标本的血红蛋白浓度。血液分析仪法采用商品试剂，操作按血液分析仪操作说明书的要求即可，手工法则采用自配试剂。

【方法学评价】HiCN 测定法是 ICSH 和 WHO 推荐的血红蛋白测定的参考方法。1983 年，在全国临床检验方法学学术讨论会上 HiCN 测定法被推荐为首选方法，SDS-Hb 测定法被推荐为次选方法。血红蛋白测定的方法学评价见表 2-7。

NOTE

表 2-7 血红蛋白测定的方法学评价

方法	优点	缺点
HiCN 测定法	参考方法，操作简单，反应迅速；所用转化液稳定易保存，可检测除 SHb 外的所有血红蛋白；HiCN 参考品可长期保存，便于质控	KCN 试剂有剧毒，不能测定 SHb，对 HbCO 反应较慢，遇高白细胞血症和高球蛋白血症的血液标本会出现浑浊
SDS-Hb 测定法	次选方法，操作简单、呈色稳定，准确度和精密度符合要求，无公害	SDS 质量差异较大，SDS 能破坏白细胞，不适用于同时计数白细胞的血液分析仪
HiN_3 测定法	反应迅速、呈色稳定，准确度和精密度较高	试剂仍有毒性（为 HiCN 的 1/7）且 HbCO 转化较慢（需 20 min）
AHD_{575} 测定法	试剂简易、对光不敏感，室温下可长期保存，不含毒性，呈色稳定，准确度和精密度较高，可用氯化血红素作为标准品	不能转化 HbF，最大吸收峰在 575 nm，不便于自动检测（因为多数血液分析仪或血红蛋白测定仪采用波长为 540 nm 左右的滤光板）
CTAB 测定法	溶血性强且不破坏白细胞，适用于血液分析仪检测	准确度和精密度略低
血液分析仪法	操作简便、快速，同时可以获取多项血细胞参数	仪器型号不同使用的溶血剂也不同，产生的血红蛋白衍生物的稳定性也不同；某些患者的红细胞具有抵抗溶血剂的作用而影响血红蛋白的测定，如低色素贫血、肝病患者

【质量保证】以 HiCN 测定法为例，分析血红蛋白测定过程中的质量保证。

1. 采血部位 采血部位不同，血液标本的测定结果也存在差异。一般情况下，可采用手指血直接测定，耳垂血结果偏高，静脉血结果偏低，且静脉血须用 EDTA 盐抗凝，不可用肝素抗凝（可致浑浊）。

2. 血液标本 血红蛋白测定原理多为比色法，引起血清浑浊度增大的因素均可导致血红蛋白浓度假性增高，如高脂血症、高球蛋白血症、高白细胞血症（WBC＞30×10^9/L）、HbCO 增多及高血小板（PLT＞700×10^9/L）等。

3. 器材及试剂 定期校准分光光度计，分光光度计的波长和光程必须准确、灵敏度高、线性好、无杂光，否则会影响结果准确性。选用合格的微量采血管、刻度吸管及比色杯。注意保证试剂质量，HiCN 转化液要用蒸馏水配制，不可用去离子水，pH 应稳定在 7.2±0.2，置于棕色玻璃瓶中并盖紧瓶塞，置于常温或 0～4 ℃冰箱保存、备用，不能储存在塑料瓶中，以免氰离子（CN^-）丢失导致测定结果偏低，也不能分装于多个试管中且长时间敞开管口又不避光，专用血红蛋白测定仪应定期检查并校正，其零点漂移绝对值超过 2 g/L 时，需重新调零。

4. 技术操作 消毒、采血、稀释、混匀等要求同红细胞计数。HbCO 转化为 HiCN 的速度较缓慢（有时可长达数小时），为了确保 HbCO 能够完全转化，可适当延长转化时间或加大试剂中 $K_3Fe(CN)_6$ 的用量。标准曲线应定期检查并校正。

5. 废物处理 HiCN 转化液中 KCN 是剧毒品，配制转化液时要按剧毒品管理程序操作。虽然配制好的 HiCN 转化液中氰化钾含量低，又有高铁氰化钾存在，毒性不是很大，但是为防止 KCN 污染环境造成公害，比色测定后的废液应妥善处理，具体如下所示。

(1) 将废液用水 1∶1 加以稀释。

(2) 以每 1000 mL 稀释后的废液加入 35 mL 次氯酸钠溶液（原液）的比例向稀释后的废液中加入次氯酸钠溶液，混匀，敞口放置 15 h 以上，使氰离子（CN^-）充分氧化为二氧化碳和氮气而挥发或者水解成 CO_3^{2-} 和 NH_4^+ 而排入下水道。严禁向废液中加入酸性溶液，以免产生致命性的气体氢氰酸，造成严重后果。

【参考区间】

1. 血液分析仪法 成人：男性 130～175 g/L，女性 115～150 g/L。儿童：120～140 g/L。婴儿：110～120 g/L。新生儿：180～190 g/L。

NOTE

2. HiCN 测定法和 SDS-Hb 测定法 成人：男性 120～160 g/L，女性 110～150 g/L。新生儿：170～200 g/L。老年人(70 岁以上)：男性 94～122 g/L，女性 87～112 g/L。

【临床意义】血红蛋白是成熟红细胞的主要成分，当红细胞的数量发生变化时，往往也会导致血红蛋白浓度发生相应的改变，二者在生理性变化和病理性变化方面的临床意义基本相同。但在贫血的情况下，由于病因的不同，血红蛋白和红细胞降低的程度并非完全平行，在判断贫血程度时，血红蛋白浓度优于红细胞计数。根据血红蛋白浓度可将贫血的程度分为以下四类。

轻度贫血：男性 90～120 g/L，女性 90～110 g/L。

中度贫血：60～90 g/L。

重度贫血：30～60 g/L。

极重度贫血：<30 g/L。

当红细胞计数小于 1.5×10^{12}/L，血红蛋白浓度小于 45 g/L 时应考虑输血。同时检测血红蛋白浓度和红细胞计数，条件允许的话，再结合其他红细胞相关参数，对贫血程度及贫血类型的诊断更有意义。

(1) 对某些贫血，血红蛋白和红细胞减少程度可不一致，如小细胞低色素性贫血患者的血红蛋白浓度降低的程度往往比红细胞数减少更明显；相反，大细胞性贫血患者的血红蛋白浓度降低往往比红细胞数减少的程度轻。

(2) 其他引起血红蛋白改变的因素包括以下方面：①血液总容量改变：如大量失血早期，主要变化是全身血容量减少，此时血液浓度变化不大甚至浓缩，从测定红细胞和血红蛋白的数值来看，即使有贫血的存在也很难反映出来。②全身血浆容量改变：各种原因引起的失水或水潴留，使血浆容量减少或增加，造成血液浓缩或稀释，均可使红细胞计数和血红蛋白浓度的检测结果偏高或偏低。例如在妊娠、低蛋白血症、充血性心力衰竭、脾大等情况下，血浆容量增加，血液被稀释，容易被误诊为贫血。

三、红细胞形态学检查

红细胞形态学检查是对红细胞质量的检查和数量的评估。正常的成熟红细胞具有弹性和可塑性，可单独通过直径为 10 μm 的毛细血管以利于物质的交换。这一生物学功能的完成有赖于成熟红细胞的正常形态的维持。然而，红细胞生理进程的不同阶段均可能受到各种病理因素的作用，从而引起红细胞发生相应的病理变化，红细胞除了发生数量变化以外，还会发生特殊的形态学改变，包括红细胞大小、形状、染色性质和内含物的异常。红细胞计数结合血红蛋白浓度测定可以推断是否存在贫血以及贫血的严重程度，而成熟红细胞的形态学检查常常作为追踪贫血线索的一项重要检查内容，其与血红蛋白浓度测定、红细胞计数及其他相关参数相结合可以推断贫血的严重程度和贫血的类型，对贫血的诊断和鉴别诊断有重要的临床价值。

案例导入

患者，男，45 岁，半年前因肝硬化、消化道出血、呕血和黑便入院，行脾切除术治疗后数天出院，随后不定期门诊随诊，近期持续发热，遵医嘱住院观察。

实验室检查：Hb 96 g/L，PLT 260×10^{9}/L，WBC 14.5×10^{9}/L，Ret 12%，Wright 染色后血涂片可见红细胞内含豪焦小体，同时嗜碱性点彩红细胞明显增多。ALT 50 U/L，AST 120 U/L，GGT 510 U/L，TB 220 μmol/L，血清铁蛋白(SF) 7316.9 ng/mL，隐血试验(OBT)(+)。

1. 该患者血清铁蛋白浓度显著升高与血红蛋白浓度减低有何关系？对本案例的疾病诊断有何价值？

2. 根据上述案例资料所提供的信息，请你推测该患者的 Wright 染色血涂片中还可能会出现哪些异常形态的红细胞。

【检测原理及方法学评价】

1. 显微镜分析法 将血液标本制备成细胞分布均匀的血涂片，经干燥、染色(常用 Wright 染色)后，通过显微镜观察外周血涂片中红细胞的形态。此法简便易行，可以直观地观察红细胞形态，特别是

异常红细胞形态的识别，是仪器法校准的参考方法和复核方法。但此法存在主观误差，难以标准化。

2. 计算机图像分析法 基于计算机图像处理技术，对红细胞形态和图像特征进行分析，建立红细胞形态变化特征分布的统计模型，实现红细胞形态特征的自动统计分类。能快速、自动以正常红细胞形态为参比，按照红细胞的形态特征做出类型和比例统计分析，有助于红细胞形态变化相关疾病的辅助诊断。

3. 血液分析仪法 能够快速地同时提供红细胞的数量及其他相关参数，并且能对异常结果予以报警提示，但不能直接提供红细胞形态改变的确切信息，需用显微镜镜检血涂片复核。

【质量保证】

1. 有合格的血细胞检验人员 经过严格培训、有理论与实践经验的血细胞检验人员是红细胞形态学检查质量保证的前提。

2. 良好的血涂片制备与染色 血涂片制备不当可以引起红细胞形态改变，染色不佳会使红细胞形态难以分辨，所以血涂片制备与染色的质量直接影响红细胞形态的检验结果。厚薄适宜及染色较佳的血涂片是使红细胞形态显示清楚、便于被识别的保证，是红细胞形态学检查质量保证的关键。

3. 选择细胞分布均匀的区域进行镜检 由于红细胞在整张血涂片中的分布通常不是均匀的，所以通过显微镜观察血涂片难以对异常红细胞进行定量。均匀分布的红细胞便于观察和辨认，理想的红细胞均匀分布区域是红细胞单个排列而不重叠(该区域一般位于血涂片的体尾交界处)。

4. 注意完整规范的检查顺序 应先在低倍镜下检查血涂片，全片观察细胞分布和染色情况，再换用油镜观察位于血涂片的体尾交界处染色良好区域的细胞形态，同时浏览全片是否存在其他异常细胞，如幼稚细胞或有核红细胞等。这些细胞体积相对较大，通常分布于血涂片的尾部和边缘，容易被漏检。

5. 减少人为因素影响 人为因素可使红细胞在血涂片中局部分布过少或过多。例如，健康人血涂片中红细胞过于密集可使红细胞堆积成缗钱状。如果缗钱状红细胞出现在血涂片中较薄的区域，则可能是红细胞外附有的过量球蛋白，减少了红细胞间的电荷排斥而引起了凝集。应仔细浏览全片，尽可能避免人为因素产生的影响。通常真正的异形红细胞均匀分布于全片，而人为因素造成的假性异形红细胞往往局限于个别区域。常见的人为因素造成的红细胞形态异常见表 2-8。

表 2-8 人为因素造成的红细胞形态异常

人为因素	红细胞形态异常
EDTA 盐抗凝剂浓度过高或血液标本久置	锯齿状红细胞
载玻片不符合要求，如表面有脂类物质	口形红细胞
血涂片制备不当，如推片边缘不光滑等	皱缩红细胞、棘形红细胞、缗钱状红细胞
血涂片干燥过度或固定液中混有水分	面包圈形红细胞
染色不当	嗜多色性红细胞
血涂片末端附近	长轴方向一致的假性椭圆形红细胞

【临床意义】

1. 正常红细胞形态 正常的成熟红细胞呈中央凹陷，边缘较厚的双凹圆盘形，大小均一，平均直径约为 7.2 μm(直径范围为 6～9 μm)，厚约 2 μm，无细胞核，也无高尔基体和线粒体等细胞器，具有折光性。红细胞膜的厚度约为 7 nm，达不到光学显微镜的分辨极限，所以在光学显微镜下观察到的所谓细胞膜，实质上是红细胞与周围介质的界面。在不染色的新鲜标本中，红细胞边缘较厚，呈淡橘黄色，中央较薄，呈草黄色，侧面呈哑铃形(图 2-3)。红细胞在等渗溶液中可保持其正常的形态和大小；在高渗溶液中，红细胞易皱缩，呈锯齿形(图 2-4)；在低渗溶液中，红细胞则易肿胀甚至破裂释放出血红蛋白而留下一个保持圆形的

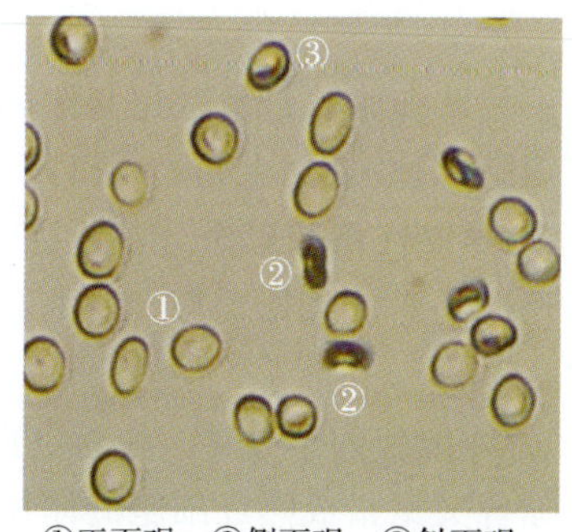

①正面观；②侧面观；③斜面观

图 2-3 不染色的正常红细胞形态

NOTE

空壳结构，形成影红细胞（图 2-5）。血涂片经 Wright 染色后，红细胞呈淡粉红色或者琥珀色，血红蛋白充盈良好，边缘着色较深，中央部位着色较淡呈向心性淡染，为生理性淡染区，大小约为红细胞直径的 1/3，为正常色素性，细胞质内无异常结构（图 2-6）。正常红细胞形态常见于健康人，但也可见于急性失血性贫血、部分再生障碍性贫血等患者。

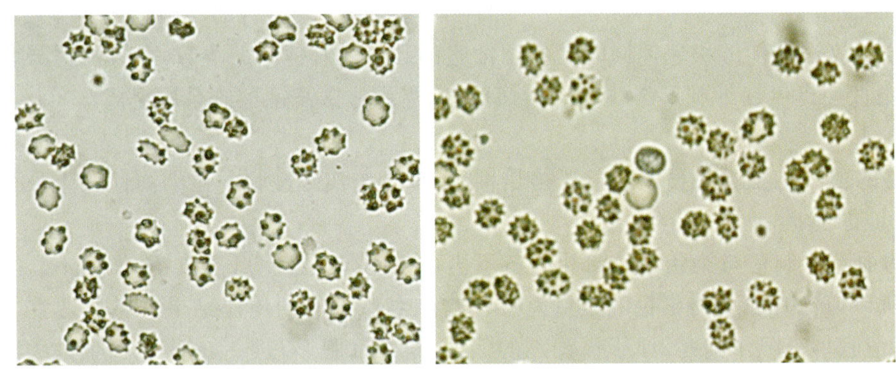

图 2-4　高渗溶液中的红细胞形态

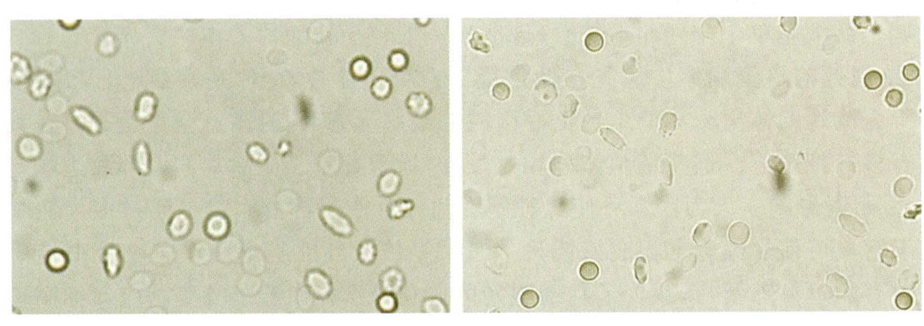

图 2-5　低渗溶液中的红细胞形态

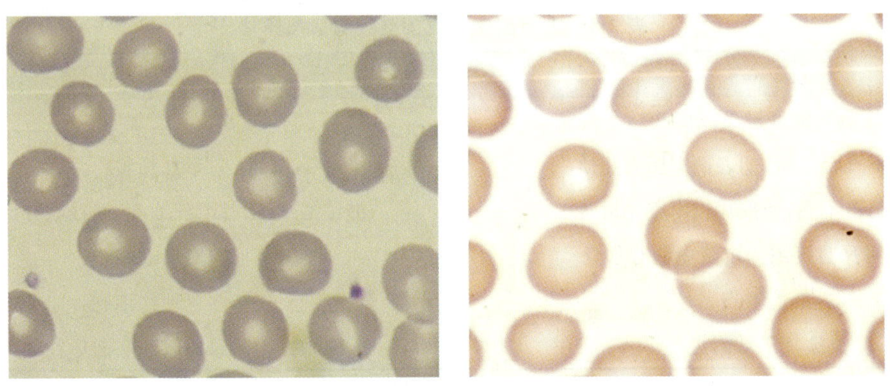

图 2-6　Wright 染色后的正常红细胞形态

正常红细胞可自然退化变性，即使是高质量的血涂片和染色，在正常血涂片中也可见到变形或破碎的红细胞，但数量很少，分布极为局限。

2. 异常红细胞形态　在排除人为因素后，若血涂片中出现异常形态红细胞且数量增多，常提示存在病理性改变。常见异常红细胞形态传统上可分为红细胞大小、形状、排列、染色异常和红细胞内结构异常。

1）红细胞大小异常　在对贫血进行形态学分类时，采用小红细胞、大红细胞等术语描述细胞大小，其实际含义是指成熟红细胞的体积，而不仅仅指成熟红细胞直径的大小，故可通过对血涂片中红细胞直径的直接感知而推知红细胞的体积及血红蛋白含量。健康人成熟红细胞的直径为 6～9 μm，直径在此以下的为小红细胞，在此以上的为大红细胞。

NOTE

（1）小红细胞（microcyte）：直径小于 6 μm 的红细胞，健康人偶见（图 2-7）。血涂片中出现大量的小红细胞时，其形态、染色不同，临床意义也各异，例如，血涂片中出现较多中央淡染区扩大的小红细胞，提示血红蛋白合成不足，多见于缺铁性贫血。如果血涂片中出现大量血红蛋白充盈良好、中央淡染区却消失的小红细胞，则提示标本很可能来自球形红细胞增多症患者。临床上常见的小红细胞形态及临床意义见表 2-9。

表 2-9 临床上常见的小红细胞形态及临床意义

小红细胞形态	临床疾病
较多染色过浅、淡染区扩大的小红细胞	缺铁性贫血、珠蛋白生成障碍性贫血
体积小，染色深，中央生理性淡染区消失	遗传性或获得性球形红细胞增多症
仅胞体偏小而无淡染区增大	长期慢性感染（炎症）继发的单纯小细胞性贫血

（2）大红细胞（macrocyte）：直径大于 9 μm 的红细胞（图 2-8），有时红细胞的中央染色深，淡染区不明显。大红细胞的形成机制可能是叶酸及维生素 B_{12} 缺乏所致的 DNA 合成障碍，或者红细胞膜胆固醇/磷脂酰胆碱值增高，也可能是晚幼红细胞在脱核后，细胞质内尚残留 DNA，形成的体积较大的成熟红细胞，故实质上其为未完全成熟的红细胞。常见于叶酸及维生素 B_{12} 缺乏所致的巨幼细胞贫血，表现为幼红细胞内 DNA 合成不足，不能按时序分裂；也可见于溶血性贫血、恶性贫血、骨髓增生异常综合征等。

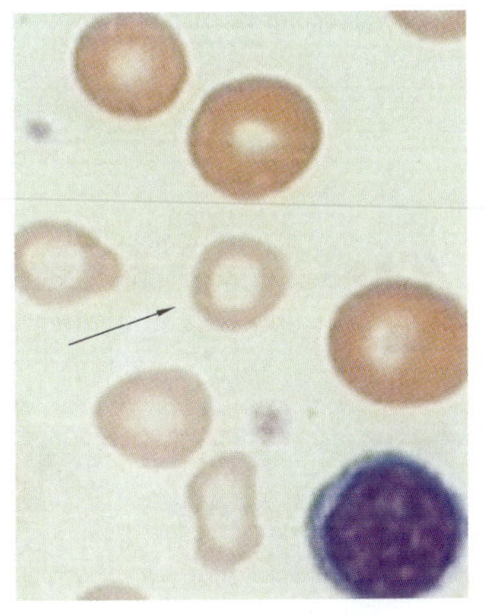

图 2-7 小红细胞形态

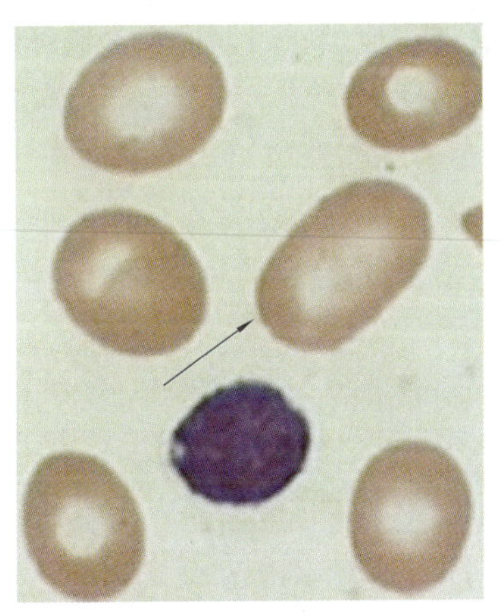

图 2-8 大红细胞形态

（3）巨红细胞（megalocyte）：直径在 15 μm 以上的红细胞（图 2-9），其形成机制同大红细胞。最常见于叶酸及维生素 B_{12} 缺乏所致的巨幼细胞贫血，如果血涂片中同时存在分叶过多的中性粒细胞则更有助于巨幼细胞贫血的诊断。骨髓增生异常综合征时的病态造血，不仅能见到巨红细胞，甚至还可见到直径大于 20 μm 的超巨红细胞。

（4）红细胞大小不均（anisocytosis）：同一血涂片中红细胞大小悬殊，红细胞之间直径相差 1 倍以上，红细胞直径可大至 12 μm、小至 2.5 μm，红细胞体积分布宽度（red blood cell volume distribution width，RDW）明显增大（图 2-10）。常见于重度的增生性贫血，巨幼细胞贫血时特别明显（可能与骨髓造血调控功能减弱、造血功能紊乱所致的骨髓粗制滥造红细胞有关）。

2）红细胞形状异常

（1）球形红细胞（spherocyte）：此类红细胞直径小于 6 μm，厚度增加，大于 2 μm，在血液中为球状，在血涂片上经 Wright 染色后则显示细胞着色深，呈小圆球状，无中心淡染区（图 2-11）。与正常红细胞相比，球形红细胞的气体交换功能相对较弱，且更易溶解或破坏。此类细胞偶见于儿童，但无实际意义。血涂片中此类细胞所占比例达 25%时有诊断参考价值，主要见于遗传性球形红细胞增多症、直接理化损伤（如烧伤），也可见于自身免疫性溶血性贫血、新生儿溶血病及红细胞酶缺陷所致的溶血性贫血等。

（2）椭圆形红细胞（elliptocyte）：红细胞呈椭圆形、杆状，两端钝圆，长轴增大，短轴缩短。长度可大于宽度 3～4 倍，最大直径可达 12.5 μm，横径可为 2.5 μm（图 2-12）。椭圆形红细胞的形成机制可能与

NOTE

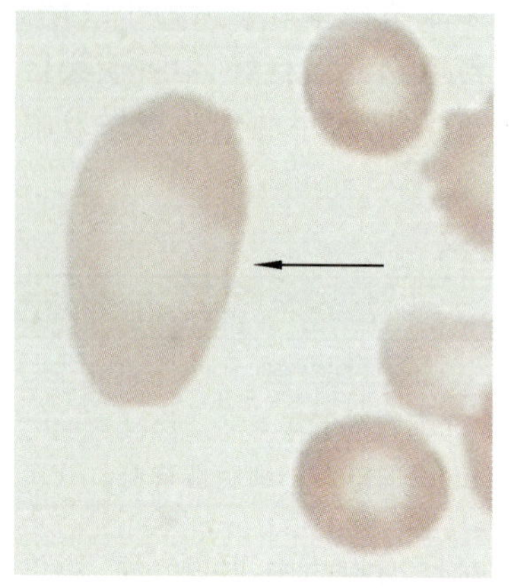

图 2-9 巨红细胞形态

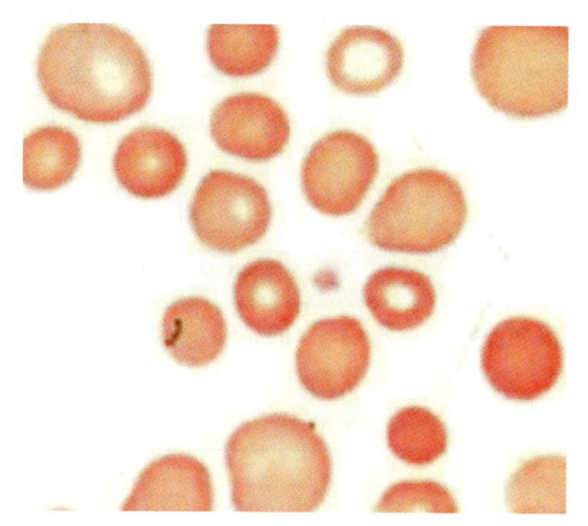

图 2-10 红细胞大小不均

细胞膜骨架蛋白的异常基因表达有关，因为相关实验证明，红细胞只有在成熟后才会呈现椭圆形，如果将此种红细胞分别置于高渗、等渗、低渗溶液或健康人血清内，其椭圆形均保持不变，而幼红细胞、网织红细胞均不呈椭圆形。健康人血涂片中此类细胞可见，约占 1%，但最多不超过 15%。一般情况下，椭圆形红细胞计数大于 25%对遗传性椭圆形红细胞增多症有诊断意义。巨幼细胞贫血、珠蛋白生成障碍性贫血、恶性贫血、缺铁性贫血、骨髓纤维化和镰状细胞贫血时椭圆形红细胞计数也可增高。

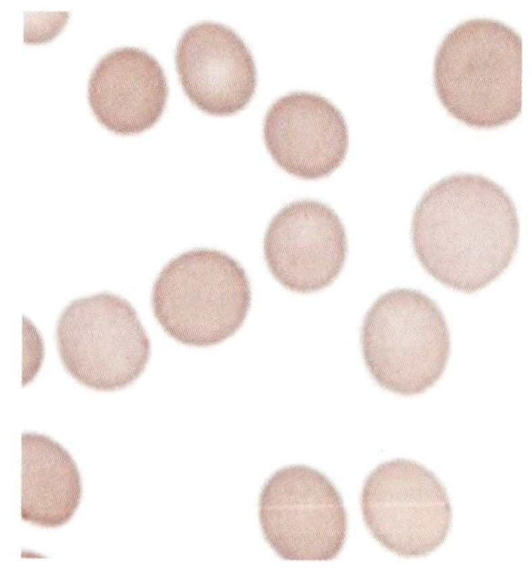

图 2-11 球形红细胞形态

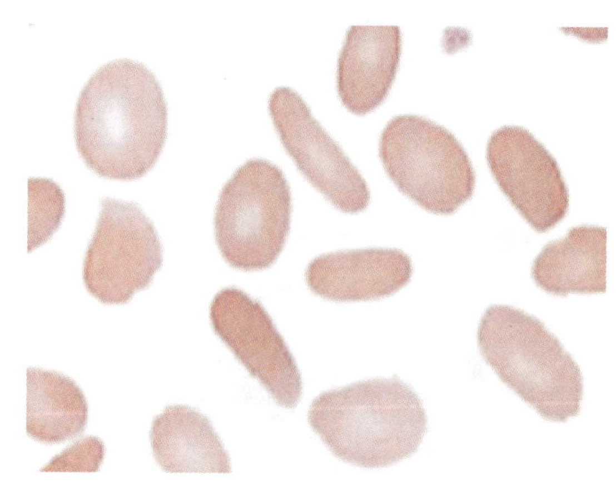

图 2-12 椭圆形红细胞形态

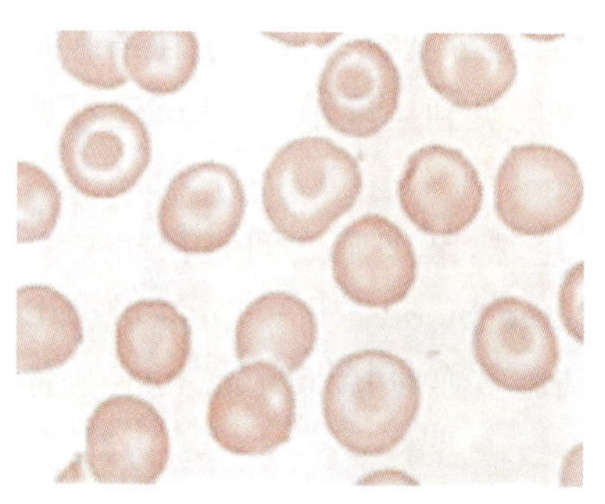

图 2-13 靶形红细胞形态

(3) 靶形红细胞(target cell)：细胞直径大于正常红细胞，但厚度变薄，中央部分染色较深，其外围染色特别浅淡甚至苍白，而细胞边缘又深染，形状宛如射击之靶(图 2-13)。也有不典型的靶形红细胞，此类细胞的中心深染区呈红细胞边缘延伸的半岛状或柄状。靶形红细胞直径可比正常红细胞大，但厚度变薄，因此体积可正常。靶形红细胞的形成主要是由于红细胞内血红蛋白组成和结构发生变异或者红细胞膜脂质的异常所致。其形成过程：红细胞中的血红蛋白首先溶解成一镰刀形或弓形空白区，随后弓形空白区的两端继续向内弯曲延伸，最终连接成一环形透明带。此种红细胞的生存时间约为正常红细胞的一半或更短。常见于各种低色素性贫血，尤其是珠蛋白生成障碍性贫血(地中海贫血)及其他异常血红蛋白病，也见于阻塞性黄疸、脾切除后、肝病等。血涂片在制作过程中未及时干燥固定也可引起红细胞此类形态改变。

(4) 口形红细胞(stomatocyte)：红细胞中心苍白区呈扁平状，颇似张开的口形或鱼口形(图 2-14)。此种红细胞的膜有先天性异常，使细胞膜对钠离子的透透性增加，细胞膜变硬，因而脆性增加，致使细胞

NOTE

寿命缩短。健康人偶见，一般低于 4%。血涂片中口形红细胞增多达 10%以上即有临床意义，常见于遗传性口形红细胞增多症、小儿消化系统疾病引起的贫血，也可见于急性酒精中毒、某些溶血性贫血及肝病患者等，少量增多见于弥散性血管内凝血。

（5）镰状红细胞（sickle cell）：红细胞外形呈镰刀状、线条状，或呈 L、S、V 形等（图 2-15）。这是由于 HbA 的 β 链上第 6 个氨基酸谷氨酸被缬氨酸所取代而形成了异常血红蛋白 S（HbS）所致。当血氧浓度过低时，HbS 互相聚集成多聚体，使细胞膜发生变形。当多聚体形成足够多时，红细胞即由双凹圆碟状变成镰刀状。镰状红细胞僵硬、失去运输氧气的功能，极易被破坏而发生溶血。主要见于镰状细胞贫血（HbS 病）。1949 年，Pauling 首先发现镰状细胞贫血患者的血红蛋白分子结构异常，由此提出了分子病（molecular disease）的概念。检查镰状红细胞时，需将血液标本先制成湿片，加入还原剂如偏亚硫酸钠后再做观察。在普通血涂片中所出现的镰状红细胞可能是由于脾、骨髓或其他脏器的毛细血管内缺氧而导致的红细胞变形。在缺氧的条件下，镰状细胞贫血和具有镰状红细胞特性的血液标本内可出现大量镰状红细胞，且通常与靶形红细胞同时存在。

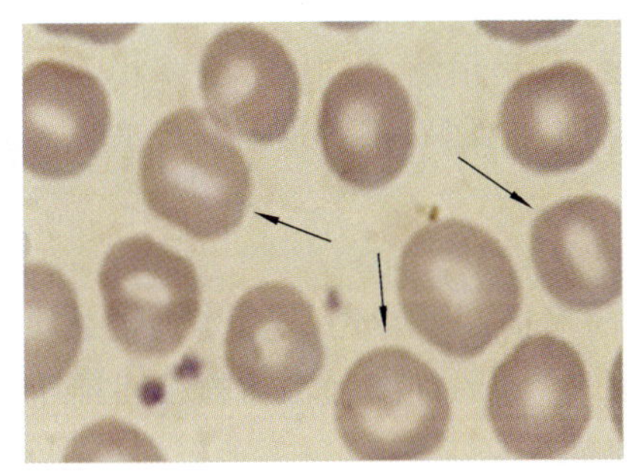
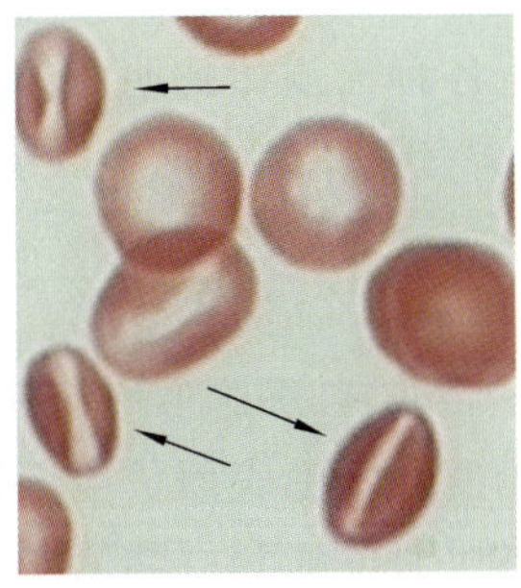

图 2-14　口形红细胞形态

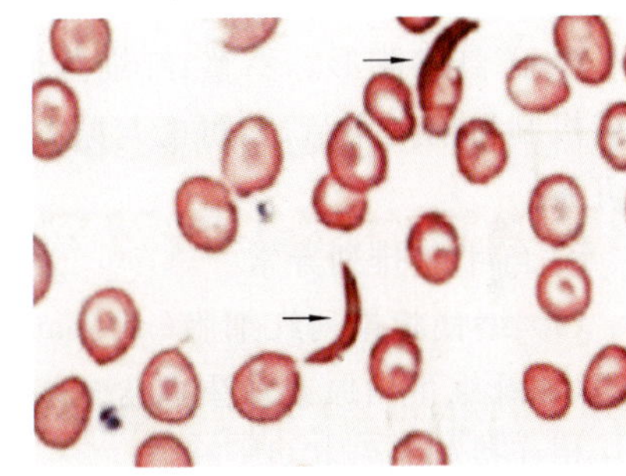

图 2-15　镰状红细胞形态

（6）棘形红细胞（acanthocyte）：红细胞表面有针状或指状突起，其间距不规则，突起的长短、宽窄不一，突起的尾端略圆（图 2-16）。在遗传性或获得性 β 脂蛋白缺乏症患者的血液中，棘形红细胞占比可高达 70%～80%。也可见于脾切除术后、酒精中毒性肝病、尿毒症、神经性厌食、慢性饥饿等。棘形红细胞应注意与皱缩红细胞相区别。

（7）皱缩红细胞：也称钝锯齿形红细胞（crenated cell，echinocyte）。可因血涂片制备不当、高渗等原因引起，红细胞周边呈钝锯齿形，突起排列均匀、大小一致，外端较尖，涂片上分布不均（图 2-17）。

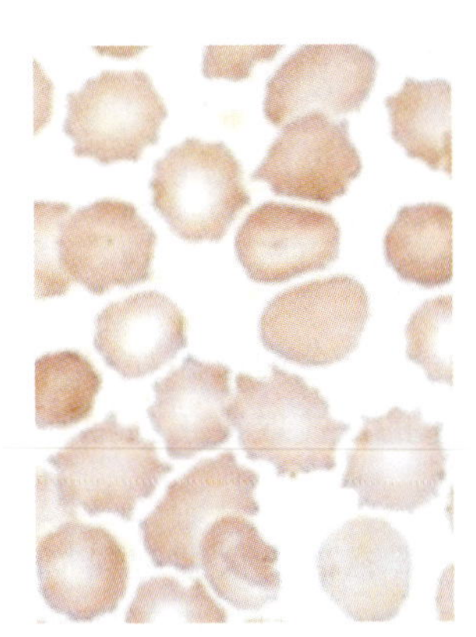

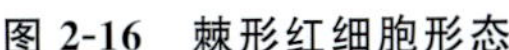

图 2-16　棘形红细胞形态

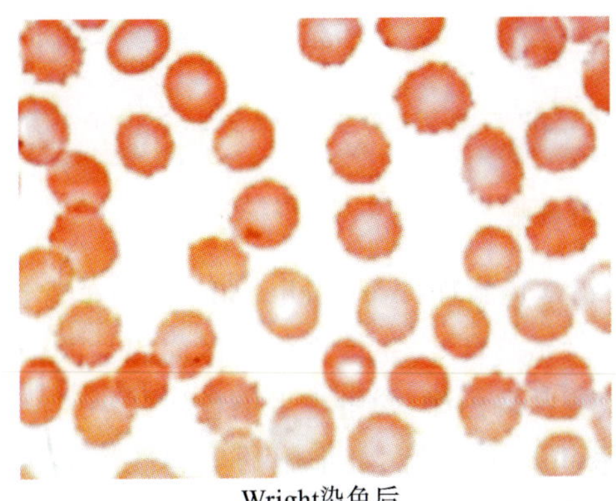

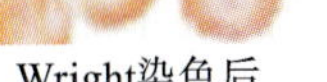

Wright染色后

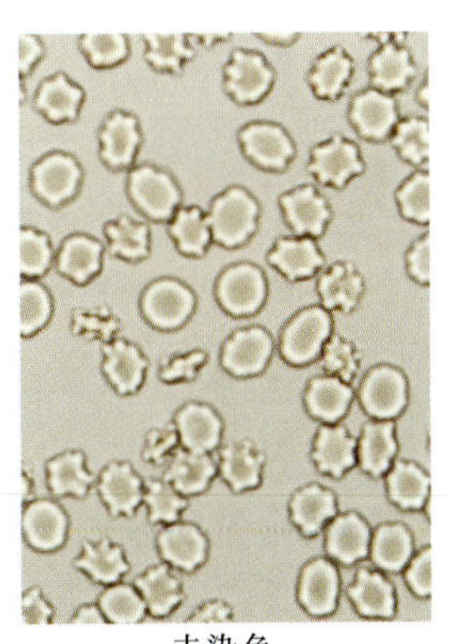

未染色

图 2-17　皱缩红细胞形态

（8）泪滴形红细胞（tear drop cell）：成熟红细胞形态呈泪滴样或梨状（图 2-18）。其形成机制尚无定论，可能是由于细胞内含有 Heinz 小体或包涵体，或是红细胞膜的某一点被粘连而拉长。健康人血涂片中偶见，增多主要多见于骨髓纤维化、珠蛋白生成障碍性贫血和溶血性贫血等患者。

（9）裂片形红细胞（schistocyte）：红细胞碎片或不完整的红细胞，其大小不一，外形不规则，可有多种形态，如头盔形、三角形、刺形等（图 2-19）。此类红细胞的形成主要与红细胞通过微血管时，因阻塞导致管腔狭窄而使红细胞受到挤压有关。健康人血涂片中裂片形红细胞占比小于 2%。增多见于弥散性

NOTE

血管内凝血、微血管病性溶血性贫血、巨幼细胞贫血等。

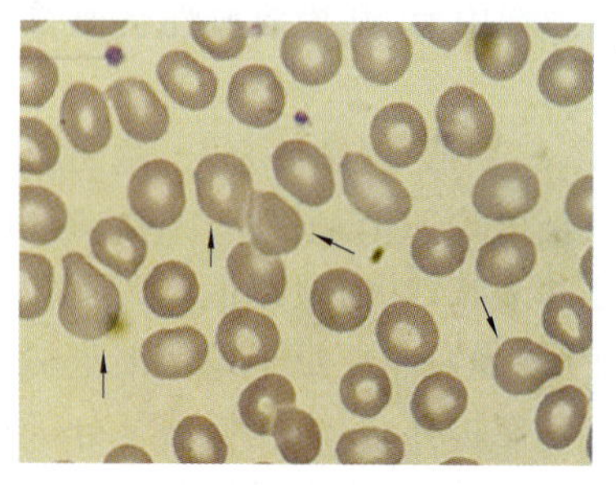

图 2-18　泪滴形红细胞形态

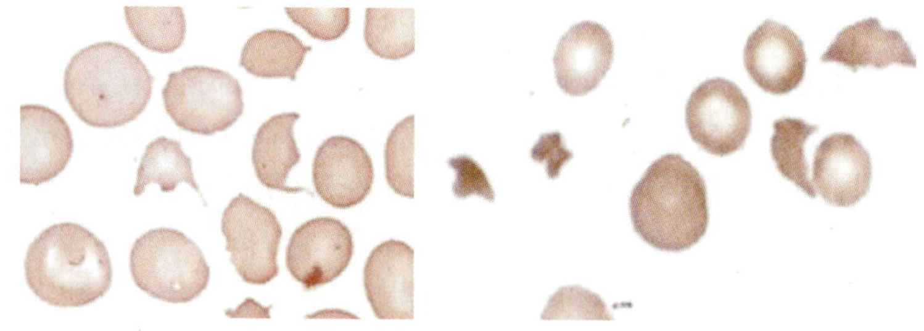

图 2-19　裂片形红细胞形态

(10) 新月形红细胞与影红细胞：此类红细胞的形成机制可能是红细胞内渗透压较高，细胞外的水分渗入红细胞内，使红细胞体积胀大，推片时细胞破裂所致。主要见于某些溶血性贫血(如阵发性睡眠性血红蛋白尿)。

(11) 红细胞形态不整：红细胞形态发生各种无规律的明显改变，可呈泪滴状、梨形、棍棒状等。其形成机制目前尚不清楚，可能与某些理化因素有关。最常见于巨幼细胞贫血，在某些感染或严重贫血时也可见。

3) 红细胞排列异常

(1) 缗钱状排列红细胞(rouleaux formation)：红细胞像串起来的铜钱一样连在一起，当血浆中某些原因，如纤维蛋白原或球蛋白含量增高时，可使红细胞表面负电荷减少，减弱红细胞之间的相互排斥力而互相连接如缗钱状(图 2-20)。多见于多发性骨髓瘤和巨球蛋白血症。

(2) 红细胞自凝(self-agglutinating)：红细胞出现聚集、凝集成堆或者成团现象(图 2-21)，常见于冷凝集素综合征和自身免疫性溶血性贫血。

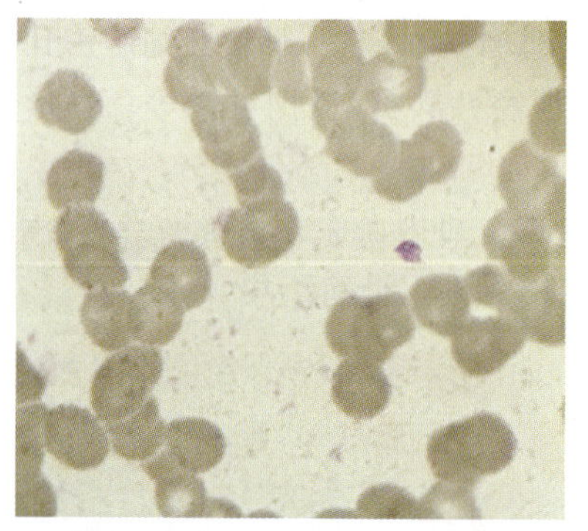

图 2-20　缗钱状排列红细胞

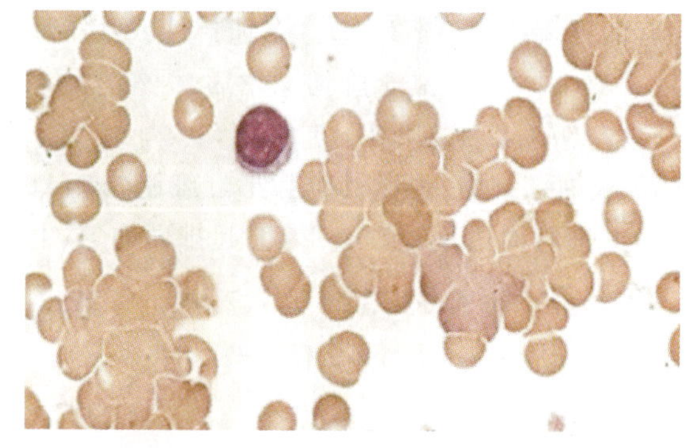

图 2-21　红细胞自凝

4) 红细胞染色异常　正常色素性(normochromic)是指正常红细胞在 Wright 染色的血涂片中呈淡粉红色或者琥珀色，血红蛋白充盈良好，生理性淡染区向心性淡染。红细胞染色的深浅取决于红细胞内血红蛋白含量的多少，含量多者染色深，含量少者染色浅。

(1) 低色素性(hypochromic)红细胞：红细胞的生理性淡染区扩大，有的红细胞甚至仅细胞膜周边着色，中央不着色，形状似环圈，称为环形红细胞(图 2-22)。血涂片中出现较多的此类细胞提示红细胞内血红蛋白含量明显减少。常见于缺铁性贫血、珠蛋白生成障碍性贫血、铁粒幼细胞贫血及某些血红蛋白病。

(2) 高色素性(hyperchromic)红细胞：红细胞中心淡染区缩小甚至消失，整个红细胞均着色且较深染，这种红细胞内的血红蛋白含量较高。若胞体较正常红细胞大，则常见于巨幼细胞贫血，患者的红细胞体积大小不等，以椭圆形大红细胞多见，着色较深，红细胞的平均血红蛋白浓度往往并不增高。若胞体较正常红细胞小，则常见于遗传性球形红细胞增多症，患者的红细胞呈球状，大小比较均一，着色较深，为球形红细胞。

NOTE

（3）嗜多色性（polychromic）红细胞：胞体略大，属于刚脱去细胞核而尚未完全成熟的红细胞，由于细胞质内含有脱核后尚残留的少量嗜碱性物质 RNA 与血红蛋白并存，因而 Wright 染色后呈灰蓝色或灰红色相间的嗜多色性（图 2-23）。正常成人外周血中此种细胞占 0.5%～1.5%，嗜多色性红细胞增多提示骨髓造红细胞功能旺盛。多见于溶血性贫血和急性失血性贫血等增生性贫血。

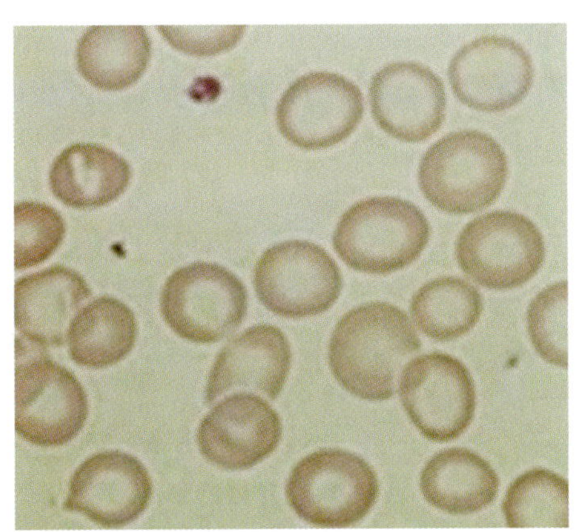

图 2-22 低色素性红细胞

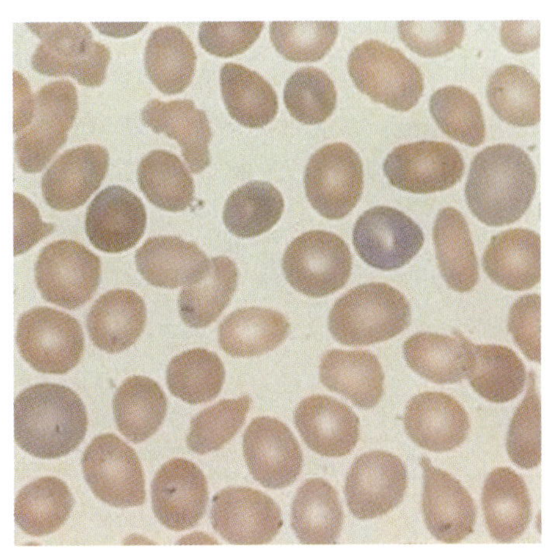

图 2-23 嗜多色性红细胞

（4）红细胞着色不一（anisochromia）：在同一血涂片中，红细胞出现色素不一致，即血红蛋白充盈度偏离较大，例如同时出现低色素性和正常色素性两种红细胞（又称双形性贫血），常见于铁粒幼细胞贫血。

5）红细胞内结构异常

（1）嗜碱性点彩红细胞（basophilic stippling cell）：简称点彩红细胞，属于尚未完全成熟的红细胞。指在 Wright 染色的血涂片中，红细胞的细胞质内出现形态不一的嗜碱性灰蓝色点状物（即核糖核酸 RNA），其颗粒大小不一、数量不等（图 2-24）。其形成机制可能如下：①重金属损伤红细胞胞膜使嗜碱性物质凝集；②红细胞内嗜碱性物质变性；③某些原因造成血红蛋白合成过程中原卟啉与亚铁结合受阻，其中以铅的作用最为明显。健康人血涂片中罕见点彩红细胞，仅占 0.01%。在铅、汞、铋等重金属中毒时点彩红细胞增多，常作为铅中毒的诊断筛选指标。在骨髓造血功能旺盛时，点彩红细胞也增多。

（2）豪焦小体（Howell-Jolly's body）：又称为染色质小体。位于成熟红细胞或幼稚红细胞的细胞质内，呈圆形，直径为 1～2 μm，数量不一，可为一个或数个，染成暗紫红色（图 2-25）。该暗紫红色的圆形小体为核碎裂或核溶解后的残余部分，增多常见于巨幼细胞贫血、脾切除术后、红白血病和恶性贫血患者。

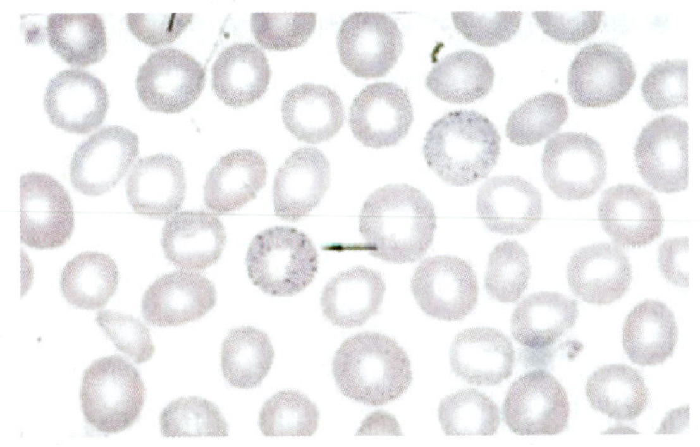

图 2-24 嗜碱性点彩红细胞

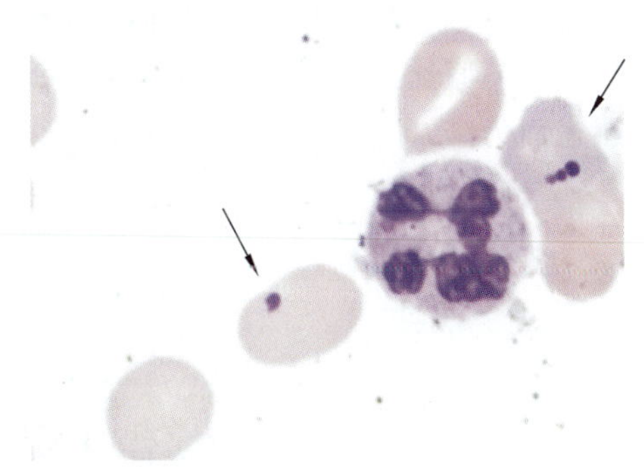

图 2-25 豪焦小体

（3）卡波环（Cabot ring）：一紫红色的细线圈样结构，呈环形或“8”字形（图 2-26），可位于成熟红细胞、嗜多色性红细胞或嗜碱性点彩红细胞的细胞质中。卡波环的形成可能是核膜的残余物（此结构的出现表示核分裂异常）、纺锤体的残余物或者细胞质中脂蛋白变性所致。卡波环通常与豪焦小体同时存

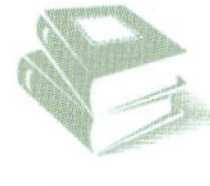
NOTE

在。可见于溶血性贫血、巨幼细胞贫血、白血病及铅中毒等。

(4) 有核红细胞(nucleated erythrocyte):即幼稚红细胞(图 2-27),正常情况下,出生 1 周内的新生儿血涂片中可见到少量有核红细胞,而成人外周血涂片出现有核红细胞则为病理现象,主要见于溶血性贫血、造血系统恶性疾病(如白血病、红白血病等)或骨髓转移性肿瘤造成的红细胞释放功能紊乱、骨髓纤维化的髓外造血和脾切除术后的监视滤血功能丧失等。

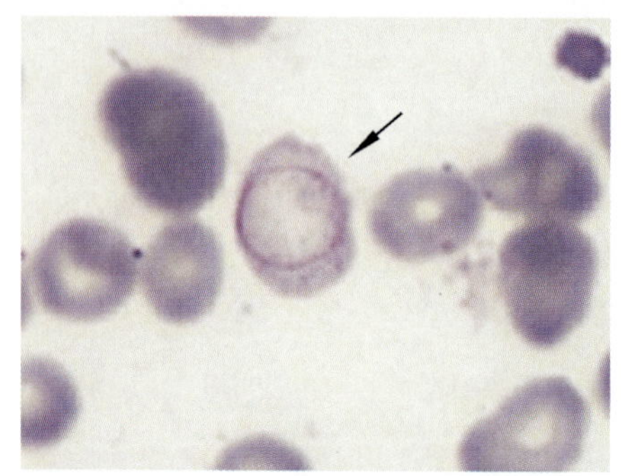

图 2-26　卡波环

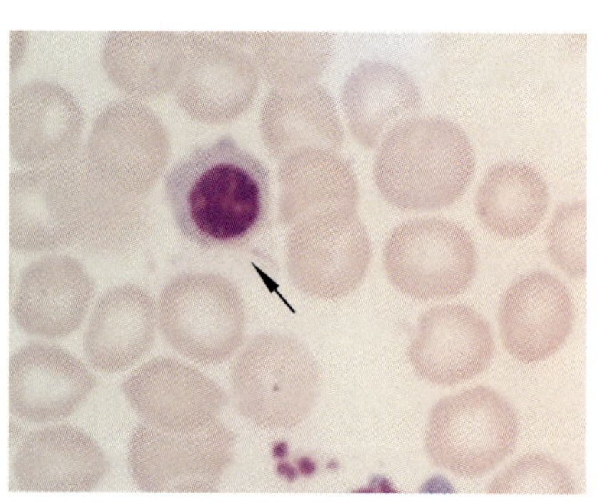

图 2-27　有核红细胞

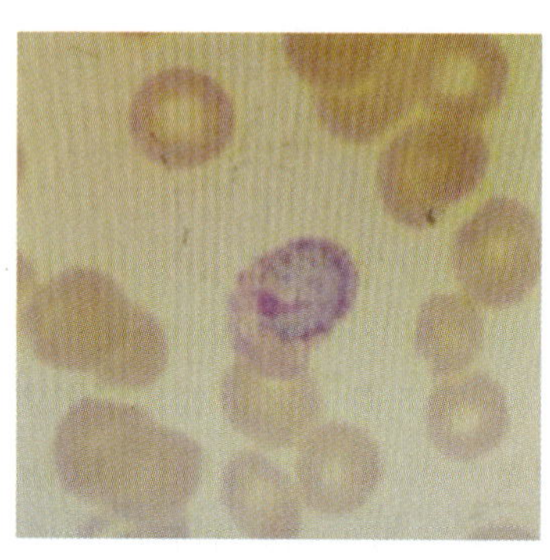

图 2-28　疟原虫

(5) 寄生虫(parasite):当患者感染疟原虫、微丝蚴或利什曼原虫时,可见红细胞内有相应的病原体(图 2-28)。用于疟原虫检查的静脉血标本,制备血涂片时,应在采集后 1 h 内同时制备厚片和薄片。

四、血细胞比容测定

血细胞比容(hematocrit,Hct,HCT;红细胞压积,packed cell volume,PCV),又称红细胞比容,是指一定体积的全血中红细胞所占体积的相对比例。Hct 常用于血液分析仪测定所得结果的表示,PCV 被 ICSH 推荐使用。

【检测方法及原理】Hct 直接测定采用离心沉淀法,间接测定采用血液分析仪法。

1. 离心沉淀法　常用方法有两种,即微量离心法和温氏(Wintrobe)离心法,二者检测原理基本相同(离心条件不同:微量离心法 12000 r/min 离心 7 min;温氏离心法 3000 r/min 离心 30 min,读取红细胞层的高度,然后以同样的转速离心 10 min 至红细胞层不再下降为止)。

1) 检测原理　以不改变红细胞体积及血容量的抗凝剂($EDTA-K_2$)处理静脉血,将 $EDTA-K_2$ 抗凝血注入标准的毛细玻璃管或温氏管,在一定转速下离心一定时间和次数后,计算红细胞层占全血的体积比。血液离心后分为五层,自上而下分别为血浆层、血小板层(白色乳糜层)、白细胞和有核红细胞层(呈灰红色)、还原红细胞层(呈暗红色)、氧合红细胞层(呈鲜红色)。读取红细胞层的柱高(结果以还原红细胞层表面为准,即还原红细胞层和氧合红细胞层的高度),见图 2-29。

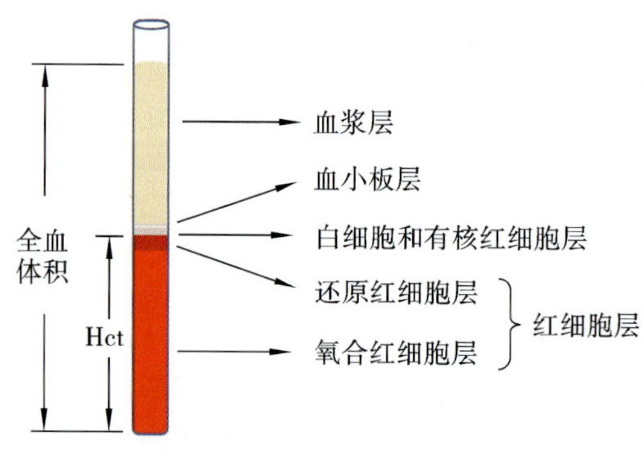

图 2-29　Hct 结果判定

NOTE

2）注意事项

①所用器材必须清洁、干燥，防止溶血。

②采血部位同红细胞计数，但穿刺应稍深，使血液能自动流出，取第 2 滴血检验。

③抗凝剂的量要准确，并与血液充分混匀。特别应防止血液稀释、凝固。

④为防止破坏红细胞，毛细玻璃管封口或温氏管口加塞，毛细玻璃管口的密封不能采用烧熔的方法。

⑤离心速度（或离心力）与离心时间直接影响 Hct。当读出的 Hct>0.5 时，应再适当延长离心时间，通常微量离心法再离心 5 min，温氏离心法再离心 10 min。

⑥防止离心时血液漏出，放置毛细玻璃管的沟槽应平坦、胶垫富有弹性，一旦发生漏血，应清洁离心盘后重新测定。

2. 血液分析仪法 检测原理：仪器用微量的血液标本测定出红细胞计数和红细胞平均体积两项指标后，通过计算得出 Hct。

$$\text{Hct} = \text{红细胞计数} \times \text{红细胞平均体积}$$

【方法学评价】Hct 检测常用离心法（包括温氏离心法和微量离心法）和血液分析仪法。另外，折射仪法、放射性核素法、电阻抗微量比容法和比密测定等方法也可以用于 Hct 测定，但这些方法受多种因素制约，一般实验室尚不能常规开展。Hct 测定的各种方法的评价见表 2-10。

表 2-10 Hct 测定的方法学评价

方法	优点	缺点
温氏离心法	操作简便，应用广泛，无需特殊仪器	难以完全排除沉积红细胞层中的残留血浆（可达 2%～3%），测定值较真实值略高，需标本量多，费时。已渐被微量离心法取代
微量离心法	WHO 首选推荐方法，标本用量少，操作便捷、相对离心力高，沉积红细胞层中的血浆残留量少，结果准确、重复性好	需标准化的毛细玻璃管和微量高速血液离心机
血液分析仪法	无须单独采血测定，检查快速，精密度高，避免了血浆残留引起的误差	准确性不及微量离心法，对红细胞增多症或血浆渗透压异常的患者，该法常会出现误差。受另两个参数准确性的影响，需定期校正仪器
放射性核素法	ICSH 曾推荐为参考方法，准确性最高	方法烦琐、特殊，不适用于临床常规检查

【质量保证】

1. 操作规范化 避免操作误差，如抗凝剂用量不准确、混匀不充分、离心速度不均匀等。

2. 干扰因素 ①假性增高：红细胞形态异常（如小红细胞、大红细胞、球形红细胞、椭圆形红细胞或镰状红细胞等）应注明，因红细胞的变形性降低可使血浆残留量增加。②假性降低：主要见于体外溶血、自身凝集等。

【参考区间】

1. 血液分析仪法 成人：男性 0.40～0.50，女性 0.35～0.45。

2. 离心沉淀法 成人：男性 0.40～0.50，女性 0.37～0.48。儿童：0.33～0.42。新生儿：0.47～0.67。

【临床意义】Hct 的高低与红细胞计数、红细胞平均体积和血浆量有关，其临床意义与红细胞计数相似，主要用于贫血、真性红细胞增多症和红细胞增多的诊断、血液稀释和血液浓缩变化的测定、红细胞平均体积和红细胞平均血红蛋白浓度的计算等。值得注意的是，由于贫血种类不同，Hct 降低的程度与红细胞计数并不完全一致。另外，Hct 只能反映血液中红细胞的浓度，不能反映血液中红细胞的总量，例如失血性休克伴有血液浓缩的患者，Hct 可正常甚至升高，但实际上红细胞的总量是减少的，因此，失血及输血后仅根据 Hct 判断是否存在贫血并不可靠。临床上 Hct 降低和升高的常见原因见表 2-11。

NOTE

表 2-11　Hct 降低和升高的常见原因

Hct 变化	机制	原因
降低	红细胞减少	各种原因所致的贫血、出血
	血浆量增多或血液稀释	中晚期妊娠、过多补液、竞技运动员、原发性醛固酮增多症
升高	红细胞增多	新生儿、真性红细胞增多症(可高达 0.80)、缺氧、肿瘤、红细胞生成素(EPO)增多
	血浆量减少或血液浓缩	大量出汗、烧伤、腹泻、呕吐等原因所致的体液丢失

Hct 测定的临床应用如下所示。

1. 临床输液的参考　严重呕吐、腹泻、大手术后、大面积烧伤等原因导致血液浓缩时，Hct 都会增高，可通过监测 Hct 决定是否静脉输液及输液量。Hct 恢复正常表示血容量得到纠正。

2. 疗效观察的指标　Hct 可用于真性红细胞增多症、重度贫血、临床输血及输液治疗的疗效观察。

3. 红细胞平均指数计算的基础数据　Hct 可用于红细胞平均体积和红细胞平均血红蛋白浓度的计算，用于贫血的形态学分类。(详见本节“五、红细胞平均指数”。)

4. 血液流变学的指标　Hct 是影响血液黏度的最主要因素，血液黏度随着红细胞的增多而增高，故可作为血液流变学的指标。倘若 Hct 升高是由红细胞计数绝对偏高所致，则可导致全血黏度增加，重者表现为高黏滞综合征，易引起微循环障碍，进而导致组织缺氧、损伤。Hct 与其他血液流变学指标联合应用，可用于监测某些血栓前状态。

(马　芳)

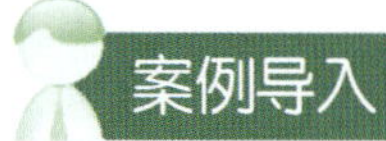

患者，女，25 岁，因面色苍白、头晕、乏力就诊。血常规检验示：RBC 3.0×10^{12}/L，Hb 60 g/L，MCV 70 fL，MCH 22 pg，MCHC 291 g/L。初步诊断为小细胞低色素性贫血。

1. 初步诊断为小细胞低色素性贫血的依据有哪些？
2. 网织红细胞相关参数可能出现哪些变化？

五、红细胞平均指数

贫血时红细胞计数和血红蛋白含量均有下降，但不同原因造成的贫血，两者下降的程度未必一致，而且红细胞计数和血红蛋白含量并不能反映红细胞群体中单个红细胞的具体特征。Hct 主要与红细胞计数、红细胞平均体积相关，结合红细胞计数和血红蛋白含量可计算红细胞平均指数，有助于深入认识红细胞特征，尤其是形态特征，为贫血的鉴别诊断提供重要线索。

红细胞平均指数包括红细胞平均体积(mean corpuscular volume，MCV)、红细胞平均血红蛋白含量(mean corpuscular hemoglobin，MCH)和红细胞平均血红蛋白浓度(mean corpuscular hemoglobin concentration，MCHC)。

【检测方法及原理】

1. 血液分析仪法　MCV 由血液分析仪直接测定导出；结合仪器测定的红细胞计数、血红蛋白含量结果，可计算出 MCH＝Hb/RBC；MCHC＝Hb/(RBC×MCV)。

2. 手工法　根据红细胞、血红蛋白、Hct 测定结果计算红细胞平均指数(表 2-12)。

表 2-12　红细胞平均指数

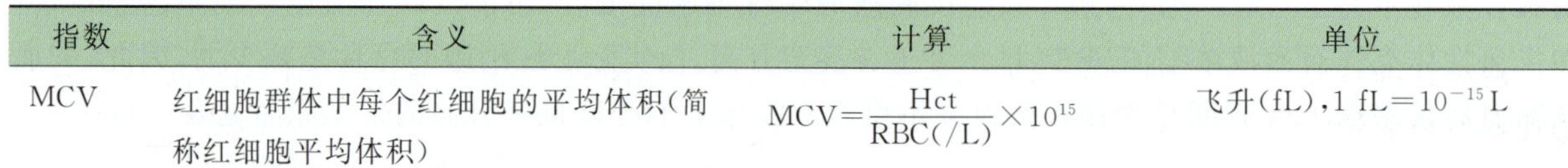

指数	含义	计算	单位
MCV	红细胞群体中每个红细胞的平均体积(简称红细胞平均体积)	$MCV=\frac{Hct}{RBC(/L)}\times10^{15}$	飞升(fL)，1 fL＝10^{-15} L

续表

指数	含义	计算	单位
MCH	红细胞群体中每个红细胞的平均血红蛋白含量(简称红细胞平均血红蛋白含量)	$MCH=\frac{Hb(g/L)}{RBC(/L)}\times 10^{12}$	皮克(pg),1 pg=10^{-12} g
MCHC	红细胞群体中每升红细胞的平均血红蛋白浓度(简称红细胞平均血红蛋白浓度)	$MCHC=\frac{Hb(g/L)}{Hct}$	g/L

【质量保证】红细胞平均指数主要通过计算得到,因此必须按照相关要求做好红细胞计数、血红蛋白含量、Hct、MCV(仪器法)测定的质控,进而保证红细胞平均指数的准确性。

【参考区间】

1. 血液分析仪法 成人:MCV 82～100 fL,MCH 27～34 pg,MCHC 316～354 g/L。

2. 手工法 见表 2-13。

表 2-13 红细胞平均指数参考区间

人群	MCV/fL	MCH/pg	MCHC/(g/L)
成人	80～100	26～34	320～360
1～3 岁儿童	79～104	25～32	280～350
新生儿	86～120	27～36	250～370

【临床意义】红细胞平均指数常用于贫血的形态学分类(表 2-14)及提示贫血的可能原因:①MCV 可将红细胞按体积大小分为正细胞、大细胞和小细胞。②MCH 反映红细胞群体中单个红细胞的血红蛋白含量,在大多数贫血中 MCH 与 MCV 相关。③MCHC 反映红细胞群体中的血红蛋白浓度,在许多造血系统疾病中 MCHC 仍可保持恒定。另一方面,红细胞平均指数仅反映红细胞群体平均情况,无法阐明红细胞彼此之间的差异,必须结合外周血细胞形态学观察、红细胞体积分布宽度(RDW)以及其他方法和指标进行综合分析。

表 2-14 贫血形态学分类及临床意义

分类	MCV	MCH	MCHC	临床意义
正细胞性贫血	正常	正常	正常	急性失血、急性溶血、再生障碍性贫血、白血病等
大细胞性贫血	增高	增高	正常	叶酸、维生素 B_{12} 缺乏或吸收障碍,巨幼细胞贫血
单纯小细胞性贫血	降低	降低	正常	慢性感染、炎症、肝病、尿毒症等
小细胞低色素性贫血	降低	降低	降低	铁缺乏、维生素 B_6 缺乏、珠蛋白生成障碍性贫血、慢性失血等

六、网织红细胞计数

网织红细胞(reticulocyte,Ret,RET)是介于晚幼红细胞和成熟红细胞之间的过渡细胞,其细胞质中残存嗜碱性物质 RNA 经碱性染料(新亚甲蓝、煌焦油蓝)活体染色后,形成蓝色或紫色的点粒状或丝网状沉淀物。网织红细胞直径 8.0～9.5 μm,略大于成熟红细胞,自骨髓释放到外周血后仍具合成血红蛋白的能力,1～2 天后发育成为成熟红细胞。在网织红细胞相对幼稚阶段,其 RNA 含量较为丰富,然后逐渐减少,至细胞完全成熟后消失,即网织红细胞中 RNA 含量越高,表示细胞越幼稚,据此 ICSH 将网织红细胞分为 4 型(表 2-15,图 2-30)。

网织红细胞检测目的:①鉴别贫血的类型(增生性、非增生性、增生增高性);②评价骨髓的功能;③观察贫血的治疗效果;④评估骨髓移植后、红细胞生成素(EPO)治疗后的红细胞生成情况。

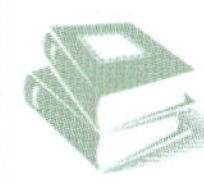
NOTE

表 2-15　网织红细胞分型及特征

分型	形态特征	体内分布
Ⅰ型(丝球型)	嗜碱性物质几乎充满细胞,聚集程度高	只存在于骨髓中
Ⅱ型(网型)	嗜碱性物质呈疏松网状结构	主要存在于骨髓,极少见于外周血中
Ⅲ型(破网型)	嗜碱性物质较少,呈散在的枝点状结构	少量存在于外周血中
Ⅳ型(颗粒型)	嗜碱性物质少,呈分散的细颗粒、短丝状	主要存在于外周血中

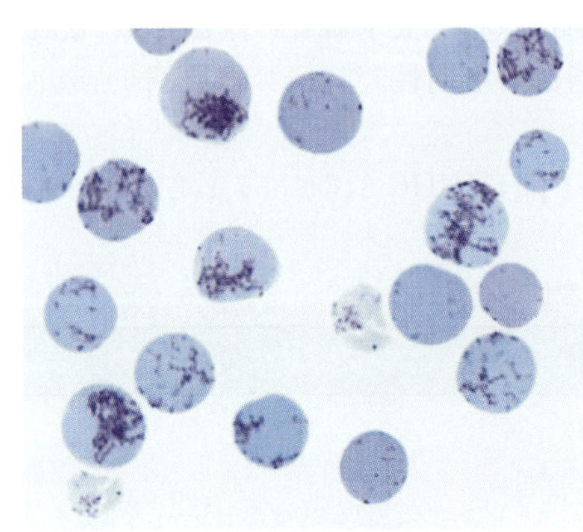

图 2-30　网织红细胞

【检测方法及原理】网织红细胞的 RNA 以弥散胶体状态存在,在 Wright 染色条件下相当于嗜多色性红细胞,但核酸物质着色浅,难以在普通显微镜下准确识别。网织红细胞必须经活体或特殊染色后,才可用显微镜识别或经仪器分类计数。

1. 普通显微镜法　活体染料(新亚甲蓝或煌焦油蓝)的碱性着色基团(带正电荷)可与网织红细胞 RNA 的磷酸基团(带负电荷)相结合,使 RNA 胶体间的负电荷减少而发生凝缩,形成蓝色的点状、线状或网状结构。

2. 血液分析仪法　特殊染料与网织红细胞中 RNA 结合后进行 RNA 定量分析,可精确计数并可根据 RNA 含量将网织红细胞分类及计算网织红细胞其他参数。

【方法学评价】网织红细胞计数的方法学评价见表 2-16。

表 2-16　网织红细胞计数的方法学评价

方法	评价
普通显微镜法	操作简便、成本低,可观察细胞形态;但影响因素多,重复性差
Miller 窥盘计数法	规范计算区域,减少试验误差,ICSH 推荐的方法
玻片法	水分易蒸发,染色时间短,结果偏低
试管法	易掌握,重复性较好,易复查
血液分析仪法	检测细胞多,精密度高,与手工法相关性好,易标准化,适合批量检测;豪焦小体、有核红细胞、巨大血小板等可致计数结果假性增高

【质量保证】

1. 选择染料　用于网织红细胞检测的活体染料很多,如新亚甲蓝、煌焦油蓝、中性红、亚甲蓝、甲苯胺蓝等。手工法网织红细胞活体染料的评价见表 2-17。

表 2-17　手工法网织红细胞活体染料的评价

染料	评价
新亚甲蓝	WHO 推荐使用,对 RNA 着色强、试剂稳定,血红蛋白几乎不着色,便于识别
煌焦油蓝	长期普遍使用,但溶解度低,染料沉渣易附着于红细胞表面,干扰识别;易受变性珠蛋白小体、HbH 包涵体干扰
中性红	染液浓度低,背景清晰,网织颗粒与血红蛋白对比鲜明;不受变性珠蛋白小体,HbH 包涵体干扰

2. 识别网织红细胞　外周血中网织红细胞主要为Ⅳ型,凡含有 2 个或 2 个以上颗粒的红细胞均应计为网织红细胞,注意与其他红细胞颗粒或包涵体鉴别。

3. 网织红细胞计数方法

(1) Miller 窥盘计数法:普通显微镜法计数时,为缩小分布误差、提高精密度和速度,ICSH 推荐使用 Miller 窥盘(图 2-31)。

NOTE

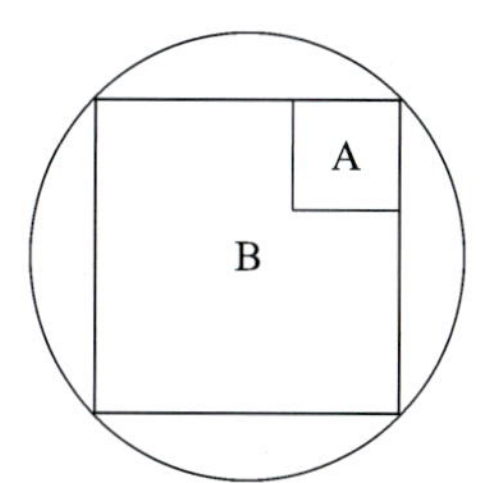

图 2-31 Miller 窥盘结构示意图

为控制 CV 水平（2%、5%、10%），ICSH 建议应根据网织红细胞数量，规定在连续视野中 Miller 窥盘小方格内实际需要计数的红细胞数量（表 2-18）。

表 2-18 网织红细胞计数达到规定精密度应计数的红细胞数量

网织红细胞/(%)	需要计数的红细胞数			Miller 窥盘小方格内需要计数的红细胞数		
	2%	5%	10%	2%	5%	10%
1	247500	39600	9900	27500	4400	1100
2	122500	19600	4900	13611	2178	544
5	47500	7600	1900	5278	844	211
10	22500	3600	900	2500	400	100
20	10000	1600	400	1111	178	44
50	2500	400	100	278	44	11

(2) 显微成像系统：借助计算机和细胞形态分析软件，根据细胞内网织颗粒的数量，对网织红细胞进行分群。①高荧光强度网织红细胞(high fluorescent reticulocyte，HFR)：粗颗粒堆积成网状。②中荧光强度网织红细胞(middle fluorescent reticulocyte，MFR)：粗颗粒在 10 个以上，或细小颗粒超过 15 个。③低荧光强度网织红细胞(low fluorescent reticulocyte，LFR)：细小颗粒不超过 15 个。

【参考区间】手工法：①成人、儿童：0.5%～1.5%。②新生儿：2.0%～6.0%。③成人绝对值：(24～84)×10^9/L。

【临床意义】网织红细胞计数是反映骨髓造血功能的重要指标，常用网织红细胞参数及临床应用评价见表 2-19。

表 2-19 常用网织红细胞参数及临床应用评价

参数	含义	临床应用评价
网织红细胞百分率	①普通显微镜法：计数 1000 个红细胞中的网织红细胞数 ②Miller 窥盘计数法：$\frac{\text{大方格内网织红细胞数}}{\text{小方格内红细胞数}\times 9}$	网织红细胞百分率是评价红系造血最简单有效的方法
网织红细胞绝对值	网织红细胞百分率×红细胞计数	网织红细胞绝对值更能准确反映红系造血
网织红细胞生成指数(reticulocyte production index，RPI)	$\frac{\text{被测 Hct}}{\text{正常人 Hct}}\times\frac{\text{被测网织红细胞百分率}}{\text{网织红细胞成熟天数}}\times 100$ 释放入外周血网织红细胞越幼稚，成熟时间越长	RPI 相当于正常人的倍数：①RPI 增加，提示肾功能、EPO 反应和骨髓功能良好。②RPI降低，提示骨髓增生低下或红系成熟障碍
网织红细胞成熟指数(reticulocyte maturity index，RMI)	$\text{RMI}=\frac{\text{MFR}+\text{HFR}}{\text{LFR}}\times 100\%$	①增高：溶血性贫血、特发性血小板减少性紫癜、白血病、真性红细胞增多症、再生障碍性贫血和多发性骨髓瘤。②降低：常与骨髓衰竭或无效造血有关，如巨幼细胞贫血

NOTE

1. 评价骨髓增生能力，判断贫血类型

(1) 网织红细胞增多：表示骨髓造血功能旺盛，见于各种增生性贫血，溶血性贫血增多尤为显著。

(2) 网织红细胞减少：红细胞无效造血的指征，见于非增生性贫血（如铁、铜、维生素 B_6、维生素 B_{12} 缺乏）、慢性病性贫血（如慢性炎症、恶性肿瘤、慢性肾衰竭、再生障碍性贫血等）。

(3) 鉴别贫血：①小细胞性贫血：当铁蛋白和转铁蛋白饱和度正常时，网织红细胞增多常见于血红蛋白病，网织红细胞正常常见于慢性炎症性疾病。②正细胞性贫血：网织红细胞增多常见于急性出血和溶血综合征，网织红细胞正常或降低常见于骨髓造血衰竭或慢性贫血。③大细胞性贫血：网织红细胞增多常提示使用维生素 B_{12} 或叶酸治疗。

2. 评价疗效

(1) 观察贫血疗效：网织红细胞是贫血患者随访检查的项目之一。缺铁性贫血或巨幼细胞贫血经有效治疗 2～3 天后，网织红细胞计数开始上升，7～10 天达到最高峰（约 10%），2 周后逐渐恢复至正常水平。

(2) 骨髓移植后监测骨髓造血情况：骨髓移植后第 21 天，如网织红细胞计数大于 $15\times10^9/L$，常表示无移植并发症；若骨髓开始恢复造血功能，首先表现为 HFR 和 MFR 的升高，其次为网织红细胞计数升高，因此 RMI 的改变更为灵敏。

3. 放射治疗和化学治疗的监测 网织红细胞的动态观察可指导临床适时调整治疗方案，避免造成严重的骨髓抑制。机体接受放射治疗、化学治疗后，如出现骨髓抑制，早期 HFR 和 MFR 降低，而后网织红细胞计数降低；停止治疗，骨髓功能恢复后，这些指标逐渐恢复。

4. 药物影响 许多药物可引起外周血网织红细胞变化，导致网织红细胞计数假性升高的药物有解热镇痛药、氯喹、左旋多巴、奎宁等，可导致网织红细胞计数假性降低的有硫唑嘌呤、氯霉素、甲氨蝶呤等。

七、嗜碱性点彩红细胞计数

嗜碱性点彩红细胞（basophilic stippling cell）是不完全成熟的红细胞，细胞质内残存的核酸变性而聚集形成颗粒，经碱性染料（如亚甲蓝）染色后，细胞内可见深染的颗粒；若以 Wright 染色，则在粉红色的细胞质中出现蓝黑色颗粒，故名嗜碱性点彩红细胞。

【检测方法及原理】制备血涂片并用甲醇固定后行亚甲蓝染色。选择细胞分布均匀的区域，在油镜下计数 1000 个红细胞中嗜碱性点彩红细胞的数量，或计数 50 个视野中的嗜碱性点彩红细胞，同时计数 5 个视野中的正常红细胞数量，计算百分率。

$$\text{嗜碱性点彩红细胞百分率}=\frac{\text{50 个视野内的嗜碱性点彩红细胞数量}}{\text{5 个视野内的红细胞数量}\times10}\times100\%$$

【参考区间】<0.03%。

【临床意义】嗜碱性点彩红细胞计数增高主要见于铅、汞、银、铋等重金属及硝基苯、苯胺中毒，对慢性重金属中毒具有辅助诊断价值。溶血性贫血、巨幼细胞贫血、白血病、恶性肿瘤时也可见嗜碱性点彩红细胞计数增高。

八、红细胞沉降率测定

红细胞沉降率（erythrocyte sedimentation rate，ESR）简称血沉，是指在规定条件下离体的抗凝血中红细胞自然下沉的速率。血沉是一项传统且应用广泛的指标，主要用于病情和疗效的动态观察。

红细胞表面的唾液酸带负电荷，彼此相互排斥而悬浮于流动的血浆中。离体的血液静置时，由于重力作用红细胞将克服阻力而下沉。红细胞下沉分为 3 个阶段：①红细胞缗钱样聚集期，约 10 min；②红细胞快速沉降期，聚集作用逐渐减弱，细胞以恒定速度下沉，约 40 min；③红细胞堆积期，约 10 min，红细胞缓慢下沉，逐步向试管底部聚集。

NOTE

【检测方法及原理】

1. 魏氏（Westergren）法 将枸橼酸钠抗凝血置于特制的刻度血沉管内，在室温下垂直立于血沉架

1 h后，读取上层血浆的高度，即为血沉。魏氏法测定血沉实际上是测量单位时间内红细胞下沉的平均速率。

2. 自动血沉仪法 根据红细胞下沉过程中血浆浊度的改变，采用光电比浊法、红外线扫描法或摄影法，动态分析红细胞下沉各个时期血浆的透光度，以电脑记录并打印结果，还可绘制不同时期红细胞下沉高度与时间的相关曲线。

【方法学评价】魏氏法为传统方法和国内规范方法。ICSH、美国临床与实验室标准协会(Clinical and Laboratory Standards Institute,CLSI)以及WHO均有血沉检测的标准化文件。ICSH方法(1993)及CLSI(2000)方法均以魏氏法为基础，建立了新的血沉检验参考方法和供常规使用的选择方法，后者简称常规工作方法，分别制定了新的操作规程。新方法对血沉管的规格、抗凝剂的使用、血液标本的制备方法等做了重新规定，突出的优点是可以与自动血液分析仪检验共用一份抗凝静脉血标本，并在分析结果时易于结合白细胞的变化进行判断。

参考方法由于对Hct进行了校正(Hct≤0.35)，可忽略由于红细胞数量变化给血沉带来的影响。常规工作方法可将EDTA盐抗凝静脉血以109 mmol/L枸橼酸钠溶液或生理盐水1∶4稀释，然后进行测定。血沉测定的方法学评价见表2-20。

表2-20 血沉测定的方法学评价

方法	评价
魏氏法	国内规范方法。对操作器材、时间、温度等有严格规定。一次性血沉管使用方便、安全卫生，但成本较高而且质量难以保证
温氏法	通过血沉方程 *K* 值计算，避免贫血的影响，多用于血液流变学检查。测量结果一般高于魏氏法
血沉率法	用血量少，测定速度快，结果无年龄、性别差异，不受贫血及实验条件的影响，灵敏度高。需使用专用离心机及配套离心管，临床少用
潘氏法	可测定毛细血管血，较适用于儿童，结果与魏氏法具有可比性。但采血时易混入组织液，临床较少使用
自动血沉仪法	自动记录红细胞沉降全过程，可反映血沉不同阶段的差异，微量化、快速化。测定结果应与参考方法比较，制定相应参考区间

【质量保证】血沉测定迄今仍未建立决定性方法，目前首选为参考方法，其次为标准化方法(相当于二级参考方法)，再次为选择方法即常规工作方法。

1. ICSH规定的参考方法用于验证其他方法的可靠性 用魏氏管和EDTA盐抗凝血，选择10份Hct为0.30～0.36的血液标本，血沉分布在15～105 mm/h范围内；或通过离心法调节标本的Hct，除去多余的血浆或红细胞，然后充分混匀(至少颠倒混匀标本8次)，迅速移入血沉管中。用参考方法测量每个未稀释标本的血沉值。未稀释标本结果纠正公式为

$$\text{纠正 ESR(mm/h)}=(\text{未稀释标本 ESR}\times 0.86)-12$$

采用同一标本或同一患者采集的血液来验证新方法的血沉结果，若其结果在95%限定值范围内(表2-21)，表明方法满意。因血沉影响因素复杂，新方法应建立特定的自身参考区间。

表2-21 ICSH参考方法与常规工作方法的ESR检测结果比较

单位:mm

参考方法	常规工作方法	参考方法	常规工作方法	参考方法	常规工作方法
15	3～13	20	5～17	70	35～62
16	4～14	30	10～24	80	44～73
17	4～15	40	15～32	90	53～85
18	4～15	50	21～41	100	62～98
19	5～16	60	28～51	104	66～103

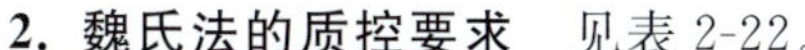

2. 魏氏法的质控要求 见表2-22。

NOTE

表 2-22　魏氏法的质控要求

项目	要求
受检者准备	①检查前须控制饮食，避免脂血 ②输注葡萄糖、聚乙烯吡咯烷酮等时，2天内不宜做血沉测定
血液标本	①静脉采血应在30 s内完成 ②不能有凝血、溶血或气泡
抗凝剂	①枸橼酸钠溶液浓度为109 mmol/L，过滤后使用 ②新鲜配制，使用不能超过1周。不用时于4 ℃冷藏保存 ③与血液之比严格控制为1∶4，并充分混匀
血沉管	①30 cm长的带刻度玻璃或塑料试管，管径不小于2.55 mm，误差<5% ②内侧壁均匀光滑，且清洁干燥 ③反复使用时，应先用自来水冲洗，然后用蒸馏水或去离子水冲洗，待干燥后使用
血沉架	①血沉架放置要平稳 ②应带有可调节的螺旋装置，以固定血沉管并保持垂直
测定环境	①应在室温(18～25 ℃)下进行测定，随着温度增高，血沉会加快 ②室温过高要进行血沉校正，室温低于18 ℃应放置于20 ℃恒温箱内测定 ③避免振动、风吹、阳光直射
检测时间	采血后4 h内完成检测，枸橼酸钠抗凝血4 ℃保存可延迟到6 h
结果判读	严格控制在(60±1) min，读取沉淀红细胞界面以上1 mm处的透明血浆层所对应的刻度

3. 质控方法　参考方法可作为常规试验的质控方法，但费时、费力，通常采用替代的稳定全血质控品进行每日质控。也可使用3～4份4 ℃保存的EDTA盐抗凝全血和每天至少100份临床标本一同检测，计算每天累积均值，可得到相对稳定的结果，每天CV变化在15%以内，可认为试验在控。进行质控必须满足以下条件：EDTA盐抗凝静脉血，Hct为0.35左右，血沉在15～105 mm/h，检测前将标本颠倒混匀至少16次。

4. 血沉测定影响因素　见表2-23。

表 2-23　血沉测定的影响因素

变化	因素	评价
增快	血浆因素	纤维蛋白原，γ球蛋白和异常克隆性免疫球蛋白，α、β球蛋白，胆固醇和甘油三酯水平增高，促进红细胞缗钱状形成
	红细胞因素	大红细胞容易形成缗钱状，使血沉加快
	感染因素	某些病毒、细菌、药物、代谢产物和异常抗体等可中和红细胞表面的负电荷，促进红细胞缗钱状形成
	药物因素	葡萄糖、聚乙烯吡咯烷酮、白明胶、口服避孕药、甲基多巴、维生素A等
	实验因素	标本溶血、血沉管倾斜、温度过高等
减慢	血浆因素	白蛋白、糖蛋白及磷脂酰胆碱等可抑制红细胞缗钱状形成
	红细胞因素	数量增加、大小不均或球形、镰状红细胞增多时，不利于缗钱状形成
	药物因素	阿司匹林、可的松、奎宁等
	实验因素	血沉管不洁净或血柱含气泡、温度过低

【参考区间】魏氏法：男性0～15 mm/h，女性0～20 mm/h。

【临床意义】血沉是一项灵敏但特异性差的指标，临床上主要用于观察病情的动态变化、区别功能性与器质性病变、鉴别良性与恶性肿瘤等。

NOTE

1. 血沉加快

(1) 生理性加快:①儿童(<12 岁)红细胞数量生理性低下,血沉较成人稍快。②女性由于纤维蛋白原含量高,血沉快于男性。③妊娠 3 个月至产后 3 周女性由于生理性贫血、胎盘剥离、产伤以及纤维蛋白原含量增高,血沉加快。④月经期由于子宫内膜损伤及出血、纤维蛋白原增加,血沉加快。⑤随着年龄增长(50 岁后),纤维蛋白原含量逐渐增高,血沉加快。

(2) 病理性加快:对于疾病鉴别和动态观察具有一定参考价值,病理性血沉加快的临床意义见表 2-24。

表 2-24 病理性血沉加快的临床意义

疾病	临床意义
组织损伤	严重创伤和大手术后、心肌梗死后 3～4 天血清蛋白质分解产物、急性时相反应蛋白迅速增多
恶性肿瘤	与肿瘤组织细胞坏死、纤维蛋白原含量增高、感染和贫血有关
炎症疾病	急性细菌感染(急性时相反应蛋白迅速增多)、风湿病活动期(抗原-抗体复合物增加)、结核病活动期、风湿热活动期(纤维蛋白原含量明显增高)、HIV 感染(血清标志物阳性伴血沉增快是 AIDS 早期预测指标)
自身免疫病	结缔组织疾病,血沉与 C 反应蛋白、类风湿因子、抗核抗体等检测项目具有相似的灵敏度
高球蛋白血症	免疫球蛋白含量增高,如多发性骨髓瘤、巨球蛋白血症、肝硬化、系统性红斑狼疮等
高胆固醇血症	胆固醇和甘油三酯含量增高,如动脉粥样硬化、糖尿病、黏液性水肿、原发性家族性高胆固醇血症等
其他	退行性疾病、巨细胞性动脉炎和风湿性多肌瘤

2. 血沉减慢 新生儿因红细胞数量较多,血沉较慢(≤2 mm/h)。病理性血沉减慢见于真性红细胞增多症、低纤维蛋白原血症、充血性心力衰竭、红细胞形态异常等。

(张继瑜)

第二节 白细胞检查

案例导入

患者,男,36 岁,突发下腹部疼痛、恶心。查体:面色苍白,右下腹压痛、反跳痛。T 39.4 ℃,P 90 次/分。血液一般检验结果如下:WBC 14.8×10^9/L,Nsg 86%,Nst 9%,L 5%。RBC、PLT 等指标大致正常。

1. 临床医生为什么要做血液一般检验?
2. 患者的检查结果能给临床医生哪些提示?

人体外周血中的白细胞(white blood cell, WBC; leukocyte, Leu)起源于骨髓的造血干细胞(hematopoietic stem cell, HSC),在骨髓多种造血生长因子的调控下,最终分化、发育、成熟并释放到外周血中。外周血中白细胞包括粒细胞(granulocyte, GRAN)、淋巴细胞(lymphocyte, L)和单核细胞(monocyte, M)三大类,粒细胞包括中性粒细胞(neutrophil, N)、嗜酸性粒细胞(eosinophil, E)和嗜碱性粒细胞(basophil, B),中性粒细胞包括中性杆状核粒细胞(neutrophilic stab granulocyte, Nst)和中性分叶核粒细胞(neutrophilic segmented granulocyte, Nsg),它们通过不同的方式和机制消除病原体及过敏原,是机体抵御病原微生物等异物入侵的主要防线。

中性粒细胞是粒细胞的主要成分,当机体内存在细菌等病原微生物入侵时,成熟的中性分叶核粒细胞在趋化因子作用下移向病灶区,通过吞噬作用,中性粒细胞发生一系列代谢改变,并释放若干酶类物质、蛋白质和多肽,起到杀灭细菌等异物的作用。

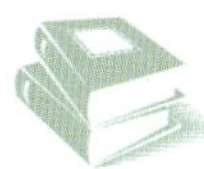
NOTE

嗜酸性粒细胞也是粒细胞的重要组成部分。成熟的嗜酸性粒细胞在外周血中所占比例很低，主要作用是抑制并清除嗜碱性粒细胞和肥大细胞合成与释放的活性物质如组胺，从而起到限制变态反应的作用；另外，嗜酸性粒细胞还参与对蠕虫的免疫反应。

嗜碱性粒细胞在粒细胞中所占比例很低，在正常血涂片上不易见到，它的形态与功能均与肥大细胞相似，主要的生理功能是参与变态反应。

单核细胞与粒细胞具有相同的祖细胞（粒-单祖细胞）。外周血中成熟的单核细胞大部分附着于血管壁，少数随血液循环，在血液中停留 3～6 天即进入组织演变为巨噬细胞，寿命可达 2～3 个月。单核-巨噬细胞具有强大的吞噬功能，可吞噬某些病原体（如病毒、原虫、真菌、结核分枝杆菌等）参与杀菌作用；还可吞噬组织碎片、衰老细胞、凝血因子、抗原-抗体复合物等多种物质，并可吞噬抗原、传递免疫信息、激活淋巴细胞，在特异性免疫中起重要作用。此外，单核细胞还有细胞毒作用，可抑制、破坏肿瘤细胞的生成，参与抗肿瘤作用。

淋巴细胞为人体重要的具有免疫活性的细胞，主要分为 T 淋巴细胞和 B 淋巴细胞两大类，其次还包括 K 细胞及 NK 细胞等。B 淋巴细胞经抗原激活后分化为浆细胞，产生特异性抗体，参与体液免疫，其寿命较短，一般 3～4 天。T 淋巴细胞被抗原致敏后可产生多种免疫活性物质，参与细胞免疫，其寿命较长，可达数月至数年。

临床上有感染、血液病、应激状态、理化损伤、严重的组织损伤或坏死、大量血细胞破坏、药物中毒、结缔组织病、恶性肿瘤等病理情况时可进行白细胞检查。白细胞检查通常包括白细胞计数和分类计数，通过计数外周血中的白细胞、观察染色条件下血涂片中各种白细胞的形态并分类计数，可诊断疾病，尤其是对恶性血液病进行初步诊断、鉴别诊断和评估疗效。

一、白细胞计数

白细胞计数（white blood cell count）是指测定单位容积外周血中（循环池）中各种白细胞的总数。目前白细胞计数的方法有显微镜计数法和血液分析仪法两种。

【检测方法及原理】显微镜计数法的检测原理：血液用白细胞稀释液（如冰乙酸）稀释一定倍数并破坏成熟红细胞，充入改良牛鲍（Neubauer）血细胞计数板，在低倍镜下计数一定范围（体积）内的白细胞，通过换算可得到单位容积即每升血液中的白细胞总数。

【方法学评价】白细胞计数的方法学评价见表 2-25。

表 2-25　白细胞计数的方法学评价

方法	优点	缺点
显微镜计数法	传统方法，无需特殊仪器，设备简单，费用低廉，适用于基层医疗单位。在严格规范条件下，可用于校准血液分析仪及异常结果的复查	操作费时，准确性和重复性在很大程度上取决于操作者的技术水平和所用器材的准确性，同时存在固有误差，可通过同一标本多次计数取均值来减少误差
血液分析仪法	常规筛检方法，操作简单，检测速度快，同时得到多项检测结果，效率高，重复性好，易于标准化，适合大批量标本的集中检测	仪器、试剂成本高，每日必须做好质控，否则易出现系统误差

【质量保证】

1. 避免计数误差

1）技术误差　严格按照标准操作规程操作，避免或消除技术误差。

（1）标本要尽快测定，从标本采集到检测时间一般不应超过 4 h。室温最好控制在 18～22 ℃，检测前轻轻颠倒新鲜抗凝静脉全血管数次，充分混匀血液标本，标本不能出现溶血或小凝块。

（2）所用器材必须清洁干燥，采血工具可用一次性采血针、一次性塑料注射器或真空采血系统。

（3）白细胞稀释液应过滤，避免杂质、微粒的干扰，所用试剂均应符合标准要求，避免长菌、浑浊。

（4）操作：操作过程的质量保证见表 2-26。

NOTE

表 2-26 白细胞计数操作过程的质量保证

项目	质量保证
采血	采血顺利、速度快，末梢采血要有足够(2～3 mm)的深度，切忌在针刺周围用力挤压，避免混入组织液
抗凝剂	用 EDTA-K_2 作抗凝剂，在血液中浓度为 3.7～5.4 μmol/mL(1.5～2.2 mg/mL)
加盖玻片	WHO 推荐采用“推式”法，保证充入计数池内液体高度为 0.10 mm
稀释与混匀	稀释倍数要准确，血液与白细胞稀释液要充分混匀，但不能用力过大，避免产生气泡，待红细胞溶解破坏彻底，细胞悬液成棕褐色透明时可充液
充液	充液前再一次充分混匀白细胞悬液，充液要一次充好，避免充液过多、过少或断续充液，避免产生气泡及充液后移动盖玻片
计数	充液时尽量使细胞在计数室内均匀分布，白细胞总数在参考区间内时，各大方格内的白细胞数不得相差 8 个以上，两次重复计数误差不得超过 10%，否则应重新充池计数。对压线细胞计数应遵循数上不数下、数左不数右的原则
洁净计数板	计数完毕后按要求清洁计数板，以备下次计数使用

(5) 纠正有核红细胞的影响：病理情况下外周血中可出现大量有核红细胞，而白细胞稀释液不能溶解破坏有核红细胞，使白细胞计数结果偏高。因此，当血液中出现较多的有核红细胞时，必须按下列公式校正，将有核红细胞数扣除。校正公式如下：

$$\text{校正后白细胞计数}(/\text{L})=X\times\frac{100}{100+Y}$$

式中：X 为校正前白细胞计数；Y 为在进行白细胞分类计数时，计数 100 个白细胞的同时计数到的有核红细胞数。

例如：校正前白细胞计数为 16×10^9/L，在白细胞分类计数时，计数 100 个白细胞的同时，计数到的有核红细胞数为 40 个，则：

$$\text{校正后白细胞计数}(/\text{L})=16\times10^9\times\frac{100}{100+40}=11.4\times10^9$$

2) 仪器误差　白细胞显微镜计数时使用刻度吸管、微量吸管及改良牛鲍计数板等器材产生的仪器误差可通过校准避免或消除。

3) 计数域误差(field error)　即随机误差。计数域误差是由于每次充池后血细胞在计数池内分布不可能完全相同所造成的误差。血细胞在计数池内的随机分布是符合 Poisson 分布的，其标准差 $s=\sqrt{m}$ (m 为计数池内白细胞多次计数的均值)，$CV=\frac{1}{\sqrt{m}}\times100\%$，计数域误差变异系数与细胞计数的数量成反比，细胞计数的数量越多，计数范围越广，误差越小，反之，误差越大。若白细胞计数太低($<3\times10^9$/L)，可扩大计数范围(数 8 个大方格内的白细胞数)或缩小稀释倍数(吸取 40 μL 血液)；若白细胞计数太高($>15\times10^9$/L)，可适当增加稀释倍数。

2. 经验控制　用血涂片中所见白细胞的多少粗略估计白细胞计数结果有无大的误差。血涂片要求厚薄适宜，血涂片中所见白细胞的多少与白细胞计数的大致关系如表 2-27 所示，如不符，需要复查计数结果。

表 2-27 血涂片中白细胞数与白细胞计数的关系

血涂片中白细胞数/(/HP)	白细胞计数/($\times10^9$/L)
2～4	4～7
4～6	7～9
6～10	10～12
10～12	13～18

3. 生理状态影响　一般体力劳动和脑力劳动、寒冷、酷热、冷热水浴、运动、剧痛和情绪激动等常出

NOTE

现一过性白细胞计数增高；一天之内白细胞计数最高值与最低值可相差1倍。另外，吸烟者白细胞总数平均较非吸烟者高30%。因此，对需要进行动态观察白细胞数量变化的患者，最好在安静平稳状态下且固定采血时间。

【参考区间】

1. 血液分析仪法 成人：$(3.5\sim9.5)\times10^9/L$。

2. 显微镜计数法 成人：$(4\sim10)\times10^9/L$。儿童：$(5\sim12)\times10^9/L$。6个月～2岁：$(11\sim12)\times10^9/L$。新生儿：$(15\sim20)\times10^9/L$。

【临床意义】传统上将白细胞总数高于参考区间上限$(10\times10^9/L)$称为白细胞增多(leukocytosis)；低于参考区间下限$(4\times10^9/L)$称为白细胞减少(leukopenia)。通常将其减少的临界值定为$(2.5\sim4)\times10^9/L$，低于$2.5\times10^9/L$确定为异常。外周血白细胞数量的变化受生理状态和病理因素影响，中性粒细胞在白细胞总数中所占百分率最高，其数量的变化直接影响到白细胞总数的变化。一般情况下，中性粒细胞增多，白细胞总数增多；中性粒细胞减少，白细胞总数也减少。二者在数量上的相关性也表现为临床意义上的一致性，即中性粒细胞增减的临床意义与白细胞总数增减的临床意义基本一致。其临床意义详见中性粒细胞变化的临床意义。但是二者数量的变化也有不一致的情况，因此需要视具体情况进行分析。

二、白细胞分类计数

白细胞分类计数(differential leukocyte count，DLC)是在显微镜下观察经染色后血涂片上各种白细胞的形态，进行分类计数，以求得各种白细胞的相对值(比值或百分率)和绝对值。由于各种白细胞所行使的功能不同，在血液中的数量及形态变化的临床意义也不同，因此只做白细胞计数是不够的，而白细胞形态和分类的变化，比白细胞总数更能反映机体的生理或病理状态。

白细胞分类计数的临床应用：①临床上有感染、中毒、组织损伤、恶性肿瘤、白血病或其他血液系统疾病时需要观察各种白细胞变化情况。②观察红细胞、血小板形态变化和有无其他异常。

白细胞分类计数的方法有显微镜分类计数法和血液分析仪法两种。

【检测方法及原理】显微镜分类计数法的检测原理：将血液制备成细胞分布均匀的血涂片，经Wright染色或Wright-Giemsa染色后在油镜下观察，根据白细胞形态特点与染色差异进行分类计数，通常分类计数100～200个白细胞，得到各种白细胞的相对比值或所占的百分率。根据白细胞计数的结果，计算得出每升血液中各种白细胞的绝对值(绝对值＝白细胞计数×该种白细胞分类计数的百分率)。

【方法学评价】白细胞分类计数的方法学评价见表2-28。

表2-28 白细胞分类计数的方法学评价

方法	优点	缺点
显微镜分类计数法	经典方法，设备简单，费用低廉，并能够较准确地根据细胞的染色及其大小、核质、胞质的特点等形态特征综合分析	操作费时，结果的准确性取决于操作者对细胞形态的识别能力，要求操作者有一定的技术水平，不适合大量健康人群筛检
血液分析仪法	筛检首选方法，重复性好，易于标准化，有异常结果报警提示，报告形式多样，可与全自动推片染片机连接	用于筛查，不能取代显微镜分类计数法，确认白细胞的病理改变必须涂片做显微镜复查

【质量保证】

(1) 1983年，全国临床检验方法学学术讨论会推荐的白细胞分类计数的方案见表2-29。

表2-29 白细胞总数与应分类白细胞数量的关系

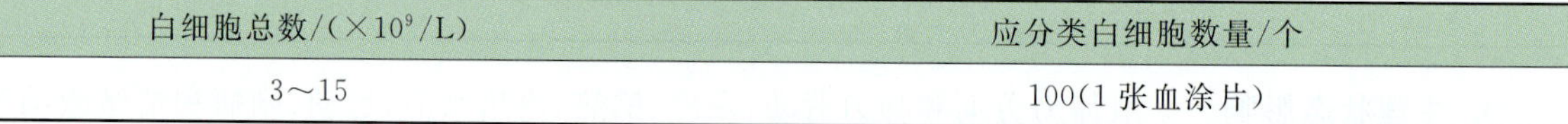

白细胞总数/$(\times10^9/L)$	应分类白细胞数量/个
3～15	100(1张血涂片)

NOTE

续表

白细胞总数/(×10⁹/L)	应分类白细胞数量/个
>15	200(1 张血涂片)
<3	50～100(2 张血涂片)

(2) 白细胞分类计数的要求与评价见表 2-30;白细胞分类计数的注意事项见表 2-31。

表 2-30 白细胞分类计数的要求与评价

项目	要求	评价
血涂片制备	血膜为楔形,表面光滑,厚薄适宜,头、体、尾分明,细胞分布均匀,血膜面积约 3 cm×2 cm,两侧空隙小于 0.3 cm,中间有 1.0～1.5 cm 的阅片区	血膜过厚,则细胞重叠、细胞缩小;血膜太薄,白细胞多集中于边缘;血膜在载玻片的两侧如不留空隙,则影响某些异常细胞(大或成堆)的观察
血涂片染色	细胞色彩鲜明,能体现出各种细胞特有色彩和特点,细胞核结构和细胞质颗粒清楚	染色偏碱或偏酸,均可使细胞形态或染色反应异常
观察部位	血涂片头部至尾部的 3/4 区域,该区域细胞分布比较均匀,分类计数时最好选择体尾交界处	白细胞体积大小不等,在血涂片中分布不均匀,一般体积较小的淋巴细胞在血涂片头、体部分布较多,体积较大的中性粒细胞和单核细胞多分布在尾部和两侧,异常大的细胞常出现在血涂片尾部
观察顺序	必须按照一定的顺序"弓"字形或"城垛式"进行分类计数,有规律地移动视野,逐个分类计数白细胞	切忌操作者任意取舍随机视野内的白细胞,以免重复计数或漏计,减少由于细胞分布不均所造成的误差

表 2-31 白细胞分类计数的注意事项

项目	注意事项
观察全片	先在低倍镜下观察血涂片,判断细胞分布情况和染色质量,并注意血涂片边缘及尾部有无异常细胞及寄生虫等
幼稚细胞	①如发现幼稚或异常白细胞,应逐个进行分类报告,并包括在白细胞分类比值或百分率中; ②血涂片中如见到有核红细胞,要逐个计数,但不列入白细胞分类计数总数之内,报告方式为分类计数 100 个白细胞的同时见到的有核红细胞数(X∶100),并注明其所属阶段
其他	①成熟红细胞、血小板如有形态异常改变应予描述; ②发现其他异常如见到寄生虫(如疟原虫等)均应在报告中描述; ③不能识别的破碎细胞数量不能太多,一般不能超过白细胞总数的 2%。若破碎细胞仍能鉴别其种类,如破碎的嗜酸性粒细胞等,仍将其计在分类计数总数中; ④白细胞分类计数必须在油镜下进行,禁止在高倍镜下进行白细胞分类计数

(3) 质量考核与评价:由于血涂片上细胞大小不一,分布不均匀,分类计数结果不易做到标准化,很难对每张血涂片进行严格的质控。目前,尚缺乏统一的质量保证方法与措施,关键在于熟练掌握操作技术、提高操作者对细胞形态的识别能力,严格控制各操作环节,尽量减少误差。

按照 CLSI 的 H20-A 标准,检验人员需对每张血涂片做 200 个白细胞的分类计数,然后计算百分率的标准误,再计算 95%可信区间或采用 Rümke 提供的白细胞分类计数 95%可信区间(见表 2-32),判断结果是否在可信区间内。如结果不在可信区间内,表示标本处理过程或操作存在错误(如制备血涂片不合格、检查区域不当或细胞识别错误等),在分析出可能的误差来源后,必须重新进行考核。

百分率的标准误计算公式:

$$S_{\bar{x}_p} = \left[\frac{p \times q}{n}\right]^{\frac{1}{2}}$$

某一参数百分率的 95%可信区间:

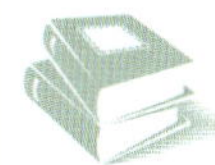

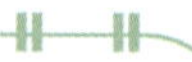

$$p \pm 1.96\left[\frac{p \times q}{n}\right]^{\frac{1}{2}}$$

式中：$n=200$；$p=$均值；$q=100-p$。

表 2-32　各种白细胞分类计数结果的 95%可信区间(Rümke)

各种白细胞百分率/(%)	$n=100$	$n=200$	$n=500$	$n=1000$	$n=10000$
0	0.0～3.6	0.0～1.8	0.0～0.7	0.0～0.4	0.0～0.1
1	0.0～5.4	0.1～3.6	0.3～2.3	0.5～1.8	0.8～1.3
2	0.0～7.0	0.6～5.0	1.0～3.6	1.2～3.1	1.7～2.3
3	0.6～8.5	1.1～6.4	1.7～4.9	2.0～4.3	2.6～3.4
4	1.1～9.9	1.7～7.7	2.5～6.1	2.9～5.4	3.6～4.5
5	1.6～11.3	2.4～9.0	3.3～7.3	3.7～6.5	4.5～5.5
6	2.2～12.6	3.1～10.2	4.1～8.5	4.6～7.7	5.5～6.5
7	2.9～13.9	3.9～11.5	4.9～9.6	5.5～8.8	6.5～7.6
8	3.5～15.2	4.6～12.7	5.8～10.7	6.4～9.9	7.4～8.6
9	4.2～16.4	5.4～13.9	6.6～11.9	7.3～10.9	8.4～9.6
10	4.9～17.6	6.2～15.0	7.5～13.0	8.2～12.0	9.4～10.7
15	8.6～23.5	10.4～20.7	12.0～18.4	12.8～17.4	14.3～15.8
20	12.7～29.2	14.7～26.2	16.6～23.8	17.6～22.6	19.2～20.8
25	16.9～34.7	19.2～31.6	21.3～29.0	22.3～27.8	24.1～25.9
30	21.2～40.0	23.7～36.9	26.0～34.2	27.2～32.9	29.1～31.0
35	25.7～45.2	28.4～42.0	30.8～39.4	32.0～38.0	34.0～36.0
40	30.3～50.3	33.2～47.1	35.7～44.4	36.9～43.1	39.0～41.0
45	35.0～55.3	38.0～52.2	40.6～49.5	41.9～48.1	44.0～46.0
50	39.8～60.2	42.9～57.1	45.5～54.5	46.9～53.1	49.0～51.0
55	44.7～65.0	47.8～62.0	50.5～59.4	51.9～58.1	54.0～56.0
60	49.7～69.7	52.9～66.8	55.6～64.3	56.9～63.1	59.0～61.0
65	54.8～74.3	58.0～71.6	60.6～69.2	62.0～68.0	64.0～66.0
70	60.0～78.8	63.1～76.3	65.8～74.0	67.1～72.8	69.0～70.9
75	65.3～83.1	68.4～80.8	71.0～78.7	72.2～77.7	74.1～75.9
80	70.8～87.3	73.8～85.3	76.2～83.4	77.4～82.4	79.2～80.8
85	76.5～91.4	79.3～89.6	81.6～88.0	82.6～87.2	84.2～85.7
90	82.4～95.1	85.0～93.8	87.0～92.5	88.0～91.8	89.3～90.6
91	83.6～95.8	86.1～94.6	88.1～93.4	89.1～92.7	90.4～91.6
92	84.8～96.5	87.3～95.4	89.3～94.2	90.1～93.6	91.4～92.6
93	86.1～97.1	88.5～96.1	90.4～95.1	91.2～94.5	92.4～93.5
94	87.4～97.8	89.8～96.9	91.5～95.9	92.3～95.4	93.5～94.5
95	88.7～98.4	91.0～97.6	92.7～96.7	93.5～96.3	94.5～95.5
96	90.1～98.9	92.3～98.3	93.9～97.5	94.6～97.1	95.5～96.4
97	91.5～99.4	93.6～98.9	95.1～98.3	95.7～98.0	96.6～97.4
98	93.0～99.8	95.0～99.4	96.4～99.0	96.9～98.8	97.7～98.3
99	94.6～99.9	96.4～99.9	97.7～99.7	98.2～99.5	98.7～99.2
100	96.4～100.0	98.2～100.0	99.3～100.0	99.6～100.0	99.9～100.0

注：n 表示白细胞分类计数总数。

NOTE

从表 2-32 中可知，外周血中各种白细胞在分类计数中所达到的最低可信区间，随着白细胞分类计数总数（100～1000 个）的增加而增高。因此，血液分析仪在准确区分细胞类型的前提下，细胞分类的总数（以万计）远远大于手工显微镜分类（以百计）的总数，其最低可信区间也明显高于手工显微镜分类法。同样，手工显微镜分类法分类 5%的嗜酸性粒细胞时，分类总数为 200 个细胞的最低可信区间（2.4%）高于分类总数为 100 个细胞的最低可信区间（1.6%）。

【参考区间】成人白细胞分类计数的参考区间见表 2-33。

表 2-33 成人白细胞分类计数参考区间

白细胞种类	比值	百分率/(%)	绝对值/($\times10^9$/L)
中性杆状核粒细胞(Nst)	0.01～0.05	1～5	0.04～0.50
中性分叶核粒细胞(Nsg)	0.50～0.70	50～70	2.00～7.00
嗜酸性粒细胞(E)	0.005～0.050	0.5～5	0.02～0.50
嗜碱性粒细胞(B)	0～0.01	0～1	0～0.10
淋巴细胞(L)	0.20～0.40	20～40	0.80～4.00
单核细胞(M)	0.03～0.08	3～8	0.12～0.80

【临床意义】

1. 白细胞总数与中性粒细胞 白细胞总数与中性粒细胞数量增多及减少的参考标准见表 2-34。为了便于分析血液中性粒细胞增多或减少的原因，根据粒细胞的发育阶段及分布特点，人为地将其划分为五个池，见表 2-35。

表 2-34 白细胞总数与中性粒细胞数量增多及减少的参考标准

疾病	参考标准
白细胞增多症(leukocytosis)	外周血中白细胞总数超过参考区间上限(成人 10×10^9/L)
白细胞减少症(leukopenia)	外周血中白细胞总数低于参考区间下限(成人 4.0×10^9/L)
中性粒细胞增多症(neutrophilia)	外周血中性粒细胞绝对值超过参考区间上限(成人 7.0×10^9/L)
粒细胞减少症(granulocytopenia)	外周血中性粒细胞绝对值低于 1.5×10^9/L
粒细胞缺乏症(agranulocytosis)	外周血中性粒细胞绝对值低于 0.5×10^9/L

表 2-35 粒细胞的动力学特点

分布	细胞池	细胞种类	动力学特点
骨髓	分裂池(mitotic pool)	原粒、早幼粒及中幼粒	具有分裂能力的细胞，一个原始粒细胞经过 3～5 次分裂，可增殖为 16～32 个晚幼粒细胞
骨髓	成熟池(maturation pool)	晚幼粒及杆状核	此阶段细胞已丧失分裂能力，经历 3～5 天，并逐渐发育成熟
骨髓	储备池(storage pool)	杆状核及部分分叶核	数量为外周血中的 5～20 倍，中幼粒到分叶核粒细胞成熟时间为 5～7 天，受刺激可缩短为 2 天
血液	循环池(circulating pool)	少量杆状核，分叶核	外周血中随着血液循环流动的粒细胞，为骨髓储备池释放，停留 10～12 h，半衰期 6～7 h
血液	边缘池(marginal pool)	分叶核	附着于微静脉及毛细血管壁的粒细胞，正常情况下，循环池和边缘池中的粒细胞数约各占一半，可以互换，处于动态平衡之中。与循环池合称为总粒细胞池
组织或体腔	组织固有池(organization inherent pool)	分叶核	逸出血管壁进入组织或体腔的粒细胞，生存 1～4 天，执行防御功能，不再返回血液，在组织中破坏、清除或排出

1）白细胞或中性粒细胞生理性变化　白细胞或中性粒细胞生理性增多一般为暂时性的，去除影响因素后即可恢复正常。这种变化与内分泌因素有关，主要是由于边缘池的白细胞进入循环池数量增多导致，一般不伴有白细胞质量的改变。

白细胞数量的生理性波动很大，白细胞计数结果在30%以内波动多无意义，只有通过定时和反复观察才有诊断价值。中性粒细胞生理性变化的意义见表2-36。

表2-36　中性粒细胞生理性变化的意义

状态	意义
年龄	新生儿白细胞计数一般在(15～20)×10^9/L，出生后6～12 h达(21～28)×10^9/L，然后逐渐下降，一周时平均为12×10^9/L，婴儿期维持在10×10^9/L左右，然后逐渐减低至成人水平。新生儿外周血中的白细胞以中性粒细胞为主，到第6～9天逐渐降低至与淋巴细胞数大致相等，以后淋巴细胞逐渐增多，整个婴儿期淋巴细胞数均较高，占比可达70%左右。到2～3岁，淋巴细胞逐渐减少，中性粒细胞逐渐增多，到4～5岁两者又基本相等，形成了中性粒细胞和淋巴细胞变化曲线的两次交叉，至青春期时与成人基本相同
日间变化	在安静和放松时白细胞计数较低，活动和进食后可增高；早晨较低，午后较高；一日内最高值和最低值之间可相差一倍。但个别人的变化较小
运动、疼痛和情绪	一般体力和脑力劳动、冷热水浴等均可使白细胞计数增高；严寒、暴热可使白细胞计数高达15×10^9/L或更高；剧烈运动、剧痛和情绪激动可使白细胞计数在短时间内增高达35×10^9/L且以中性粒细胞为主，当运动结束后可恢复至原有水平。这种短暂的变化，主要是由于循环池和边缘池的粒细胞重新分布和骨髓释放增加所致
妊娠与分娩	月经期及排卵期可略增多；妊娠期白细胞计数常轻度增高，特别是妊娠5个月以后白细胞计数可达15×10^9/L左右，分娩时更高，可达35×10^9/L，产后2周内恢复正常。此后如再次升高，有产后感染的可能性
吸烟	吸烟者平均白细胞计数高于非吸烟者30%，可达12×10^9/L，重度吸烟者可达15×10^9/L

白细胞数量的生理性变化曲线见图2-32。

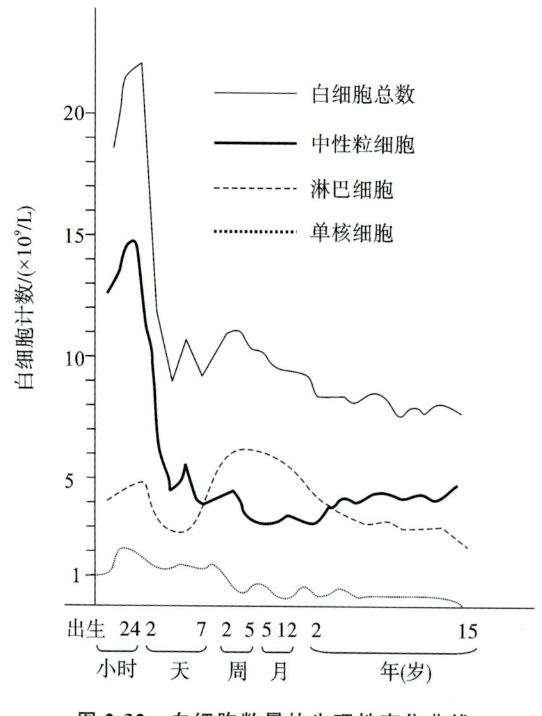

图2-32　白细胞数量的生理性变化曲线

2）白细胞（中性粒细胞）病理性增多　白细胞（中性粒细胞）病理性增多的原因有很多，大致可分为

两大类：反应性增多和异常增生性增多。某些药物也可引起中性粒细胞增多，如乙酰胆碱、氯化钾、类固醇、洋地黄、肝素、肾上腺素、组胺等。

(1) 反应性增多：机体对各种病理因素刺激所产生的应激反应，由骨髓中储备池的粒细胞大量提前释放和(或)边缘池的粒细胞进入循环池所致，增多的粒细胞大多为成熟的粒细胞。白细胞(中性粒细胞)反应性增多的原因见表 2-37。

表 2-37 白细胞(中性粒细胞)反应性增多的原因

类别	原因
急性感染	急性化脓性炎症，尤其是各种化脓性球菌引起的急性感染，白细胞总数和中性粒细胞增多最为显著；此外见于某些细菌、真菌、病毒、立克次体、螺旋体、寄生虫感染等
急性中毒	化学药物如镇静催眠药、敌敌畏和铅、苯、汞等中毒时，白细胞计数增高甚至可达 20×10^9/L 以上；代谢性中毒如糖尿病酮症酸中毒及慢性肾炎尿毒症等
急性大出血	特别是内出血如脾破裂或宫外孕输卵管破裂后，白细胞计数迅速增高，常达 20×10^9/L 以上，此时患者的红细胞计数和血红蛋白含量仍在正常范围，白细胞计数明显增高可作为早期诊断内出血的重要依据之一
组织损伤	大手术后 12～36 h，白细胞计数常达 10×10^9/L 以上，用白细胞增多来考虑有无术后感染必须注意时间因素；急性心肌梗死时 1～2 天内常见白细胞明显增多，可持续一周，借此可与心绞痛鉴别
血细胞破坏	严重的血管内溶血(红细胞破坏产物刺激骨髓释放)
白血病	急、慢性粒细胞白血病时常见白细胞增多
恶性肿瘤	恶性肿瘤晚期，特别是消化道恶性肿瘤，白细胞计数常增高，这是由于消化道恶性肿瘤细胞可产生促粒细胞生成素，恶性肿瘤的坏死产物促进骨髓储存池粒细胞的释放

急性感染是中性粒细胞增多最常见的原因，其增多的程度与病原体的种类、感染的部位、感染的范围和严重程度及机体的反应性有关，绝大多数细菌感染后的白细胞计数为$(10\sim30)\times10^9$/L，超过 30×10^9/L 提示深部感染或腹膜炎，超过 50×10^9/L 时提示严重感染。感染程度与白细胞变化关系见表 2-38。

表 2-38 感染程度与白细胞变化关系

感染程度	白细胞	中性粒细胞	原因
轻度感染	可正常	略增高	
中度感染	增高	增高，轻度核左移及中毒性改变	机体反应性良好，骨髓细胞释放入血
重度感染	显著增高	增高，明显核左移及中毒性改变	机体反应性良好，骨髓细胞释放入血
极重度感染	减低	减低，明显核左移及中毒性改变	机体反应性差，处于或接近于急性化脓性感染引起中毒性休克状态，白细胞大量聚集于内脏血管及炎症局部

某些严重急性感染者可出现类白血病反应(leukemoid reaction)，需要与白血病相鉴别。类白血病反应是机体对某些刺激因素所产生的类似白血病表现的血象反应。当刺激因素去除后，类白血病反应也逐渐消失。根据外周血白细胞总数的多少，可将类白血病反应分为白细胞增多性和白细胞不增多性类白血病反应，前者多见。根据增多的细胞类型分为中性粒细胞型、嗜酸性粒细胞型类白血病反应。类白血病反应与白血病的鉴别见表 2-39。

表 2-39 类白血病反应与白血病的鉴别

鉴别点	类白血病反应	白血病
病因	明确，如感染、中毒、创伤等	不明确
临床表现	原发病症状明显	贫血、出血、感染、肝脾淋巴结肿大

NOTE

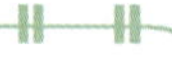

续表

鉴别点	类白血病反应	白血病
白细胞	中度增高，多为$(50\sim100)\times10^9/L$；有毒性改变，幼稚淋巴细胞占比小于10%～15%；嗜碱性粒细胞不增多	一般增多，可为$(100\sim200)\times10^9/L$；原始、幼稚淋巴细胞很常见，占比常大于30%；慢性粒细胞白血病时嗜碱性粒细胞常增多
红细胞	无明显变化	进行性减少，可见幼红细胞
血小板	正常或增加	除慢性粒细胞白血病早期外均减少
中性粒细胞碱性磷酸酶(NAP)活性	显著增加	粒细胞白血病时显著减低
Ph染色体	阴性	90%以上的慢性粒细胞白血病阳性，急性粒细胞白血病、急性单核细胞白血病偶见
治疗反应	解除原发病可恢复	疗效差

(2) 异常增生性增多：系造血干细胞克隆性疾病，为造血组织中粒细胞大量异常增生并释放到外周血所致，增多的粒细胞主要是病理性粒细胞或未成熟粒细胞，常伴其他细胞改变，如红细胞或血小板增多或减少。异常增生性增多主要见于以下疾病。

①白血病(leukemia)：系造血系统的恶性肿瘤，因造血组织中病理性白细胞大量异常增生并释放到外周血所致。常见于急性粒细胞白血病(急粒)和慢性粒细胞白血病(慢粒)。

②骨髓增生性疾病(myeloproliferative diseases，MPD)：一组由多能干细胞病变引起的疾病。a. 真性红细胞增多症：白细胞计数可达$20\times10^9/L$，伴轻度核左移，出现特征性红细胞增多和血小板增多。b. 原发性血小板增多症：白细胞计数$(10\sim30)\times10^9/L$，血小板异常增多，常大于$1000\times10^9/L$，并伴有形态异常。c. 骨髓纤维化：白细胞计数可达$50\times10^9/L$，伴“幼红-幼粒”增多。

3) 中性粒细胞病理性减少(neutropenia)　中性粒细胞减少的机制主要有以下几种：①中性粒细胞增殖和成熟障碍；②中性粒细胞在血液或组织中消耗或破坏过多；③中性粒细胞分布异常。

引起中性粒细胞减少的原因很多，其临床表现亦随着病因及中性粒细胞减少的严重程度而不同。当中性粒细胞计数小于$1.0\times10^9/L$时，极易发生感染；当中性粒细胞计数小于$0.5\times10^9/L$时(急性粒细胞缺乏症)，严重感染和疾病复发的危险性增加。患者出现发热、咽痛、口腔溃疡等感染症状，甚至引起败血症。临床上应根据病史鉴别是由于粒细胞缺乏引起的感染，还是严重感染所致的粒细胞缺乏。中性粒细胞减少的原因及机制见表2-40。

表2-40　中性粒细胞减少的原因及机制

类别	原因	机制
感染	某些革兰阴性杆菌(伤寒、副伤寒杆菌)、某些病毒(流感病毒)、某些原虫(疟原虫)感染等，病毒感染最常见	病毒及细菌内毒素和异体蛋白使大量的粒细胞转移至边缘池及抑制骨髓释放粒细胞所致，亦与抗感染消耗增多有关
血液病	再生障碍性贫血、阵发性睡眠性血红蛋白尿(PNH)、非白血性白血病、骨髓转移癌、巨幼细胞贫血	造血干细胞功能障碍、粒细胞增殖异常或营养缺乏导致骨髓粒细胞生成、成熟障碍或无效生成
理化损伤	放射线、苯、铅、汞以及化学药物等	直接损伤造血干细胞或抑制骨髓粒细胞有丝分裂，直接或间接通过抗原或抗原-抗体复合物破坏白细胞
脾功能亢进	脾淋巴瘤、脾囊肿、脾血管瘤、肝硬化、门静脉或脾静脉栓塞、心力衰竭、类脂质沉积病	粒细胞被脾脏滞留、吞噬；脾脏产生某些体液因子抑制骨髓造血或加速血细胞破坏

NOTE

续表

类别	原因	机制
自身免疫性疾病	原发性免疫性血小板减少症(ITP)、自身免疫性溶血性贫血(AIHA)、新生儿同种免疫性粒细胞减少症、系统性红斑狼疮(SLE)、类风湿关节炎	与机体可能存在白细胞的自身抗体导致破坏增多有关

在理化因素损伤中，药物诱导性中性粒细胞减少最常见，儿童及年轻患者约占10%，老年患者约占50%。引起中性粒细胞减少的药物见表2-41。

表2-41 引起中性粒细胞减少的药物

类别	药物
镇痛抗炎药	氨基比林、保泰松、对乙酰氨基酚、喷他佐辛、吲哚美辛、阿司匹林、非那西丁
抗生素	氯霉素、头孢菌素、青霉素、链霉素、庆大霉素、异烟肼、利福平、对氨基水杨酸
磺胺类药	磺胺、磺胺嘧啶、磺胺甲噁唑、磺胺-6-甲氧嘧啶、磺胺甲氧吡嗪、磺胺噻唑
抗糖尿病药	氯磺丙脲、甲苯磺丁脲
抗甲状腺药	卡比马唑、丙硫氧嘧啶、甲巯咪唑
抗癌药	环磷酰胺、白消安、甲氨蝶呤、氟尿嘧啶、长春新碱、氮芥、别嘌醇、秋水仙碱
抗疟药	奎宁、伯氨喹、帕马喹
抗抑郁药	多赛平、阿米替林、丙米嗪
镇静催眠药	苯巴比妥、氯氮䓬、戊巴比妥、氯氮平
降压利尿药	依他尼酸、氢氯噻嗪、乙酰唑胺、氨苯蝶啶、甲基多巴
心血管药	卡托普利、奎尼丁、普鲁卡因胺、托卡胺、氟卡尼
其他	有机砷、苯丙胺、青霉胺、苯海拉明、普鲁卡因、维甲酸、甲硝唑

2. 嗜酸性粒细胞 其临床意义见本节“嗜酸性粒细胞计数”。

3. 嗜碱性粒细胞 嗜碱性粒细胞数量较少，通常仅占白细胞的1/300～1/200。在一般白细胞分类计数中很少见到，只有分类计数几千个白细胞才能较准确地推算出血中嗜碱性粒细胞的绝对值，因此长期以来对其临床意义了解甚少。自1953年Moore首次报告直接计数法以后，特别是近年来随着免疫学的发展，发现血液中嗜碱性粒细胞的变化，对于变态反应、慢性粒细胞白血病等有关疾病的诊断和鉴别诊断有重要意义。嗜碱性粒细胞表面有IgE的Fc受体，与IgE结合后即被致敏，当其再受到相应抗原刺激时引起颗粒释放反应，嗜碱性粒细胞颗粒中含有多种活性物质，如组胺、肝素、慢反应物质、嗜酸性粒细胞趋化因子、血小板活化因子等。组胺具有使小动脉和毛细血管扩张的作用；肝素有抗凝作用；慢反应物质可使平滑肌收缩，特别是使支气管和细支气管平滑肌收缩，从而发生哮喘；嗜酸性粒细胞趋化因子对嗜酸性粒细胞起正向趋化作用；血小板活化因子能使血小板释放5-羟色胺。在所有生理功能中最突出的特点是参与变态反应。

1) 嗜碱性粒细胞增多(basophilia) 外周血嗜碱性粒细胞绝对值大于$0.1\times10^9/L$。嗜碱性粒细胞增多的临床意义见表2-42。

表2-42 嗜碱性粒细胞增多的临床意义

类别	临床意义
过敏性和炎症性疾病	食物、药物、吸入性过敏反应；溃疡性结肠炎、荨麻疹、风湿性关节炎等，可伴有白细胞或中性粒细胞的增多
嗜碱性粒细胞白血病	少见类型的急性白血病，白细胞数量正常或增高，嗜碱性粒细胞可异常增多，可达30%～80%，且多属幼稚型

NOTE

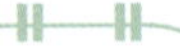

续表

类别	临床意义
骨髓增生性疾病	①慢性粒细胞白血病、真性红细胞增多症、原发性血小板增多症、原发性骨髓纤维化等，嗜碱性粒细胞计数轻度增高可作为骨髓增生性疾病的一个早期征象；②外周血嗜碱性粒细胞百分率达10%～20%是慢性粒细胞白血病的特征之一，若嗜碱性粒细胞百分率突然大于20%，预示病情恶化
内分泌疾病	糖尿病、甲状腺功能减退症、雌激素治疗等
其他	重金属(如铅、汞等)中毒、放射线照射、反映某些感染性疾病(如水痘、结核病)等

2）嗜碱性粒细胞减少(basopenia)　由于嗜碱性粒细胞百分率很低，故其减少多无临床意义。过敏性休克、促肾上腺皮质激素或糖皮质激素应用过量以及应激反应等可使嗜碱性粒细胞减少。

4. 淋巴细胞

1）淋巴细胞增多(lymphocytosis)　外周血淋巴细胞绝对值成人＞4.0×10^9/L、4岁以上的儿童＞7.2×10^9/L、4岁以下的儿童＞9.0×10^9/L。淋巴细胞数量受某些生理因素的影响，如午后和晚上比早晨高；出生1周后婴儿淋巴细胞百分率可达50%以上，可持续至6～7岁，后逐渐降至成人水平，此阶段淋巴细胞百分率均较成人高，此为淋巴细胞生理性增多。淋巴细胞病理性增多的原因和临床意义见表2-43。

表2-43　淋巴细胞病理性增多的原因和临床意义

原因	临床意义
感染性疾病	典型急性细菌感染恢复期，某些病毒所致的传染病(如风疹、流行性腮腺炎、传染性单核细胞增多症等)，某些慢性感染如结核病的恢复期或慢性期等
肿瘤性疾病	①以原始及幼稚淋巴细胞增多为主：急性淋巴细胞白血病、慢性淋巴细胞白血病急性变。②以成熟淋巴细胞增多为主：慢性淋巴细胞白血病、淋巴细胞性淋巴肉瘤等
组织移植术后	排斥前期淋巴细胞绝对值增高，可作为检测组织或器官移植排斥反应的指标之一
某些血液病	再生障碍性贫血、粒细胞减少症及粒细胞缺乏症等因中性粒细胞明显减少导致淋巴细胞百分率相对增高
药物	阿司匹林、氟哌啶醇、铅、左旋多巴等

2）淋巴细胞减少(lymphopenia)　外周血淋巴细胞绝对值成人＜1.0×10^9/L。凡是导致中性粒细胞显著增多的各种原因，均可导致淋巴细胞相对减少。淋巴细胞减少的原因及临床意义见表2-44。

表2-44　淋巴细胞减少的原因及临床意义

原因	临床意义
流行性感冒	流行性感冒恢复期
HIV感染	可选择性地破坏$CD4^+$细胞，导致$CD4^+$细胞明显减少，$CD4^+/CD8^+$值倒置
结核病	早期淋巴细胞减少，若治疗有效，淋巴细胞可正常
药物治疗	烷化剂(环磷酰胺等)可使白细胞明显减少，伴淋巴细胞明显减少。停止治疗后，淋巴细胞减少可持续数年；某些药物(如可的松、肾上腺素、烟酸、氮芥、类固醇等)也可使淋巴细胞减少
放射治疗	长期接触放射线，可破坏淋巴细胞，导致淋巴细胞减少
免疫性疾病	系统性红斑狼疮、类风湿关节炎、混合性结缔组织病等，因机体产生抗淋巴细胞抗体，淋巴细胞破坏增多，其减少的程度与抗体滴度相关
先天性免疫缺陷病	各种类型的重症免疫缺陷病、共济失调性毛细血管扩张症、营养不良或锌缺乏，可使淋巴细胞不同程度地减少

5. 单核细胞　成人单核细胞占白细胞总数的3%～8%，儿童外周血单核细胞百分率可较成人稍高，平均为9%；2周内的婴儿可达15%或更高；妊娠中、晚期及分娩时亦可增多，此为生理性增多。

单核细胞增多是指成人外周血单核细胞绝对值大于0.8×10^9/L。单核细胞病理性增多的原因和

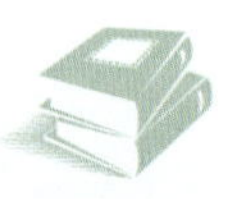

NOTE

临床意义见表 2-45。单核细胞减少的临床意义不大。

表 2-45 单核细胞病理性增多的原因和临床意义

原因	临床意义
感染	急性感染恢复期、慢性感染、亚急性感染性心内膜炎、疟疾、活动性结核病如严重的浸润性肺结核和粟粒性肺结核
结缔组织病	系统性红斑狼疮、类风湿关节炎、混合性结缔组织病等
血液病	单核细胞白血病时白细胞总数增高，出现大量幼单核细胞，成熟型也可增多；恶性组织细胞病、恶性淋巴瘤时也常见增多，且多为成熟型；粒细胞缺乏症的恢复期常见单核细胞一过性增多
恶性疾病	胃癌、肺癌、结肠癌、胰腺癌等
胃肠道疾病	酒精性肝硬化、局限性回肠炎、溃疡性结肠炎、口炎性腹泻
其他	化学治疗后骨髓恢复、骨髓移植后、粒细胞-单核细胞集落刺激因子(GM-CSF)治疗、药物反应、烷化剂中毒

三、白细胞形态学检查

血涂片经染色后，各种类型白细胞的形态特点各不相同。在病理状态下，除白细胞计数和分类异常外，其形态有时也会发生改变。观察白细胞形态及细微结构对判断疾病类型和观察疗效具有重要意义。另外，通过血涂片上白细胞数量的大体观察和分类计数，可作为血液分析仪白细胞计数及分类计数结果可靠性的评价手段和质控措施。

白细胞形态学检查主要采用显微镜法，在显微镜下观察经染色后血涂片上白细胞的形态特点，对鉴别形态异常的白细胞有重要价值。血液分析仪能提供血细胞数量和其他相关参数，但不能直接提供血细胞形态变化的确切消息，血液分析仪对异常结果做出报警后，仍需要采用显微镜法检查血涂片，以提供更加确切的细胞形态学结果。

（一）正常白细胞形态

1. 外周血正常白细胞形态特征

1）中性粒细胞(neutrophil，N)　根据细胞核的形状不同，中性粒细胞分为中性杆状核粒细胞和中性分叶核粒细胞。胞体呈圆形，直径 10～15 μm，约为红细胞的 2 倍。细胞核为深紫红色，染色质聚集成块状，粗糙不均。细胞质丰富，呈粉红色，含较多细小均匀的淡粉红色中性颗粒。杆状核与分叶核的划分标准：细胞核完全分离或核间仅一丝相连者为分叶核，否则为杆状核。但一般以核径最窄处小于最宽处 1/3 者为分叶核。杆状核粒细胞核形态多样，可呈 C 形、S 形、V 形或不规则形。分叶核粒细胞核分为 2～5 叶，甚至 5 叶以上，各叶之间或相连或完全分开，且大小形状和排列各不相同。

2）嗜酸性粒细胞(eosinophil，E)　细胞呈圆形，直径 13～15 μm，略大于中性粒细胞。细胞核多为两叶，呈眼镜状，也可偶见 3～4 叶，染色质粗糙、染深紫红色。细胞质内充满粗大、整齐、均匀、紧密排列且折光性强的橘红色嗜酸性颗粒，颗粒不完全成熟或染色不好可呈蓝色或淡紫色。嗜酸性粒细胞易破碎，颗粒可分散于细胞周围。

3）嗜碱性粒细胞(basophil，B)　胞体呈圆形，直径 10～12 μm，略小于中性粒细胞。核分叶不明显，形态不规则。细胞质中含有少量粗大但大小不一、分布不均的紫黑色嗜碱性颗粒，颗粒常覆盖于核上，致使核的轮廓与结构模糊不清。

4）淋巴细胞(lymphocyte，L)　光镜下可分为小淋巴细胞和大淋巴细胞。小淋巴细胞直径 6～10 μm，占 90%；大淋巴细胞直径 10～15 μm，占 10%。小淋巴细胞胞体呈圆形或椭圆形，细胞核呈圆形或椭圆形，偶见凹陷，染色质粗糙致密，排列均匀无空隙，常有隐约成块现象，染深紫红色；细胞质很少，仅在核的一侧见到少量淡蓝色胞质，有时几乎不见而似裸核，一般无颗粒。大淋巴细胞呈圆形，细胞核呈圆形或椭圆形，常偏于一侧，染色质常致密成块状，排列均匀无空隙，染深紫红色；细胞质丰富，呈透明天蓝色，可有少量大而稀疏的紫红色嗜天青颗粒。

NOTE

5）单核细胞（monocyte，M） 胞体呈圆形或不规则形，直径 12～20 μm。细胞核呈肾形、马蹄形或不规则分叶，淡紫红色，常折叠扭曲，染色质细致，疏松如网状。细胞质丰富，染淡灰蓝色或淡粉红色，含大量细小、弥散分布的灰尘样淡紫红色嗜天青颗粒。

外周血中正常白细胞形态比较见表 2-46，正常白细胞形态特征见图 2-33。

表 2-46 外周血中正常白细胞形态比较

细胞	直径/μm	形态	细胞质着色	细胞质内颗粒	细胞核形	染色质
中性杆状核粒细胞	10～15	圆形	粉红色	量多、细小、均匀、紫红色	核形多样	粗糙，深紫红色
中性分叶核粒细胞	10～15	圆形	粉红色	量多、细小、均匀、紫红色	分 2～5 叶	粗糙，深紫红色
嗜酸性粒细胞	13～15	圆形	不清	粗大、整齐、均匀、充满细胞质、橘红色	多分 2 叶，眼镜形	粗糙，深紫红色
嗜碱性粒细胞	10～12	圆形	不清	量少、大小不一、分布不均、紫黑色，可盖核上	核形不清，颗粒遮盖而不明显	粗糙，深紫红色
淋巴细胞	6～15	圆形或椭圆形	透明天蓝色	多无颗粒，大淋巴细胞可有少量粗大、不均匀紫红色颗粒	圆形、椭圆形、肾形	深紫红色，致密成块状，核外缘光滑
单核细胞	12～20	圆形或不规则形	半透明、灰蓝色或淡粉红色	细小、灰尘样紫红色	肾形、马蹄形、不规则分叶	疏松如网状，淡紫红色，有膨胀感和立体起伏感

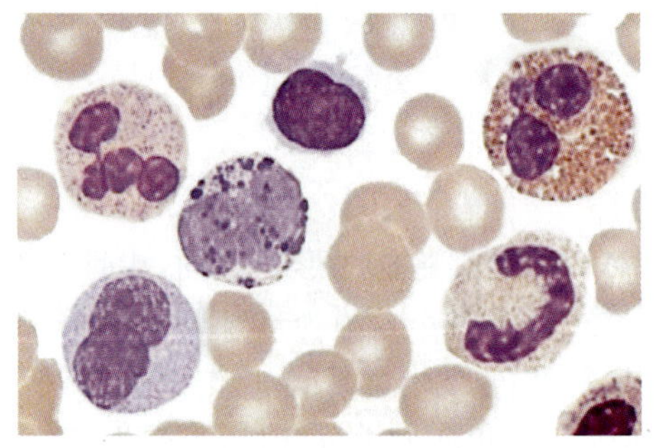

图 2-33 正常白细胞形态

2. 粒细胞胞质内的颗粒 中性粒细胞胞质内颗粒分为嗜天青颗粒和特殊颗粒，嗜天青颗粒较少，约占 20%，属于溶酶体；特殊颗粒数量多，约占 80%。嗜酸性粒细胞颗粒属于溶酶体。嗜碱性粒细胞颗粒主要成分为肝素和组胺，肝素具有抗凝血作用，组胺参与变态反应。粒细胞胞质内颗粒的比较见表 2-47。

表 2-47 粒细胞胞质内颗粒的比较

项目	中性嗜天青颗粒	中性特殊颗粒	嗜酸性颗粒	嗜碱性颗粒
大小/μm	0.6～0.7	0.3～0.4	0.5～1.0	大小不等
染色	紫色	淡红色	橘黄色	紫黑色
超微形态	圆形或椭圆形	哑铃形或椭圆形	椭圆形，颗粒状基质，方形晶体	充满细小微粒，均匀状或螺纹状分布
主要成分	酸性磷酸酶、髓过氧化物酶	碱性磷酸酶、吞噬素、溶菌酶	酸性磷酸酶、髓过氧化物酶和组胺酶	肝素、组胺

NOTE

（二）异常中性粒细胞形态

1. 中性粒细胞的毒性变化 在严重化脓性细菌感染、败血症、恶性肿瘤、急性中毒、大面积烧伤等病理情况下，中性粒细胞可发生一系列形态改变，其改变可单独出现，也可同时出现。观察中性粒细胞的毒性变化，对判断预后有一定帮助。

1）大小不均（anisocytosis） 中性粒细胞体积大小相差悬殊，不均一性增大（图 2-34）。常见于一些病程较长的化脓性感染，与内毒素等因素作用于骨髓内早期中性粒细胞，使其发生不规则分裂、增殖有关。

2）中毒颗粒（toxic granulation） 严重感染及大面积烧伤等情况下，中性粒细胞的细胞质中出现比正常中性颗粒粗大、大小不均匀、随机分布的紫黑色或深紫褐色颗粒，称中毒颗粒（图 2-35）。其产生原因可能与特殊颗粒生成过程受阻或颗粒变性造成 2～3 个嗜天青颗粒融合有关。含有中毒颗粒的细胞在中性粒细胞中的占比称为中毒指数。中毒指数越大，感染、中毒的情况越严重。

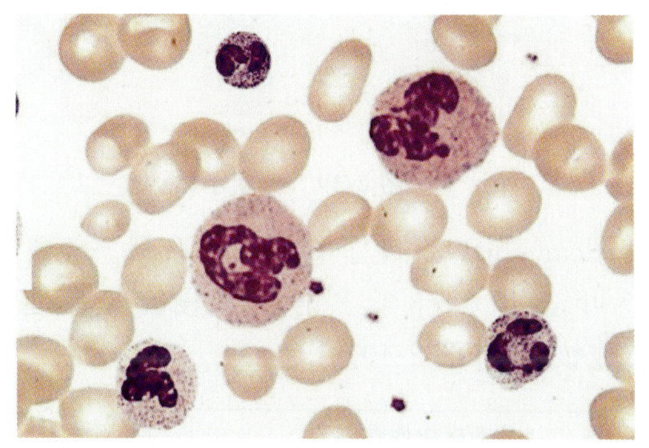

图 2-34 中性粒细胞大小不均

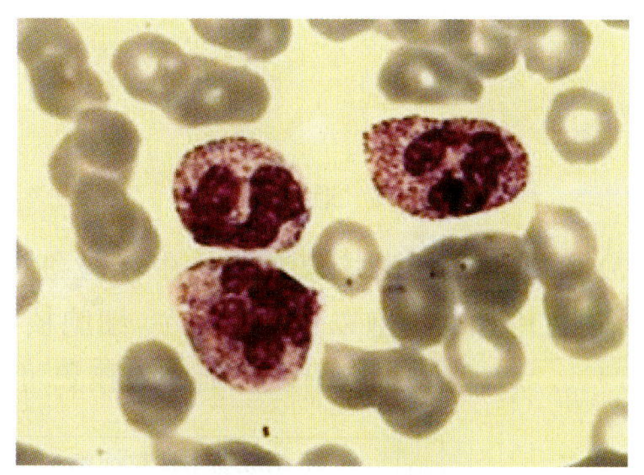

图 2-35 中毒颗粒

$$中毒指数=\frac{含有中毒颗粒的中性粒细胞数}{所计数的中性粒细胞总数}$$

中毒颗粒易与嗜碱性粒细胞的细胞质内颗粒混淆，但中毒颗粒颜色浅、与细胞核分界清楚。血涂片染色偏碱或染色时间过长，会使中性粒细胞胞质内颗粒染色过深，应与中毒颗粒区别。

3）空泡变性（vacuolation，vacuolization） 中性粒细胞的细胞质内出现 1 个或数个空泡，也可在细胞核上出现（图 2-36）。空泡（vacuole）是细胞发生脂肪变性的结果，常见于严重感染，如败血症等。

4）杜勒小体（Döhle body） 中性粒细胞的细胞质因毒性变化而保留的局部嗜碱性区域，呈圆形、梨形或云雾状，染天蓝色或灰蓝色，直径 1～2 μm，与正常染色区域界限模糊，是细胞质局部不成熟即核质发育不平衡的表现（图 2-37）。常见于严重感染，如肺炎、麻疹、败血症和烧伤等。杜勒小体也可在单核细胞中出现。

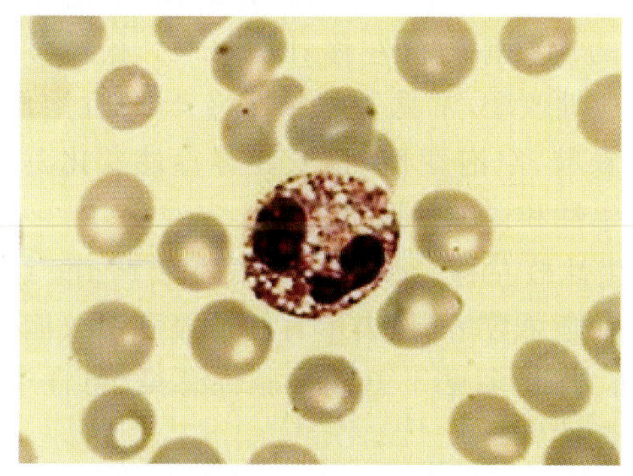

图 2-36 空泡变性

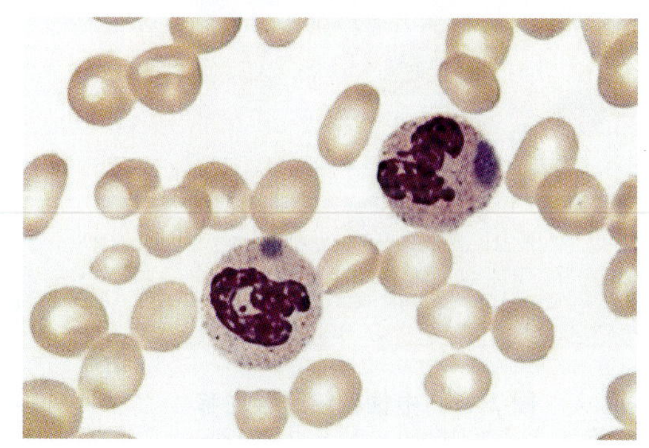

图 2-37 杜勒小体

5）退行性变（degeneration）和核变性（degeneration of nucleus） 退行性变是细胞发生胞体肿大、结构模糊、边缘不清晰、核固缩、核肿胀和核溶解（染色质模糊、疏松）等现象，常见于衰老和病变的细胞

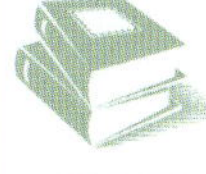

NOTE

（图 2-38）。核变性是细胞核发生固缩、溶解及碎裂现象。核固缩即细胞核固缩为均匀深紫色的块状；核溶解即细胞核膨胀、着色变浅和核轮廓不清；核碎裂即细胞核碎裂成若干小块。

2. 棒状小体(auer body) 白细胞胞质中紫红色细杆状物质，一个或数个，长 1～6 μm，称为棒状小体（图 2-39），是初级嗜天青颗粒结晶化的形态。出现多个棒状小体，呈柴束状排列的白细胞称为 faggot 细胞。棒状小体对鉴别急性白血病的类型有重要价值，急性粒细胞白血病多见，急性单核细胞白血病少见，急性淋巴细胞白血病则无。

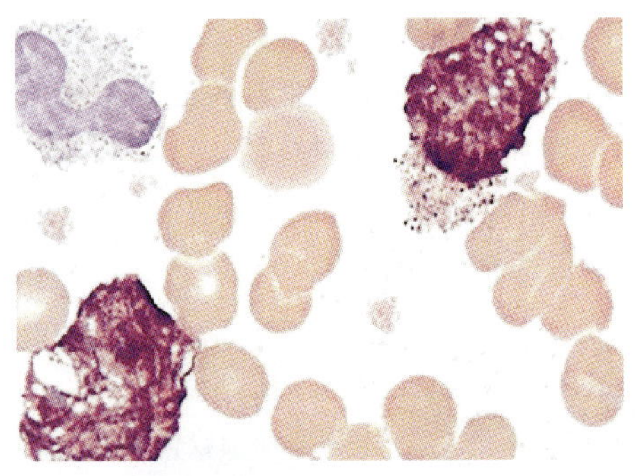

图 2-38 退行性变

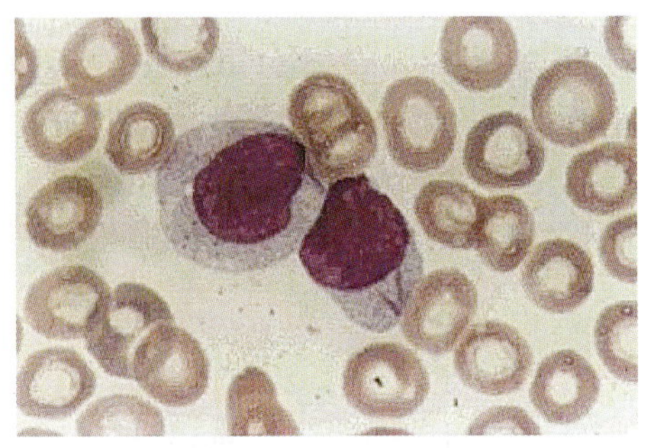

图 2-39 棒状小体

3. 中性粒细胞的核象变化 中性粒细胞的核象（nuclear shift）反映了它的发育阶段。正常情况下，外周血中性粒细胞以分叶核为主，细胞核常分为 2～5 叶，且以 2～3 叶多见，杆状核较少，两者比值为 13∶1。病理情况下，中性粒细胞的核象可发生核左移或核右移（图 2-40）。

细胞类型	未成熟中性粒细胞				过渡期	分叶核中性粒细胞			
	原粒	早幼粒	中幼粒	晚幼粒	杆状核	2叶	3叶	4叶	5叶
分布曲线	极度左移（急、慢性白血病或类白血病反应）				左移（急性化脓性感染）		正常		右移

图 2-40 中性粒细胞核象变化

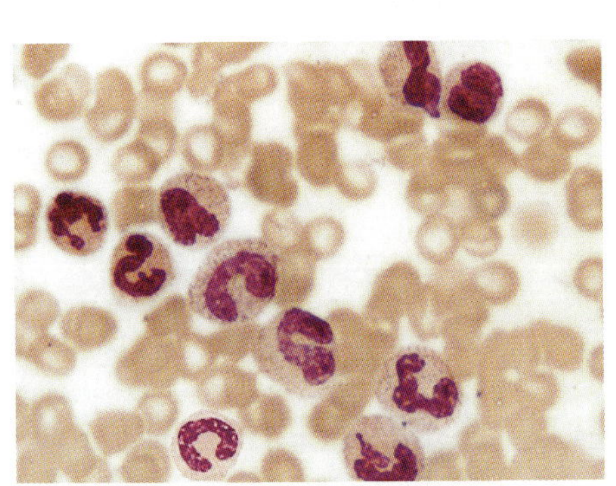

图 2-41 中性粒细胞核左移

1）核左移（shift to the left） 外周血中的中性杆状核粒细胞增多（＞5％）和（或）出现晚幼粒、中幼粒甚至早幼粒细胞的现象称为核左移（图 2-41）。核左移是机体的一种反应性改变，常见于化脓性感染、急性溶血等，并伴有中毒颗粒、空泡变性、核变性等毒性变化。核左移又分为再生性和退行性两种类型。

（1）再生性核左移（regenerative shift to the left）：核左移伴白细胞总数增高，表示骨髓造血和释放能力旺盛，机体抵抗力强，多见于急性化脓性感染、急性中毒、急性溶血和急性失血。

（2）退行性核左移（degenerative shift to the left）：核左移伴白细胞总数正常或减低，表示骨髓释放受到抑制，机体抵抗力差，如再生障碍性贫血和粒细胞缺乏症时的核左移。特殊的感染类型，如伤寒也可出现退行性核左移。

核左移程度与感染的严重程度和机体的抵抗力密切相关，根据核左移程度可分为轻度、中度、重度

NOTE

核左移三级(表 2-48)。

表 2-48 核左移的类型及意义

类型	杆状核	细胞类型	临床意义
轻度核左移	>5%	仅中性杆状核粒细胞	感染轻,抵抗力强
中度核左移	>10%	中性杆状核粒细胞,少量中性晚幼粒、中幼粒细胞	感染严重,抵抗力较强
重度核左移	>25%	中性杆状核粒细胞,更幼稚的早幼粒细胞,甚至原粒细胞	中性粒细胞型类白血病反应

2)核右移(shift to right) 外周血中性分叶核粒细胞增多,并且 5 叶核以上的中性粒细胞高于 3% 时称为核右移(图 2-42)。核右移严重者常伴有白细胞总数的减少,是造血功能衰退的表现,与缺乏造血物质、DNA 合成障碍和骨髓造血功能减退有关。

核右移常见于巨幼细胞贫血,抗代谢药物使用。炎症的恢复期,一过性的核右移是正常现象,但在疾病进行期突然出现核右移是预后不良的征兆。

4. 中性粒细胞胞核形态异常

1)巨多分叶核中性粒细胞 成熟中性粒细胞胞体增大,核分叶过多,常为 5~9 叶,甚至 10 叶以上,各叶大小差异很大,核染色质疏松。常见于巨幼细胞贫血和应用抗代谢药物治疗后,也可见于恶性血液病(图 2-43)。

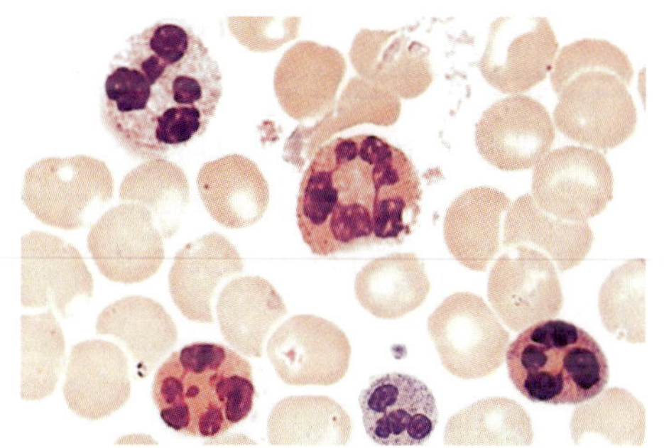

图 2-42 中性粒细胞核右移

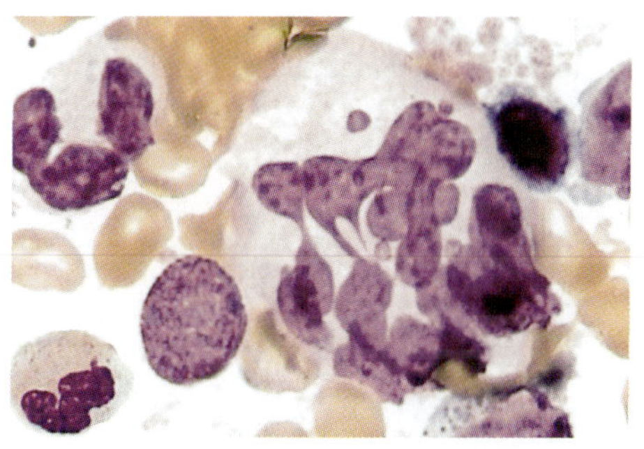

图 2-43 巨多分叶核中性粒细胞

2)巨杆状核中性粒细胞和过分叶核中性粒细胞 前者胞体可大至 30 μm,核染色质略细致,着色变浅,细胞核呈肥大杆状或特长带状;后者细胞核分叶超过 5 叶。这两种细胞易见于巨幼细胞贫血和恶性贫血,也可见于 MDS 和白血病(图 2-44、图 2-45)。

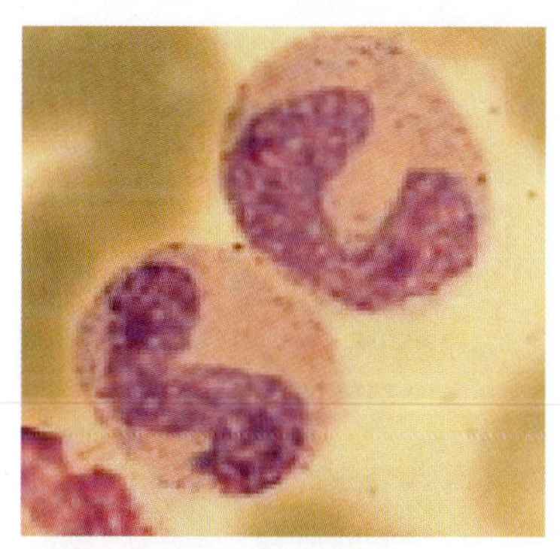

图 2-44 巨杆状核中性粒细胞

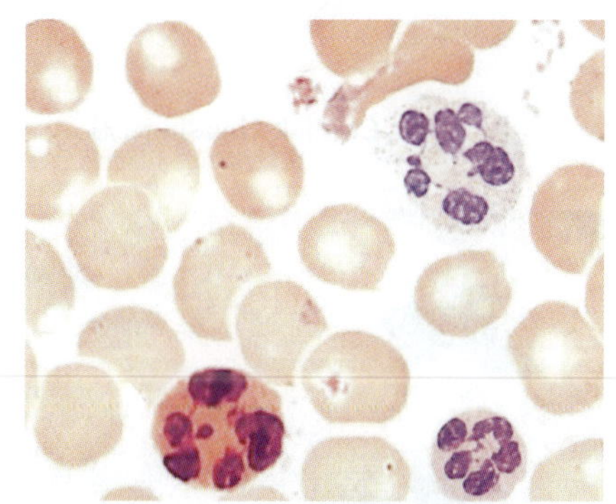

图 2-45 过分叶核中性粒细胞

3)双核(dual-nuclei,binuclear)和环形杆状核中性粒细胞(ring-shaped nuclei granulocyte) 中性粒细胞内出现 2 个细胞核和闭锁环形杆状核粒细胞。常见于 MDS 和粒细胞白血病,也可在巨幼细胞贫血的血涂片上见到环形杆状核中性粒细胞(图 2-46、图 2-47)。

4)鼓槌小体 成熟中性粒细胞(杆状或分叶)核的一端(或其他部位),可见一直径 2~4 μm 向外伸出之突起,其头部(顶端)呈椭圆形或圆形,与核相连部分较细或为一细丝,形如球拍状或鼓槌状。肿瘤

NOTE

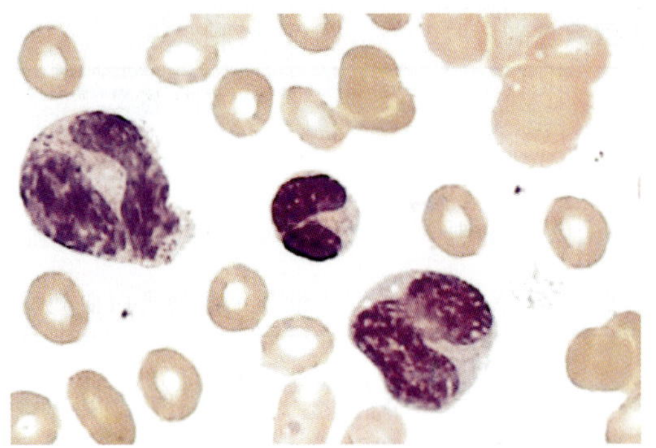
图 2-46　双核中性粒细胞

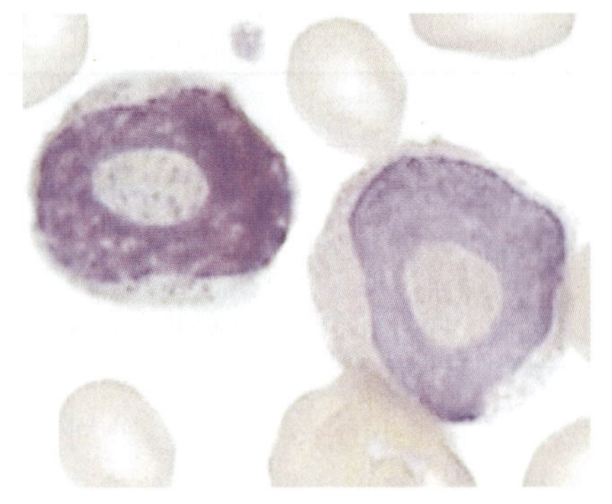
图 2-47　环形杆状核中性粒细胞

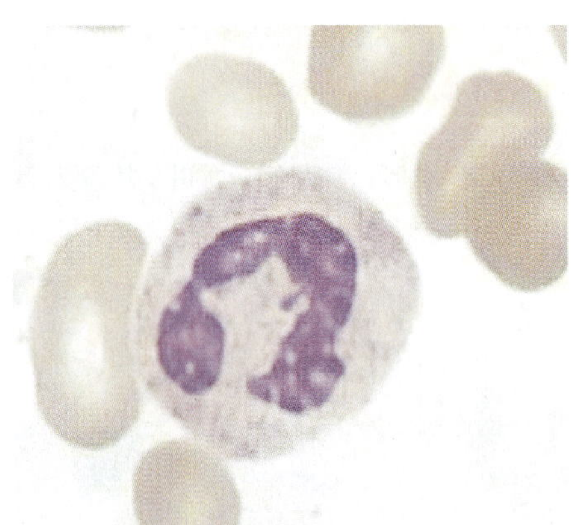
图 2-48　鼓槌小体

或放射治疗患者这种小体增多，且无性别差异(图2-48)。

5）核出芽　与鼓槌小体类似，但突出物并非为鼓槌状，多为核一侧或一端伸出一个到数个细小棒状物。放射治疗患者或大量接触放射性物质者，可出现此种现象。

5. 中性粒细胞胞质颗粒减少或消失　成熟中性粒细胞的细胞质内颗粒减少或消失，多见于MDS和粒细胞白血病。

6. 与遗传因素相关的中性粒细胞畸形　与遗传因素相关的中性粒细胞畸形有Chediak-Higashi畸形(图2-49)、Alder-Reilly畸形(图2-50)、May-Hegglin(梅-赫)畸形(图2-51)、Pelger-Hüet畸形(图2-52)，其形态特点和临床意义见表2-49。

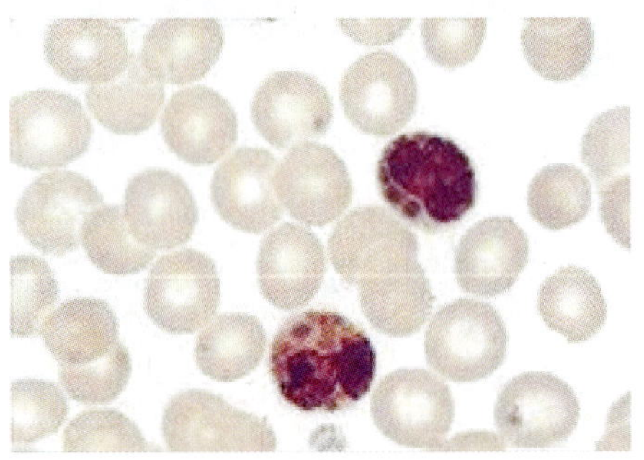
图 2-49　Chediak-Higashi 畸形

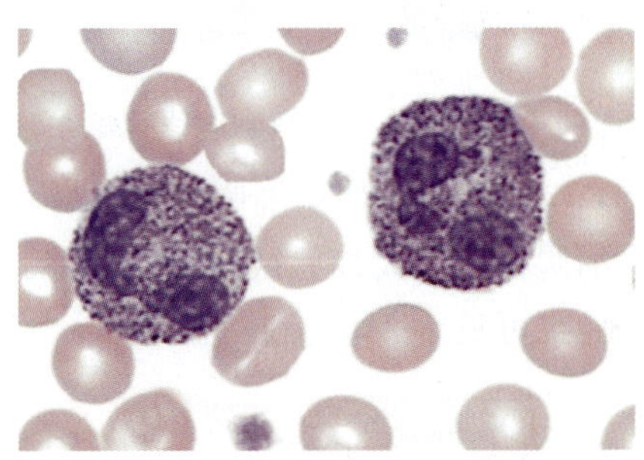
图 2-50　Alder-Reilly 畸形

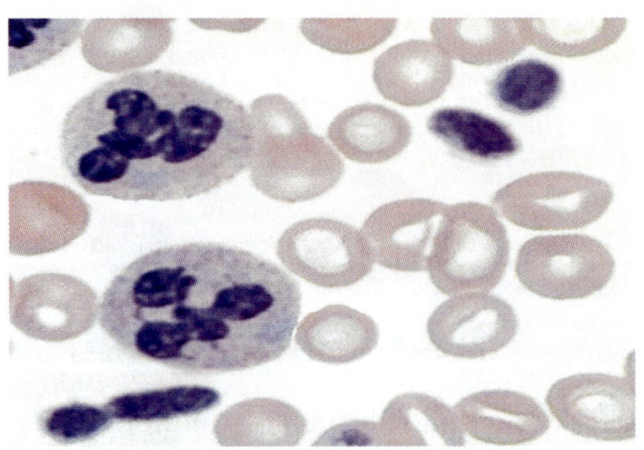
图 2-51　May-Hegglin 畸形

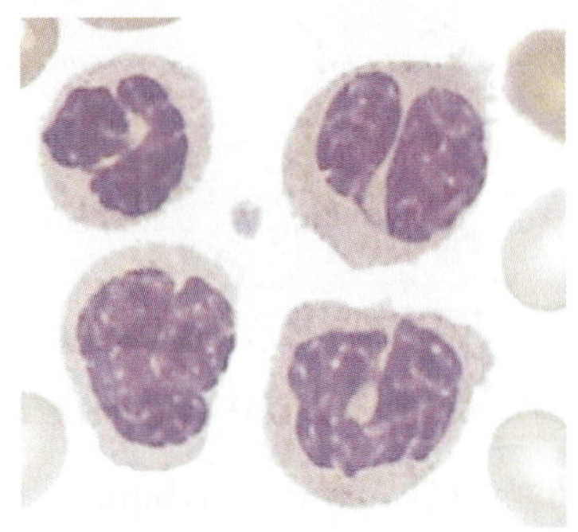
图 2-52　Pelger-Hüet 畸形

NOTE

表 2-49 与遗传因素相关的中性粒细胞畸形的形态特点和临床意义

畸形	形态特点	临床意义
Chediak-Higashi 畸形	细胞质中含有几个至数个包涵体，其直径为 2～5 μm，呈紫蓝色或淡灰色块状；也可见于其他类型白细胞、肾小管细胞等	常染色体隐性遗传，可影响粒细胞功能，易出现严重感染
Alder-Reilly 畸形	细胞质中含有巨大嗜天青颗粒包涵体，呈紫色或深红色，不伴有白细胞增多及核左移等，有时与 Döhle 小体相似；也可见于其他类型白细胞	常染色体隐性遗传，但不影响粒细胞功能，常伴有骨或软骨畸形疾病
May-Hegglin 畸形	粒细胞终生含有无定形的包涵体，染淡蓝色，与严重感染、中毒时 Döhle 小体相似，但大且圆；也可见于其他类型白细胞	常染色体显性遗传，良性畸形
Pelger-Hüet 畸形	细胞核分叶能力减退，核常呈杆状、肾形、眼镜形、哑铃形或少分叶（两大叶），但染色质致密、深染，聚集成小块或条索状，其间有空白间隙	常染色体显性遗传，又称家族性粒细胞异常；正常<4%，获得性异常常见于 MDS、急性髓细胞白血病和某些药物（如秋水仙胺）治疗后；继发于某些严重感染的核分叶能力减退称为假性 Pelger-Hüet 畸形

（三）异常淋巴细胞形态

1. 异型淋巴细胞（atypical lymphocyte） 在病毒或过敏原等因素刺激下，淋巴细胞增生并发生形态上的变化，表现为胞体增大、细胞质增多、嗜碱性增强、细胞核母细胞化，称异型淋巴细胞或反应性淋巴细胞（reactive lymphocyte）。外周血的异型淋巴细胞主要是 T 淋巴细胞（83%～96%），少数为 B 淋巴细胞（4%～17%）。异型淋巴细胞按形态特征分为三型。

Ⅰ型（空泡型）：又称泡沫型或浆细胞型，其胞体较正常淋巴细胞稍大，多为圆形；核呈圆形、椭圆形、肾形或不规则形，染色质呈粗网状或不规则聚集呈粗糙的块状；细胞质较丰富，深蓝色，无颗粒，含大小不等的空泡或呈泡沫状（图 2-53）。

Ⅱ型（不规则型）：又称单核细胞型。胞体较Ⅰ型细胞明显增大，外形不规则，似单核细胞；核圆形或不规则，染色质较Ⅰ型细致；细胞质丰富，淡蓝色或蓝色，有透明感，着色不均匀，边缘处蓝色较深，呈裙边样，可有少许嗜天青颗粒，一般无空泡（图 2-54）。

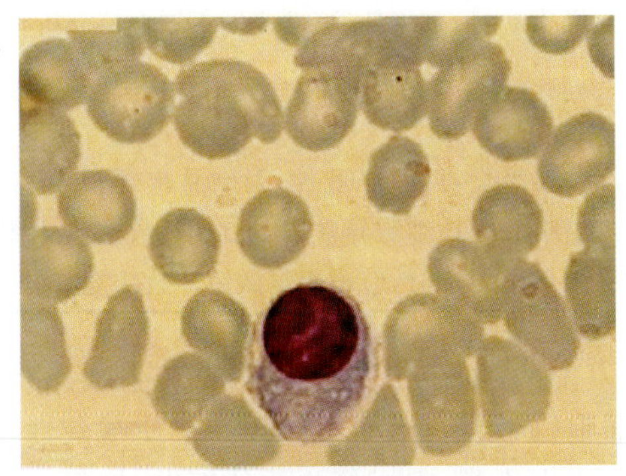

图 2-53 Ⅰ型异型淋巴细胞

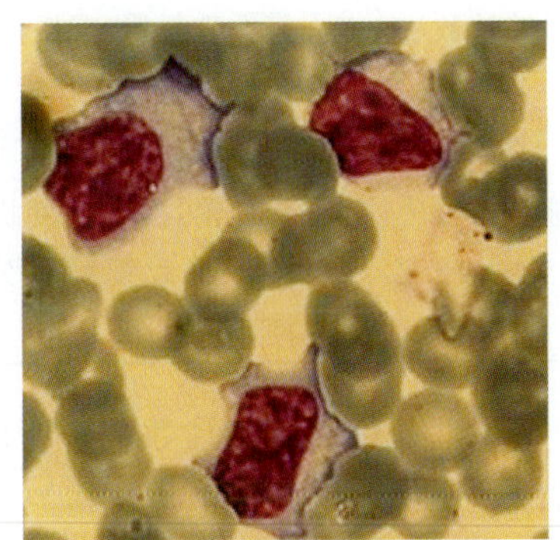

图 2-54 Ⅱ型异型淋巴细胞

Ⅲ型（幼稚型）：又称未成熟细胞型或幼淋巴细胞样型。胞体较大，核大呈圆形或椭圆形，染色质呈细致网状，可有 1～2 个核仁；细胞质较少，呈深蓝色，多无颗粒，偶有小空泡（图 2-55）。

正常人外周血偶见异型淋巴细胞。病毒和微生物感染，如 EB 病毒、巨细胞病毒、肝炎病毒、艾滋病病毒、β-链球菌、梅毒螺旋体、弓形虫感染和接种疫苗都可引起外周血异型淋巴细胞增多。

临床上异型淋巴细胞增多主要见于传染性单核细胞增多症、病毒性肝炎、流行性出血热、湿疹等病毒性疾病和过敏性疾病。

NOTE

2. 卫星核淋巴细胞 淋巴细胞的主核旁边有一个游离的小核，称为卫星核(satellite nucleus)淋巴细胞(图 2-56)。原因是染色体损伤，丧失着丝点的染色单体或其片段在有丝分裂末期，没有进入子代细胞的遗传物质体系内而成为游离卫星核。常见于接受较大剂量的电离辐射、核辐射之后或其他理化因素、抗癌药物等对细胞造成损伤时，常作为致畸、致突变的客观指标之一。

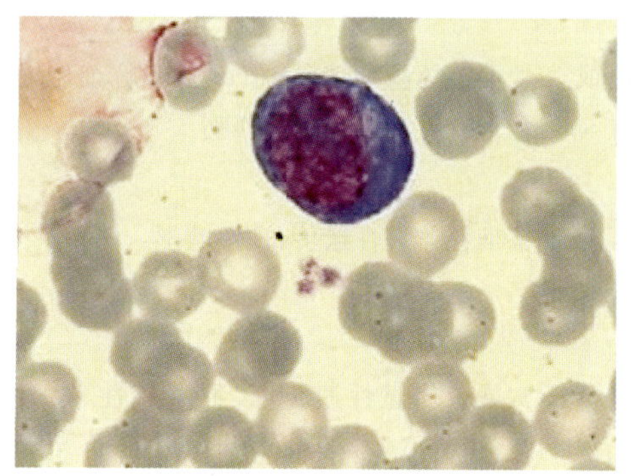

图 2-55 Ⅲ型异型淋巴细胞

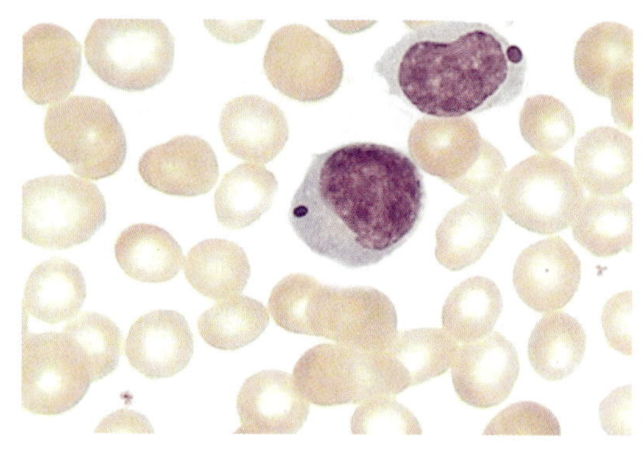

图 2-56 卫星核淋巴细胞

四、嗜酸性粒细胞计数

每升血液中嗜酸性粒细胞的绝对值，虽然可根据白细胞计数和白细胞分类计数结果计算求出，但由于嗜酸性粒细胞在外周血中所占百分率一般较低；加之各种血细胞在血涂片上分布不匀，以致间接计数误差较大，所以在临床上为了更加准确地了解嗜酸性粒细胞的变化情况，多采用嗜酸性粒细胞直接计数法。目前嗜酸性粒细胞计数的方法有显微镜计数法和血液分析仪法两种。

【检测方法及原理】显微镜计数法的检测原理：采用嗜酸性粒细胞稀释液(如乙醇-伊红、溴甲酚紫等)将血液稀释一定倍数后，红细胞和绝大部分其他白细胞被破坏，使嗜酸性粒细胞颗粒着色。将稀释的血液充入改良牛鲍血细胞计数板，在低倍镜下计数 2 个计数室共 10 个大方格内的嗜酸性粒细胞，经换算求出每升血液中嗜酸性粒细胞数量。

【方法学评价】嗜酸性粒细胞计数的方法学评价见表 2-50。

表 2-50 嗜酸性粒细胞计数的方法学评价

方法	优点	缺点
显微镜计数法	无需特殊仪器，费用低廉，适用于基层医疗单位，计数所得嗜酸性粒细胞绝对值的准确性，高于用白细胞计数和分类计数间接计算出的绝对值	操作费时，重复性差，准确性不如血液分析仪法
血液分析仪法	操作简单，检测速度快，效率高，重复性好；可提供嗜酸性粒细胞百分率、绝对值、直方图或散点图	仪器昂贵，需做好质控，否则易出现较大误差，当嗜酸性粒细胞异常增多出现报警伴直方图或散点图异常时，应采用显微镜计数法复查

嗜酸性粒细胞直接计数法中所用稀释液种类繁多，虽配方不同，但作用大同小异，其主要作用：①保护嗜酸性粒细胞(如乙醇、丙酮等)；②破坏红细胞和中性粒细胞(如碳酸钾、草酸铵等)；③使嗜酸性粒细胞颗粒着色(如溴甲酚紫、伊红等)。此外，稀释液中的甘油可防止乙醇、丙酮等物质的挥发，抗凝剂可防止血液凝固。嗜酸性粒细胞计数有多种稀释液，其优、缺点见表 2-51。

表 2-51 嗜酸性粒细胞计数稀释液的优点和缺点

稀释液	优点	缺点
伊红-丙酮	试剂组成简单，容易配制	久置效果差，最好每周配制一次
皂素-甘油	使细胞稳定，着色鲜明易于鉴别；因含甘油，稀释液不易挥发，置于冰箱内可保存半年以上	因含甘油，计数前应充分混匀

续表

稀释液	优点	缺点
乙醇-伊红	①含碳酸钾，溶解红细胞和其他白细胞作用强；②嗜酸性粒细胞颗粒呈橙黄色，2 h 内不被破坏；③含甘油，稀释液不易挥发，可保存半年以上	含 10%甘油，比较黏稠，计数前应充分混匀
溴甲酚紫	低渗配方，红细胞和其他白细胞被溶解破坏，嗜酸性粒细胞颗粒呈紫蓝色	
固绿	①含碳酸钾、草酸铵，溶解红细胞和其他白细胞作用强；②嗜酸性粒细胞颗粒呈折光性较强的蓝绿色；③含丙酮、乙醇保护剂，嗜酸性粒细胞胞膜完整，无破损	注意与不着色或着色很淡的残存的中性粒细胞鉴别

【质量保证】

(1) 造成白细胞计数误差的各种因素，在嗜酸性粒细胞直接计数中同样要严格控制。

(2) 血液稀释后应在 30 min～1 h 内计数完毕，否则嗜酸性粒细胞会逐渐溶解破坏，使计数结果偏低，且不易识别。

(3) 因嗜酸性粒细胞在稀释液中容易聚集，血液稀释后应及时混匀，但嗜酸性粒细胞易于破碎，因此不宜用力振荡，可适当延长混匀时间。

(4) 观察嗜酸性粒细胞计数的变化，血液标本采集时间应力求统一，以减少日间生理变化的影响。

(5) 注意与残留的中性粒细胞区别，以免认错后使结果偏高。中性粒细胞一般不着色或着色浅淡，但其颗粒细小。

(6) 若嗜酸性粒细胞被破坏，可在稀释液中适当增加乙醇、丙酮等保护剂的用量，若中性粒细胞破坏不全，可适当减少保护剂的用量，调整后重新采血计数。

【参考区间】$(0.05\sim0.50)\times10^9/L$。

【临床意义】

1. 生理性变化

1) 日间变化　正常人嗜酸性粒细胞计数白天较低，夜间较高；上午波动较大，波动可达 40%，下午比较恒定。白天因交感神经系统兴奋，通过下丘脑刺激垂体前叶分泌促肾上腺皮质激素(ACTH)，使肾上腺皮质分泌肾上腺皮质激素，肾上腺皮质激素可阻止骨髓释放嗜酸性粒细胞，并促使血液中嗜酸性粒细胞向边缘池和组织转移浸润，导致外周血嗜酸性粒细胞计数降低。

2) 运动和刺激：劳动、运动、饥饿、冷热及精神刺激等情况，均可引起交感神经兴奋，使血液中的嗜酸性粒细胞减少。

2. 嗜酸性粒细胞增多(eosinophilia)　成人外周血嗜酸性粒细胞绝对值大于 $0.5\times10^9/L$。根据嗜酸性粒细胞增多的程度可分为以下几种：①轻度增多：$(0.5\sim1.5)\times10^9/L$。②中度增多：$(1.6\sim5.0)\times10^9/L$。③重度增多：大于 $5.0\times10^9/L$。引起嗜酸性粒细胞增多的原因及机制见表 2-52。某些药物也可以引起嗜酸性粒细胞增多。

表 2-52　嗜酸性粒细胞增多的原因及机制

疾病	原因	机制
过敏性疾病	支气管哮喘、食物过敏、荨麻疹、过敏性肺炎等，在支气管哮喘时，痰中嗜酸性粒细胞也增多，且可能见到夏科-莱登结晶	肥大细胞、嗜碱性粒细胞致敏，释放嗜酸性粒细胞趋化因子，致其反应性增高
寄生虫病	肠道、肠外组织寄生虫，如蛔虫、钩虫、肺吸虫、血吸虫、丝虫、绦虫等。某些钩虫病患者，血中嗜酸性粒细胞明显增多，可达 90%以上，呈嗜酸性粒细胞性类白血病反应，但均属成熟型	嗜酸性粒细胞趋化因子增多；与相应抗体结合激活补体，致其反应性增高

NOTE

续表

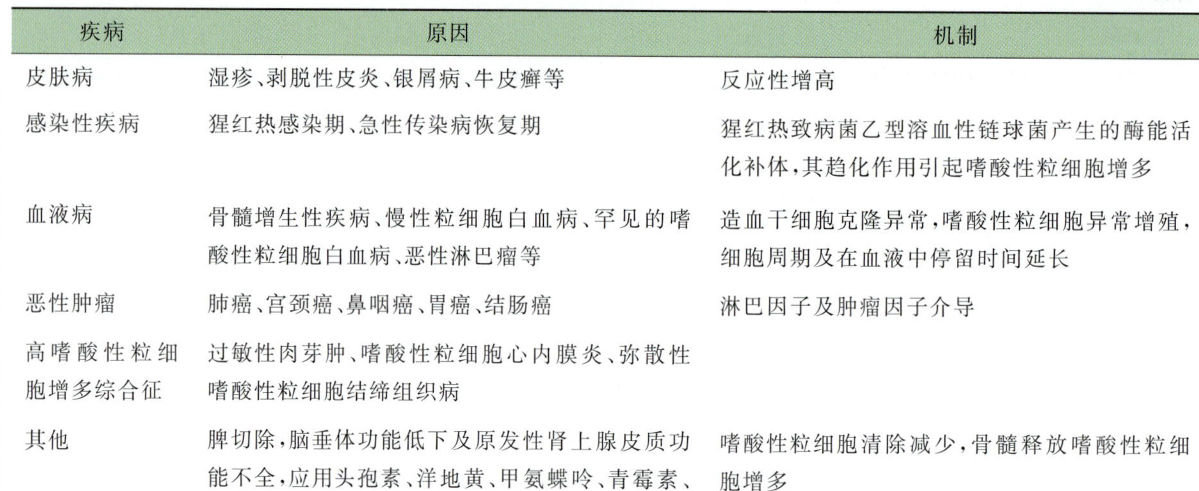

疾病	原因	机制
皮肤病	湿疹、剥脱性皮炎、银屑病、牛皮癣等	反应性增高
感染性疾病	猩红热感染期、急性传染病恢复期	猩红热致病菌乙型溶血性链球菌产生的酶能活化补体，其趋化作用引起嗜酸性粒细胞增多
血液病	骨髓增生性疾病、慢性粒细胞白血病、罕见的嗜酸性粒细胞白血病、恶性淋巴瘤等	造血干细胞克隆异常，嗜酸性粒细胞异常增殖，细胞周期及在血液中停留时间延长
恶性肿瘤	肺癌、宫颈癌、鼻咽癌、胃癌、结肠癌	淋巴因子及肿瘤因子介导
高嗜酸性粒细胞增多综合征	过敏性肉芽肿、嗜酸性粒细胞心内膜炎、弥散性嗜酸性粒细胞结缔组织病	
其他	脾切除，脑垂体功能低下及原发性肾上腺皮质功能不全，应用头孢素、洋地黄、甲氨蝶呤、青霉素、链霉素、磺胺类药物等	嗜酸性粒细胞清除减少，骨髓释放嗜酸性粒细胞增多

3. 嗜酸性粒细胞减少(eosinopenia) 成人外周血嗜酸性粒细胞绝对值小于 $0.05\times10^{9}/L$。主要见于以下情况。

1）传染病急性期 传染病急性期，机体处于应激状态，肾上腺皮质激素分泌增加，嗜酸性粒细胞减少，恢复期嗜酸性粒细胞逐渐增多。如果临床症状严重，而嗜酸性粒细胞不减少，说明肾上腺皮质功能衰竭；若嗜酸性粒细胞持续下降，甚至消失，说明病情严重。因此，嗜酸性粒细胞计数可用于观察急性传染病的病情及预后判断。

2）严重组织损伤 如手术后 4 h，嗜酸性粒细胞常显著减低，24～48 h 后逐渐增多；大面积烧伤数小时后嗜酸性粒细胞完全消失，且持续较长时间。若大手术或大面积烧伤后嗜酸性粒细胞不减少或减少不明显，表明预后不良。因此，嗜酸性粒细胞计数可作为观察预后的指标。

3）判断垂体或肾上腺皮质功能 垂体或肾上腺皮质功能亢进时，嗜酸性粒细胞减少。因此，可通过垂体或肾上腺皮质刺激试验，观察嗜酸性粒细胞数量变化，以判断垂体或肾上腺皮质的功能。

（李 萍）

第三节 血小板检查

案例导入

患者，女，26 岁，因发热 3 天到医院就诊。血常规检查结果显示：白细胞 $12.5\times10^{9}/L$，中性粒细胞 64.1%，淋巴细胞 31.4%，单核细胞 3.0%，嗜酸性粒细胞 1.0%，嗜碱性粒细胞 0.5%，红细胞 $4.5\times10^{12}/L$，血红蛋白 115 g/L，血小板 $19\times10^{9}/L$。血涂片、染色，镜检发现血小板明显聚集。询问病史，以前的血常规检查结果不清楚。请分析血小板降低的可能原因和解决方法。

血小板(platelet，PLT)由骨髓造血组织中巨核细胞的细胞质脱落而来，寿命 7～14 天，主要在单核吞噬细胞系统中清除。血小板内含有多种活性物质，其主要功能是参与生理性止血，血小板的黏附、聚集、释放、血块收缩和促凝作用是完成生理性止血功能的基本因素；除此之外，血小板还具有参与炎症、免疫，维持内皮细胞完整性的功能。血小板检查分为血小板计数、形态学观察和功能测定等，血小板功能检查详见《临床血液学检验技术》教材。

一、血小板计数

血小板计数(platelet count)是检测单位容积血液中血小板的数量，是血栓与止血筛检最常用的试验之一。临床上常用血液分析仪来计数血小板。

【检测方法及原理】血小板计数方法有显微镜直接计数法(普通光学显微镜计数法、相差显微镜计数法)、血液分析仪法、流式细胞仪法等，其检测原理见表 2-53。

表 2-53　血小板计数检测原理

方法	原理
普通光学显微镜计数法	检测原理与红(白)细胞手工计数法相同。 按稀释液的不同又分为破坏红细胞稀释法和不破坏红细胞稀释法。前者稀释液有草酸铵、复方尿素、高铁氰化钾溶液；后者采用复方碘稀释液
相差显微镜计数法	用草酸铵溶液为稀释液，在相差显微镜下计数血小板。利用光线通过物体时产生的相位差而转化为光强差，从而增强血小板的立体感，有助于识别血小板
血液分析仪法	主要检测原理有电阻抗和(或)光散射
流式细胞仪法	用荧光素标记的血小板特异性单克隆抗体标记血小板，用流式细胞仪计数血小板

【方法学评价】血小板计数的方法学评价见表 2-54。

表 2-54　血小板计数的方法学评价

检测方法	方法学评价
普通光学显微镜计数法	具有手工法计数血细胞的优缺点
①草酸铵稀释液	破坏红细胞能力强，血小板形态清晰，血小板常规计数方法首选稀释液
②复方尿素稀释液	稀释后血小板肿大易辨认，但尿素易分解并且不能完全破坏红细胞
相差显微镜计数法	手工法计数血小板的参考方法。方法简单易行，血小板易于识别，计数准确性高，但所用仪器昂贵，临床较少使用
血液分析仪法	目前血小板常规筛检的主要方法，已广泛用于临床。测定速度快，重复性好，准确性高，并可同时测定血小板多个指标。但计数结果易受干扰，不能完全区分血小板与其他类似大小的物质(如小红细胞，红、白细胞碎片或杂质等)，不能完全排除血小板聚集的干扰，导致计数误差较大，仍需显微镜直接计数法和(或)血涂片复查
流式细胞仪法	目前 ICSH 推荐的血小板计数参考方法，计数准确性高

【质量保证】血小板体积小，易黏附、聚集和破坏，是导致血小板计数误差较大的主要原因。因此保障血小板计数结果可靠性的关键如下：避免血小板激活、破坏，排除微生物、灰尘等杂质的干扰。

1. 分析前

1) 标本的采集　采血不顺利，血流不畅可激活、破坏血小板，导致血小板计数结果假性降低。最好迅速采集第一滴末梢血做血小板计数。

2) 抗凝剂的使用　首选 EDTA-K_2，抗凝剂比例适当。通常，经 EDTA 盐抗凝的血液在采血后数分钟可引起血小板体积增大，发生血小板聚集，计数结果不稳定，30 min～1 h 后才趋于平稳；肝素抗凝血不适用于血小板计数。

3) 储存温度和检测时限　抗凝血标本应保存于室温(18～25 ℃)，因低温可激活血小板；取血后在室温下 2 h 内检测完毕，放置时间过久可导致血小板计数降低。

2. 分析中　稀释液的质量必须符合要求，无细菌和其他杂质污染。所用器材须标准化、清洁、干燥。充池前须充分混匀血小板混悬液，但用力不可过大，以免造成血小板破坏或产生气泡，引起计数误差。混悬液滴入计数池后须静置 15 min 后再计数，并在 1 h 内计数完毕；时间过短或过长可导致血小板未完全下沉或失去光泽，使计数结果偏低，注意避免因水分蒸发而影响计数结果。显微镜下观察时光

NOTE

线要适中，不可太强，并注意排除细胞碎片、微生物、灰尘等杂质的污染。

3. 分析后

1）核准血小板计数结果　由经验丰富的检验人员及时核准后报告结果。常用的方法如下。

（1）同一份标本制备血涂片经 Wright 染色后观察血小板数量、形态、分布情况，进行核准；正常情况下，可见血小板 8～15/油镜视野。注意观察有无大量血小板聚集、大血小板，同时注意红、白细胞碎片是否有增多。

（2）用参考方法核准计数结果。

（3）同一份标本做 2 次计数，若 2 次计数结果误差小于 10%，取均值报告；若计数误差大于 10%需做第 3 次计数，取 2 次相近结果的均值报告。

2）排除非技术因素的影响　某些病理情况下出现的异常物质、抗凝剂或其他非技术的因素，可使血液分析仪计数血小板出现假性增高或降低。对显微镜直接计数法影响较小，显微镜直接计数法从形态上可以区分非技术干扰。

【参考区间】

1. 血液分析仪法　$(125～350)\times10^9$/L。

2. 显微镜直接计数法　$(100～300)\times10^9$/L。

【临床意义】血小板计数结果可随着时间和生理状态的不同而变化，健康人血小板数量在 1 天内可有 6%～10%的变化。

1. 生理性变化　午后略高于早晨；冬季略高于春季；高原居民高于平原居民；月经前降低，月经后升高；妊娠中晚期升高，分娩后降低；剧烈运动及饱餐后升高，休息后恢复；静脉血比皮肤采血高 10%左右。

2. 药物影响　某些药物可导致血小板数量增多或减少，见表 2-55。

表 2-55　药物对血小板数量的影响

状态	药物
血小板减少	
全血细胞减少	氯丙嗪、肼屈嗪、洋地黄、维生素 K、链霉素、氯喹、奎尼丁
血小板减少	可待因、甲基多巴、氢氯噻嗪、利血平、依他尼酸、肝素、己烯雌酚、甲巯咪唑、呋喃妥因、青霉素、红霉素、林可霉素、土霉素
再生障碍性贫血	苯妥英钠、非那西丁、氨基比林、吲哚美辛、氯磺丙脲、甲苯磺丁脲、氯霉素
免疫性血小板减少	硝酸甘油、螺内酯、利福平、奎宁、硫氧嘧啶
血小板增多	雌激素、口服避孕药、肾上腺素、头孢菌素类、干扰素、类固醇、普萘洛尔、免疫球蛋白、重组人促红细胞生成素等

3. 病理性变化

1）血小板减少　血小板减少是引起出血的常见原因。常见的表现为不同程度的淤斑、紫癜、黏膜出血、鼻出血、胃肠道、肺部、泌尿生殖道出血。当血小板为$(20～50)\times10^9$/L 时，可轻度出血或手术后出血；血小板低于 20×10^9/L，可引起较严重的出血，有自发出血倾向；血小板低于 5×10^9/L 时，可导致严重的出血。

2）血小板增多　血小板超过 400×10^9/L 时为血小板增多，血小板超过 1000×10^9/L 时有血栓形成的危险。在不明原因的血小板增多患者中，约有 50%为恶性疾病。

病理性血小板减少和增多的原因和临床意义见表 2-56；原发性和继发性血小板增多的鉴别见表 2-57。

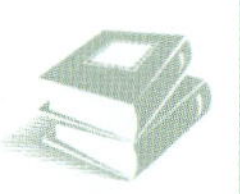

NOTE

表 2-56 病理性血小板减少和增多的原因和临床意义

状态	原因	临床意义
血小板减少	生成障碍	再生障碍性贫血、急性白血病、恶性肿瘤骨髓转移、放射性损伤、巨幼细胞贫血等
	破坏过多	原发性免疫性血小板减少症、脾功能亢进、系统性红斑狼疮等
	消耗过多	弥散性血管内凝血、血栓性血小板减少性紫癜等
	分布异常	脾大(肝硬化、Banti 综合征)、血液被稀释(输入大量的库存血和血浆)等
血小板增多	先天性	新生儿血小板减少症、巨大血小板综合征等
	原发性	慢性粒细胞白血病、原发性血小板增多症、真性红细胞增多症等骨髓增生性疾病
	反应性	急性化脓性感染、大出血、急性溶血、肿瘤等
	其他	外科手术后、脾切除等

表 2-57 原发性和继发性血小板增多的鉴别

状态	原发性	继发性
年龄	20～40 岁,多大于 40 岁	各年龄阶段
病因	干细胞缺陷	反应性
持续时间	2 年以上	数天至数周
脾大	常见	罕见
血小板计数	常大于 1000×10^9/L	常小于 1000×10^9/L
血小板形态	大,形态异常	大,形态正常
血小板功能	减少	正常
并发症	血栓形成、出血(以血栓多见)	罕见

二、血小板形态学检查

在血小板计数的同时,对经 Wright 染色或 Wright-Giemsa 染色的血涂片进行血小板形态、聚集性和分布情况观察,对判断、分析血小板及出凝血相关疾病具有重要意义。以 EDTA 盐抗凝血制作血涂片,其血小板较少聚集,评估血小板的数量和形态优于末梢血。

(一) 正常血小板形态

正常血小板(normal platelet)呈两面微凸的圆盘状,平均直径为 1.5～3 μm;体积较小,刚释放到外周血的新生血小板较成熟血小板体积大。血小板在血涂片上常散在或成簇分布,其形态多数呈圆形、椭圆形或不规则形;Wright 染色后细胞质呈淡蓝色或淡红色,中心有细小、分布均匀、相聚或分散于细胞质中的紫红色颗粒,称为颗粒区,周围有部分细胞质透明,无细胞核(图 2-57、图 2-58)。血小板大小所占比例不一致,巨型为 0.7%～2.0%,大型为 8%～16%,中型为 44%～49%,以中、小型为主。

在抗凝血涂片中,正常血小板呈单个散在分布,不聚集,每油镜视野可见血小板 8～15 个。在血小板聚集功能和数量正常的非抗凝血涂片中,偶见 3～5 个血小板聚集成簇或成团,聚集与散在血小板之比为 20∶1。

(二) 异常血小板形态

1. 大小异常

1) 大血小板(giant platelet) 大血小板直径为 4～7 μm(图 2-59),巨型血小板直径大于 7 μm,常为 7～20 μm,也可大于 20 μm(图 2-60)。其形态可与正常血小板相似,中心区常分布数量不等的嗜天青颗粒,一般散在分布,偶尔紧缩如细胞核,也可融合为大颗粒;巨型血小板外形有些不规则,伴有扇形或星形边缘。健康人偶见大血小板,新生儿和早产儿易见。大血小板常见于血小板减少,如原发性免疫性血小板减少症、血小板无力症、粒细胞白血病、巨大血小板综合征、骨髓增生异常综合征等;或血小板增多,如急性失血、溶血性贫血、手术、脾切除、感染、创伤等,新生血小板增多。

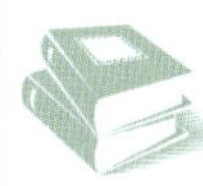
NOTE

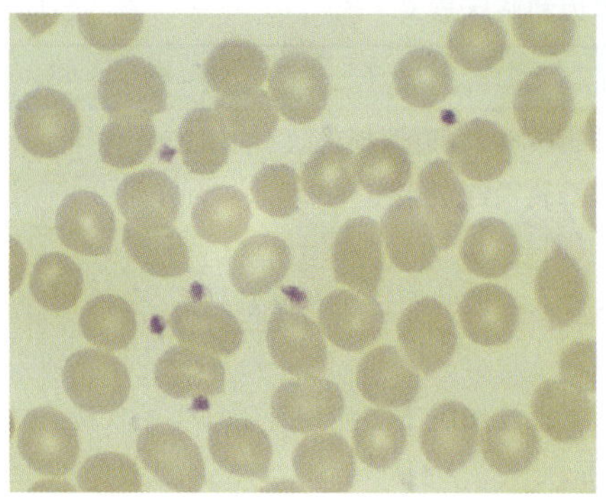

图 2-57 正常血小板形态(抗凝血)

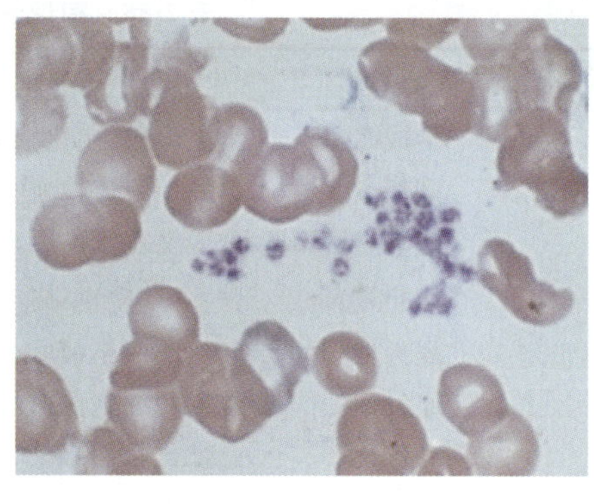

图 2-58 血小板的正常聚集、分布状态(非抗凝血)

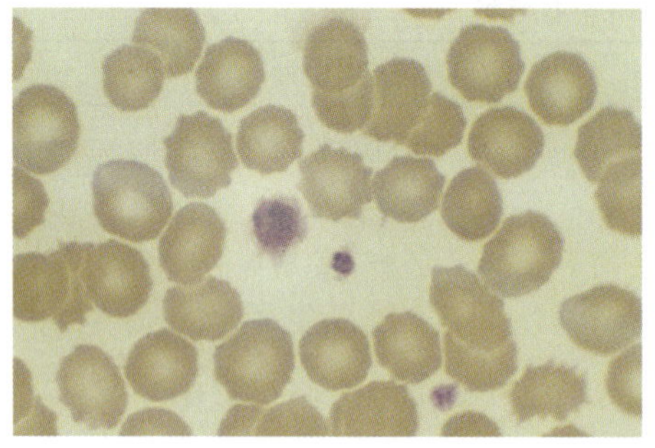

图 2-59 大血小板

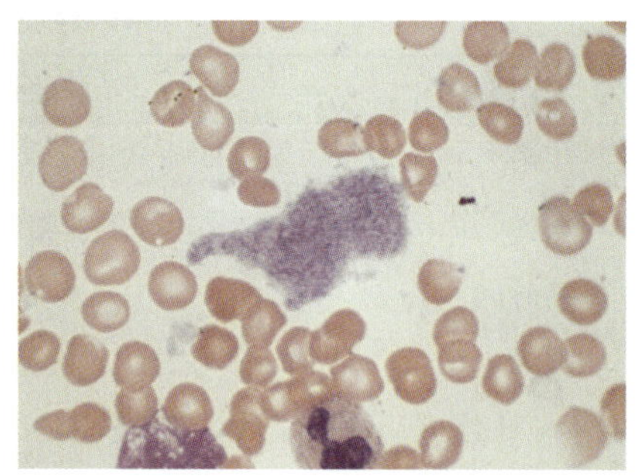

图 2-60 巨型血小板

2) 小血小板(small platelet) 直径小于 1.5 μm,主要见于缺铁性贫血、再生障碍性贫血等骨髓生成不良相关性疾病。

2. 畸形血小板 包括血小板形态异常、血小板颗粒减少或无颗粒和血小板颗粒增多。血小板形态异常可出现杆状、逗点状、蝌蚪状、蛇形和丝状突起等(图 2-61)。健康人畸形血小板偶见,常少于 2%,患骨髓增殖性肿瘤时易大量出现;颗粒减少或无颗粒血小板可见于骨髓生成不良,也可见于采样较差或抗凝血造成的假象。影响血小板形状改变的因素很多,各种形态异常无特异性,因此不规则和畸形血小板超过 10%时才有临床意义。

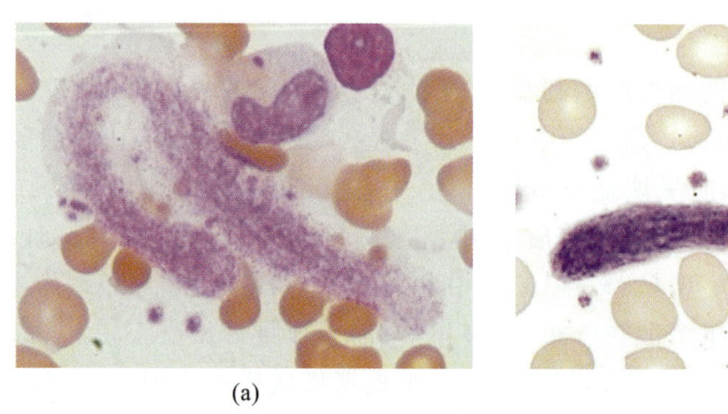

(a) (b)

图 2-61 异常血小板形态

3. 聚集与分布异常 血小板聚集和分布状态可间接反映其功能,也与血小板数量有一定关系。

(1) 血小板片状聚集:原发性血小板增多症(essential thrombocythemia,ET)和血小板增多的慢性髓细胞白血病(chronic myelocytic leukemia,CML),血小板计数往往大于 $1000\times10^9/L$,常大量自发聚集成堆(图 2-62);血小板形态一般正常,但可有巨大型、小型和畸形变。继发性血小板增多症有大量血小板产生时,也可造成血小板大片聚集。

(2) 血小板减少:再生障碍性贫血和原发性免疫性血小板减少症等可引起血小板数量过少,聚集成团的现象明显减弱。

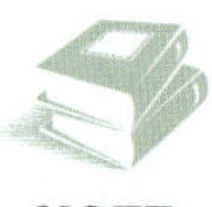

NOTE

(3) 血小板功能异常：血小板无力症患者血小板聚集反应明显降低，在非抗凝血涂片中散在分布，血小板聚集现象少见。

(4) 血小板卫星现象(platelet satellitism)：血小板黏附、围绕在中性粒细胞周围和(或)偶尔黏附于单核细胞周围的现象，偶见于 EDTA 盐抗凝血中(图 2-63)。常因 EDTA 盐依赖的抗血小板表面的 GP Ⅱb/Ⅲa 的 IgG 抗体的作用，血小板与中性粒细胞或单核细胞结合，出现血小板卫星现象。此时，血小板和白细胞的形态和功能都正常，血小板可部分或全部围绕着白细胞，甚至被白细胞吞噬。

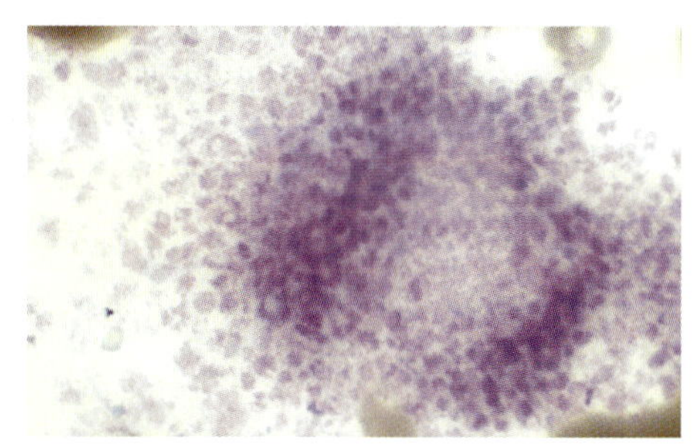

图 2-62　血小板片状聚集

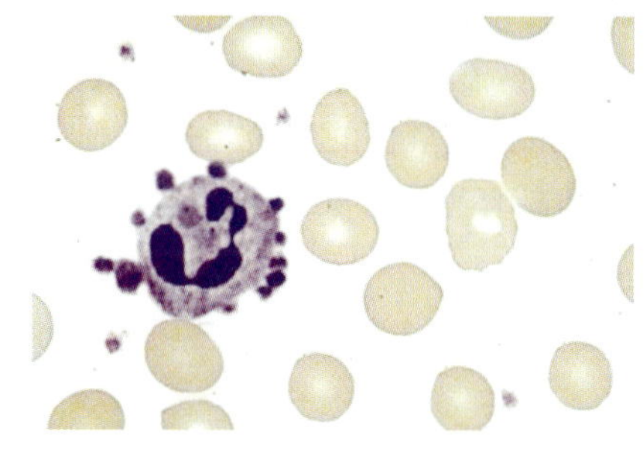

图 2-63　血小板卫星现象

(5) 使用抗凝剂的血小板：在抗凝血涂片中，血小板散在分布，不聚集；而在血小板聚集功能和数量正常的非抗凝血涂片中血小板聚集成簇或成团。因此，可通过非抗凝血涂片来了解血小板聚集功能。采血不畅或高凝状态也可导致血小板聚集。

EDTA 盐等作为抗凝剂的血涂片可出现血小板互相凝集现象。EDTA 盐诱发血小板聚集是临床常见的体外现象，发生率为 0.07%～0.20%。抗凝剂诱发血小板聚集、血小板卫星现象是血液分析仪检测血小板发生假性血小板计数减少的现象。抗凝剂诱发血小板聚集的解决方法：①可采血后不加任何抗凝剂立即稀释，用相差显微镜观察、计数；②也可加入 ACD 或 $MgSO_4$ 等抗凝剂，不仅能使血小板解聚，还能防止血小板聚集；③有时血液保持在 37 ℃也能减少聚集或不发生聚集。④换用不诱发血小板聚集的抗凝剂抗凝全血重新计数血小板。

(冷　平)

小　结

血液一般检验是指血液检验项目中最基础和最常用的检验。过去主要包括红细胞计数、白细胞计数、血红蛋白浓度的测定、白细胞分类计数 4 个项目，现阶段由于血液分析仪检验的普及，加之其检测参数较多，故目前血液一般检验主要包括红细胞、白细胞和血小板参数等，项目可达 20 余项，有的甚至更多。血涂片中红细胞形态学检查和血细胞比容常作为贫血诊断和鉴别诊断的指标。红细胞计数检测方法有显微镜计数法和血液分析仪法两种，血液分析仪法因操作便捷、效率高、重复性好、精密度高、检测参数多等优点而广泛应用于临床；显微镜计数法操作烦琐、费时，不适合临床大规模标本的筛查，但是常常用于血液分析仪异常检查结果的复查。ICSH 推荐氰化高铁血红蛋白测定法作为血红蛋白测定参考方法。异常红细胞检查有重要的临床意义，血涂片中出现异常形态红细胞且数量增多，常常提示存在病理性改变。WHO 推荐微量离心法作为血细胞比容测定的常规方法。红细胞平均指数有助于深入认识红细胞的形态特征，为贫血的形态学分类和鉴别诊断提供重要线索；网织红细胞是介于晚幼红细胞和成熟红细胞之间的过渡细胞，是反映骨髓造血功能的重要指标，网织红细胞相关参数的研究较多，应了解其最新进展。红细胞沉降率是一项传统且应用较广的指标，主要用于病情和疗效的动态观察。

外周血白细胞计数、白细胞分类计数和白细胞形态学检查，是疾病诊断、鉴别诊断、疗效评价及判断预后的基本指标。白细胞计数的方法有显微镜计数法和血液分析仪法。显微镜计数法是白细胞计数的传统方法，其准确性关键在于操作者是否严格遵守操作规程，熟练操作技术，并掌握误差规律，把误差控制在最低范围内；血液分析仪法是目前临床上广泛应用的常规筛检方法，其操作简单，检测速度快，效率

NOTE

高，重复性好，易于标准化。白细胞分类计数的方法有显微镜分类计数法和血液分析仪法，显微镜分类计数法是参考方法；血液分析仪法是白细胞分类计数筛检的首选方法。显微镜分类计数法是对经过染色的血涂片，根据染色后各类白细胞形态特点计数出各类白细胞的百分率，是经典方法；中性粒细胞形态学变化主要有毒性改变和核象变化，淋巴细胞形态学变化主要有异型淋巴细胞和具有卫星核的淋巴细胞，其形态学变化具有重要的临床意义。

血小板由骨髓巨核细胞产生，具有维持血管内皮的完整性和黏附、聚集、释放、血块收缩及促凝等功能，参与生理性止血。血小板计数常用血液分析仪法筛检，血小板计数的影响因素较多，当血小板数量明显异常时，需手工法复查血小板数量和（或）复查血涂片，在血小板计数的同时，对经 Wright 染色或 Wright-Giemsa 染色的血涂片进行血小板形态、聚集性和分布情况观察，对判断、分析血小板及出凝血相关疾病具有重要意义。

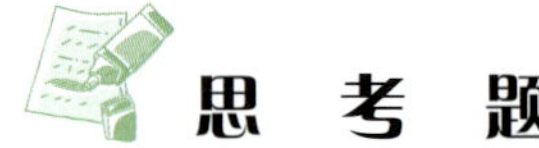

思考题

1. 红细胞计数的方法有哪些？各有什么优缺点？
2. 血红蛋白测定的方法有哪些？如何评价血红蛋白测定方法？
3. 简述红细胞和血红蛋白的生理变化。
4. 常见的异常红细胞形态有哪些？其形成机制如何？与哪些疾病有关（试举 2～3 例）？造成红细胞形态异常的人为因素有哪些？
5. 血细胞比容测定方法有哪些？其原理是什么？血细胞比容测定的临床意义是什么？
6. 如何依据红细胞平均指数进行贫血的形态学分类？
7. 什么是网织红细胞？网织红细胞检测的临床意义有哪些？
8. 红细胞沉降率测定的影响因素有哪些？
9. 如何保证白细胞显微镜计数法结果的准确性？
10. 白细胞显微镜计数法中，如何纠正有核红细胞对计数结果的影响？
11. 白细胞分类计数时如遇到幼稚或异常的红细胞、白细胞，如何进行结果报告？
12. 如何保证嗜酸性粒细胞直接计数法结果的准确性？
13. 试述嗜酸性粒细胞直接计数法常用稀释液的种类及其组分的各自作用。
14. 简述中毒颗粒、异型淋巴细胞的定义，并试述其形态特点。
15. 简述核左移、核右移是如何定义的，并简述其临床意义。
16. 血小板计数的质量保证有哪些？
17. 如何评价血小板计数方法？

NOTE

第三章　血液其他检验

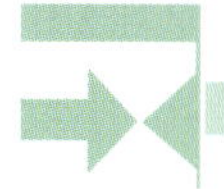

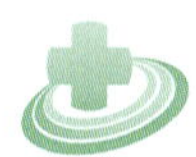

学习目标

1. 掌握　血栓和止血常用筛检试验的检测方法及原理、参考区间；血型、正向定型、反向定型及交叉配血的概念，ABO 血型鉴定、Rh 血型鉴定、ABO 交叉配血的方法与原理。

2. 熟悉　血栓和止血常用筛检试验的方法学评价、质量保证、临床意义；血型鉴定与交叉配血的操作要点、方法学评价、质量保证，血型亚型的种类、检查方法和临床意义。

3. 了解　血栓和止血常用筛检试验的临床应用；血型的发现、血型与输血的发展史，白细胞和血小板血型的概念、检查方法和临床应用。

案例导入

某幼儿，男，3 岁，6 h 前额头不慎碰伤，出现血肿，约半个乒乓球大小，幼儿舅舅经常出现血肿。查体：发育正常，轻度贫血貌，皮肤无出血点，心肺(一)，腹软，肝脾未及，其余无异常发现。凝血功能检查：PT 12.0 s(11～14.3 s)，APTT 63.0 s(31.5～43.5 s)，TT 15.3 s(14～20 s)，FIB 3.65 g/L(2～4 g/L)。

请问该幼儿可能为以下哪种异常？

1. FⅦ、FⅤ、FⅡ、FⅠ缺陷。
2. FⅧ、FⅨ、FⅪ、FⅫ缺陷。
3. FⅧ、FⅨ缺陷。
4. 肝素、类肝素抗凝物质增多。

第一节　血栓与止血一般检查

止血是机体对血管损伤发生的生理反应。机体的生理性止血机制：①血管壁和血小板的止血(一期止血)；②凝血因子和抗凝蛋白的止血(二期止血)；③纤溶系统的溶栓作用。在病理情况下，机体正常的凝血、抗凝血及纤溶功能动态平衡失调，导致出血和血栓形成，涉及的主要因素有血管壁、血小板、凝血因子、抗凝蛋白、纤溶成分和血流状态，任何一种或多种因素异常都可能引起出血性或血栓性疾病。若凝血功能亢进、抗凝血和纤溶功能减退，临床上出现血栓性疾病(血栓前状态和(或)血栓)；若凝血功能减退，抗凝血和纤溶功能亢进，则会引起低凝状态或出血，临床上出现出血性疾病。有关血栓与止血的相关理论及作用机制很复杂，将在《临床血液学检验技术》中详细叙述。

一、常用筛检试验

(一) 出血时间测定

出血时间(bleeding time，BT)指在特定条件下，将皮肤毛细血管刺破后，血液自然流出到自然停止所需的时间。BT 主要反映皮肤毛细血管与血小板之间的相互作用，包括血小板的数量和功能、皮肤毛细血管的结构完整性和收缩功能、血管内皮细胞功能和血管周围结缔组织成分。凝血因子含量及活性

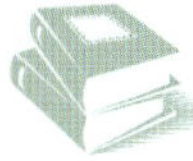

作用对 BT 影响较小。

【检测方法及原理】出血时间测定器(template bleeding time，TBT)法、IVY 法、Duke 法，其方法和检测原理见表 3-1。

表 3-1 BT 测定方法和检测原理

方法	检测原理
TBT 法	用标准的出血时间测定器在前臂上造成一个“标准”创口，记录血液流出到自然停止所需的时间
IVY 法	血压计缚于测定上肢的上臂，施加压力后，以柳叶刀代替出血时间测定器，记录血液流出到自然停止所需的时间
Duke 法	针刺耳垂，记录血液流出到自然停止所需的时间

【方法学评价】BT 测定目前推荐使用 TBT 法，传统方法是 Duke 法和 IVY 法，其方法学评价见表 3-2。

表 3-2 BT 测定方法学评价

方法	方法学评价
TBT 法	推荐方法。能使皮肤切口的长度、深度恒定，重复性好、灵敏度高，有利于检出血管壁及血小板质和量的缺陷。根据需要，不同型号的测定器可做不同长度和深度的标准切口，适用于不同年龄的患者，TBT 法因导致受检者永久性瘢痕，不易被接受，可用 vWF 测定代替
IVY 法	传统方法。但因切口深度、长度未能标准化，故重复性不如在其基础上改进后的 TBT 法，已趋向淘汰
Duke 法	传统方法。在耳垂采血，操作简便，但操作难以标准化，且灵敏度差，故已淘汰

【质量保证】

(1) 检测前 1 周内不能用抗血小板药物，如阿司匹林等，以免影响结果。

(2) 不同年龄应选择不同类型的出血时间测定器。新生儿型切口为 0.5 mm×2.5 mm，儿童型切口为 0.1 mm×3.5 mm，成人型切口为 1.0 mm×5.0 mm。

(3) 检测应在 25 ℃左右的室内进行，要保证穿刺部位温度恒定。

(4) 穿刺时应避开浅表静脉、瘢痕及病变皮肤。刀片切口方向应与前臂平行，以保证伤口与神经走向一致。

(5) 血液应自然流出，滤纸吸去流出的血液时，避免和伤口接触，更不能挤压伤口。

【参考区间】TBT 法：(6.9±2.1) min。

【临床意义】BT 变化的可能机制及常见疾病见表 3-3。

表 3-3 BT 变化的可能机制及常见疾病

BT 变化	可能机制	常见疾病
BT 延长	血小板数量异常	①原发性和继发性血小板减少症；②血小板增多症，如原发性血小板增多症
	血小板功能缺陷	先天性和获得性血小板病，如血小板无力症、巨大血小板综合征、药物引起的血小板病
	血浆某些凝血因子严重缺乏	如血管性血友病(vWD)、弥散性血管内凝血(DIC)；如凝血因子Ⅱ、Ⅴ、Ⅷ、Ⅸ或纤维蛋白原严重缺乏
BT 缩短		主要见于某些严重的血栓性疾病

(二) 血小板计数

血小板计数是血栓与止血常用的筛检试验之一，具体内容见第二章第三节。

(三) 血浆凝血酶原时间测定

NOTE

凝血酶原时间(prothrombin time，PT)测定是外源性凝血系统常用的筛选试验，反映外源性凝血途径和共同途径凝血因子、相关因子的抑制物是否异常。PT 也是监测口服抗凝剂常用的指标。

【检测方法及原理】常用的方法是凝固法。在受检血浆中加入足够量的含钙组织凝血活酶,使凝血酶原转变为凝血酶,凝血酶水解纤维蛋白原转变为纤维蛋白,观察血浆开始凝固所需的时间。

从加钙到血浆开始凝固,一次完成测定,为一步凝固法,由 Quick 在 1935 年创建。PT 测定现大多使用血液凝固分析仪(简称血凝仪)。血凝仪会连续记录血浆凝固过程中一系列变化(如光、电、机械运动等),并将这些变化转化为数据,用计算机收集、处理后得出检测结果。血凝仪 PT 测定的方法和检测原理见表 3-4。

表 3-4 血凝仪 PT 测定的方法和检测原理

方法	检测原理
光学法	根据血液凝固导致光强度的变化来判断血浆凝固终点,可分为散射光比浊法和透射光比浊法。反应杯中的血浆在凝固过程中,纤维蛋白原逐渐变成纤维蛋白,血浆浊度随之发生变化,当一束光通过反应杯时,其透射光或散射光的强度也会随之改变,根据光强度的变化判断血浆凝固终点
电流法	待检血浆中的纤维蛋白具有导电性,将电极插入待检血浆中,利用两电极之间瞬间电路连通情况来判断是否有纤维蛋白形成,以此判断血浆凝固终点
磁珠法	又称黏度法。采用磁感应原理,即在待测血浆中加入小磁珠,反应杯两侧独立的线圈交替产生电磁场,使反应杯中小磁珠在恒定的血浆黏度中保持恒定的摆幅运动;采用电磁式传感器检测小磁珠相对的振荡幅度,当血液凝固时,黏稠度增加,正在磁场中摆动的小磁珠摆动幅度减弱,以此判断血浆凝固终点

【方法学评价】血凝仪测定 PT 操作简便、快速,试剂、标准品、质控品均有配套来源,保证了试验结果准确且重复性好。目前常采用光学法和磁珠法。半自动仪器法存在标本交叉污染的缺点,全自动仪器法克服了半自动仪器法的不足之处,使检测更加精确、快速、灵敏与方便。

【质量保证】血液标本采集和处理、抗凝剂用量、仪器和试剂、检测温度以及报告方法等因素均对 PT 的检测结果产生影响。因此,PT 检测结果的准确性依赖于全面的质量保证。

1. 检测前 包括患者的准备、血液标本采集和处理、抗凝种类、标本保存、标本转运等方面,其要求见表 3-5。

表 3-5 PT 等止凝血试验对标本的要求

项目	要求
患者的准备	应停服影响止凝血试验的药物至少 1 周
抗凝剂	ICSH 推荐使用的抗凝剂为 0.109 mmol/L 枸橼酸钠溶液,与血液的体积比为 1∶9
容器	真空采血管、塑料注射器、硅化玻璃管或塑料管
标本采血	要避免启动凝血系统、血液凝固、标本溶血。止血带使用时间不能超过 60 s,采血需顺利,采血后立即轻轻颠倒混匀 5～8 次
标本处理	以 2000g～2500g,离心 15 min,分离乏血小板血浆,并在 2 h 内完成试验
标本的保存与运送	标本采集后及时送检。血浆在 4 ℃保存不应超过 4 h

2. 检测中

1) 测定 须按仪器规范操作要求进行,不能随意改变测定条件;不同仪器、不同凝固法的终点判断原理不一,应建立各自的参考区间。必须同时按相同方法测定正常对照血浆。

2) 组织凝血活酶(thromboplastin)试剂质量 组织凝血活酶试剂质量是影响 PT 测定准确性最重要的因素之一。组织凝血活酶可来自组织抽提物(含丰富的凝血活酶、组织因子和磷脂);现也用纯化的重组组织因子(r-TF)加磷脂作为试剂,r-TF 比组织抽提物对 FⅡ、FⅦ、FⅩ灵敏度更高。由于组织凝血活酶的来源、制备方法不同,各实验室之间、每批试剂之间 PT 测定结果的差异较大,可比性较差,特别是对口服抗凝剂患者治疗效果的观察影响更大。因此,必须使用已标明国际敏感指数(international sensitivity index,ISI)的试剂。

NOTE

3) ISI 和国际标准化比值(international normalized ratio，INR)　不同的组织凝血活酶测同一标本的 PT 具有室间、室内的不可比性，但研究发现，用任一已知 ISI 的试剂测同一标本所得凝血酶原比率(prothrombin rate，PTR)的常数次方(常数为 ISI)是一定值，这一定值即为 INR。ISI 表示凝血活酶制品与组织凝血活酶国际参考品的灵敏度对比关系。不同组织凝血活酶对凝血因子的敏感性不同，为了使不同敏感性的组织凝血活酶在测定 PT 中能得到同一稳定结果，WHO 提出以人脑凝血活酶 67/40 批号作为标准品标定不同来源组织凝血活酶的参考品，并以 ISI 表示各种制剂与 67/40 之间的相互关系。以 67/40 为原始参考品，其 ISI 为 1.0，ISI 越接近 1.0，表示试剂越灵敏。现用的单一组织凝血活酶国际参考品是组织提取物生理盐水制剂 BCT/253(人脑或胎盘制剂)及 RBT/79(兔和兔-猴组织混合制剂)，复合组织凝血活酶国际参考品是组织提取物生理盐水制剂加入适量的纤维蛋白原、Ⅴ因子、氯化钙，如 OBT/79(牛组织制剂)。其他组织凝血活酶 ISI 必须按照新的参考品 ISI 进行标定。

1985 年 ICSH 和 ICTH 推荐以 PT 监测口服抗凝剂的报告方式为 INR。INR 计算公式为

$$INR=(\text{患者血浆 PT}/\text{健康人混合冻干血浆 PT})^{ISI}$$

知识链接

以 PT 监测口服抗凝剂使用 INR 报告的原因

同一标本 PT 可因不同检测试剂中组织凝血活酶 ISI 的差异造成实验室之间结果的不同，故以 PT 检测结果指导临床口服抗凝剂患者用药会因 PT 的差异给临床造成诸多困惑。因此应该寻找无差异的检测指标替代之。之后有研究者发现，用一种试剂测定一个标本所得 PTR 的对数值(lgPTR)总是和另一试剂测定同一标本 PTR 的对数值呈线性相关，即 $\alpha \lg PTR1=\beta \lg PTR2$，进行数学逻辑转换即得 $\lg PTR1^{\alpha}=\lg PTR2^{\beta}$，故有 $PTR1^{\alpha}=PTR2^{\beta}$。事实上 α、β 是与试剂有关的常数即 ISI。从公式 $PTR1^{\alpha}=PTR2^{\beta}$ 可以推出，用任一试剂测同一标本，所得 PTR 的与试剂有关的常数(α、β)次方总是为一定值，即 PTR^{ISI}＝定值，这一“定值”实质上就是国际标准化比值(INR)，即 $PTR^{ISI}=INR$。故组织凝血活酶敏感指数国际化、标准化后用于 PT 测定以监测口服抗凝剂使用剂量且以 INR 形式报告监测结果时，可避免各实验室之间因组织凝血活酶质量不一造成的 PT 的差异，使监测结果统一规范，各医院结果可互用。

4) PT 正常对照血浆　WHO 等国际权威机构要求，每次(每批)PT 正常对照血浆必须是选择健康男性和女性各 10 名以上，年龄在 18～45 岁，需排除妊娠、月经期、哺乳期和口服避孕药的女性。采取的血浆冰冻干燥保存或－80 ℃保存。目前，商品化参考血浆常用 100 名健康男女各半的混合血浆作为对照用的标准血浆。

5) 室内质控(IQC)及室间质评(EQA)　①室内质控：在操作规范、仪器运行稳定和使用标准试剂的条件下，对质控品(正常值和高值)进行 20 次以上测定，计算测定结果的均值及标准差绘制质控图，应将标本和质控品同时测定，以反映测定结果的准确性。②室间质评：通过参加 EQA 以确保不同实验室或不同方法之间测定结果具有可比性，可作为评价实验室检测质量的客观证据。

3. 检测后　由于试剂质量的不同，各实验室检测结果可能不一，同一实验室应尽可能地使用统一质量标准的试剂，更换试剂后 PT 结果出现较大差异时，应积极沟通临床。

PT 报告方式：PT(s)、PTR、INR、凝血酶原活动度(prothrombin activity，PTA)。PT 报告方式及评价见表 3-6。

表 3-6　PT 报告方式及评价

报告方式	评价
PT/s	须使用的报告方式。试剂不同，测定结果差异大，需同时报告正常对照血浆 PT
PTR	PTR＝患者血浆 PT/正常对照血浆 PT，现已少用
INR	当用于监测口服抗凝剂用量时，应使用的报告方式

NOTE

续表

报告方式	评价
PTA	患者血浆相当于正常对照血浆凝固活性的百分率，可用于评估肝受损程度

【参考区间】①PT：成人 11～13 s，超过正常值 3 s 为异常。②PTR：成人 0.85～1.15。③INR：因 ISI 不同而异。④PTA：70%～130%。每个实验室应建立所用测定方法相应的参考区间。

【临床意义】

1. PT 延长 常见于：①先天性凝血因子 FⅡ、FⅤ、FⅦ、FⅩ降低以及低(或无)纤维蛋白原血症；②获得性凝血因子缺乏，如肝脏疾病、DIC、原发性纤溶亢进、维生素 K 缺乏；③血液循环抗凝物质增多，如肝素，纤维蛋白(原)降解产物，抗凝血因子 FⅡ、FⅤ、FⅦ、FⅩ抗体。

2. PT 缩短 常见于：①先天性凝血因子 FⅤ增多；②DIC 早期(高凝状态)；③口服避孕药；④其他血栓前状态及血栓性疾病。

3. 口服抗凝剂的监测 在服用口服抗凝剂时，PT(s)应维持在正常对照血浆的 1.5～2.0 倍，INR 在 2.0～3.0 为最佳。

(四) 活化部分凝血活酶时间测定

活化部分凝血活酶时间(activated partial thromboplastin time，APTT)是内源性凝血系统常用的筛检试验，反映内源性凝血途径和共同途径凝血因子、血液中抗凝物质是否异常。APTT 也是肝素抗凝治疗以及狼疮抗凝物质检测的主要手段。

【检测方法及原理】常用的检测方法是凝固法。在 37 ℃条件下，在待检血浆中加入足量的活化接触因子激活剂(白陶土、鞣化酸等)和部分凝血活酶(代替血小板的磷脂)，再加入适量的钙离子，观察乏血小板血浆凝固所需的时间，即为 APTT。

【方法学评价】与 PT 试验相同

【质量保证】

1. 检测前 与 PT 试验相同。注意冷冻血浆可降低 APTT 对狼疮抗凝物质、FⅫ及 FⅪ等缺乏的灵敏度。

2. 检测中 室内质控与 PT 相同。本试验的准确性首先取决于部分凝血活酶试剂的质量，APTT 检测过程所用的激活剂不同以及部分凝血活酶来源和制备方法不同，均可影响其测定结果。

1) 激活剂 常用的激活剂：①对凝血因子相对灵敏的白陶土，此时 APTT 又称为 KPTT；②硅藻土对肝素相对灵敏；③鞣化酸对狼疮抗凝物质相对灵敏。即使是同一种激活剂，其质量也可有很大不同。APTT 最早是用玻璃试管激活接触因子，后来又加入高质量的激活剂，使激活作用更迅速，从而在一定程度上消除了接触激活的差异。

2) 部分凝血活酶(磷脂部分) 主要来源于兔脑组织(脑磷脂)。不同制剂质量不同，一般选用对 FⅧ、FⅨ、FⅪ在血浆浓度为 200～250 U/L 时灵敏的试剂。

3. 检测后 与 PT 试验相同。

【参考区间】25～35 s，超过正常对照血浆值 10 s 为异常。由于使用不同的 APTT 试剂，检测结果有差异，每个实验室须建立相应的参考区间。

【临床意义】APTT 是内源性凝血因子缺乏最可靠的筛检试验，主要用于发现轻型的血友病，虽可检出 FⅧ：C 水平低于 25%的 A 型血友病，但对于亚临床型血友病(FⅧ：C 水平高于 25%)和血友病携带者灵敏度欠佳。

1. APTT 延长 常见于：①内源性凝血途径相关因子 FⅧ、FⅨ、FⅪ水平降低，如 A、B 型血友病及 FⅪ缺乏症和 vWD。②病理性或生理性抗凝物质增多，如抗 FⅧ、FⅨ抗体及狼疮抗凝物质、类肝素抗凝物质增多。③血中抗凝物质如凝血因子抑制物或肝素水平增高时，当凝血酶原、纤维蛋白原及 FⅤ、FⅩ缺乏时 APTT 可延长。④肝病、DIC、大量输入库存血等 APTT 也可延长。

2. APTT 缩短 见于 DIC、血栓前状态及血栓性疾病。

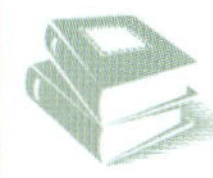

NOTE

3. 肝素治疗监测 APTT 对血浆肝素的浓度较敏感，是目前广泛应用的实验室检测指标。一般在肝素治疗期间，APTT 维持在正常对照血浆值的 1.5～3.0 倍为宜。

（五）凝血酶时间测定

凝血酶时间(thrombin time，TT)是凝血酶使纤维蛋白原转变为纤维蛋白所需要的时间，反映了血浆中纤维蛋白原含量、功能是否异常以及血液中是否存在病理性循环抗凝物质(肝素样抗凝物质、纤维蛋白(原)降解产物等)。

【检测方法及原理】在乏血小板血浆中加入一定量"标准化"的凝血酶试剂后，发生血浆凝固所需的时间称为 TT。

【方法学评价】与 PT 相同。

【质量保证】与 PT 相同。

【参考区间】16～18 s，超过正常对照血浆值 3 s 以上为异常。由于试剂中凝血酶浓度的不同，检测结果存在差异，每个实验室须建立相应的参考区间。

【临床意义】

1. TT 延长 常见于：①低(无)纤维蛋白原血症和异常纤维蛋白原血症(分子结构异常)，严重肝病可导致纤维蛋白原减少，TT 延长；②原发性或继发性纤溶亢进(如 DIC)时，产生大量纤维蛋白(原)降解产物，可干扰纤维蛋白聚合；③血浆肝素样抗凝物质增多，如肝素治疗、肿瘤和系统性红斑狼疮等。

2. 较好的治疗效果时 血栓性疾病溶栓治疗时，导致纤维蛋白(原)降解产物浓度增高和纤维蛋白原浓度减低，一般 TT 延长至参考区间的 1.5～2.5 倍时，可达到较好的治疗效果。

3. TT 缩短 见于血栓前状态及血栓性疾病。

（六）纤维蛋白原测定

纤维蛋白原(fibrinogen，FIB)的浓度降低或功能异常均可致凝血障碍。

【检测方法及原理】检测方法大体上分三大类：①形成纤维蛋白的方法(如 Clauss 法、PT 衍生法等)；②物理、化学测定法(如热沉淀比浊法、双缩脲法等)；③免疫学测定法(如酶联免疫法、免疫比浊法等)。目前常用的方法有 Clauss 法、PT 衍生法等，其检测方法及原理见表 3-7。

表 3-7 纤维蛋白原检测方法及原理

方法	检测原理
Clauss 法	即凝血酶法。在待检稀释血浆中加入足量的凝血酶，血浆即凝固，血浆凝固时间与纤维蛋白原的浓度呈负相关，以纤维蛋白原浓度一定的国际标准品为参比血浆制作标准曲线，通过标准曲线可获得纤维蛋白原的浓度
PT 衍生法	基于 PT 反应曲线差值来确定纤维蛋白原浓度的方法。在仪器法完成测定 PT 时，纤维蛋白原全部变成纤维蛋白，其浊度与纤维蛋白原的浓度成正比，因此，无须加凝血酶，即可采用终点法或速率法换算出纤维蛋白原的浓度

【方法学评价】纤维蛋白原检测的方法学评价见表 3-8。

表 3-8 纤维蛋白原检测的方法学评价

方法	方法学评价
Clauss 法	WHO 推荐的参考方法，为纤维蛋白原功能检测方法，操作简单，特异性较好
PT 衍生法	操作简单，成本低，精密度高，纤维蛋白原浓度降低时，结果可能偏高；主要适用于健康人群或纤维蛋白原浓度正常的人群
物理、化学测定法	此类方法多数简单、快速，特别适用于急诊检验。但精密度较差，特异性不强，所测的除了有功能的纤维蛋白原，可能还包括降解产物和(或)其他蛋白，有的已趋向淘汰
免疫学测定法	大部分方法比较简便，但所测的不仅是有功能的纤维蛋白原，可能包括它的降解产物(因为有共同抗原)，也可能包括异常纤维蛋白原(由于基因突变所产生的一类无功能的纤维蛋白原)

NOTE

【质量保证】

(1) 纤维蛋白原参比血浆应同时与待检血浆平行测定，以保证测定结果的可靠性。

(2) 当 Clauss 法测定结果超过其检测线性时，必须改变稀释度，并重新测定，才能保证结果的准确性。

(3) 标本中存在异常纤维蛋白原、纤维蛋白(原)降解产物和类肝素抗凝物质等时，可使 Clauss 法检测结果假性降低或测不出，需用其他方法(如 PT 衍生法)复查。

(4) PT 衍生法检测结果可疑，如结果过高或过低时，采用 Clauss 法复查。

【参考区间】成人：2～4 g/L。

【临床意义】纤维蛋白原是一种急性时相反应蛋白，其浓度增高可能是一种非特异性反应。纤维蛋白原浓度增高及降低常见临床意义见表 3-9。

表 3-9 纤维蛋白原浓度增高及降低常见临床意义

纤维蛋白原浓度变化	临床意义
增高	感染：毒血症、肺炎、亚急性细菌性内膜炎等
	无菌炎症：肾病综合征、风湿热、风湿性关节炎等
	血栓前状态与血栓性疾病：糖尿病、急性心肌梗死等
	恶性肿瘤
	外伤、烧伤、外科手术、放射治疗后
	其他，如妊娠晚期、妊娠期高血压综合征等
降低	原发性纤维蛋白原减少或结构异常：低(或无)纤维蛋白原血症、异常纤维蛋白原血症等
	继发性纤维蛋白原减少：DIC 晚期、纤溶亢进、重症肝炎、肝硬化等

(七) 纤维蛋白(原)降解产物测定

纤维蛋白原、纤维蛋白(可溶性纤维蛋白、交联纤维蛋白)可被纤溶酶降解，分别生成纤维蛋白原降解产物(fibrinogen degradation products，FgDP)、纤维蛋白降解产物(fibrin degradation products，FbDP)。FgDP 和 FbDP 统称为纤维蛋白(原)降解产物(FDPs)。血浆或血清中 FDPs 增多，间接反映纤溶活性亢进，可作为纤溶活性的筛查指标之一，具有较高的灵敏度，但不能鉴别原发性纤溶亢进和继发性纤溶亢进。

【检测方法及原理】常用检测方法有胶乳凝集法、酶联免疫吸附试验(ELISA)法、胶体金免疫渗透试验(colloid gold immunofiltration assay，CGIFA)法、胶乳增强免疫透射比浊法(latex-enhanced immunoturbidimetric assay，LETID)法，其检测方法及原理见表 3-10。

表 3-10 FDPs 检测方法及原理

方法	检测原理
胶乳凝集法	待检血浆中的 FDPs 与包被在乳胶颗粒上的抗 FDPs 单克隆抗体(简称单抗)发生反应，若血浆中 FDPs 的浓度超过或等于 5 mg/L，出现肉眼可见的凝集为阳性
ELISA 法	FDPs 与包被在固相载体上的抗 FDPs 单抗发生抗原-抗体反应，与后加入的酶标记的抗 FDPs 抗体形成抗体-抗原-酶标抗体复合物，加入底物显色，颜色的深浅与血浆 FDPs 浓度成正比
CGIFA 法	待检血浆加在包被了 McAb 的滤过膜上，FDPs 与 McAb 特异结合后滞留在滤过膜上，再加入用胶体金标记的 McAb，形成抗体-抗原-金标抗体复合物，形成紫红色沉淀，颜色的深浅与血浆中 FDPs 浓度成正比
LETID 法	在待检血浆中加入包被了 FDPs 的单抗胶乳颗粒悬液，后者与 FDPs 结合后发生凝集，溶液浊度改变导致透射光发生改变，根据吸光度变化，利用标准曲线可计算出 FDPs 的浓度

【方法学评价】FDPs 检测的方法学评价见表 3-11。

NOTE

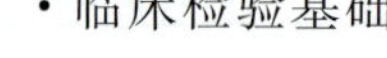

表 3-11 FDPs 检测的方法学评价

方法	方法学评价
胶乳凝集法	操作简便、快速，可以进行半定量，适合于少量标本测定，目前常用的方法
ELISA 法	灵敏度高、定量准确，但操作较复杂，费时，影响因素较多，不适合急诊使用
CGIFA 法	灵敏度高、快速，但易受到颗粒状物质(红细胞、血小板、脂质等)、类风湿因子、肝素等影响，特异性不高
LETID 法	操作简便、快速、定量准确并可同时满足大批量标本与急诊标本的检测需要，易于质控，已广泛用于临床。但需要全自动凝血仪，成本较高，在一般基层实验室尚难普及

【质量保证】

(1) 选用方法和试剂不同，其检测结果存在差异。因此，每个实验室必须建立相应的参考区间。在检测过程中同时检测配套质控品。

(2) 胶乳凝集试验血浆中存在高浓度的类风湿因子时，可致假阳性。

(3) LETID 法结果超出线性范围时，需要稀释后重新测定，结果乘以稀释倍数。

【参考区间】定性试验(胶乳凝集法)：阴性。定量试验(LETID 法)：血清 FDPs＜10 mg/L，血浆 FDPs＜5 mg/L。

【临床意义】

1. FDPs 阳性或浓度轻度增高 常见于急性静脉血栓、急性心肌梗死、严重肺炎、大手术后、恶性肿瘤和休克等。

2. FDPs 浓度明显增高 见于原发性纤溶亢进症、DIC、急性早幼粒细胞白血病及溶栓治疗等。

(八) 血浆 D-二聚体测定

血浆 D-二聚体(D-dimer，D-D)是交联纤维蛋白降解产物之一，为继发性纤溶亢进特有代谢产物，可作为原发性与继发性纤溶鉴别的可靠指标，也可作为溶栓治疗有效的观察指标。

【检测方法及原理】常用的检测方法有胶乳凝集法、ELISA 法、LETID 法、CGIFA 法等，其检测方法及原理同 FDPs，不同的是所用抗体为抗人 D-二聚体 McAb。

【方法学评价】与 FDPs 相同，CGIFA 法简便快速。

【质量保证】

(1) 选用方法和试剂不同，其检测结果存在差异。因此，每个实验室必须建立相应的参考区间。在检测过程中同时检测配套质控品。

(2) LETID 法结果超出线性范围时，需要稀释后重新测定，结果乘以稀释倍数。

【参考区间】定性试验(胶乳凝集法)：阴性。定量试验(LETID 法)：D-D 0.02～0.4 mg/L。D-D＞0.5 mg/L 有临床意义。

【临床意义】健康人血液中 D-D 浓度很低，在血栓前状态与血栓性疾病、继发性纤溶亢进时 D-D 浓度显著增高。D-D 是 DIC 诊断中特异性较强的指标，并在排除血栓形成中有重要价值。

1. D-D 浓度增高 DIC、深静脉血栓、肺栓塞、脑梗死、心肌梗死、严重的肝病、慢性肾病、急性白血病等。D-D 是诊断深静脉血栓和肺栓塞的主要筛检指标之一，当 D-D 阴性时，可排除深静脉血栓和肺栓塞。

2. 鉴别原发性和继发性纤溶亢进 原发性纤溶亢进(primary hyperfibrinolysis)指某些病理条件(体外循环、创伤、手术等)使血液中纤溶酶原活化剂增多或纤溶抑制物减少，纤溶酶活性增加或相对增加，发生纤维蛋白原降解的现象。继发性纤溶亢进(secondary hyperfibrinolysis)指原发病引起的局部凝血或 DIC 时引发的纤溶亢进。继发性纤溶亢进时纤溶酶主要作用底物是交联纤维蛋白，故 D-D 浓度显著增高，而原发性纤溶亢进一般不增高。FDPs 和 D-D 联合测定有利于提高 DIC 诊断的灵敏度和特异性(可达 95%以上)，尤其是对早期 DIC 的诊断意义更大。原发性纤溶亢进时，由于无血栓形成，仅有血浆 FDPs 浓度增高，D-D 浓度一般不增高。

NOTE

3. 溶栓治疗监测 深静脉血栓溶栓治疗有效后，血浆 D-D 浓度在溶栓 2 天内增高。

二、血栓与止血常用筛检试验的临床应用

(一) 止血缺陷的筛检

1. 一期止血缺陷筛检试验的应用 一期止血缺陷是指血管壁和血小板异常所引起的止血功能缺陷。临床出现不同程度的出血时，其筛检试验在临床应用时可分为以下四种情况，见表 3-12。

表 3-12 一期止血缺陷筛检试验及其临床应用

筛检试验结果	临床应用
BT 正常和 PLT 正常	除健康人外，多数是由于单纯血管壁通透性和(或)脆性增加所致的血管性紫癜，如过敏性紫癜、遗传性出血性毛细血管扩张症和单纯性紫癜等
BT 延长和 PLT 减少	多数是由于血小板数量减少所致的血小板减少性紫癜，如原发性和继发性血小板减少症
BT 延长和 PLT 正常	多数是由于血小板功能异常或某些凝血因子缺乏所致的出血性疾病，如遗传性、获得性血小板功能异常症或 vWD、低(无)纤维蛋白原血症。其中 vWD 患者通常在口服阿司匹林后出现 BT 延长
BT 延长和 PLT 增多	常见于原发性和继发性(反应性)血小板增多症

2. 二期止血缺陷筛检试验的应用 二期止血缺陷是指血液凝固和抗凝功能异常所致的止血功能缺陷。临床出现不同程度的出血时，其筛检试验在临床应用时可分为以下四种情况，见表 3-13。另外，APTT、PT 均延长，可进一步选用纤维蛋白原作为其筛检指标，若纤维蛋白原浓度降低，则多见于继发性纤维蛋白原减少，少见于原发性纤维蛋白原减少或结构异常。此外，肝素治疗时，APTT 也相应延长；应用口服抗凝剂治疗时，PT 也相应延长。

表 3-13 二期止血缺陷筛检试验及其临床应用

筛检试验结果	临床应用
APTT 正常和 PT 正常	各种血栓止血改变处在代偿阶段，若临床表现出较明显的延迟性出血，则见于遗传性和获得性 FⅩⅢ缺乏症
APTT 延长和 PT 正常	多数是由于内源性凝血途径缺陷所引起的出血性疾病，如血友病和获得性 FⅧ、FⅨ缺乏症等。FⅪ、FⅫ缺乏可以表现为 APTT 延长和 PT 正常，但 FⅫ缺乏一般无临床出血表现，FⅪ缺乏极少出现临床出血或临床出血轻微
APTT 正常和 PT 延长	多数是由于外源性凝血途径缺陷所致出血性疾病，如遗传性和获得性 FⅦ缺乏症
APTT 和 PT 都延长	多数是由于共同途径的凝血缺陷所致的出血性疾病，如遗传性和获得性 FⅩ、FⅤ、凝血酶原和纤维蛋白原缺陷症等所谓的联合因子缺乏，但更多的还是存在血液凝固调节的异常

3. 纤溶活性亢进筛检试验的应用 纤溶活性亢进指纤维蛋白(原)和某些凝血因子被纤溶酶降解所引起的出血。可选用 FDPs 和 D-D 进行筛检试验，大致有下列四种情况，见表 3-14。

表 3-14 纤溶活性亢进筛检试验及其临床应用

筛检试验结果	临床应用
FDPs 正常和 D-D 正常	表示纤溶活性正常，临床出血症状可能与纤溶活性无关
FDPs 阳性和 D-D 正常	理论上只见于原发性纤溶亢进，实际上这种情况多属于 FDPs 的假阳性。可见于肝病、纤溶早期、剧烈运动后和类风湿关节炎等
FDPs 正常和 D-D 阳性	理论上见于继发性纤溶，实际上多数属于 FDPs 的假阴性
FDPs 阳性和 D-D 阳性	表示纤维蛋白原和纤维蛋白同时被降解，见于继发性纤溶，如 DIC 和溶栓治疗后

(二) 手术前凝血功能筛检

手术前凝血功能的评估主要是根据患者的出血史和家族史，体格检查和实验室检查结果进行综合

NOTE

判断的。实验室检查一般联合应用 APTT、PT、PLT，如临床有出血史时，另加出血时间测定器法进行 BT 检测。

（三）DIC 的实验室诊断

弥散性血管内凝血(disseminated intravascular coagulation，DIC)是由多种致病因素导致全身血管内微血栓的形成和多脏器功能衰竭，消耗了大量的血小板和凝血因子，并引起继发性纤溶亢进，造成临床血栓-出血综合征。DIC 的病理生理过程包括凝血激活的高凝阶段、弥散性血管内凝血的代偿阶段、凝血因子大量消耗的失代偿阶段、继发性纤溶的出血阶段。

PLT 减少，PT、APTT 延长，纤维蛋白原浓度降低以及 FDPs 和 D-D 阳性或浓度明显增高为常用诊断试验，以上试验的动态改变对 DIC 的诊断意义更大，但这些试验缺乏早期诊断的价值，对 DIC 前期的诊断可选用血栓与止血标志物检测。

（四）抗血栓和溶栓治疗中的应用

临床上常用抗血栓药以预防血栓形成，常用溶血栓药以溶解血栓。但是，这些药物应用过量会造成出血，用量不足则达不到预期效果。因此，在应用这些药物的过程中，必须选择相应的指标做实验室监测。

1. 抗凝治疗的监测

1）普通肝素　首选 APTT 作为监测指标，使 APTT 测定值维持在正常对照血浆值的 1.5～2.3 倍，可取得最佳抗凝效果而出血风险最小。APTT 测定值达到正常对照血浆值的 1.5 倍时，定为肝素起效阈值；APTT 测定值超过正常对照血浆值的 2.5 倍时，出血概率增加。

2）口服抗凝剂　PT 是监测维生素 K 拮抗剂类口服抗凝剂(如华法林)的首选指标。WHO 推荐 INR 为监测维生素 K 拮抗剂类口服抗凝剂的指标，可以避免不同实验室因使用不同的凝血酶原时间测定试剂所导致的结果差异。美国胸科医师学会推荐预防深静脉血栓形成，INR 在 1.5～2.5 之间；治疗深静脉血栓、肺梗死、一过性脑缺血发作，INR 在 2.0～2.8 之间；心肌梗死、动脉血栓和人工心瓣膜置换术，反复深静脉血栓和肺梗死，INR 在 2.5～3.0 之间。由于亚洲人体表面积较小，建议 INR 以 1.8～2.5为宜。

2. 溶栓治疗的监测

1）纤维蛋白原、TT、FDPs 的检测　在使用链激酶、尿激酶、基因重组组织纤溶酶原激活物等溶栓药物时，需要定时检测纤维蛋白原、TT、FDPs，根据其调整用药剂量(表 3-15)，以达到溶栓治疗安全有效的目的。

表 3-15　纤维蛋白原、TT、FDPs 的检测结果及治疗评价

检测结果	应用评价
血浆纤维蛋白原浓度＞1.5 g/L，TT＜正常对照值的 1.5 倍，FDPs＜300 μg/L	提示纤溶活性不足
血浆纤维蛋白原浓度＜1.5 g/L，TT＞正常对照值的 3 倍，FDPs＞400 μg/L	临床出血并发症发生率增加 3 倍
血浆纤维蛋白原浓度 1.2～1.5 g/L，TT 为正常对照值的 1.5～2.5 倍，FDPs 为 300～400 μg/L	最为适宜

2）溶栓治疗可能发现出血的指标改变　溶栓开始数小时后，血浆纤维蛋白原浓度下降至 1.0 g/L 以下，治疗 3 天后 PLT 低于 50×10^9/L，APTT 延长至正常对照值的 2 倍以上，表示血液凝固性明显下降，有出血危险，提示临床应该及时采取措施，以防出血。在溶栓过程中，上述监测指标以每天检测 1 次为宜。

3. 降纤药治疗的监测　临床上选用纤维蛋白原和 PLT 作为蛇毒类药物降低纤维蛋白原水平的检测指标，使血浆纤维蛋白原和 PLT 分别维持在 1.0～1.25 g/L 和(50～60)$\times10^9$/L 的水平。若纤维蛋白原浓度＜1.0 g/L 或 PLT＜50×10^9/L，出血并发症发生率则明显升高。由于蛇毒类药物分解纤维蛋白原的时间不同，故用药后每 12 h 监测 1 次，连续监测 3 天，以后改为每天 1 次，再监测 3 天。

NOTE

（冷　平）

第二节 血型与交叉配血

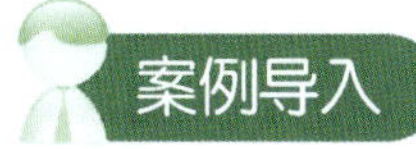

大学生张某，女，21岁，汉族。在第二次参加义务献血时，被告知本人为A亚型血，Rh阴性。但她对此有异议，声称自己的出生证明上写的是"O型血，Rh阴性"。血站工作人员向其耐心解释了检查结果，小张欣然接受，表示以后愿意继续献血。请认真学习本节内容，并回答以下问题。

1. 为什么小张的ABO血型检查结果前后不一致？
2. 进行ABO血型鉴定时应注意哪些问题？
3. 小张出生证上写的Rh阴性，是指哪种抗原阴性？
4. 为什么小张表示以后愿意继续献血？她的血最适合输给哪种血型的患者？输血前还需做哪些非常必要的检查？
5. 如果小张将来想生育宝宝，请你给她提供一些建议，并说明理由。

血型(blood group)是人类血液各成分抗原类别和遗传特征的表达。根据血液中抗原成分的不同，血型系统可分为红细胞血型抗原、白细胞血型抗原、血小板血型抗原以及其他血型抗原。目前已发现的血型系统中，红细胞血型系统发现最早，是最具有临床意义的血型系统，主要包括ABO、Rh血型系统。

血型检验不仅应用于临床输血，还与器官移植、新生儿溶血病诊断、法医鉴定、考古等研究密切相关，对疾病的诊断、预防和治疗都有着重要意义。

一、ABO血型系统

ABO血型系统是人类最先发现的血型系统，于1900年由Karl Landsteiner报道。ABO血型系统在人类血型系统中的抗原性最强，与临床输血关系最为密切。之后，又陆续发现了Rh、MN、Lewis、Duffy、Kidd等红细胞血型。

(一) ABO血型系统分类和命名

1. 传统分类和命名 最初是根据红细胞及血清中的A、B抗原及抗体命名。ABO血型系统的分型是由红细胞抗原和血清抗体共同决定的。根据红细胞上是否存在A、B、O抗原，血清中是否存在抗A、抗B抗体，ABO血型系统可分为A、B、O及AB四种血型，见表3-16。

表3-16 ABO血型系统分类

血型	红细胞表面抗原	血清中抗体
A	A	抗B
B	B	抗A
AB	A、B	—
O	—	抗A和抗B

注："—"为无。

2. 器官组织血型分类 根据红细胞抗原生物化学性质，人红细胞血型抗原表位分为糖分子和多肽两类。其中ABO血型系统以糖分子为表位，它们不仅分布于人红细胞和其他血细胞表面，而且广泛分布于除中枢神经细胞外的人体各种组织细胞、体液及分泌液，甚至还广泛存在于自然界各种细菌、真菌、植物和动物细胞表面，因此又称为组织血型；而其他血型如Rh、Kell、Kidd、Duffy等，是以多肽为抗原表位，抗原分子为蛋白、糖蛋白或脂蛋白。由于这些血型抗原绝大多数只分布在人类红细胞或骨髓造血干细胞来源的血细胞膜上，因此又称为器官血型。

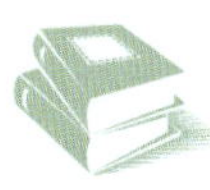

3. 国际输血协会(ISBT)分类和命名 20世纪80年代，ISBT红细胞表面抗原命名专业组开始对人

红细胞血型分类、命名进行统一和规范，根据红细胞血型抗原的生化特性、遗传学特性、血清学表现等特点将所发现的人类红细胞血型分为血型系统、血型集合、高频抗原组和低频抗原组。

（二）ABO 血型系统的基因遗传及抗原表达

1. ABO 血型系统的基因遗传 Bernstein 在 1924 年提出，ABO 血型系统基因遗传为常染色体显性遗传，基因以相等的频率遗传给子代。ABO 血型系统的遗传基因位于第 9 号染色体的长臂 3 区 4 带，该位点有 A、B、O 三个等位基因。其中 A 和 B 基因为显性基因，O 基因为隐性基因或称为无效基因。父母双方各遗传给子代一个基因，则 ABO 血型系统有 6 种基因型，4 种表现型，见表 3-17。由于血型表达了抗原、抗体的遗传特性，故根据父母的血型可以推测子代的血型，见表 3-18。另外在人类 19 号染色体还存在 H 基因，基因型为 HH 和 Hh。H 基因的遗传与 ABO 基因无关，但直接影响着 ABO 血型系统抗原的表达。

表 3-17 ABO 血型系统的基因型与表现型

基因型	表现型
OO	O
AO，AA	A
BO，BB	B
AB	AB

表 3-18 ABO 血型系统的遗传

父母表现型	父母基因型	子女可能的表现型(基因型)
A×O	AA×OO	A
A×A	AO×OO	A(AO)、O(OO)
	AO×AO	A(AA、AO)、O(OO)
	AO×AA	A(AA、AO)
	AA×AA	A(AA)
A×AB	AA×AB	AB(AB)、A(AA)
	AO×AB	AB(AB)、A(AO)、B(BO)
B×O	BB×OO	B(BO)
	BO×OO	B(BO)、O(OO)
B×B	BO×BO	B(BB、BO)、O(OO)
	BO×BB	B(BB、BO)
	BB×BB	B(BB)
B×AB	BB×AB	AB(AB)、B(BB)
	BO×AB	AB(AB)、B(BB、BO)、A(AO)
AB×O	AB×OO	A(AO)、B(BO)
O×O	OO×OO	O(OO)

2. ABO 血型系统抗原的性质及结构

ABO 血型系统抗原的化学结构是糖蛋白或糖脂，其血清学特异性取决于糖链末端 3 个糖基的结构，分别由 A、B、O 及 H 基因编码控制。ABO 抗原决定簇的前身物质是红细胞膜上 4 个糖的低聚糖链，在各基因产生的糖基转移酶的作用下形成相应的抗原物质。

1）H 抗原 H 位点的 H 基因可编码形成岩藻糖转移酶，将一个岩藻糖接于 ABO 抗原的前身物质半乳糖上，形成 H 抗原。H 抗原是形成 A、B 抗原的结构基础。

2）A 抗原 基因 A 编码形成 N-乙酰半乳糖氨基转移酶，将一个 N-乙酰半乳糖胺连接到 H 抗原的 D-半乳糖结构上，形成 A 抗原。

NOTE

3）B 抗原　基因 B 编码形成半乳糖基转移酶，将一个 D-半乳糖连接到 H 抗原的 D-半乳糖结构上，形成 B 抗原。

3. ABO 血型系统抗原的产生及存在部位　孕育 37 天的胎儿体内就可以产生 A、B、H 抗原，5～6 周胎儿血液中的红细胞已可测出 A、B、H 抗原，但出生时抗原发育尚未成熟，其抗原性仅为成人的 20%，随年龄增长不断增强，5～10 岁达到高峰，其抗原性质和类型一般终生不变，但到老年时抗原性有所下降。

A、B、H 抗原主要存在于红细胞膜上，同时也分布在白细胞、血小板和其他组织细胞（除中枢神经细胞外）上。组织细胞合成并分泌的可溶性 A、B、H 抗原多为半抗原，称为血型物质，它与机体血型抗原是一致的，其广泛存在于血液、体液和分泌物中（脑脊液除外），以唾液中含量最高，其次是血清、胃液、精液、羊水、汗液、尿液、泪液、胆汁、乳汁和腹腔积液。血型物质存在的意义：①辅助鉴定 ABO 血型；②中和 ABO 血型系统中的"天然抗体"，有助于鉴别抗体性质；③检查羊水中血型物质，预测胎儿 ABO 血型；④不同血型混合血浆因血型物质相互中和血型抗体，可不考虑混合血浆血型问题。

（三）ABO 血型系统抗体

1. ABO 血型系统抗体的产生　ABO 血型系统的抗体在出生后 3～6 个月才开始出现，青春期达高峰。每个人产生抗体的功能可持续终生，但成年后其效价随年龄增长而逐渐降低。新生儿检测血型因其抗原位点少、抗体效价低，所产生的凝集反应不明显而易造成误定型。新生儿血清中检测出的抗体常是来自母体的 IgG，偶尔也有胎儿自身产生的 IgM。

2. ABO 血型系统抗体的分类与性质　ABO 血型系统抗体按其产生原因可分为天然抗体和免疫性抗体。天然抗体主要是自然界中与 A、B 抗原类似的物质在胚胎发育晚期刺激机体产生的抗体，以 IgM 为主，大多为完全抗体。免疫性抗体主要由母婴血型不合的妊娠及血型不合的输血产生，以 IgG 为主，多为不完全抗体。两种血型抗体可同时存在于体内，主要区别见表 3-19。

表 3-19　IgM 和 IgG 的特性及区别

特性	IgM	IgG
抗原刺激	不可察觉	有（妊娠、输血）
相对分子质量	100 万	16 万
耐热性	不耐热（冷抗体）	耐热（温抗体）
与红细胞反应最适温度	0～25 ℃	37 ℃
被血型物质中和	能	不能
溶血素效价	较低	较高
能否通过胎盘	不能	能
与红细胞反应介质	在盐水介质中可发生凝集	在酶或蛋白等介质中发生凝集
与巯基乙醇或二硫苏糖醇的反应	可灭活	不被灭活

（四）ABO 血型系统抗体的临床意义

ABO 不相容的输血可以产生严重的溶血性输血反应，一般为急性血管内溶血反应，严重时引起 DIC、急性肾衰竭甚至死亡。ABO 抗体可引起新生儿溶血病，在器官移植、造血干细胞移植等方面都有重要意义。

（五）ABO 血型系统的亚型

亚型（subgroup）是指虽属同一血型抗原，但抗原结构和性质或抗原位点数有一定差异的血型。ABO 血型系统中以 A 亚型最常见，主要有 A_1、A_2 亚型，占 A 型血的 99.9%。其次是 A_3、A_X 亚型等。A_1、A_2 亚型也导致 AB 血型的 A_1B、A_2B 亚型。A_1 亚型与标准血清抗 A 及抗 A_1 均发生凝集反应；而 A_2 亚型只与抗 A 发生凝集反应，与抗 A_1 不发生凝集反应；A_3 亚型与抗 A 孵育后出现数个明显的小凝块，大部分无抗 A_1；A_X 亚型的主要特征是与抗 A 不凝集。我国 A、AB 血型者中以 A_1、A_1B 亚型为主，A_2、

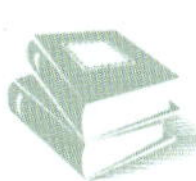
NOTE

A_2B 亚型在 A 与 AB 血型中仅占 1%。B 亚型较少见，有 B_3、B_x 和 B_m，但抗原性弱，临床意义不大。ABO 亚型抗原抗体及抗原与抗血清反应见表 3-20。

表 3-20　ABO 亚型抗原抗体及抗原与抗血清的反应

血型	红细胞表面抗原	血清中抗体	与抗血清的反应				
			抗 A	抗 B	抗 A_1	抗 A_2	抗 H
A_1	A_1、H 和 A	抗 B	+	−	+	−	+
A_2	A 和 H	抗 B 和抗 A_1(1%～8%)	+	−	−	+	+
A_1B	A_1、A、B 和 H		+	+	+	−	+
A_2B	A、B 和 H	抗 A_1(25%)	+	+	−	+	+
B	B 和 H	抗 A，抗 A_1(少见)	−	+	−	−	+
O	H	抗 A，抗 B，抗 A_1(少见)	−	−	−	−	+

亚型鉴定的目的是防止错误鉴定血型，避免输血反应，主要意义如下：①A_1 与 A_2 之间的输血可能引起输血反应；②亚型抗原性弱，如抗 A、抗 B 标准血清效价低时，易漏检或误定型。因此在鉴定血型时，除用标准抗 A、抗 B 血清外，还应加用 O 型血清(抗 A 效价比抗 B 效价高)，O 型血清能检出因抗 A 血清效价低而未检出的 A 抗原，可以防止因抗 A 血清效价低时将 A_X 型误定为 O 型。或者用反向定型来避免误定型，当正、反向定型结果不一致，反向定型未检出红细胞缺乏抗原的相应抗体时，应查找原因，避免亚型的误定型。

(六) 孟买血型

孟买血型因为在印度孟买被发现而命名。其基因型为 hh，表现型为 Oh，由于没有 H 基因，不能合成 H 物质。因此其红细胞和体液中无 H、A 和 B 抗原，但血清中含有抗 A、抗 B 和高效价的抗 H 抗体。所以除与 AB 型红细胞发生反应外，还可与 O 型红细胞凝集，此型如需输血，只能输 Oh 同型血。

(七) ABO 血型鉴定

ABO 血型鉴定主要是利用抗原抗体之间的反应来完成的，包括正向定型和反向定型，二者结果一致，方可发报告。正向定型(direct typing)：用已知的特异性抗 A、抗 B 和抗 A+抗 B(O 型血清)标准血清检查待检红细胞的未知抗原。反向定型(indirect typing)：用已知 A 型红细胞、B 型红细胞和 O 型红细胞检查待检标本血清中的未知抗体。ABO 血型正向、反向定型结果判断见表 3-21。

表 3-21　ABO 血型正向、反向定型结果判断

正向定型			反向定型			血型判定
抗 A	抗 B	抗 A+抗 B	A 型红细胞	B 型红细胞	O 型红细胞	
+	−	+	−	+	−	A 型
−	+	+	+	−	−	B 型
+	+	+	−	−	−	AB 型
−	−	−	+	+	−	O 型

注："+"为凝集，"−"为不凝集。

1. ABO 血型盐水正向定型法

【方法与原理】用已知的标准抗 A、抗 B、抗 AB 血清与被检红细胞在生理盐水介质中反应，根据红细胞的凝集反应判定 ABO 血型，红细胞凝集现象及结果判断见表 3-22。

表 3-22　红细胞凝集现象及结果判断

现象	结果判断
呈一片或几片凝块，仅有少数单个游离红细胞	4+
呈数个大颗粒状凝块，有少数单个游离红细胞	3+

NOTE

续表

现象	结果判断
数个小凝集颗粒和一部分微细凝集颗粒，游离红细胞约占1/2	2+
肉眼可见许多细沙状凝集颗粒，周围有很多的游离红细胞，镜下观察，每个凝集团有5～8个红细胞	+
镜下可见数个红细胞凝集在一起，周围有很多的游离红细胞	±
镜下可见极少数红细胞凝集，而大多数红细胞仍呈分散分布，混合凝集外观	MF
镜下未见红细胞凝集，红细胞均匀分布	−

2. ABO血型盐水反向定型法

【方法与原理】用已知的标准A、B红细胞与被检血清在生理盐水介质中反应，如果发生肉眼可见的凝集现象，则表明被检血清含有与标准红细胞相对应的抗体，从而鉴定被检血清的ABO血型。

3. ABO血型凝胶微柱正向定型法

【方法与原理】凝胶具有分子筛效应和亲和效应。通过调节凝胶的浓度来控制凝胶间隙的大小，使其间隙只能允许游离的红细胞通过。凝胶微柱中含有抗A、抗B标准血清，加入待检红细胞，其抗原便与凝胶微柱中的相应抗体结合，经低速离心后，发生凝集的红细胞便悬浮在凝胶上层，而未被抗体结合的红细胞则沉于凝胶底部。判断结果：凝集的红细胞悬浮在凝胶上层，而未被抗体结合的红细胞则沉于凝胶底部。红细胞出现凝集，则表明被检红细胞上有与血型标准血清相对应的抗原。其凝集强度判断见表3-23。

表3-23 ABO血型凝胶微柱正向定型法凝集强度判断

现象	结果判断
凝胶微柱的下部和底部没有游离红细胞	4+
凝胶微柱的底部有极少量红细胞	3+
凝胶微柱底部明显有红细胞	2+
整个凝胶微柱的下部较为浑浊	+
凝集微柱底部聚集所有的红细胞	−
凝胶微柱底部有大部分红细胞沉积	混合凝集
凝胶微柱上清液呈透明红色	溶血反应

4. ABO血型凝胶微柱反向定型法 方法与正向定型法基本相同，区别是用标准A、B红细胞鉴别待测血清中的抗体。详见说明书。

【方法学评价】

1）盐水凝集法 此法简便、经济、快速，不需要特殊仪器，是目前临床常用方法。①玻片法：操作简单，不需要离心，适用于大规模血型普查，但反应时间长，有时容易忽略较弱的凝集而导致定型错误。玻片法不适用于反向定型，因为若被检查血清抗体效价低时不易与红细胞凝集；②试管法：通过离心加速抗原抗体反应，所需时间短，适用于急诊定型。离心能增强凝集，可发现亚型或较弱抗原抗体反应，结果判断可靠，为常规检查方法。

2）凝胶微柱法 本法操作标准化，标本定量加样，结果特异性好、准确性高，灵敏度高。操作方法可采用手工、半自动及全自动操作，尤其是自动化操作，可减少人为误差，也便于临床输血工作计算机管理，是临床实验室血型检验的发展方向，不足之处是需要特殊试剂和专用离心机，检测成本较高。

【质量保证】

1. 保证标准血清质量 目前用于ABO血型鉴定的抗A、抗B标准血清来源有两种途径，一是从健康人的血清中获得，二是生物工程获得的单克隆抗体，不同来源的抗血清质量必须符合下列要求。

1）人血清ABO血型抗体 ①高度特异性：只能与相应的红细胞发生凝集反应。②高效性：抗A效

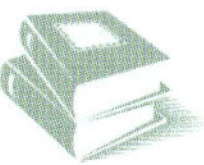
NOTE

价不低于1∶128,抗B效价不低于1∶64。③高亲和力:15 s内即出现凝集,3 min时凝块面积大于1 mm^2。④无冷凝集素。⑤无菌。⑥已灭活补体。

2) ABO血型单克隆抗体 ①特异性:抗A抗体只凝集含A抗原红细胞,包括A_1、A_2、A_1B、A_2B;抗B抗体,只凝集含B抗原红细胞,包括B和AB。②效价:我国标准抗A_1、抗B效价均不低于1∶128。③亲和性:我国的标准是抗A对A_1、A_2、A_2B型红细胞开始出现凝集的时间分别是15 s、30 s和45 s;抗B对B型红细胞开始出现凝集的时间为15 s。④稳定性:单克隆抗体一般没有人血清抗体稳定,故应认真筛选单克隆抗体和选择合适的稳定剂。⑤无菌。⑥已灭活补体。

2. 器材要求 干燥清洁、防止溶血。为避免交叉污染,试管、滴管、加样吸头均一次性使用。

3. 保证标本质量 标本应新鲜,防止红细胞凝集、溶血或污染。血浆中的成分可影响鉴定结果,测定前应用盐水多次洗涤红细胞,并稀释为5%洗涤红细胞。

4. 严格执行操作规程 操作时应先加血清,后加红细胞悬液,以便核实是否漏加样本。加样时注意血清与红细胞悬液的比例、滴管口的宽度、试剂滴加的角度一致。反应温度、时间及离心条件均应符合要求。

5. 控制玻片法正向定型的观察时间 反应时间不能少于10 min,否则弱凝集不易观察,导致结果失误。

6. 正、反向定型 结果不一致要查找原因,结果一致时才能发报告。

7. 血型鉴定失误的非技术因素

1) 被检血清 ①婴儿及老年人血清中ABO抗体效价较低,反向定型时可出现不凝集或弱凝集。因此出生6个月内的婴儿不宜做反向定型。②血清中存在冷凝集素使红细胞凝集,干扰血型鉴定。③疾病影响,如丙种球蛋白缺乏症患者,血清中缺乏应有的抗A、抗B而不出现凝集或弱凝集。④某些肝病和多发性骨髓瘤患者,血清球蛋白水平增高可引起假凝集。

2) 受检者红细胞 ①红细胞上T抗原被激活,与各型血清中正常存在的抗T抗体发生凝集反应。②肠道细菌感染产生类B抗原物质吸附于红细胞表面,与抗B血清产生假性凝集。③婴幼儿、老年人、亚型红细胞上抗原位点过少或抗原性弱,某些疾病如白血病或恶性肿瘤,红细胞抗原性减弱甚至消失。要结合反向定型结果判断血型。

【临床意义】

1. 输血前的筛查 血型鉴定是实施输血治疗的首要步骤,输血前必须准确鉴定供血者与受血者的血型,选择ABO同型的血源,进行交叉配血后主、次侧相合时才能输血。

2. 器官移植前的筛查 ABO抗原是一种强移植抗原,受者与供者必须ABO血型相合才能移植,血型不合极易引起急性排斥反应导致移植失败。

3. 预防新生儿溶血病(hemolytic disease of newborn, HDN) 母子ABO血型不合可引起新生儿溶血病,主要通过血型血清学检查来诊断。

4. 其他 ABO血型检查还可用于法医学鉴定以及某些疾病相关的调查等。

二、Rh血型系统

Rh血型系统是红细胞血型中最复杂的一个系统,其重要性仅次于ABO血型系统。1940年Landsteiner和Wiener用恒河猴(Rhesus monkey)的红细胞免疫家兔得到的抗血清,能与85%白种人的红细胞发生凝集反应,认为呈阳性反应的人红细胞含有与恒河猴红细胞相同的抗原,因此取Rhesus的前两个字母"Rh"作为该抗原的名称。

(一) Rh血型系统的命名和遗传

Rh血型系统的命名有3种方法,即Fisher-Race命名法、Wiener命名法(Rh-hr命名法)和Rosenfield数字命名法。国际输血协会(ISBT)红细胞表面抗原命名专业组以Rosenfield命名法为基础,规范了Rh血型的字母/数字表示方式。

NOTE

Fisher-Race命名法:又称CDE命名法,简单易懂,临床最为常用。此法认为Rh遗传基因位于第1

号染色体短臂上，Rh 基因是连锁基因，即每条染色体上有 3 个相互连锁的基因位点，顺序为 CDE。每一位点有 1 对等位基因，即 D 与 d、C 与 c、E 与 e。3 个连锁基因以一种复合体的形式遗传，如基因型 Cde/cDE 的人以 Cde 或 cDE 复合体传给子代。3 个连锁基因可以有 8 种基因组合和 36 种遗传型。

ISBT 命名法（数字命名法）：Rh 系统血型名称仍为 Rh，系统代号是 004，系统内抗原数字分别是 D 为 001，C 为 002，E 为 003，c 为 004，e 为 005……如 D 血型抗原表述为 Rh_1 或 004001。

（二）Rh 血型系统抗原

目前已发现 40 多种 Rh 血型系统抗原，但与人类关系最为密切的有 D、E、C、c、e 5 种，按其抗原性强弱依次为 D、E、C、c、e，其中 D 最先发现，且抗原性最强，临床意义最大。Rh 血型系统抗原强度仅次于 ABO 血型系统抗原。临床上将含 D 抗原的红细胞称为 Rh 阳性，不含 D 抗原的红细胞称为 Rh 阴性，但从血清学角度看，Rh 阴性只有一种，即 ccdee。据调查，我国汉族人口 Rh 阴性率小于 1%，少数民族人口 Rh 阴性率为 4.97%。

（三）Rh 血型系统抗体

Rh 血型系统抗体中，极少数是天然抗体，如抗 E、抗 C^W，绝大多数抗体是通过输血或妊娠产生的免疫性抗体，这些抗体主要为 IgG，但在免疫应答早期也有部分 IgM。Rh 血型系统抗体主要有 5 种，即抗 D、抗 E、抗 C、抗 c、抗 e，其中最常见的是抗 D，其余 4 种依次为抗 E、抗 c、抗 C、抗 e。Rh 血型系统抗体引起的新生儿溶血病要比 ABO 血型系统引起的严重。

（四）Rh 血型鉴定

Rh 血型系统中有多种抗原，其中 D 抗原性最强，在临床 Rh 血型检测时，主要检测 D 抗原。鉴定 Rh 血型有人源盐水介质抗 D 试验、抗人球蛋白试验、凝胶微柱试验、酶介质法、低离子强度盐水凝集试验、凝聚胺试验等。

【方法与原理】

1. 人源盐水介质抗 D 试验 采用二硫苏糖醇等化学变性剂，处理人源性 IgG 抗 D 血清，使 IgG 抗 D 转变成类似大分子的“IgM”抗 D 或单克隆的 IgM 抗 D，在盐水介质中能与红细胞 D 抗原发生肉眼可见的凝集反应。如出现凝集者为 Rh 血型阳性，反之为阴性。可用于 Rh 血型系统 D 血型的快速检测。

2. 抗人球蛋白试验（Coombs 试验） 在盐水介质中不完全抗体只能与有相应抗原的红细胞结合，不产生凝集，结合后的红细胞称致敏红细胞。加入抗人球蛋白抗体后，抗人球蛋白抗体与致敏红细胞表面的球蛋白发生特异性凝集反应。抗人球蛋白试验又分为直接抗人球蛋白试验（direct antiglobulin test，DAT）和间接抗人球蛋白试验（indirect antiglobulin test，IAT）。DAT 是直接检测红细胞上有无不完全抗体吸附的试验。IAT 是检测被检者血清中有无不完全抗体，需通过体外致敏红细胞，再检测红细胞上有无不完全抗体吸附的试验。Rh 血型鉴定使用的是间接抗人球蛋白试验。

3. 凝胶微柱试验 凝胶微柱试验（microtubes gel test，MGT）是近年来进入国内实验室并用于交叉配血的新方法，在国外一些国家已成为常规的红细胞血型血清学检测方法。

原理同 ABO 血型鉴定。相应凝胶微柱中含有抗 D 标准血清，待检红细胞抗原与相应抗体结合，经低速离心后，凝集红细胞悬浮在凝胶微柱上部，而未被抗体结合的红细胞则沉于凝胶底部。具体内容参见 ABO 血型鉴定。

4. 酶介质法 木瓜蛋白酶或菠萝蛋白酶可以破坏红细胞表面的唾液酸，降低其表面电荷，从而减少红细胞之间的排斥力，使红细胞容易聚集，同时酶还可以部分地改变红细胞膜结构，使某些隐蔽抗原得以暴露，利于相应的不完全抗体与红细胞的结合，促进 Rh 血型系统的抗原与抗体反应，使红细胞发生凝集。此方法简便、快速、灵敏，但是准确性和稳定性相对较差。

5. 低离子强度盐水凝集试验（low ionic strength solution test，LISS 试验） 降低介质离子强度可减少细胞外围的阳离子，从而促进带正电荷的 IgG 与带负电荷的红细胞发生反应，增加红细胞凝集强度。当离子强度从 0.17 降至 0.03 时，可以提高抗 D 与 D 抗原阳性红细胞的结合率，提高反应灵敏度。

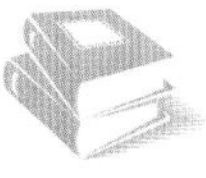

NOTE

6. 凝聚胺试验（polybrene test） 凝聚胺是一种高价阳离子季铵盐多聚物，溶解后产生正电荷，可中和红细胞表面带负电荷的唾液酸，减少细胞间的排斥力，使红细胞发生非特异性凝集。低离子强度溶液能降低红细胞的 Zeta 电位，进一步增加抗原抗体间的吸引力。IgG 抗 D 在凝聚胺的作用下与红细胞 D 抗原发生紧密结合，此时加入枸橼酸盐解聚液以消除凝聚胺的正电荷，IgG 抗 D 抗体与红细胞 D 抗原形成的特异性凝集不会散开。如红细胞上不存在 D 抗原，加入解聚液可使非特异性凝集消失。本法的特点是快速、灵敏，多用于临床交叉配血，尤其是提高了 Rh 血型系统中抗原抗体反应的强度，灵敏度更高。

【方法学评价】Rh 血型鉴定方法学评价见表 3-24。

表 3-24　Rh 血型鉴定方法学评价

方法	优点	缺点
人源盐水介质抗 D 试验	简单、快速、特异性强、灵敏、准确可靠，试剂保存时间长	试剂较贵
抗人球蛋白试验	结果准确可靠，检查不完全抗体的最可靠方法	操作较复杂，费时、试剂较贵
凝胶微柱试验	准确、灵敏、定量，可自动化检测	试剂较贵，需专用离心机
酶介质法	直接法简便、经济、快速；间接法比直接法灵敏，既可鉴定抗原，也可检查抗体	直接法降低试验灵敏度，间接法费时，酶介质法的准确性和稳定性相对较差
低离子强度盐水凝集试验	缩短反应时间，提高灵敏度	—
凝聚胺试验	快速、灵敏、准确可靠	操作要求较高

【质量保证】

(1) 应使用新鲜采集的标本，被检者红细胞用盐水洗涤干净。避免血清蛋白中和抗人球蛋白而出现假阴性。

(2) 遵守操作规程，严格控制反应温度、反应时间及离心条件等实验要求。严格设定对照系统，包括阴性对照、阳性对照、试剂对照等。

(3) 间接抗人球蛋白试验 Rh 血型鉴定宜按表 3-25 加做对照。

表 3-25　间接抗人球蛋白试验 Rh 血型鉴定及结果判断

	受检者	D 阳性对照	D 阴性对照	Rh 血型判定
受检红细胞悬液(滴)	1	—	—	—
D 型红细胞悬液(滴)	—	1	—	—
d 型红细胞悬液(滴)	—	—	1	—
IgG 抗 D 血清(滴)	2	2	2	—
37 ℃水浴箱孵育 45 min，生理盐水洗涤至少 3 次，保留压积红细胞				
抗人球蛋白血清(滴)	1～2	1～2	1～2	—
1000 r/min 离心 1 min，肉眼或显微镜下观察结果				
观察结果	凝集	凝集	无凝集	阳性或 Rh^+
	无凝集	凝集	无凝集	阴性或 Rh^-

(4) 观察结果时，因 Rh 血型系统的抗原抗体凝集反应凝块较脆弱，应轻轻弹动试管，不可用力摇动，结果可疑时，应用显微镜观察。

(5) 疑似 D^u 抗原时，应用不同批号、不同厂家抗 D 血清检测，最好采用间接抗人球蛋白试验检测。

【临床意义】

1. 输血前检查　为了保证输血安全，根据《临床输血技术规范》要求输血前应常规做 Rh 血型鉴定，以防止由于 Rh 血型系统抗体引起的溶血性输血反应。正常人血清中一般不存在 Rh 抗体，故在第一次

NOTE

输血时不会发生 Rh 血型不合所致输血反应。Rh 阴性的受血者在第二次接受 Rh 阳性的血液时即可出现溶血性输血反应。若将含 Rh 抗体的血液输给一个 Rh 阳性的人，也可以致敏受血者的红细胞而发生溶血。

2. 新生儿溶血病诊断 有助于母婴 Rh 血型不合所致新生儿溶血病的诊断。由于 IgG 类的 Rh 血型系统抗体可通过胎盘，从而破坏胎儿含有相应抗原的红细胞，引起严重的新生儿溶血病。

3. 协助治疗 当试验证实有少量 Rh 阳性的红细胞进入 Rh 阴性受血者的血液循环时，可用大剂量 Rh 免疫球蛋白来防止 Rh 阳性红细胞的免疫作用。

三、交叉配血试验

交叉配血试验(cross matching test)是指将供血者的红细胞、血清分别与受血者的血清、红细胞混合反应，观察有无凝集或溶血现象产生的试验。包括主侧和次侧配合试验：主侧配合试验是检测受血者血清与供血者红细胞的反应；而次侧配合试验则是观察受血者红细胞和供血者血清的反应。通过试验可检测受血者和供血者血液中是否存在不相配合的抗原和抗体成分。常用的交叉配血试验有盐水介质配血法、凝聚胺介质配血法和凝胶微柱配血法。此外，还有酶介质配血法、抗人球蛋白配血法、低离子强度盐水配血法。

【方法与原理】

1. 盐水介质配血法 天然 IgM 血型抗体与对应红细胞抗原相遇，在室温下的盐水介质中出现凝集反应。通过离心，观察受血者血浆与供血者红细胞以及受血者红细胞与供血者血浆之间有无凝集现象，判断供血、受血者之间有无 ABO 血型不合的情况。该法可以检查出临床上最重要的 ABO 血型不配合性。

2. 凝聚胺介质配血法 凝聚胺分子是带有高价阳离子的多聚季铵盐，溶解后带有正电荷，可以中和红细胞表面负电荷，使红细胞发生可逆性凝集。低离子强度溶液也能降低红细胞的 Zeta 电位，可进一步增加抗原抗体间的吸引力。当血清中存在 IgM 或 IgG 血型抗体时，在凝聚胺的作用下与红细胞 D 抗原紧密结合，发生不可逆性凝集。枸橼酸盐解聚液可消除凝聚胺的正电荷，使非特异性凝集消失。但血清中如存在 IgM 或 IgG 血型抗体，则加入解聚液也不能解除红细胞的特异性凝集。

3. 凝胶微柱配血法 原理同 ABO 血型鉴定，相应凝胶微柱中含有抗人球蛋白，主侧和次侧红细胞与血清孵育后低速离心，凝集红细胞悬浮在凝胶微柱中，未凝集的红细胞则沉于凝胶微柱底部。试验在透明塑胶管的凝胶中进行。可用肉眼观察结果，也可用血型分析仪进行判读(自动配血仪配血法)。红细胞凝集后留在凝胶微柱表面为阳性，红细胞沉到凝胶微柱底部为阴性。

【方法学评价】交叉配血试验方法学评价见表 3-26。

表 3-26 交叉配血试验方法学评价

配血方法	优点	缺点	应用
盐水介质配血法	简单、快速，不需要特殊仪器和试剂	仅用于检查 IgM 血型抗体是否相配，不能检出不相配的 IgG 血型抗体	ABO 血型交叉配血最常用的方法，适用于无输血史或妊娠史的患者
酶介质配血法	简便、经济、灵敏	准确性和稳定性相对较差	可做配血筛查试验，主要检测 Rh 血型系统不相合的免疫性抗体，适用于有输血史或妊娠史的患者
抗人球蛋白配血法	灵敏、结果准确，检查不完全抗体最可靠方法	操作复杂、费时、试剂较贵，灵敏度受到一定限制	多次输血者且有输血反应史和原因不明流产史或有过 HDN 病史的女性可采用
凝聚胺介质配血法	快速、灵敏，结果准确可靠、应用广泛	需要特殊试剂	能检出完全抗体和不完全抗体，适用于各类患者配血，目前常用

NOTE

续表

配血方法	优点	缺点	应用
凝胶微柱配血法	项目齐全，客观，灵敏、特异、重复性好，检测结果可保存，可自动化操作	需特殊试剂，器材，成本较高	根据凝胶性质不同可检查完全抗体和不完全抗体，是发展方向

【质量保证】

1. 严格查对制度 仔细核对配血标本上的标签和申请单的内容，防止张冠李戴。

2. 配备标本符合要求 标本最好新鲜，应在输血前 72 h 内抽取。

3. 红细胞洗涤 红细胞要用生理盐水洗涤干净，防止血浆中血型物质中和抗体。

4. 操作要求 严格遵守操作规程，红细胞浓度、血清加样量比例要适当。反应温度、反应时间、离心条件等要严格控制。

5. 同型配血不合 同型配血主、次任何一侧出现溶血现象，实质是阳性结果，为配血不合，不能输血，应查找原因。

6. 观察凝集现象 盐水介质配血法观察结果时，先观察试管上层液有无溶血，再斜持试管轻轻摇动或轻轻弹动，观察管底反应物有无凝集（必要时用显微镜观察），见表 3-22。

7. 应用检测不完全抗体的方法进行交叉配血 盐水介质配血试验阴性但有反复输血史或妊娠史的受血者，应加用酶介质配血法、抗人球蛋白配血法等能检测不完全抗体的方法进行交叉配血。

8. 多个供血者之间也要交叉配血 受血者在 48 h 内输入 2 L 以上的血，需多个供血者，此时供血者之间也应进行交叉配血，以防止供血者之间血型不合及有不完全抗体的存在，保证输血安全。

9. 认真核对 发血前认真核对血制品和交叉配血报告，查对无误后，取血者签字后方可发放。

10. 标本保存 配血后，应将患者和献血者的全部标本置于冰箱内保存，保存至血液输完后至少 7 天，以备复查。

【临床意义】

(1) 交叉配血试验进一步验证受血者与供血者血型鉴定是否正确，以避免血型鉴定错误而导致的输血后溶血反应。

(2) 交叉配血试验能发现 ABO 血型系统不规则抗体。

(3) 发现 ABO 血型以外的配血不合或发现其他血型抗体。虽然 ABO 血型相同，但 Rh 或其他血型不同，同样引起严重溶血性输血反应。

四、红细胞其他血型系统

目前已知人类红细胞血型有 24 个系统，已检出 400 多种抗原，ISBT 红细胞表面抗原命名专业组确认了 200 余种，红细胞其他系统的临床意义重要性不如 ABO 和 Rh 血型系统。但其引起输血反应及新生儿溶血病的报道逐渐增多，常见的有以下几种血型系统：MNSsU 血型系统、P 血型系统、Kell 血型系统等。

五、白细胞血型与血小板血型

人类白细胞、血小板上也有血型抗原。人类白细胞抗原（human leucocyte antigen，HLA），在机体免疫应答、移植学、输血医学、人种学、法医学、临床医学、社会医学等方面均有重要意义。存在于血小板膜糖蛋白上的特异性抗原，表现血小板独特的遗传多态性。血小板抗体包括同种抗体和自身抗体。血小板同种抗体在多次输血、输入血小板及妊娠后产生，多为 IgG 型。它可使输入的血小板存活时间缩短及造成血小板减少性紫癜等。血小板自身抗体多见于原发性血小板减少性紫癜，也多为 IgG 型。血小板自身抗体可与自身或同种血小板结合，导致血小板破坏、输注无效或输血后血小板减少性紫癜。

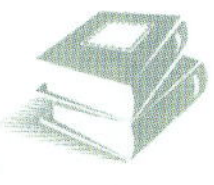

NOTE

（黄燕妮）

小　结

血栓和止血筛检试验能够为出血性疾病或血栓性疾病的初步诊断、疗效观察和药物监护提供必要的依据。BT 和 PLT 检验为一期止血筛检试验，主要反映血管壁和血小板功能；PT、APTT 检验为二期止血缺陷筛检试验，主要反映内、外源性凝血功能；FDPs、D-D 检验主要用于纤溶活性的筛检；PT、APTT、TT、纤维蛋白原检验主要用于凝血因子的筛检，根据筛检试验的不同异常组合，可进一步选择相应的诊断试验。TT 和纤维蛋白原也反映体内纤溶活性。PT、APTT、纤维蛋白原、TT、FDPs 还可用于抗凝与溶栓治疗的监测。本章主要从常用筛检试验的检测原理、检测方法及评价、质量保证、参考区间及临床意义等方面介绍，检测方法主要有凝固法、发色底物法、免疫浊度分析等。这些试验一般可以在凝血分析仪上进行，操作简便、快速，试剂、标准品、质控品均有配套来源，保证了试验结果准确且重复性好，临床较为常用。

ABO 血型鉴定用盐水凝集法，且以试管法最常用；凝胶微柱法以凝胶为介质，使用单克隆抗体，特异性高。Rh 血型是最复杂的红细胞血型系统之一；常规应用抗 D 血清检查红细胞上有无 D 抗原以确定被检者的 Rh 血型；鉴定 Rh 血型常用凝胶微柱试验；抗人球蛋白试验是检查红细胞上不完全抗体的最可靠方法。交叉配血有利于进一步验证血型，发现亚型和不规则抗体。同型配血，主侧、次侧出现溶血是配血不合的表现。反应温度、反应时间、离心条件是血型鉴定和交叉配血的重要影响因素，必须按操作规程严格控制。

思 考 题

1. 什么是 PT、APTT？如何保证其结果的准确性？
2. PT 的报告方式有哪些？
3. 什么是 INR？有何临床价值？
4. 手术前凝血功能筛检试验有哪些？
5. 什么叫血型？为什么 ABO 血型鉴定既要做正向定型，又要做反向定型？
6. 请对交叉配血试验的方法学性能进行评价。
7. 通常说的 Rh 血型阳性，指的是什么？
8. 血型检查出现弱凝集，通常有哪些原因？

NOTE

第四章　血液分析仪检验

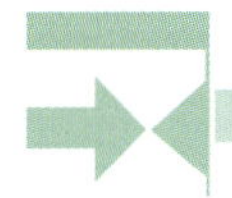

学习目标

1. 掌握　电阻抗法血细胞计数及白细胞分群计数的原理，射频电导法白细胞分类计数的原理，激光散射法与化学染色法白细胞分类计数的原理。

2. 熟悉　血细胞联合检测方法的临床应用，红细胞、白细胞、血小板系列参数检测的原理、参考区间及临床意义，网织红细胞系列参数的临床意义，红细胞、白细胞、血小板正常直方图及异常直方图的临床意义，白细胞分类散点图中各类细胞分布位置，血液分析仪复检规则，血液分析仪校准要点，性能评价指标。

3. 了解　血液分析仪发展简史，红细胞九分图的原理，血液分析仪研究参数及临床应用，血液分析仪全面质控的具体内容。

案例导入

某孕妇，33 岁，孕后妊娠反应严重，饭后常有呕吐发生，孕 2 月孕检时例行血常规检查，经血液分析仪检验发现该孕妇红细胞数量减少，红细胞平均体积增大，红细胞体积分布宽度增大，调阅红细胞直方图明显看到曲线不光滑、有双峰出现，结合临床症状，医生诊断为大细胞性贫血，维生素 B_{12} 治疗后取得满意疗效。

1. 血液分析仪检验在哪些方面优于手工检验？试举 1～2 例。
2. 血液分析仪为医学检验技术带来的革命性变化主要是什么？

红细胞、白细胞、血小板计数及白细胞分类计数以往大多采用传统的手工法，手工法劳动强度大、费时且重复性较差。随着社会的进步和人类保健意识的增强以及生活节奏的加快，传统的方法已越来越不能满足临床和患者对检验结果要求快速报告的需求，因此，快速、准确、自动化程度高的血液分析仪(automated hematology analyzer，AHA)，又称血细胞分析仪(blood cell analyzer，CBA)正逐步替代传统的手工法。1949 年美国人华莱士 · H. 库尔特申请了电阻抗法粒子计数原理专利技术。

1953 年库尔特原理专利获批，随后世界上第一台电子血细胞计数仪问世。此时的血细胞计数仪主要用于计数红细胞和白细胞，所以又称血球计数仪。在此基础上，血液分析仪的功能不断强大，检测的参数越来越多，现已成为我国卫生院及其以上医疗单位不可缺少的检验诊断设备。血液分析仪的发展经过了三个阶段，第一阶段大约经过了 20 年，主要是基于电阻抗原理的细胞计数和白细胞简单分群，即由最初的计数红细胞、白细胞，增加了血小板计数与血红蛋白浓度测定，再到对白细胞进行简单分群计数，此后红细胞、白细胞、血小板、血红蛋白等其他系列参数的测定技术逐渐成熟；第二阶段主要是白细胞分类技术的挖掘与成熟，这一阶段经过了 10 多年的历程，即利用射频电导法与激光散射法等技术对白细胞进行较为准确的分类而不是分群；第三阶段主要是血液分析仪检测功能扩展和强化阶段，如可利用血液分析仪检测淋巴细胞亚群及增加网织红细胞计数等，这一阶段也经过了 10 多年的发展；至此，血液分析仪大约经过 50 年的发展历程，其检测方法及原理日臻完善，精密度越来越高，准确性越来越好，检测功能越来越强，分析参数越来越多，操作越来越简单。

NOTE

第一节　检测原理

现代血液分析仪主要综合性地运用电学与光(化)学两大检测原理,对血细胞及其内容物(如血红蛋白、过氧化物酶等成分)进行检测和分析。电学检测原理包括电阻抗法原理与射频电导法原理;光(化)学检测原理包括激光散射法原理与分光光度法原理。激光散射法又包括染色与不染色活体细胞检测法。

一、电学检测原理

(一) 电阻抗法

电解质溶液中悬浮的血细胞相对于电解质溶液是非导电颗粒,当体积大小不同的血细胞(或类似颗粒)通过计数小孔时,由于血细胞电阻不同,即可引发小孔内、外电流或电压的变化(欧姆定律 $I=\frac{V}{R}$),形成和血细胞数量匹配、体积大小相对应的脉冲电流或电压,区分出血细胞群,并对血细胞群分别进行计数,这就是血细胞计数电阻抗法原理(principle of electrical impedance),也即库尔特原理(Coulter principle),见图 4-1。

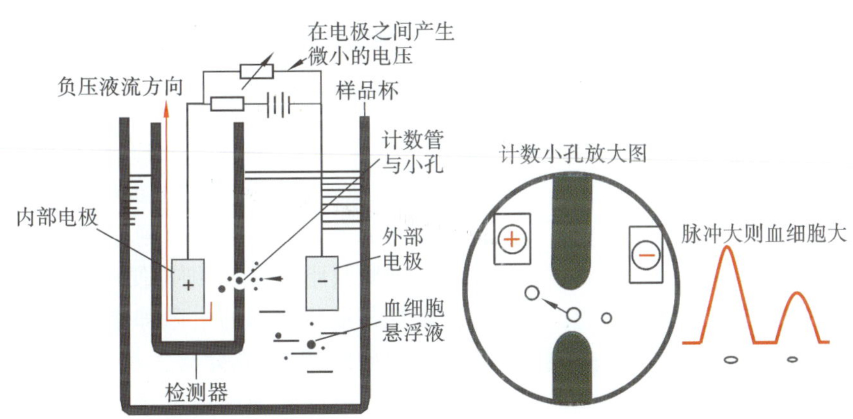

图 4-1　血细胞计数电阻抗法原理示意图

电阻抗法红细胞与血小板计数常常在同一通道内进行,根据二者体积的不同,采用浮动界标技术界定红细胞与血小板(图 4-2)。浮动界标技术是相对于固定界标技术而言的,它是仪器通过智能化计算获得的界定值。固定界标技术是根据特定的界定值界定红细胞与血小板通道内的红细胞与血小板,即不大于界定值者为血小板、大于界定值者为红细胞;采用浮动界标技术是为了减少与群体差异较大的个体中细胞体积群体偏大或偏小时而采用固定界标技术所造成的计数误差。浮动界标技术一般采用"主体固定,部分浮动"以保证细胞界定的合理性,实质上血小板与红细胞浮动界标的界定值是根据血小板分析区域内出现的小红细胞的个数或是根据小红细胞分析区域内出现的大血小板个数而确定的。为了提高计数准确性和精密度,有些仪器增加计数次数,进行 3 次计数,同时应用扫流和函数曲线拟合等技术进行血小板或其他细胞计数(图 4-3、图 4-4)。拟合曲线技术是血小板计数中一项非常重要的专利技术,该技术是血液分析仪在进行血小板计数时只收集 2～20 fL 的原始数据,然后通过对数曲线正态分布的拟合方法,计算出 0～2 fL 及 20～70 fL 的极小血小板和大血小板的数量,进而给出血小板的总数量。通过使用拟合曲线专利技术,血液分析仪可以在收集细胞原始数据时,不收集 0～2 fL 的数据,这样就消除了实验室常见的信号噪声干扰,进而排除了信号噪声所造成的极小血小板数量的增加,同理,不收集 20～70 fL 的数据,排除了小红细胞和红细胞碎片对血小板计数准确性的影响。电阻抗法还可用于白细胞计数及白细胞三分群分析。

NOTE

电阻抗法是二分群、三分群血液分析仪的核心技术,可准确测出细胞(或类似颗粒)的大小和数量。

电阻抗法还可联合其他检测原理应用于五分类血液分析仪中。

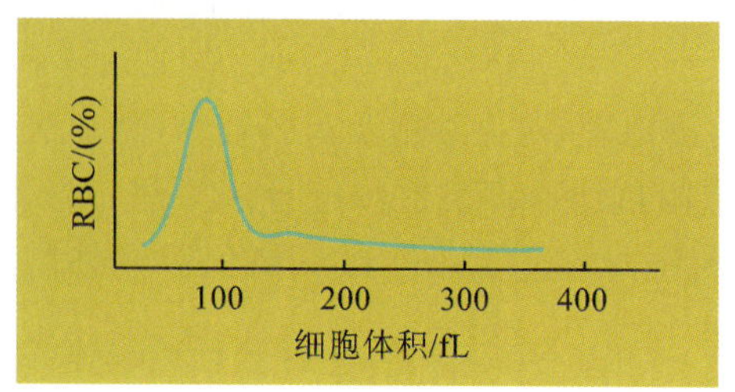

图 4-2　正常红细胞直方图(电阻抗法)

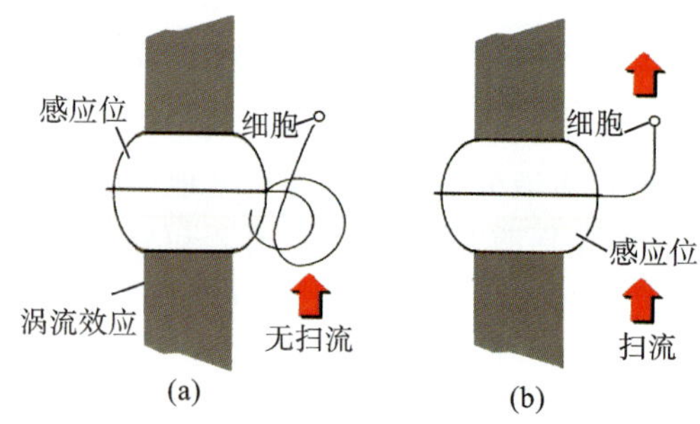

图 4-3　扫流技术示意图

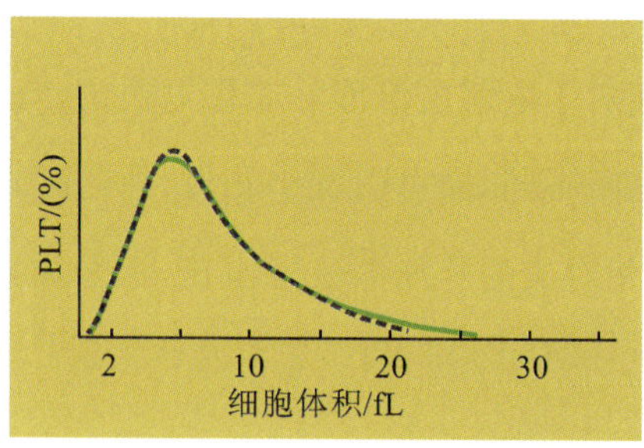

图 4-4　正常血小板计数与拟合曲线直方图(电阻抗法)

(二) 射频电导法

射频(radio frequency,RF)为射频电流,是指每秒变化大于 10000 次的高频交流电磁波。电导性(electrical conductivity)指电的传导性能。与低频和直流电不同的是高频电流可以通过细胞膜,故用高频电磁针渗入细胞膜脂质层时,细胞便成为一种导体,细胞内部的导电性与细胞内部的电阻即细胞内部化学成分、细胞核与细胞质比、颗粒成分与大小及其密度等有关,因此,可用射频电流反映细胞内部结构如核质比、颗粒成分与大小及密度等特征性信息,细胞类别不同,射频电流特征性信息不同,见图 4-5。电导性有助于对体积相同,但内部结构不同的细胞或颗粒进行鉴别。如淋巴细胞与嗜碱性粒细胞的大小差不多,所以电阻抗法不能区分这两类细胞,但用高频电流检测时,由于两类细胞内部结构不同,便会出现不同特征的射频电流检测信号,射频电流可鉴别淋巴细胞与嗜碱性粒细胞。同样,射频电导法结合其他方法也可应用于血液分析仪中检测和鉴别其他血细胞。

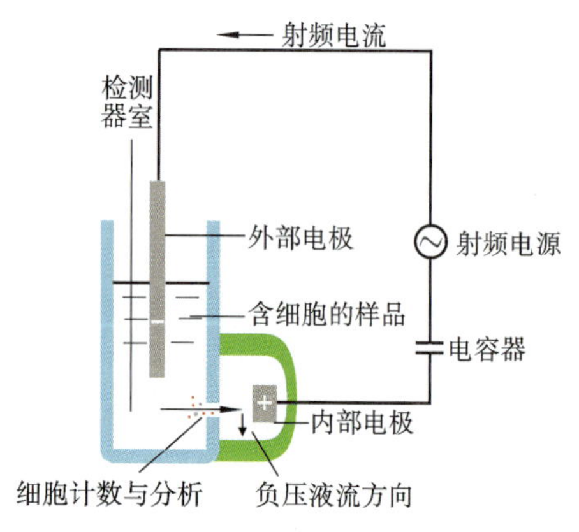

图 4-5　射频电导法检测原理示意图

二、光(化)学检测原理

(一) 激光散射法

将稀释、化学或核酸染色的球状化细胞(或颗粒)悬液注入鞘流中央,使单个细胞沿着悬液和鞘流两股液流整齐排列成单行,并以恒定流速定向通过石英毛细管,即形成流体动力学聚焦(hydrodynamic focusing)技术(图 4-6)。当细胞(或颗粒)通过检测区被激光束照射时,因其体积、染色程度、细胞内容物大小及含量、细胞核密度等本身的特性,可阻挡或改变激光束的方向,产生与其特征对应的各种角度的散射光,特定角度的散射光及其意义见表 4-1。放置在石英毛细管周围不同角度的信号检测器(光电二极管或倍增管)可接收特征不同的散射光,见图 4-7、图 4-8。

NOTE

不同角度散射光接收器

图 4-6　流体动力学聚焦技术示意图

1. 光源；2. 细胞流；3. 前鞘流；4. 后鞘流；5. 液流方向

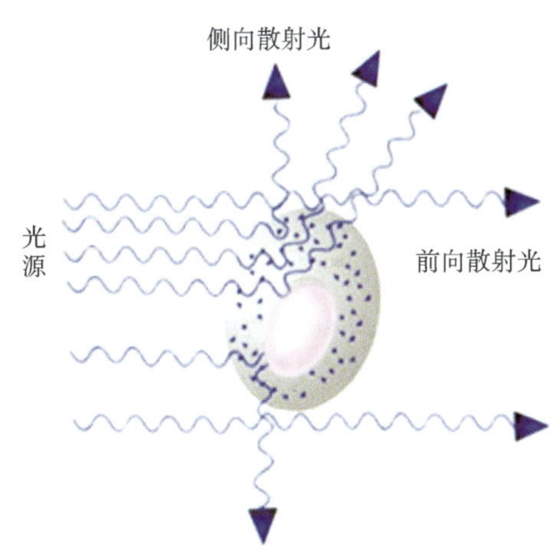

图 4-7　不同角度散射光示意图及意义

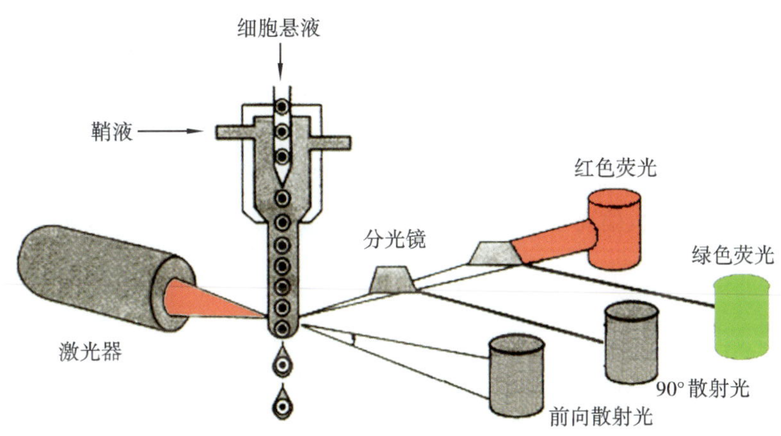

图 4-8　流式细胞术检测通道与光路系统示意图

表 4-1　特定角度的散射光及其意义

散射光	意义
前向散射光（低角度散射光，Fsc）	反映细胞（或颗粒）的大小与表面特性
侧向散射光（高角度散射光，Ssc）	反映细胞内部颗粒、细胞核等复杂性
散射荧光	激光照射被荧光染料染色后的细胞或颗粒时，能产生不同波长的散射荧光而被特定角度的检测器接收

实验证实，颗粒大小不同形成的散射光分布不同。当颗粒直径小于入射光波长的 1/10 时，散射光强度在各个方向的分布均匀一致，称为 Rayleigh 散射；当颗粒直径增大到接近入射光波长的 1/10 时，随颗粒直径增大，前向散射光大于后向散射光，称为 Debye 散射；当颗粒直径等于或大于入射光波长时，前向散射光远远大于后向散射光，称为 Mie 散射，见图 4-9。

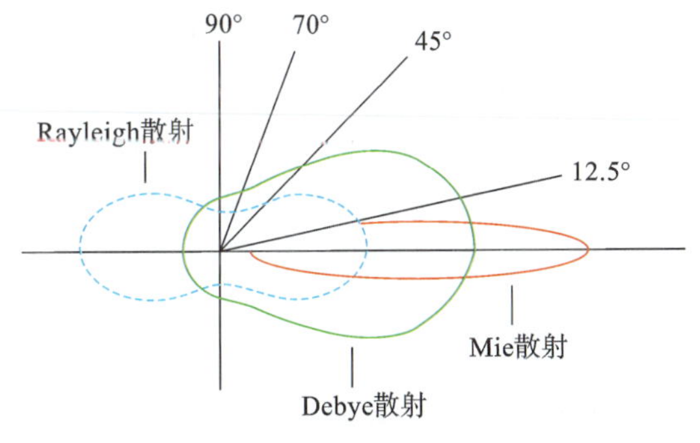

图 4-9　光散射作用随粒径大小变化示意图

血液分析仪检测所用的光散射分析采用 Mie 同质性球体光散射理论（Mie theory of light scatter for homogeneous spheres），当颗粒直径等于或大于入射光波长时，测定光照射在细胞上所产生的特定角度散射光强度，可获得细胞结构、大小和组成的相关信

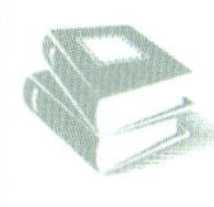

NOTE

息。散射光的函数式可表示为

$$S=F(\lambda,n,v,\theta,\beta) \tag{4-1}$$

式中：S 为散射光强度；F 为常数；λ 为使用波长；n 为折射率；v 为体积；θ 为检测角度；β 为形状因子。

光散射理论涉及的因素较多，Rayleigh 在对溶胶小粒子系统进行研究后，于 1871 年总结出反映粒子对入射光散射作用的有关因素相关的公式，Mie（1908 年）、Debye（1909 年）对 Rayleigh 散射做了补充修正，提出了不对称或各向异性的不同角度的散射光理论，为便于大家理解光散射法测定及鉴别细胞的原理，散射法检测时由于检测器距离检测粒子距离一定，故在不考虑检测器与检测粒子距离的情况下，我们采用 Mie-Debye 散射光理论，即

$$S=\frac{24\pi^3 cV^2}{\lambda^4}I_0\left(\frac{n_1^2-n_2^2}{n_2^2+2n_1^2}\right)(1+\cos^2\theta) \tag{4-2}$$

式中：S 为同入射光呈 θ 角方向处散射光强度；c 为粒子浓度即数目；V 为粒子体积；I_0 与 λ 分别为入射光的强度和波长；n_1，n_2 分别为分散介质与分散相折射率；θ 为入射光和散射光的夹角即散射夹角，夹角小，$\cos\theta$ 值大，S 值亦大，反之亦然。

从式(4-2)可以看出，散射光强度与颗粒的大小、数目及入射光强度成正比，与波长 λ 成反比，所以用高强度光源，较短波长的入射光（如激光）照射悬液中的细胞（颗粒）时可提高散射光检测的灵敏度。式(4-1)包含式(4-2)。

从式(4-2)可以推知：前向散射光（与入射光平行方向或小角度夹角方向即"0"角度或低角度方向）可灵敏地反映颗粒（细胞）大小及细胞表面情况，因此时细胞或颗粒的 S 值最大或较大；侧向散射光可较为灵敏地反映细胞内部结构的复杂性，即内部结构较为复杂的细胞，因入射光对细胞膜、细胞质、细胞质中的颗粒及核膜的折射率较大，偏离了原方向而成为侧向散射光，细胞结构越复杂，其侧向散射光也越大且较为灵敏。

知识链接

Fsc 与 Ssc 对细胞大小及内部结构测定灵敏的演绎法推理证明

在式(4-2)中，对于一般检测仪器而言，I_0、π、λ 都是一定的，故 $\frac{24\pi^3}{\lambda^4}I_0\left(\frac{n_1^2-n_2^2}{n_2^2+2n_1^2}\right)$ 实际上也为一常数，将其设为 K，这样散射光强度式(4-2)即可简写为

$$S=KcV^2(1+\cos^2\theta) \tag{4-3}$$

1. 当入射光照射到细胞上时，由于细胞内部（颗粒与细胞核）的不均质性，进入细胞内照射在细胞内颗粒和细胞核上的光几乎散射于侧向，故细胞内部结构在前向角度的散射光强度可以理解为零，此时，对一整个细胞而言，其前向散射光强度 S 只和细胞表面的前向散射光有关，和内部结构即颗粒数目等无关，式(4-3)可简化为 $S=KV^2(1+\cos^2\theta)$，当 $\theta=0°$，$\cos\theta=\cos0°=1$，$\cos^2\theta=1$，此时前向测定散射光强度 $S=2KV^2$，且为最大值，对于每一测量而言，只有在测得最大值时，个体间的微小变化才能被感知，又有 $S=2KV^2$ 表示前向散射光只和细胞大小(V)有关，故前向散射光可反映细胞大小且灵敏。

2. 当 $\theta=90°$，$\cos\theta=\cos90°=0$，$\cos^2\theta=0$，式(4-3)可简写为

$$S=KcV^2(1+0)=1KcV^2=KcV^2 \tag{4-4}$$

显然在侧向（大角度或 90°方向）时，对一个细胞而言，由于 V^2 一定，此时侧向散射光强度 S 只和颗粒浓度 c 有关，故侧向散射光对细胞内部结构（颗粒和细胞核）灵敏。

综上所述，激光散射法分析细胞的原理为用前向散射光测定细胞大小及表面特性，用侧向散射光测定内部结构特征信息（包括细胞内颗粒大小及性质、细胞核大小等），联合不同方向所测细胞信息鉴定与鉴别细胞。

NOTE

例如，用十二烷基硫酸钠（SLS）和戊二醛固定红细胞/血小板使其球状化后，采用流式细胞术激光散射法原理进行红细胞计数及其相关参数的分析，红细胞检测过程中又用红细胞体积（60 fL 与 120 fL）

和血红蛋白浓度(280 g/L 与 410 g/L)四条界线将红细胞散点分布情况在二维图上划分为 9 个区域,即红细胞九分图,根据红细胞散点图所在区域判断红细胞体积与血红蛋白浓度,其散点图见图 4-10 与图 4-11。

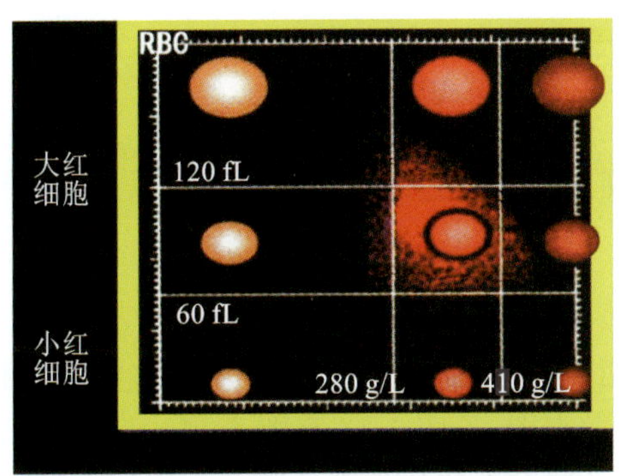

图 4-10 线性化红细胞体积/血红蛋白浓度散点图(红细胞九分图)

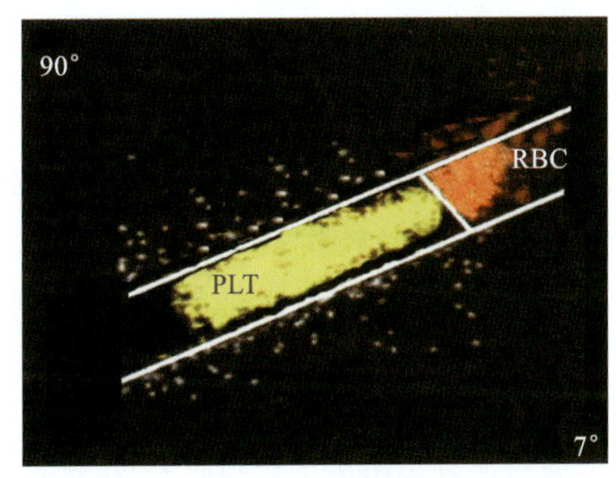

图 4-11 光散射法血小板与红细胞计数散点图

血液分析仪检测细胞使用的染料分为荧光染料和非荧光染料。荧光染料一般有噻唑橙(thiazole orange,TO)、噁嗪(oxazine)、碱性槐黄(auramine)、聚亚甲基蓝(polymethylene blue)与碘化丙啶(propidium iodide)等,主要用于核酸染色,核酸被染色后用激光照射能产生荧光和散射光,现常采用荧光染料和激光散射法原理进行网织红细胞计数及其参数分析。非荧光染料有用于核酸染色的亚甲基蓝,用于单核细胞、嗜酸性粒细胞、中性粒细胞颗粒和白细胞胞膜结构染色的氯唑黑 E(也称卡拉唑黑 E,chlorazol black E)及其他试剂如过氧化物酶等。染色后细胞随鞘液流经激光检测区时,着色的部分可发生光吸收,使光检测器接收到的散射光强度发生改变,以此区分细胞的种类。聚亚甲基蓝荧光染色网织红细胞检测散点图见图 4-12。

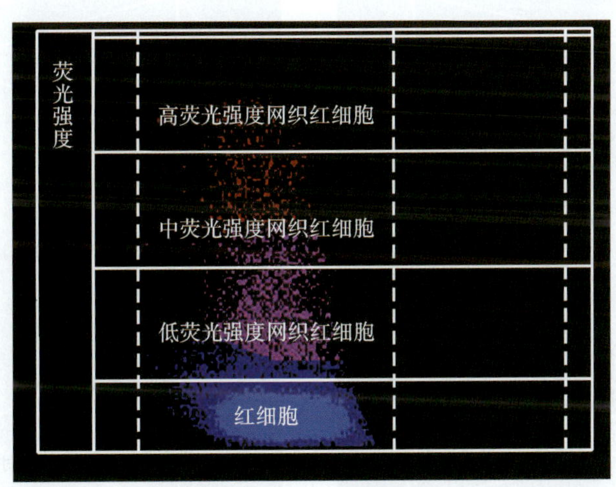

图 4-12 荧光染色网织红细胞检测散点图(聚亚甲基蓝)

将各种光学或化学信息进行综合分析,可准确区分正常类型的细胞或颗粒结构,在区别体积相同而类型特征不同的细胞时,激光散射法比电阻抗法更加准确。

(二) 分光光度法

此法主要用于血液中血红蛋白的测定。在血液分析仪的血红蛋白检测通道中,红细胞被稀释液中的溶血剂溶解并释放血红蛋白,血红蛋白与溶血剂中某些成分结合,形成稳定的血红蛋白衍生物,在特定波长范围(530～550 nm)内比色,根据 Lambert-Beer 定律测得吸光度后便可计算血红蛋白浓度。

血红蛋白测定使用的溶血剂有两大类:①改良氰化高铁血红蛋白溶血剂:测定波长为 540 nm,稀释液含有毒成分氰化物。②非氰化高铁血红蛋白溶血剂:稀释液不含氰化物成分。如 SLS-Hb 法,测定波长为 538 nm,经 HiCN 测定法校准后,既可达到同 HiCN 测定法相当的精密度与准确性,同时避免了

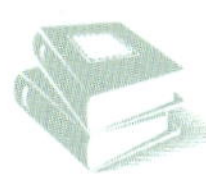
NOTE

HiCN 测定法检测试剂对检验人员存在的潜在危害及环境污染，目前被广泛应用于临床。

一种血液分析仪一般只用一种溶血剂，有些血液分析仪可兼用两种，即非氰化物试剂如二甲基月桂基氧化胺(dimethyl lauryl amine oxide)与氰化物试剂如咪唑(imidazole，有氰化物试剂作用，但无毒性)。

三、血液分析仪检测原理的综合应用

现代血液分析仪普遍综合运用电学和(或)光(化)学原理进行血细胞计数及其血细胞系列参数和血液成分分析，现以白细胞计数和分类计数为例介绍如下。

(一) 体积、电导与光散射(VCS)联合检测方法

在白细胞检测通道，红细胞被溶血剂溶解，白细胞则接近自然状态。应用 VCS 联合检测方法检测白细胞大小、内部结构等特征(表 4-2)，且形成三维图及三维散点图，见图 4-13 与图 4-14，实质上仪器厂商在仪器生产过程中为了节约成本，往往只生产电阻抗与激光散射再加化学染色联合检测原理的仪器，且能达到 VCS 联合检测的效果。

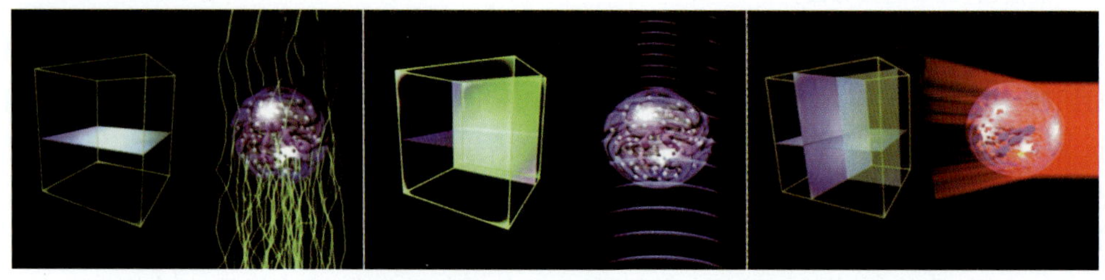

图 4-13　VCS 联合检测方法三维图

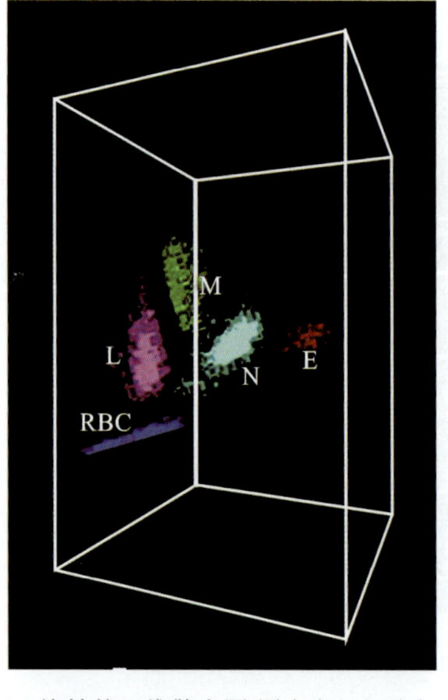

(a) 旋转的三维散点图(图中有红细胞与白细胞分类图)，可从任何角度观察

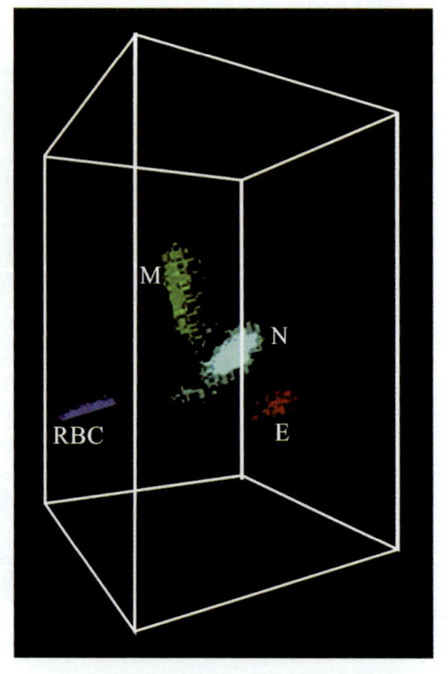

(b) 三维散点图上的细胞群落可显示与隐藏(图中已隐藏淋巴细胞)

图 4-14　VCS 联合检测方法细胞检测三维散点图

可根据散点多少计数细胞数量，且用散点定位分析细胞类型及亚类，按类型计算不同型细胞的百分率。VCS 联合检测方法下不同类别的白细胞特征见表 4-3。如果标本中存在幼稚细胞或原始细胞，VCS 联合检测方法从正常细胞的数量、形态和密度可衍生出一整套报警方式，提示白细胞分类需要显微镜复查。VCS 联合检测方法检测病理性异常细胞的散点图位置见图 4-15。

NOTE

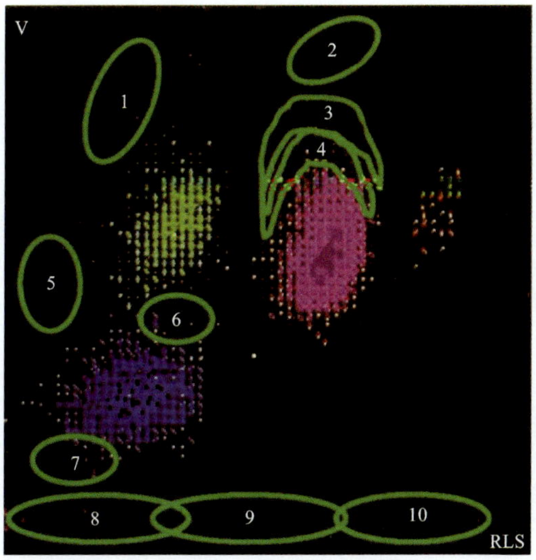

图 4-15 VCS 联合检测方法检测病理性异常细胞的散点图位置

1. 幼稚单核细胞；2. 幼稚粒细胞；3. 未成熟粒细胞；4. 中性杆状核粒细胞；5. 幼稚淋巴细胞；6. 异型淋巴细胞；7. 小淋巴细胞；8. 有核红细胞和血小板簇；9. 大血小板；10. 红细胞内疟原虫

表 4-2 VCS 联合检测方法及其检测内容

技术	检测内容
电阻抗	细胞体积(大小)
射频电导	细胞体积与内部结构(细胞化学成分与细胞核体积等)
光散射(氦氖激光，10°～70°)	细胞内的颗粒性、核分叶性等

表 4-3 VCS 联合检测方法下不同类别的白细胞特征

细胞类别	特征		
	体积	电导	散射光强度
淋巴细胞	小	低	弱
嗜碱性粒细胞	同淋巴细胞相似	较淋巴细胞高	较淋巴细胞强
单核细胞	相对淋巴细胞大	低	较淋巴细胞稍强
中性粒细胞	同大淋巴细胞或小单核细胞相似	较淋巴细胞与单核细胞高	较淋巴细胞与单核细胞强
嗜酸性粒细胞	与中性粒细胞相似	与中性粒细胞相似	较中性粒细胞强

现在 VCS 联合检测方法也可用于网织红细胞与有核红细胞计数。例如，网织红细胞计数时，常采用“透明剂”使红细胞内血红蛋白逸出而形成影红细胞，网织红细胞内的 RNA 被聚亚甲基蓝染色，此即 VCS(或 VS)联合检测方法测定和分析网织红细胞的方法与原理，见图 4-16。

(二) 电阻抗、射频电导、流式细胞术结合核酸荧光染色检测方法

1. 4DIFF 通道 半导体激光流式细胞术结合核酸荧光染色技术，用溶血剂使红细胞和血小板完全溶解，这时白细胞胞膜仅部分溶解。聚亚甲基蓝核酸荧光染料通过部分溶解的白细胞胞膜进入白细胞内，使 DNA、RNA 及细胞器着色，因为荧光强度和细胞内核酸含量成正比，故“四种成熟白细胞因核酸含量不同而荧光强度亦不同”，从而得到四种不同类型(4DIFF)白细胞散点图。事实上嗜碱性粒细胞是在另外的通道被检测的，4DIFF 散点图中嗜碱性粒细胞的大小等特征和小淋巴细胞相似，所以嗜碱性粒细胞往往和小淋巴细胞在同一散点区域内，故五类白细胞实际上成了四类白细胞，此检测通道即 4DIFF 通道，见图 4-17(横坐标代表的是散射强度，纵坐标代表的是核酸的荧光强度即核的大小，因嗜酸性粒细胞的颗粒最大，其产生的散射光强度最大而位于横坐标最右侧，中性粒细胞次之，单核细胞核大而位于

NOTE

图 4-16　VS 联合检测方法检测网织红细胞散点图(聚亚甲基蓝染色)

纵坐标的最上方,淋巴细胞的核及体积最小而位于散点图左下方),事实上,各类白细胞的区分浮动界标法也参与其中。

2. 白细胞/嗜碱性粒细胞(WBC/BASO)通道　在碱性溶血剂作用下,嗜碱性粒细胞以外的其他所有细胞均被溶解或萎缩,用流式细胞术计数,即可得到白细胞/嗜碱性粒细胞百分率与绝对值及其散点图,因其他细胞被溶解或萎缩,而只有嗜碱性粒细胞保持原有形态,故嗜碱性粒细胞较其他被溶解或萎缩的细胞体积大、颗粒多或较其他细胞内容物复杂,位于二维图的右上方(图 4-18)。

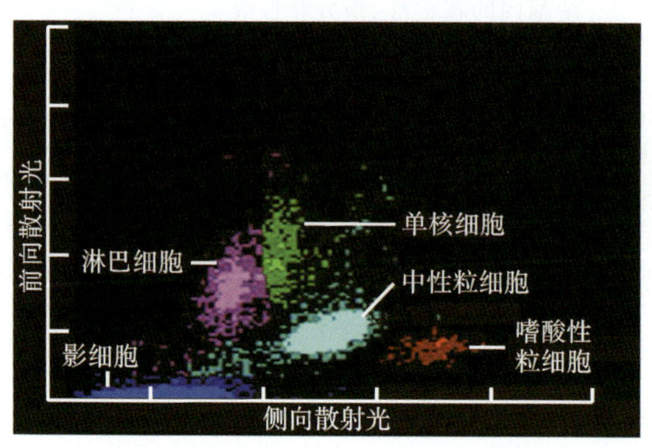

图 4-17　白细胞分类(4DIFF 散点图)

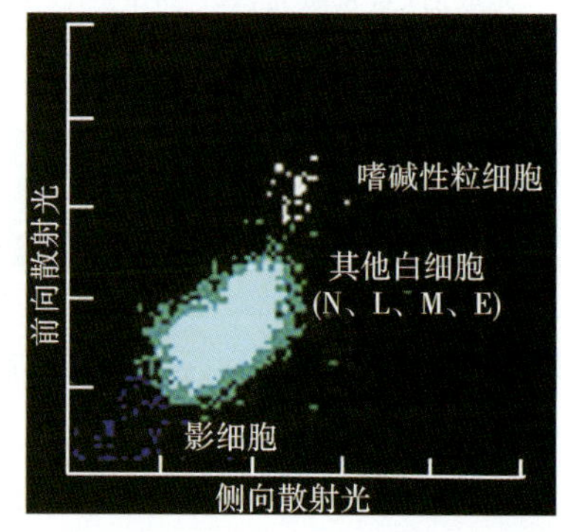

图 4-18　白细胞分类(WBC/BASO 散点图)

3. 未成熟髓细胞信息(immature myeloid information,IMI)通道　采用射频电导、电阻抗与特殊试剂结合法。在细胞悬液中加硫化氨基酸,幼稚细胞膜脂质含量高,结合硫化氨基酸的量较成熟细胞多,对溶血剂抵抗作用相对较强,故加入溶血剂后,成熟细胞被溶解,幼稚细胞(包括造血祖细胞、原始细胞、未成熟粒细胞、有核红细胞)与异型/异常淋巴细胞继续存在,报告其百分率和绝对值,并能提示核左移现象,见图 4-19。

(三) 钨光源散射和细胞化学方法

1. 过氧化物酶(peroxidase,POX)染色通道　在白细胞检测通道加入溶血剂和 POX 染色剂,白细胞 POX 活性由大到小依次排列为嗜酸性粒细胞、中性粒细胞、单核细胞;淋巴细胞与嗜碱性粒细胞无 POX 活性。通过计算 POX 平均指数(mean peroxidase index,MPXI),得到嗜酸性粒细胞、中性粒细胞或单核细胞的相对 POX 活性强度。形成以 POX 分布强度为 *X* 轴、细胞体积为 *Y* 轴的散点图,见图 4-20,于是可进行白细胞计数与分类计数。

2. 嗜碱性粒细胞/核分叶性(BASO/LOBULARITY)通道　以苯二酸完全破坏红细胞和血小板。除

图 4-19　未成熟髓细胞信息通道散点图

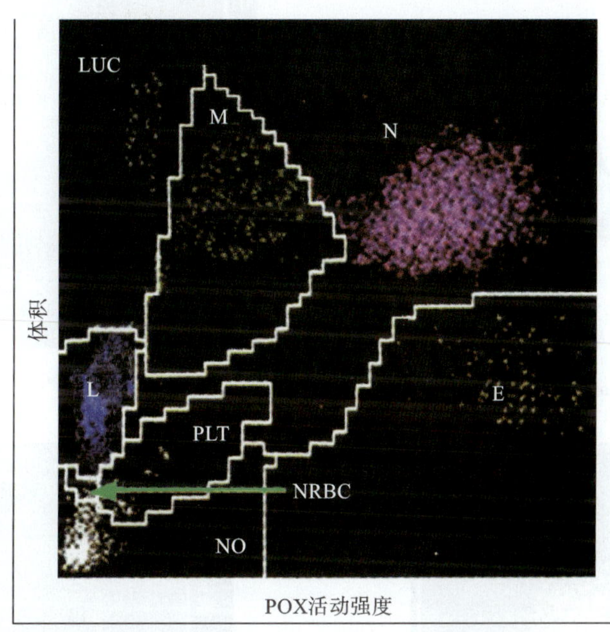

图 4-20　白细胞(N、L、M、E)POX 染色散点图

嗜碱性粒细胞以外，其他白细胞胞膜均被溶解，细胞质溢出，只剩裸核。完整的嗜碱性粒细胞高角度或侧向散射光强度大，位于散点图上部，裸核则位于下部，这样可进行白细胞计数和嗜碱性粒细胞计数。根据细胞裸核结构的不同进行白细胞分类计数，见图 4-21；根据多分叶核(polymorphonuclear，PMN)和单个核(mononuclear，MN)的比例，可计算出核左移指数(left index，LI)。LI 越高，说明核左移程度越大。目前此技术也可用于有核红细胞计数，见图 4-22。

3. 未染色大细胞计数(large unstained cell count，LUC)检测　在 POX 通道，可检测到无 POX 活性、体积大于正常淋巴细胞体积均值 2 个标准差的细胞，如原始细胞、浆细胞、幼稚淋巴细胞及异型淋巴细胞等。

(四) 多角度偏振光散射法

多角度偏振光散射法(multi-angle polarized scatter separation，MAPSS)应用(氦氖)激光流式细胞术，分 4 个角度检测细胞，见图 4-23。①0°：检测细胞数量与细胞大小，见图 4-24。②7°：检测细胞内部结构与核染色质的复杂性，见图 4-24。③90°偏振光：检测细胞内部颗粒与细胞核分叶状况，见图 4-25。④90°去偏振光："去偏振"是指垂直方向的激光光波运动随光散射结果而改变的光，见图 4-26。嗜酸性粒细胞颗粒丰富，可消除偏振光，这样便于和中性粒细胞鉴别。

鞘液中的 DNA 染料碘化丙啶(propidium iodide)能破坏有核红细胞胞膜，只剩下裸核且被其染色。

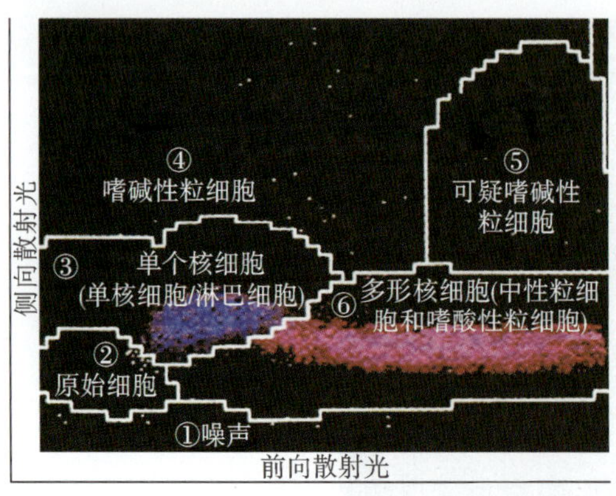

图 4-21 嗜碱性粒细胞/核分叶性通道散点图

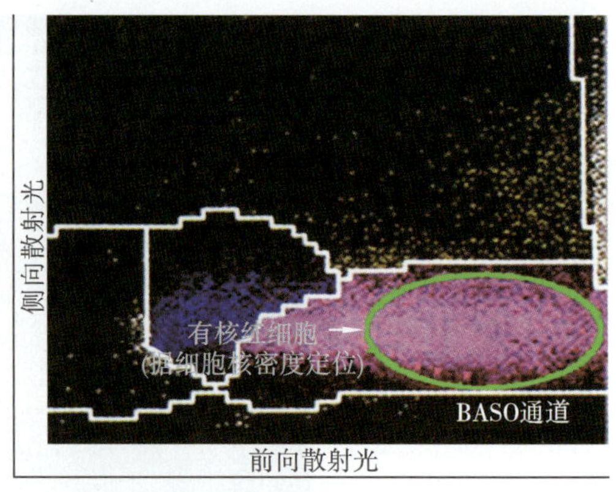

图 4-22 嗜碱性粒细胞/核分叶性通道有核红细胞散点图

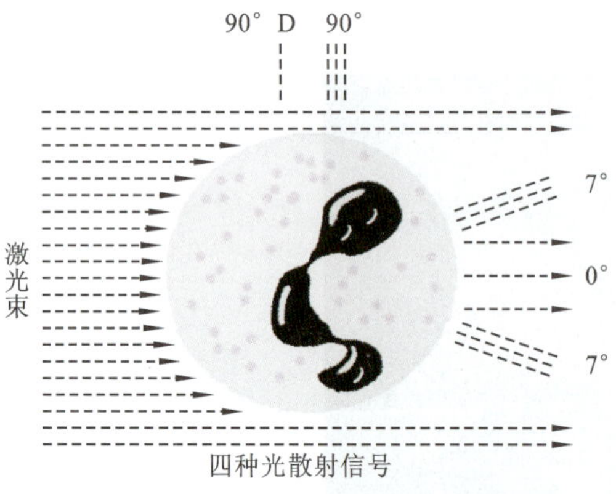

图 4-23 多角度偏振光散射法示意图

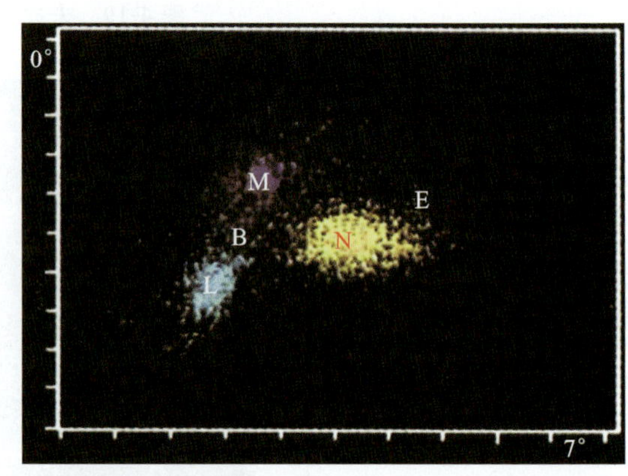

图 4-24 0°前向与 7°侧向散射光测定白细胞散点图

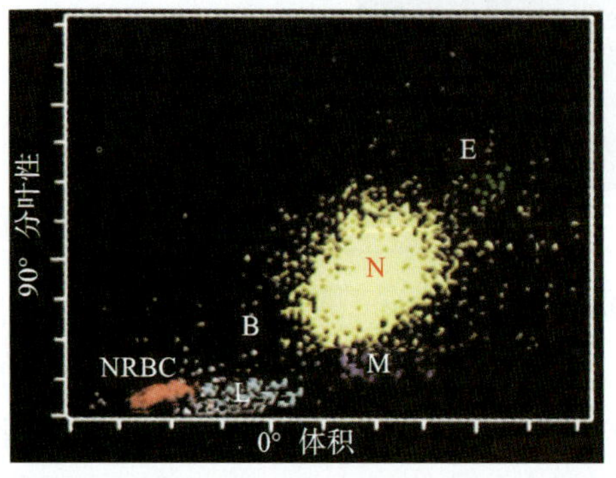

图 4-25 偏振光(90°垂直角度散射光)细胞散点图

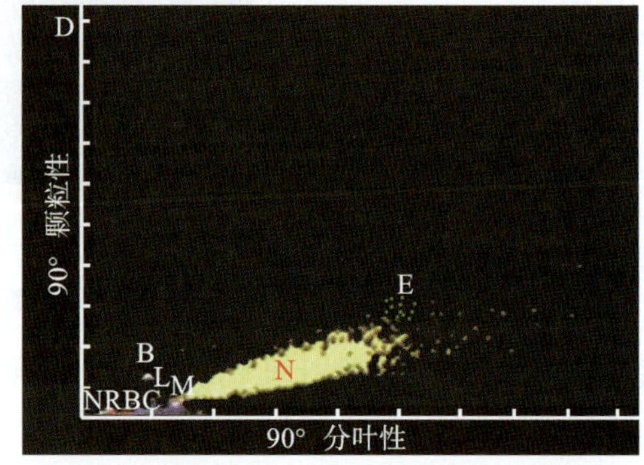

图 4-26 去偏振光(90°垂直角度散射光)细胞散点图

而染料对有活性的白细胞渗透性极小或无渗透性，故活性白细胞胞核不被染色。通过多散点图分析(multi-scatterplot analysis，MSA)，即可鉴别有核红细胞、无活性白细胞与脆性白细胞，计算活性白细胞百分率和计数有核红细胞，见图 4-27。

MAPSS 法还能鉴别白细胞亚群与异常细胞类型，例如应用 CD3/CD4 与 CD3/CD8 单克隆抗体荧光染色标记技术及光散射法，可检测 CD3/CD4/CD8 T 淋巴细胞。

(五) 双流体(双鞘流)技术与细胞化学染色方法

1. 嗜碱性粒细胞通道 用专用染液染色，嗜碱性粒细胞有抗酸性，染色后仍保持原有形态与结构，其他细胞则细胞质溢出，成为裸核。采用电阻抗法原理检测，此时，嗜碱性粒细胞较其他正常细胞体积大，所得结果同白细胞/血红蛋白通道的白细胞(鞘流阻抗法三分群)结果直方图不同，三分群结果嗜碱性粒细胞位于中间群，此法结果位于直方图最右侧，而非大小群细胞之间，见图 4-28。

2. 其他白细胞分类通道 结合钨光源流式细胞光吸收、化学染色与电阻抗法技术检测嗜碱性粒细

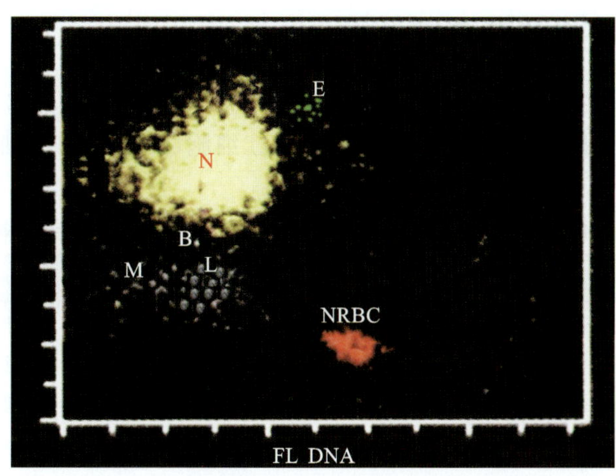

图 4-27　荧光染色有核红细胞散点图(碘化丙啶)

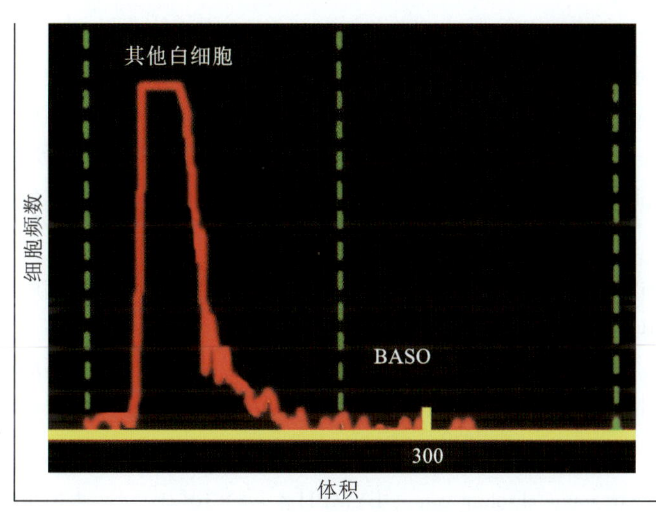

图 4-28　嗜碱性粒细胞计数直方图

胞以外的其他各类白细胞，见图 4-29。双鞘流动力连续系统(double hydrodynamic sequential system, DHSS)采用 2 个鞘流装置，细胞经第 1 束鞘流后通过阻抗微孔检测细胞的真实体积，然后经第 2 束鞘流后到达检测光窗，测定细胞的光吸收，分析细胞内部结构。用氯唑黑 E 活体染料使单核细胞的初级颗粒、嗜酸性粒细胞与中性粒细胞的特异颗粒被染色，而细胞膜、核膜、颗粒膜也被染色，这样得到单核细胞、嗜酸性粒细胞、中性粒细胞、淋巴细胞的散点图，异型淋巴细胞以及巨大未成熟细胞(large immature cell, LIC)散点图，见图 4-30。双矩阵 LIC 散点图可将幼稚细胞分为 3 个亚群。

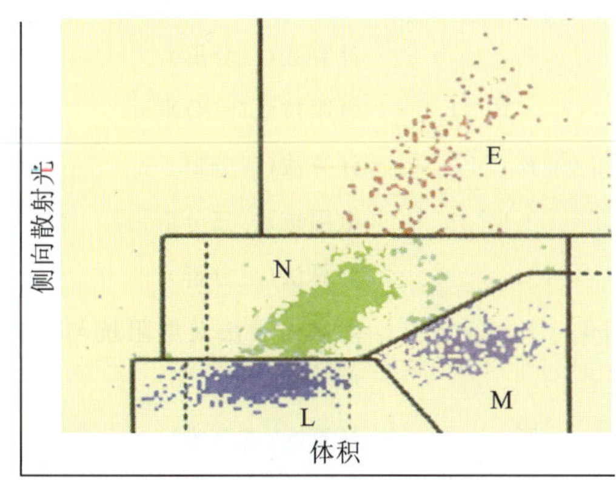

图 4-29　白细胞分类计数散点图

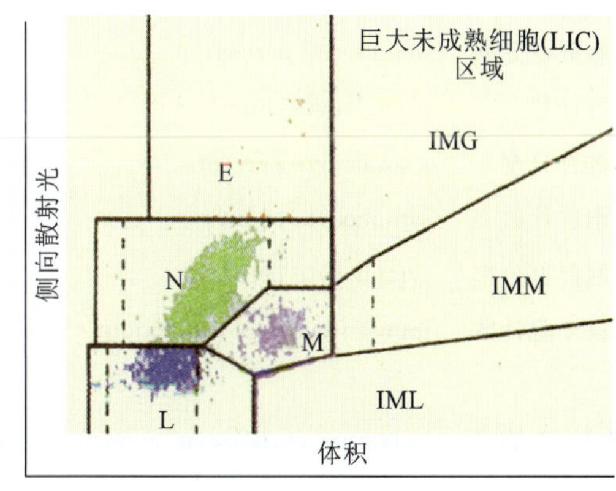

图 4-30　双矩阵巨大未成熟细胞(LIC)散点图

IMG 为未成熟粒细胞；IMM 为未成熟单核细胞；IML 为未成熟淋巴细胞

NOTE

四、血液分析仪检测参数及原理

不同类型血液分析仪检测参数的检测原理不完全相同。高档仪器应用 2 种或 2 种以上检测原理，联合电学、光学、细胞化学等技术，在独特检测通道检测红细胞、血小板与白细胞的数量、亚类及系列相关参数，见表 4-4、表 4-5。

表 4-4　血液分析仪临床常用参数检测基本原理与使用技术——白细胞系列

检测参数	英文全称	缩写	单位	检测原理(使用技术)
白细胞计数	white blood cell count/concentration	WBC	$\times10^9$/L	电阻抗法(二、三分群)，射频电导法(五分类)，激光散射或加荧光染色(五分类)
中性粒细胞计数	neutrophil count/absolute concentration	NEUT#	$\times10^9$/L	电阻抗法(三分群)，射频电导法(五分类)，激光散射或加荧光染色或加细胞化学法(五分类)
中性粒细胞百分率	neutrophil percentage of WBCs	NEUT	%	计算法
嗜酸性粒细胞计数	eosinophil count/absolute concentration	EO#	$\times10^9$/L	射频电导法(五分类)，激光散射或加荧光染色或加细胞化学法(五分类)
嗜酸性粒细胞百分率	eosinophil percentage of WBCs	EO	%	计算法(五分类)
嗜碱性粒细胞计数	basophil count/absolute concentration	BASO#	$\times10^9$/L	射频电导法(五分类)，激光散射或加荧光染色或加细胞化学法(五分类)，专用计数通道
嗜碱性粒细胞百分率	basophil percentage of WBCs	BASO	%	计算法(五分类)
淋巴细胞计数	lymphocyte count/absolute concentration	LYMPH#	$\times10^9$/L	电阻抗法(三分群)，射频电导法(五分类)，激光散射或加荧光染色或加细胞化学法(五分类)
淋巴细胞百分率	lymphocyte percentage of WBCs	LYMPH	%	计算法(五分类、三分群)
单核细胞计数	monocyte count/absolute concentration	MONO#	$\times10^9$/L	射频电导法(五分类)，激光散射或加荧光染色或加细胞化学法(五分类)
单核细胞百分率	monocyte percentage of WBCs	MONO	%	计算法(五分类)
中间细胞群计数	middle cell count	MID#	$\times10^9$/L	电阻抗法(三分群)
中间细胞群百分率	middle cell percent	MID	%	计算法(三分群)
粒细胞群计数	granulocyte count	GRAN#	$\times10^9$/L	电阻抗法(三分群)
粒细胞群百分率	granulocyte percent	GRAN	%	计算法(三分群)
淋巴细胞群计数	lymphocyte count	LYM#	$\times10^9$/L	电阻抗法(三分群)
淋巴细胞群百分率	lymphocyte percent	LYM	%	计算法(三分群)
未成熟粒细胞计数	immature granulocyte count	IG#,IMG#	%	射频电导法及电阻抗与特殊试剂结合法
未成熟粒细胞百分率	immature granulocyte percent	IG,IMG	%	计算法(五分类)

NOTE

续表

检测参数	英文全称	缩写	单位	检测原理(使用技术)
造血祖细胞计数	hematopoietic progenitor cell count	HPC#	$\times10^9$/L	射频电导法和电阻抗法(五分类)
造血祖细胞百分率	hematopoietic progenitor cell percent	HPC	%	计算法(五分类)
大型未染色细胞计数	large unstained cell count	LUC#	$\times10^9$/L	光散射法或加细胞化学染色(五分类)
大型未染色细胞百分率	large unstained cell percent	LUC	%	计算法(五分类)
CD3 T淋巴细胞计数	absolute number of T-cells ($CD3^+$ lymphocytes)	CD3T	$\times10^9$/L	光散射(加免疫单克隆抗体荧光染色)(五分类)
CD4 T淋巴细胞计数	absolute number of T-helper/inducer cells	CD4T	$\times10^9$/L	光散射(加免疫单克隆抗体荧光染色)(五分类)
CD8 T淋巴细胞计数	absolute number of T-suppressor/cytotoxic cells	CD8T	$\times10^9$/L	光散射(加免疫单克隆抗体荧光染色)(五分类)
CD3 T淋巴细胞百分率	percentage of lymphocytes that are $CD3^+$ lymphocytes	CD3	%	计算法(五分类)
CD4 T淋巴细胞百分率	percentage of lymphocytes that are T-helper	CD4	%	计算法(五分类)
CD8 T淋巴细胞百分率	percentage of lymphocytes that are T-suppressor	CD8	%	计算法(五分类)
CD4/CD8 T淋巴细胞比率	ratio of T-helper/inducer cells to T-suppressor	CD4/CD8T	—	计算法(五分类)

注:"#"号表示计数结果的绝对值。

表 4-5 血液分析仪临床常用参数检测基本原理与使用技术——红细胞、网织红细胞及血小板系列

检测参数	英文全称	缩写	单位	检测原理(使用技术)
红细胞计数	red blood cell count	RBC	$\times10^{12}$/L	电阻抗法(三分群),激光散射法及射频电导法(五分类)
血红蛋白浓度	hemoglobin concentration	Hb	g/L	非氰化或氰化高铁血红蛋白比色法(三分群,五分类)
血细胞比容	hematocrit	Hct	%	计算法(三分群,五分类)
红细胞平均体积	mean cell/corpuscular volume	MCV	fL	电阻抗法(三分群),激光散射法及射频电导法(五分类)
红细胞平均血红蛋白含量	mean cell/corpuscular hemoglobin	MCH	pg	计算法(三分群,五分类)
红细胞平均血红蛋白浓度	mean cell/corpuscular hemoglobin concentration	MCHC	g/L	计算法(三分群,五分类)
血红蛋白分布宽度	hemoglobin concentration distribution width	HDW	g/L	计算法(三分群,五分类)

NOTE

续表

检测参数	英文全称	缩写	单位	检测原理(使用技术)
红细胞体积分布宽度-SD值	red cell volume distribution width-SD	RDW-SD	fL	计算法(三分群,五分类)
红细胞体积分布宽度-CV值	red cell volume distribution width-CV	RDW-CV	%	计算法(三分群,五分类)
球形细胞平均体积	mean sphered cell volume	MSCV	fL	电阻抗法,激光散射法,射频电导法(三分群,五分类)
有核红细胞计数	nucleated red blood cell count	NRBC#	$\times10^9$/L	激光散射法或加核酸荧光染色法(五分类)
有核红细胞百分率	nucleated red blood cell percent	NRBC	%	计算法(五分类)
网织红细胞血红蛋白浓度分布宽度	reticulocyte cellular hemoglobin concentration distribution width	HDWr	g/L	计算法(五分类)
单个网织红细胞平均血红蛋白浓度	corpuscular hemoglobin concentration meaning of reticulocytes	CHCMr	g/L	激光散射法或加核酸荧光染色法(五分类)
网织红细胞血红蛋白含量	reticulocyte hemoglobin equivalent	Ret-He	pg	激光散射法或加核酸荧光染色法(五分类)
网织红细胞平均血红蛋白含量	mean hemoglobin concent of reticulocytes	CHr	pg	激光散射法或加核酸荧光染色法(五分类)
网织红细胞计数	reticulocyte count	Ret#	$\times10^9$/L	激光散射法或加核酸荧光染色法(五分类)
网织红细胞百分率	reticulocyte percentage	Ret	%	计算法(五分类)
未成熟网织红细胞比率	immature reticulocyte fraction	IRF	%	计算法(五分类)
低荧光强度网织红细胞比率	low fluorescence ratio	LFR	%	计算法(五分类)
中荧光强度网织红细胞比率	middle fluorescence ratio	MFR	%	计算法(五分类)
高荧光强度网织红细胞比率	high fluorescence ratio	HFR	%	计算法(五分类)
低吸光度网织红细胞百分率	low absorption reticulocytes percent	LRET	%	计算法(五分类)
中吸光度网织红细胞百分率	medium absorption reticulocytes percent	MRET	%	计算法(五分类)
高吸光度网织红细胞百分率	high absorption reticulocytes percent	HRET	%	计算法(五分类)
高散射光网织红细胞计数	high light scatter retic count	HLR	$\times10^9$/L	激光散射法,射频电导法,或加非荧光核酸染色法(五分类)

NOTE

续表

检测参数	英文全称	缩写	单位	检测原理(使用技术)
高散射光网织红细胞百分率	high light scatter retic percent	HLR	%	计算法(五分类)
(网织红细胞)平均荧光指数	mean fluorescence index	MFI	%	激光散射法或加核酸荧光染色法(五分类)
低荧光网织红细胞百分率	low fluorescence reticulocyte percent	Ret L%	%	激光散射法或加核酸荧光染色法(五分类)
中荧光网织红细胞百分率	medium fluorescence reticulocyte percent	Ret M%	%	激光散射法或加核酸荧光染色法(五分类)
高荧光网织红细胞百分率	high fluorescence reticulocyte percent	Ret H%	%	激光散射法或加核酸荧光染色法(五分类)
网织红细胞平均体积	mean reticulocyte volume	MRV, MCVr	fL	激光散射法,射频电导法,或加非荧光核酸染色法(五分类)
血小板计数	platelet count	PLT	$\times 10^9$/L	电阻抗法,激光散射法或加荧光染色法或加单克隆抗体法(三分群,五分类)
血小板平均体积	mean platelet volume	MPV	fL	电阻抗法,激光散射法,射频电导法(三分群,五分类)
血小板分布宽度	platelet distribution width	PDW	CV(%)	计算法(五分类)
血小板比容	plateletcrit	PCT	%	计算法(三分群,五分类)
大血小板比率	platelet larger cell ratio	P-LCR	%	计算法(五分类)
未成熟血小板比率	immature platelet fraction	IPF	%	激光散射法或加核酸荧光染色法(五分类)

注:"#"号表示计数绝对值。

第二节 检测参数和结果显示

一、检测参数

血液分析仪检测参数表 4-4、表 4-5 已述及,一般包括临床可报告参数、研究参数、异常报警参数、仪器内部检测参数 4 种。临床可报告参数一般是经国家认可或美国 FDA 批准可用于临床报告的血液分析仪参数;研究参数是指有一定的临床意义,但尚处于研究阶段的检测参数;异常报警参数是报告仪器故障或结果异常的参数;仪器内部检测参数一般是仪器生产商测试仪器功能或调校仪器的参数。血液分析仪检测的目的总体有 2 个:一是获得检验结果(检测参数),包括正常和异常检验结果;二是结果异常时出现报警。不同仪器、不同疾病、不同发病人群、不同实验室复检标准各不相同,因此报警的具体形式与内容各异。报警与细胞异常、标本干扰及疾病特点等因素有关,所以,报警项目可用于研究疾病特点及标本干扰因素等。随着检测技术的不断发展及循证检验医学证据的建立,现在用于报警和研究的参数,有望转化为应用于临床诊断的检验新参数。

二、结果显示

血液标本经血液分析仪检测后,其结果显示往往以数据、图形与报警 3 种形式出现。

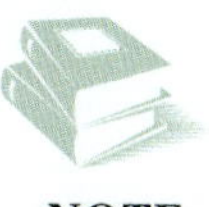
NOTE

（一）数据

向临床报告的检测参数，通常均以检验报告单的形式显示，可按原样与特殊格式打印，并向临床发出或传送结果，如果医院有医院信息系统（hospital information system，HIS）和实验室管理系统（laboratory information management system，LIS），医生可直接通过计算机调用检验结果或门诊患者可通过就诊相关证件直接在门诊就诊处获取检验结果。检测项目主要包括全血三系细胞计数、白细胞分类计数以及三系细胞特定检测参数。检验结果后面一般均附有相应参数的正常参考区间。当检测结果超出参考区间时，仪器往往将用符号标记（↑表示高于参考区间上限，↓表示低于参考区间下限），或用特定颜色（如红色表示高于参考区间上限，蓝色表示低于参考区间下限）加以提示。对于无法直接报告的结果，也有相应的符号提示。有报警或结果异常的参数，必须经检验人员复检、确定无误后，方可发出报告。

（二）图形

血液分析仪显示的图形一般有2种：直方图（histogram）和散点图（scattergram，scatterplot）。直方图技术从1984年开始应用于血液学分析领域，其由于直观，至今仍然受到一些临床实验室青睐。

1. 直方图

1）白细胞直方图　电阻抗法原理血液分析仪，白细胞经溶血剂处理后，其细胞质经细胞膜渗出，细胞膜紧裹在细胞核或颗粒周围，脱水后的白细胞体积与其自然状态体积具有显著差别，其大小主要与细胞内有形物质多少有关，直方图中正常白细胞在35 fL处出现，在300 fL以外的范围变得越来越少。在35～450 fL范围之间将白细胞分为3群。正常白细胞直方图的左侧高而陡峭，见图4-31，在35～95 fL范围是小细胞群峰，主要为淋巴细胞；最右侧峰既低又宽，在160～450 fL范围是大细胞群峰，主要为中性粒细胞，包括中性杆状核粒细胞与中性晚幼粒细胞；左右两峰之间较平坦的区域是一个小峰，为中间细胞群，以单核细胞为主，还包括嗜酸性粒细胞、嗜碱性粒细胞等。

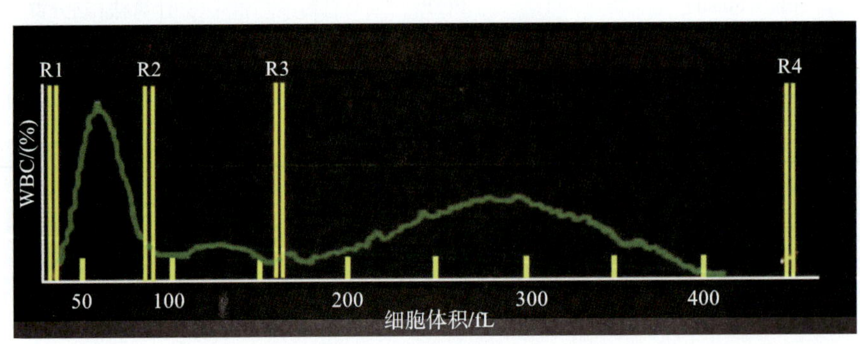

图4-31　正常白细胞直方图与异常时曲线形态改变主要位置（R1～R4）

（1）淋巴细胞峰左侧区域异常：可能和血小板聚集及巨大血小板、有核红细胞、未溶解红细胞、白细胞碎片与蛋白质或脂类颗粒有关，见图4-31的R1位置。

（2）淋巴细胞峰和单个核细胞峰间区域异常：可能和异型淋巴细胞、浆细胞、嗜酸性粒细胞、嗜碱性粒细胞、原始细胞增多有关，见图4-31的R2位置。

（3）单个核细胞和大细胞群峰间区域异常：可能和嗜酸性粒细胞、嗜碱性粒细胞增多及中性粒细胞核右移有关，见图4-31的R3位置。

（4）中性粒细胞峰右侧区域异常：可能和中性粒细胞绝对值增大或核左移有关，见图4-31的R4位置。

（5）多部位报警：表示同时存在2种及2种以上的异常状况。

异常直方图出现时，常伴有相应部位的报警信号，且有相应的图形改变（图4-32至图4-36）。

2）红细胞直方图　正常红细胞直方图见图4-2，属于一条近似正态分布的单峰曲线，常位于36～360 fL范围之内，横坐标表示红细胞体积大小，纵坐标表示不同体积红细胞出现的频数多少。正常红细胞主要分布在50～200 fL范围内，可见细胞群体两个，一个在50～125 fL区域内，是一个几乎两侧对

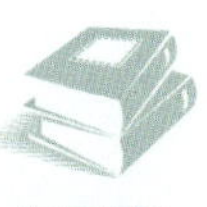
NOTE

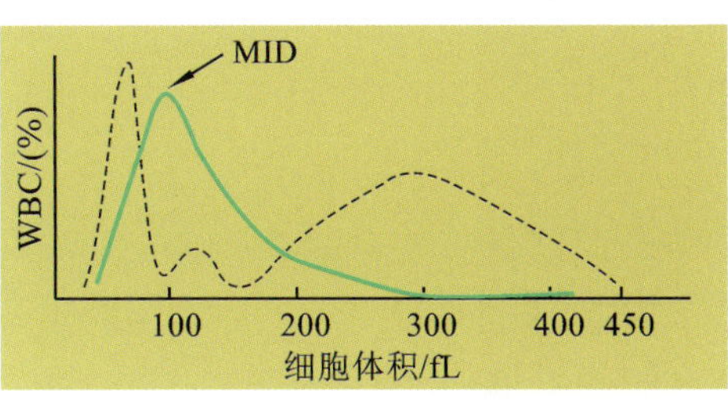

图 4-32 原始与幼稚白细胞增多直方图

（黑色虚线：正常直方图；绿色实线：异常直方图）

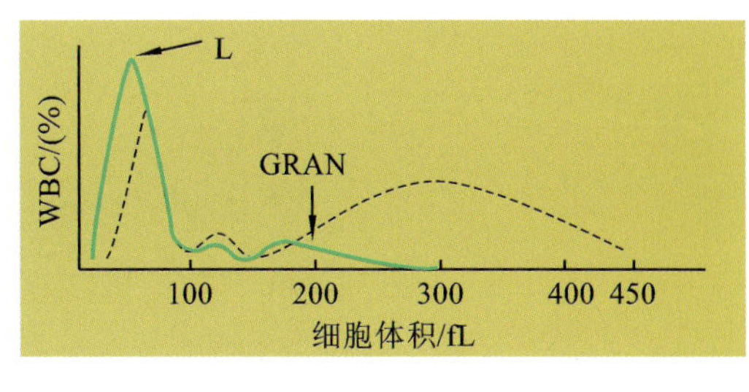

图 4-33 淋巴细胞增多与中性粒细胞减少直方图

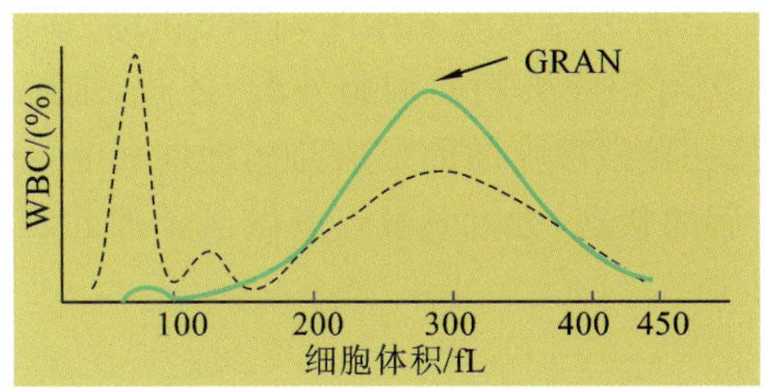

图 4-34 淋巴细胞减少与中性粒细胞增多直方图

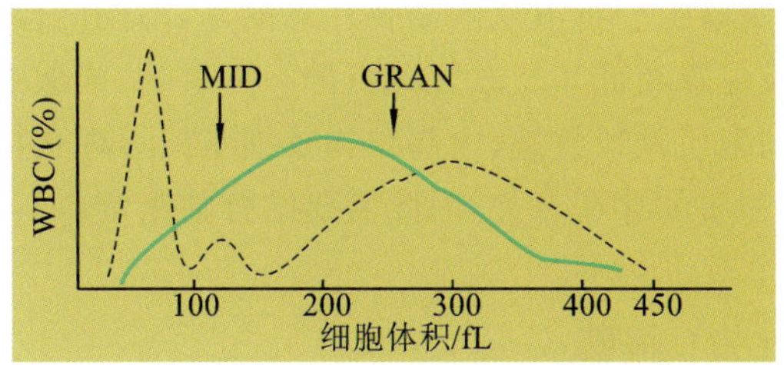

图 4-35 单个核细胞绝对增多直方图

称、较狭窄的正态分布曲线，另一个细胞群体是主峰右侧分布的在 125～200 fL 区域的细胞，可能是大红细胞和网织红细胞。异常直方图出现时，常伴随曲线峰的增高与降低、左移和右移、单峰和双峰，曲线的宽窄，曲线起始的高与低、尾部抬高及延伸等变化，见图 4-37 至图 4-39。有些血液分析仪，除了提供红细胞散点图外，还提供多种形式的红细胞直方图，涉及红细胞平均体积、红细胞平均血红蛋白含量、红细胞平均血红蛋白浓度、网织红细胞体积等。

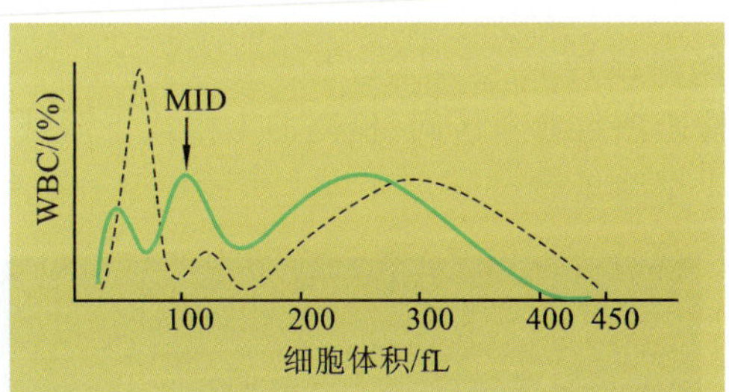

图 4-36 中间细胞（单个核细胞）群增多直方图

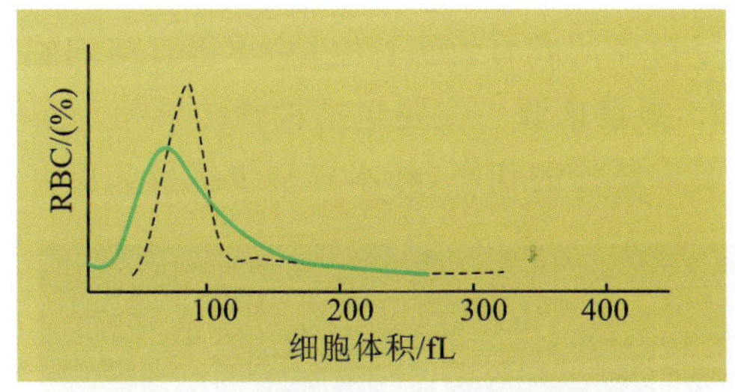

图 4-37 小红细胞并大小不均直方图

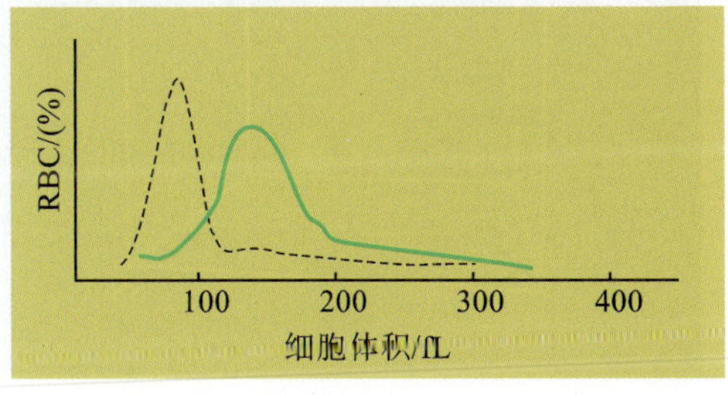

图 4-38 巨红细胞并大小不均直方图

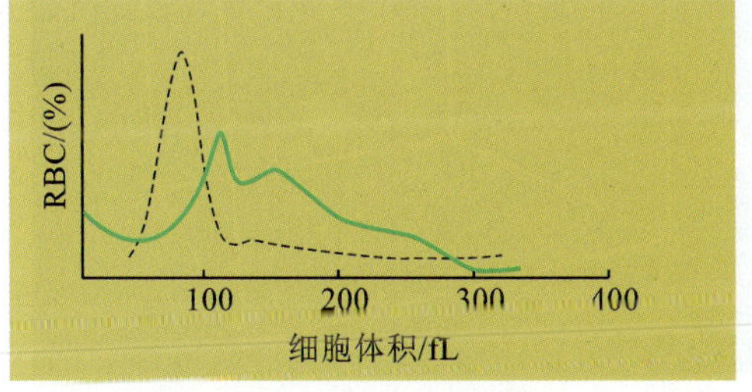

图 4-39 巨幼细胞贫血治疗有效后直方图（呈双峰）

3）血小板直方图　正常血小板直方图是一个偏态分布的光滑单峰曲线，体积通常在 2～30 fL 范围内，主要集中在 2～15 fL 范围内，见图 4-4。当血液标本中存在血小板聚集、大血小板（图 4-40）、小红细胞、红细胞碎片时，可导致异常血小板直方图出现。

2. 散点图　不同型号的血液分析仪，由于其应用光散射原理的不同，正常红细胞、白细胞或血小板的散点图表现形式也有明显差异。一般平面散点图只显示二维（*X*、*Y* 轴）图像，而三维（*X*、*Y*、*Z* 轴）图像则呈现立体图像。在二维坐标系中，横坐标（*X* 轴）与纵坐标（*Y* 轴）分别表示一种检测角度的细胞信息

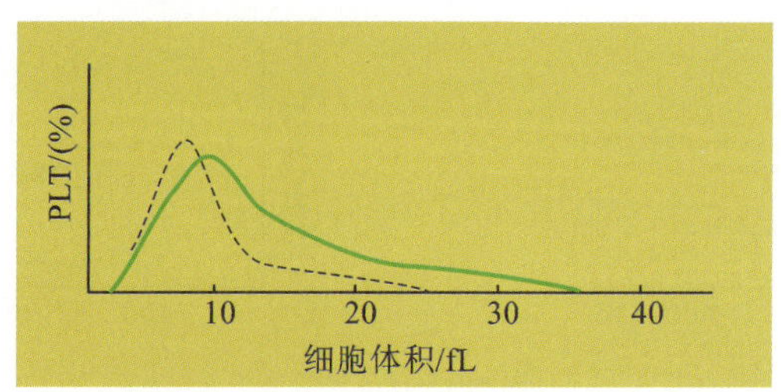

图 4-40　大血小板增多直方图

或检测原理，坐标象限中的任何一个散点反映的即是 X 轴与 Y 轴的综合信息。

观察与分析散点图需要注意的是，不同的检测原理，坐标上的散点所在象限平面图上的位置，如上下（或位置高低）、左右、前后（散点可重叠）或散点群的疏密，均与相应类别的细胞外形、体积、细胞质多少、细胞质颗粒数量、内部结构及细胞核等理化特性密切相关。异常散点图的形成与病理性和非病理性干扰物质的存在有关，因此需要结合临床资料与检测前、中、后的状态，方可对散点图做出合理的解释与判断。

（三）报警

1. 报警的概念　仪器在非正常或可疑情况下用符号或其他形式报告仪器状况或检测结果状态的形式称为报警。

血液分析仪的功能主要有 3 项：①筛检并报告正常检测结果。此时，一般不出现任何报警。②报告异常结果。技术条件已经成熟，仪器被国家市场监督管理总局或相关部门批准、检测结果异常但在仪器或实验室设定的检测项目规则内可做出报告时，可无报警，但多数情况下仍然报警，以提醒检验工作者密切关注出现的异常。③标本未能满足实验室预先设定的各项规则时，仪器必然产生报警，必须复查检验结果。检验结果一旦出现报警，即意味着仪器直接向临床报告检验结果的可靠性已经明显受到质疑，在未复检确认或有效解释之前，不得直接向临床签发检验结果报告。

2. 报警来源　主要包括检验结果超出实验室设定的检验项目参考区间、检测的上限或下限或仪器处于要求复检的状态、标本异常干扰及人群变异，见图 4-41 至图 4-42。

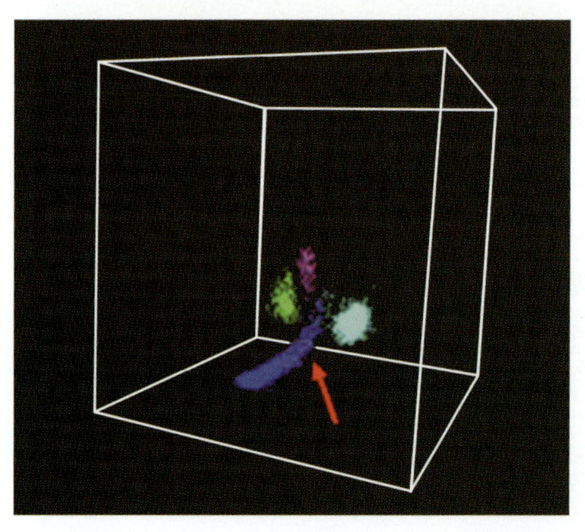

图 4-41　血小板聚集干扰

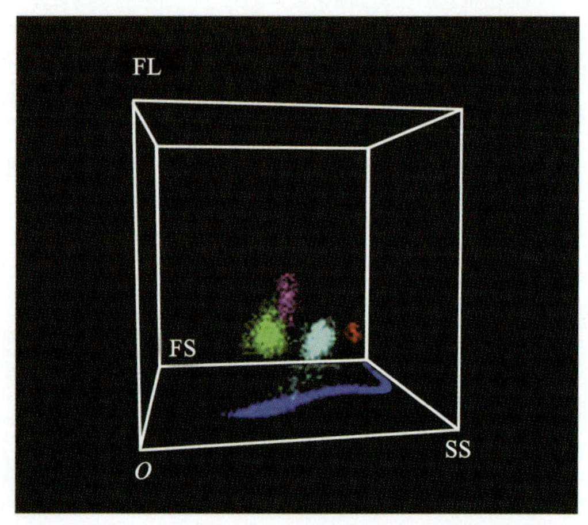

图 4-42　脂质颗粒干扰

一定要高度重视标本异常干扰引起的报警，见表 4-6。

表 4-6　引起报警的异常标本因素

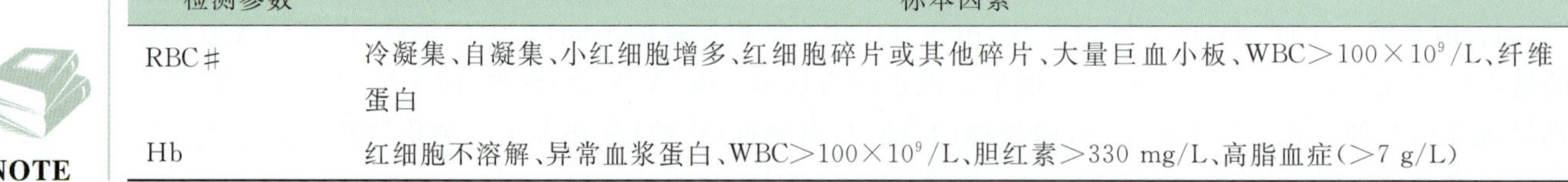

检测参数	标本因素
RBC#	冷凝集、自凝集、小红细胞增多、红细胞碎片或其他碎片、大量巨血小板、WBC＞100×10^9/L、纤维蛋白
Hb	红细胞不溶解、异常血浆蛋白、WBC＞100×10^9/L、胆红素＞330 mg/L、高脂血症（＞7 g/L）

续表

检测参数	标本因素
Hct	冷凝集、球形红细胞增多、WBC＞100×10^9/L
MCV	冷凝集、自凝集、大红细胞、小红细胞、镰状红细胞、白细胞碎片、巨大血小板、血小板卫星现象、高血糖、冷球蛋白、异常血浆蛋白
NRBC#	小淋巴细胞、红细胞内包涵体(豪焦小体)
Ret#,Ret	冷凝集、荧光药物、疟疾、豪焦小体
WBC#,DLC	大血小板、血小板凝集、有核红细胞、未溶解红细胞、白细胞碎片或其他碎片、白细胞凝集、冷球蛋白、冷纤维蛋白原、严重的高胆红素血症
PLT	血小板聚集、巨血小板、EDTA依赖性假血小板减少症、血小板卫星现象、血小板碎片、小红细胞、白细胞碎片、冷球蛋白、自凝集

注:“#”表示计数结果的绝对值。

3. 报警形式 有符号、图像与文字3种。仪器依据预先设定的检验数据、大小分布及图形等做出全面的分析与判断,对可疑结果用文字与图示形式给出便于理解和具有可解释性的报警信息。如用红色表示“错误”,箭头表示升高或降低。出现“错误”或“箭头”提示,可能由于标本异常所致,需进一步复检。特别要注意WBC、DLC、RBC、PLT、NRBC、Ret及其相关参数的数量及形态异常的报警。

4. 报警内容 报警内容由厂商与用户设定,通常涉及检测对象的年龄、性别、参考区间、危急值、红细胞计数值、白细胞计数值、血小板计数值及其参数值、细胞形态以及可疑的各种异常信息。血液分析仪解释性程序(interpretive program,IP)是仪器在显示图形与全面分析检测数据后,提供的便于理解的报警信息。对显示结果与信息起补充作用,提醒检验工作者浏览屏幕报警信息。

不同种类血液分析仪对同样的检测内容的报警形式并不统一。因此,要根据血液分析仪的操作手册,认真阅读、深刻理解含义。不同类型血液分析仪常见报警内容见表4-7。

表4-7 血液分析仪常见报警内容

报警类别	报警内容
样品原因	样品量不足、样品有凝块、样品污染所致浑浊等
红细胞相关	大红细胞、小红细胞、红细胞大小不均、红细胞凝集、影红细胞、红细胞碎片、高色素性细胞、低色素性细胞、红细胞异常分布、红细胞不溶解、有核红细胞、网织红细胞散点图异常、血红蛋白分布宽度异常、血红蛋白缺乏、血红蛋白干扰等
白细胞相关	异型淋巴细胞、核左移粒细胞、未成熟粒细胞、原始细胞、非典型大型未染色有核细胞、过氧化物酶染色异常、散点图异常等
血小板相关	血小板凝聚、大血小板、血小板异常分布、小红细胞增多、红细胞碎片等
骨髓造血相关	非典型大型未染色有核细胞、原始细胞、幼稚细胞等

第三节 血液分析仪检测结果显微镜复查规则

血液分析仪在进行细胞计数与正常形态的白细胞分类计数时具有明显优势;而显微镜检查则可观察出细胞形态特征的微小变化,相对于血液分析仪,其对未成熟细胞分类有明显优势。事实上,人工肉眼显微镜下观察经染色的血涂片细胞形态,多年来一直是仪器分析法白细胞分类计数检测结果复查核实的金标准。1992年,NCCLS制定H20-A作为白细胞分类计数的参考方法。这样一来,无论是基于电阻抗法的三分群血液分析仪,还是高档的五分类血液分析仪,由于血液分析仪只对正常形态的白细胞分类有优势,而对临床患者,白细胞分类计数结果及其他参数是否需要显微镜复查就成了值得探讨的问

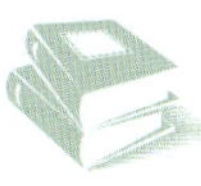
NOTE

题。Berend Houwen 意识到必须建立一套能被广泛接受的指导性准则以提高临床实验室常规工作水平、有效降低假阳性及假阴性，最终形成 41 条准则。2005 年，“国际血液学复核共识性协作组：自动全血细胞计数和白细胞分类分析后进行复查的建议准则”发表，简称国际实验血液学学会(International Society for Laboratory Hematology，ISLH)显微镜复查的 41 条建议性标准，见表 4-8 至表 4-10。血液分析仪检验结果人工涂片复查真阳性标准见表 4-11。

表 4-8　血液分析仪检验结果显微镜复查条件与措施(全血细胞计数)

规则编号	检测参数	复查条件次序：①→②→③	复查措施次序：①→②→③
1	新生儿	首次标本	血涂片镜检
2	WBC、RBC、Hb、PLT、Ret	超出仪器线性范围	稀释标本后重做
3	WBC、PLT	低于实验室确认的仪器线性范围	按标准操作程序进行复查
4	WBC、RBC、Hb、PLT	仪器无法检测结果	①检查标本有无凝块；②重做；③仍无结果，更换替代方法
5	WBC/($\times10^9$/L)	首次检测＜4.0 或＞30.0	血涂片镜检
6	WBC/($\times10^9$/L)	①＜4.0 或＞30.0；②测定差值超出预设值；③三天内超限	血涂片镜检
7	PLT/($\times10^9$/L)	首次检测＜100 或＞1000	血涂片镜检
8	PLT/($\times10^9$/L)	与前次比较，任何一次测定值数值差值超出限值	血涂片镜检
9	Hb/(g/L)	首次检查＜70 或大于年龄性别参考区间上限 20	①血涂片镜检；②如有提示，确认标本是否符合要求
10	MCV/fL	首次检查＜75 或＞105(成人)和标本放置＜24 h	血涂片镜检
11	MCV/fL	＞105 且＞24 h 标本	①血涂片镜检大红细胞相关变化；②如未见变化，取新鲜血重做；③如无新鲜血液标本，则在报告中注明
12	MCV/fL	＜24 h 标本任何许可测量与前次比较，差值超出限值	验证标本完整性/患者身份
13	MCHC/(g/L)	≥参考区间上限 20	检查有无溶血、红细胞凝集、球形红细胞、脂血
14	MCHC/(g/L)	＜300 且 MCV 正常或增高	检查可能因静脉输液污染或其他原因
15	RDW-CV/(%)	首次检查＞22	血涂片镜检

表 4-9　血液分析仪检验结果显微镜复查条件与措施(白细胞分类与有核和网织红细胞计数)

规则编号	检测参数	复查条件次序：①→②→③	复查措施次序：①→②→③
1	无分类结果或分类不完全		血涂片镜检、分类
2	中性粒细胞计数/($\times10^9$/L)	首次检测＜1.0 或＞20.0	血涂片镜检
3	淋巴细胞计数/($\times10^9$/L)	首次检测＞5.0(成人)或＞7.0(＜12 岁)	血涂片镜检
4	单核细胞计数/($\times10^9$/L)	首次检测＞1.5(成人)或＞3.0(＜12 岁)	血涂片镜检
5	嗜酸性粒细胞计数/($\times10^9$/L)	首次检测＞2.0	血涂片镜检
6	嗜碱性粒细胞计数/($\times10^9$/L)	首次检测＞0.5	血涂片镜检
7	有核红细胞计数/($\times10^9$/L)	首次检测任何值	血涂片镜检
8	网织红细胞绝对值/($\times10^9$/L)	首次检测＞0.10	血涂片镜检

NOTE

表 4-10　血液分析仪检验结果显微镜复查条件与措施(可疑报警)

规则编号	检测参数	复查条件次序:①→②→③→④	复查措施次序:①→②→③
1	可疑报警(除未成熟粒细胞/杆状细胞外)	首次检查且成人阳性报警	血涂片镜检
2	可疑报警	儿童首次检查阳性报警	血涂片镜检
3	WBC 结果不可靠报警	任何阳性报警	①验证标本完整性后重做;②如仍出现同样报警,检查仪器信息输出;③如有提示则血涂片镜检、手工计数复查
4	红细胞碎片	任何阳性报警	血涂片镜检
5	双形 RBC	首次检测阳性报警	血涂片镜检
6	不溶性 RBC	任何阳性报警	①复查 WBC 直方图与散点图;②根据标准操作程序验证是否有网织红细胞;③血涂片镜检有无异常红细胞形态
7	血小板凝集报警	任何计数值	①检查标本有无凝块;②血涂片复查估计血小板数;③如见血小板聚集,根据标准操作规程复查
8	血小板计数报警	PLT 与 MPV 报警(除血小板聚集外)	血涂片镜检
9	未成熟粒细胞报警	首次检测阳性报警	血涂片镜检
10	未成熟粒细胞报警	①阳性报警;②既往结果明确且与前次比较,白细胞计数增多的差值高于限值	血涂片镜检
11	左移报警	阳性报警	按标准操作程序复查
12	非典型/变异淋巴细胞	阳性报警	血涂片镜检
13	非典型/异型淋巴细胞	①阳性报警;②既往结果明确且与前次比较,白细胞计数增多的差值高于限值	血涂片镜检
14	原始细胞报警	阳性报警	血涂片镜检
15	原始细胞报警	①阳性报警;②既往结果明确且与前次比较,白细胞计数减少的差值 3～7 天内结果未超出限值或低于上次	根据标准操作程序复查
16	原始细胞报警	①阳性报警;②既往结果明确且与前次比较,白细胞计数增多的差值高于限值	血涂片镜检
17	有核红细胞报警	阳性报警	①血涂片镜检;②如存在有核红细胞,则需计数有核红细胞,校准白细胞计数结果
18	网织红细胞	仪器检出结果出现异常类型	①检出仪器输出;②如为吸样问题,则重做;③如结果仍异常,则制作血涂片镜检

表 4-11　血液分析仪检验结果人工涂片复查真阳性标准

镜检血涂片阳性:见细胞形态异常	镜检血涂片阳性:见异常类型细胞
红细胞形态异常:2+/中等量或更多;或发现疟原虫	原始细胞≥1 个
Döhle 小体:2+/中等量或更多	非典型淋巴细胞>5 个
中毒颗粒:2+/中等量或更多	有核红细胞≥1 个

NOTE

续表

镜检血涂片阳性:见细胞形态异常	镜检血涂片阳性:见异常类型细胞
空泡:2+/中等量或更多	浆细胞≥1个
血小板凝块:偶见或时而多见	中幼粒/早幼粒细胞:≥1个
血小板形态异常(巨大血小板):2+/中等量或更多	晚幼粒细胞>2个

近年来,一些血液学检验专家针对不同类型的血液分析仪制定了仪器各自的显微镜复查规则,但其临床实用性尚处于研究之中。

血液分析仪快速、省时,但有假阴性即漏诊存在,人工涂片镜检准确,但费时、劳动强度大,故血液分析仪检测结果需要复查以核实检验结果的真实性已成为必需,而复查率多少才恰当合理便成了各临床实验室必须考虑的问题,各临床实验室应以显微镜复查41条准则为依据,结合各自实验室仪器性能,按循证检验医学的原则建立各自临床实验室的复查标准,尽可能做到检验报告快速且不漏诊。

(权志博　史琳娜)

第四节　血液分析仪的质量保证、仪器校准和性能评价及验证

一、质量保证

ISO将质量保证(quality assurance,QA)定义为为了保证足够的信任,表明实体能够满足质量要求,而在质量体系中实施并根据需要进行证实的全部有计划和有系统的活动,在ISO 9000:2000文件中修改为质量管理的一部分,致力于提供质量要求会得到满足的信任。

血液分析仪的全面质量保证是指从临床医生申请检验开始直至检验完成,包括护士或检验人员采集标本、运输人员转运标本、检验人员接收标本、仪器检测、复查确认、打印结果、发出报告以及临床满意的全过程中实施的一系列保证实验质量的方法和措施。全面质量保证包括分析前、分析中和分析后的质量保证3个阶段。

(一)分析前质量保证

分析前阶段(preanalytical phase)又称检验前过程,ISO 15189:2003《医学实验室——质量和能力的专用要求》定义为按时间顺序,分析前阶段始于来自临床医生的申请,到分析检验程序启动时终止的步骤。其包括检验申请、患者准备、原始样本采集、运送到实验室并在实验室内部传递,至检验分析过程启动时结束。

分析前质量保证主要包括以下几方面。

1. 合格的检验操作人员　现代血液分析仪虽然操作简单,但分析检测结果和判断仪器状态需要检验人员具备高素质、高技能和一定的临床医学知识。合格的检验人员应做到:①上岗前接受规范化的操作培训,具备良好的专业知识与技能。仔细阅读仪器说明书、标准操作规程和培训教材,了解仪器工作原理、操作程序、使用注意事项、实验检测干扰因素;了解仪器检测的数据、细胞分布直方图或散点图的特点和规律、参数间的关系和临床意义以及异常报警的含义及处理办法;掌握仪器基本调试、保养和维护。②了解仪器的检测系统和溯源性,掌握校正仪器检测参数的参考方法。③定期参加各级检验中心组织的质控培训班,参加各种能力测试。

2. 血液分析仪合格　血液分析仪在新安装或每次维修后,必须按照ICSH关于血液分析仪评价方案的要求,对仪器的技术性能,主要包括测试标本的总变异性、精密度、携带污染率、分析测量区间、可比性和准确性等进行测试、评价及校准;日常操作严格执行仪器操作规程及维护保养,做好相应记录和管理工作。

NOTE

3. 检测环境合适 血液分析仪是精密电子仪器，测量电压低，易受各种因素干扰，对安装环境有特殊要求。为确保仪器正常工作，仪器应安放于远离磁场、热源干扰，防潮、防阳光直射、通风好、无震动的实验台上，要求实验室布局合理，清洁整齐，室内温度保持在 18～25 ℃，相对湿度小于 80%，为了安全和抗干扰，仪器应用电子稳压器并妥善接地。

4. 检测标本合格 血液分析仪对合格的检测标本的要求见表 4-12。

表 4-12 合格的检测标本的要求

项目	要求
标本	尽可能采用静脉血，尽量避免使用末梢血。保证血液质量和用量（包括复查用量），避免溶血、凝集及标本老化
采血容器	尽可能采用真空采血系统，有利于自动化，减少干扰因素，防止操作者感染，保证生物安全，提高采血质量
抗凝剂	使用 ICSH 推荐的 EDTA-K_2（其含量为 1.5～2 mg/mL），对细胞计数及形态影响最小，还可抑制血小板聚集
血液储存	
18～22 ℃	WBC、RBC、PLT 可稳定 24 h，白细胞分类计数（DLC）可稳定 6～8 h，Hb 可稳定数天，但 2 h 后粒细胞形态即有变化。故需做显微镜检查分类者，应及早制备血涂片
2～8 ℃	可延长血液储存期，WBC、RBC、PLT 稳定 48 h，DLC 可稳定 8～10 h。当血液标本不能及时转运和检验时，应在 2～8 ℃保存，但不利于血小板的保存

5. 受检者的生理状态 受检者不同生理状态对实验结果有影响，应熟悉不同生理状态下血细胞各项参数的变化，避免由于生理状态不同引起的实验偏差。

6. 不合格标本的拒收 对送检的血液标本必须按接收标准逐一核查，遇有溶血、凝集、血量不足等不合格标本必须拒收。

（二）分析中质量保证

1. 试剂的合理使用 使用在有效期内和批号一致的稀释液、溶血剂、洗涤液、染液、质控品、校准品，原则上应使用原仪器的配套试剂，自配试剂经科学鉴定和认可批准符合条件也可替代使用。自配试剂使用的条件：①同一份标本在两种试剂体系中的脉冲信号相同，血细胞分类直方图相符，细胞分类结果一致。②应用两种试剂得到的红细胞平均体积（MCV）、血小板平均体积（MPV）结果应相同，空白计数符合标准。③溶血剂溶解红细胞的程度、速度，以及血红蛋白与溶血剂作用后的吸光度光谱与 HiCN 测定法相近。④自配试剂的成分不损坏仪器的部件或影响其使用寿命。

2. 标本及环境温度的要求 血样要符合实验要求，测试前必须充分混匀，测试时环境温度应在 18～25 ℃，低于 15 ℃或高于 30 ℃时均会对结果产生影响。

3. 仪器规范使用 严格按照血液分析仪标准操作程序（standard operation procedure，SOP）的要求使用仪器，全面检查各种设施连接完好后再开启仪器，开机后检查仪器的电压、气压等各种指标，仪器自检完成后本底测试结果是否在规定的范围内；采血后最好在 30 min～2 h 内完成检测，检测中随时清洁被标本污染的部位，注意仪器运行检测时间，防止半堵孔发生；检测结束充分清洁检测部件（如吸样针孔），确保通畅洁净，并处理检测废液和清洁仪器外部。

4. 室内质控 临床标本在检测前，必须先做室内质控，确定各项检测参数在允许范围内，再检测患者标本；运行间隔 2 h 后可加做 1 次质控，观察长时间开机是否对结果有影响；如遇失控必须查找原因，及时排除并纠正后才能继续检测。要注意冷球蛋白、红细胞冷凝集素和高脂血症等病理因素对仪器检测结果的影响。血常规室内质控做法分为以下三类。

1）商品质控品质控法 商品质控品质控法在临床检验中应用最普遍，推荐选择仪器厂家生产的配套质控品，若使用非配套质控品时需评价其质量和适用性。质控品有定值和不定值的两种，如果使用定值质控品做质控操作还能反映检测系统的准确性，一般至少使用 2 个浓度水平（正常水平和异常水平）

NOTE

的质控品。质控频率依据实验室样本量而定，但检测当天至少1次，增加质控频率可提高检测结果的可靠性，质控品使用前要充分颠倒混匀平衡至室温，以保证有形成分分布均匀。每次新批号质控品在更换前，实验室要进行检测以确定其均值，应注意厂家配套质控品说明书提供的"靶值"仅供参考，实验室检测确定的新批次质控品的均值应在说明书允许的范围之内，而血常规质控品属短效质控品（一般短于3个月），一般新批号质控品到实验室后，用新质控品与在用的旧质控品至少平行检测5天，在每天的不同时间段检测，得到至少20个新批号的质控值作为新批号的均值，再使用前几个月累积的质控数据的标准差（累积月份越多越有代表性）作为新批号质控图的标准差，采用Levey-Jennings质控图记录质控数据。失控判断规则的选择依据实验室检测能力而定，全血细胞计数项目至少要使用1_{3s}和2_{2s}规则，一旦发现失控应及时查找原因，填写失控报告，纠正失控后才能继续临床标本的检测。

2）患者数据质控法　利用质控品进行质控也存在局限性，如：价格昂贵，会限制使用；使用效期短，性质不稳定易变质；某些质控品与临床标本有一定区别，不能完全反映标本的质量特征；只能监测分析中的质量，而对分析前即标本采集、运输、保存和处理等环节难以监控。此时可使用患者（新鲜标本）检测数据的质控方法作为补充。患者检测数据质控法见表4-13。

表4-13　患者检测数据质控法及应用

方法	应用
加权移动均值法	短期偏倚控制
配对比较法	控制不精密性
监测参考区间法	控制长期偏差
监测白细胞分类计数法	确认特异性
总误差判断	判断可接受性

（1）加权移动均值法：又称X-B分析和Bull计算法。加权移动均值法的原理是基于红细胞平均指数参数（MCV、MCH、MCHC）的生物学稳定性。若这些均值发生了显著变化，很可能是由分析检测误差所致，而不是生物学因素引起的。加权移动均值的计算使得新进入的值最低程度地影响一批次的患者结果的均值。通过计算患者数据的浮动均值，可监测方法的精密度和准确度。红细胞平均指数变化的合理范围是测定值与靶值之间的偏离小于3%。

（2）配对比较法：监测精密度的方法。可明确稳定全血质控值的变化是仪器不精密度改变还是偏倚改变所致。配对比较法主要有三种使用方法：配对差值分析、批内比对和差值检查。患者标本重复试验，如果检测系统稳定，对某一患者标本连续检查数次的结果相互之间的差值应很小。如果差值超过预先规定的界限，则提示存在以下情况：①患者标本的检测结果确实有了变化；②标本标记错误；③计算delta值的两结果值之一有误差。

（3）监测参考区间法：建议定期复查和确认所有分析物的参考区间。通过定期监测参考区间，可以发现仪器检测结果是否发生漂移，以便及时校准。

（4）监测白细胞分类计数法：手工法白细胞分类计数可作为血液分析仪白细胞分类计数结果的质控方法。

（5）总误差判断：制订分析允许总误差，既反映临床应用的要求，又不超过实验室所能达到的技术水平。基于医学要求的性能目标见表4-14。

表4-14　基于医学要求的性能目标

项目	最大偏倚/（%）	最大不精密度/（%）	最大总误差/（%）
WBC	9.8	8.0	12.7
RBC	3.4	2.5	4.2
Hb	3.1	2.0	3.7
Hct	2.8	2.2	3.6
PLT	14.7	9.9	17.7

NOTE

(6) 患者结果多参数核查法：血液分析结果直方图可以起到重要作用。如红细胞系统检查，血液分析仪报告的 MCV 应和红细胞直方图峰值一致；RDW 应和红细胞直方图曲线的宽度基本符合；白细胞分类计数应和白细胞直方图的"两峰一谷"一致；血小板直方图呈现一个偏态分布的曲线。如果上述各种直方图发生形态变化，要考虑疾病或病理因素：如小细胞性贫血时红细胞直方图左移、急性白血病时白细胞直方图出现单峰图形、小细胞性贫血可使血小板直方图曲线尾部上扬等。

3) 室内质控下的室间质评法：室间质评(EQA)也称能力验证，是指多个临床实验室之间对同型号血液分析仪共用同一批号的质控品，将检测结果报告给实验室间比对计划组织，以评价不同实验室检测结果的一致性和准确性，ISO 定义为通过实验室间的比对判定实验室的校准/检验能力的活动，是评价实验室检测结果准确性的独立方法。EQA 已成为质控的工具并可以帮助实验室提高质量，使实验室与实验室之间的结果具有可比性。

5. 制定复查标准 二分群与三分群血液分析仪对白细胞分群的依据是细胞体积大小，而非白细胞形态学分类。血液分析仪用于白细胞分类只能作为一种过筛手段，不能取代显微镜下人工分类，因此需要制定复查标准。根据中华人民共和国卫生行业标准《白细胞分类计数参考方法》的要求，制定出适合本实验室的血细胞显微镜复查标准并严格实施。

6. 仪器清洁保养 检测中，应随时清洁被血液标本污染的部位，检测结束后，除仪器自动洗涤外，还应按照仪器操作后的清洗要求进行保养，以确保仪器运行良好。

(三) 分析后质量保证

1. 保存标本以备核查 血液标本检测完成后室温下至少保留 1 天，若临床医生对检测结果存有疑义可进行复查，也有利于发现检测结果异常的原因。

2. 实验室内结果分析 根据 ISLH 的复查标准，结合本实验室设定的复检规则，复查检测结果。对异常检测结果(包括数据、图形异常或出现报警旗标的)，必须做仪器复检和(或)人工复核。

(1) 分析各参数之间的关系：在电阻法测量报告的参数之间，许多有内在联系。如在 RBC、Hct 与 Hb 之间存在"3 规则"，即 $3\times RBC=Hb$；$3\times Hb=Hct$。临床允许误差为 $\pm 3\%$。还要分析白细胞与白细胞分类各亚群计数或百分率之间的关系，RDW 与镜检涂片红细胞形态变化的关系等，分析仪器检测结果与涂片细胞形态的变化和有核细胞分布情况相结合，验证仪器运转情况。

(2) 确定需要显微镜复查标本：根据直方图及参数变化确定标本是否需要显微镜复查。①WBC、RBC、PLT 正常，可按仪器分类报告；②RBC、PLT 其中一项不正常，WBC、直方图正常，可按仪器分类报告；③RBC、PLT 两项不正常或 WBC 一项不正常，直方图正常，必须进行显微镜分类；④直方图异常或伴其他异常旗标，必须进行显微镜分类。

显微镜复查主要内容：①检查各类血细胞形态，注意可能存在的异常细胞和血液寄生虫；②做白细胞分类计数，判断其分类是否准确。估算油镜下细胞分布良好区域内的白细胞和血小板的数量(正常标本血小板为 8～15/油镜视野)，验证仪器计数血细胞的准确性。

(3) 危急值结果通报：检验危急值是指实验室的某项检验结果出现异常，提示患者可能处于有生命危险的边缘状态，临床医生若能及时得到检验信息，给予患者迅速、有效的干预或治疗，就可能挽救患者生命，否则有可能产生严重后果的一类检验警告值。危急值项目及界值设定没有统一标准，需要临床医生和实验室人员共同讨论制定，血常规检验危急值参数通常包括白细胞计数及分类，红细胞、血红蛋白数值和血小板数值。在临床工作中，一旦出现危急值，实验室人员首先应检查室内质控是否在控、仪器运行是否良好、样本状态是否正常，若一切无误应尽快复查标本，仍为危急值则应按照医院的危急值报告制度及时、规范地报告临床并做好记录。

3. 与临床资料进行相关分析 相关分析是指实验中出现的异常结果，如已排除分析中因素可能性，是否可以从临床角度加以合理解释，或是否与其他实验参数相关。例如 Hb 出现异常高值或低值，是否可通过输液、输血、大量失水或出血、溶血来解释。因此记录和比较患者治疗前、后的检测结果(特别是血液病或放射治疗、化学治疗患者)，有助于发现检测结果异常的原因。

4. 定期征求临床医护人员的意见 检验结果的准确性最终由临床评价，遵循循证医学的原则，检

NOTE

验人员要定期征求临床医生意见，用最终诊断结果来验证检验结果，及时纠正潜在引起血液分析仪偏差的趋势，改进工作方法，提高检验质量。

5. 难以解释的检测结果 血液分析仪异常检测结果若难以进行人工检测复核或临床解释，必须记录并报告临床，有助于积累经验，发现新的临床病例或临床意义。

6. 参加室间质评 室间质评是由第三方机构采用一系列的方法连续客观地评价各实验室的结果，以发现实验室不准确度，了解各实验室之间结果的差异，帮助其校正，使其结果与各实验室间具有可比性。在做好室内质控的前提下，积极参加各种室间质评活动，能持续改进并提高自身检测质量水平。

二、血液分析仪的校准

校准(calibration)是在规定的条件下，为确定测量仪器或测量系统所指示的量值或实物量具或参考物质所代表的量值与对应的由标准所复现的量值之间关系的一组操作，简而言之，就是在测量系统中最大程度重复出现标准值或接近标准值的一组操作。其目的是确定被校设备的量值及其不确定度的大小，换言之，就是使用各种技术手段来保证仪器检测参数的准确。

因此，实验室应根据我国卫生行业标准 WS/T 347—2011《血细胞分析的校准指南》的要求，定期对血液分析仪进行校准，以保证临床检测结果的准确性。

(一) 血液分析仪校准的基本要求

(1) 建立适合本实验室使用的校准程序，内容包括校准品来源、名称、溯源性及保存方法，校准的具体方法和步骤，校准时间及人员等。

(2) 对实验室每一台血液分析仪定期校准。仪器安装时由厂家校准并记录，否则不能用于临床。

(3) 同一台仪器有不同吸样模式时，应分别校准。

(4) 使用配套检测系统的实验室，可使用制造商推荐的配套校准品，也可使用新鲜血作为校准品。使用非配套检测系统的实验室，只能使用新鲜血进行仪器校准，使用新鲜血作为校准品时其定值要求直接或间接溯源至国际标准。

(5) 校准其他相关设备。所有对血液分析仪检测结果的准确性有影响的实验设备，在投入使用前都要求进行校准。如稀释器具(使用半自动血液分析仪时)、天平(用于稀释器具的校准)、温度计(用于冰箱温度的监测)、温湿度计(用于实验环境温湿度的监测)等。

(6) 校准后，应开展室内质控监测仪器的检测结果是否发生漂移。

(二) 血液分析仪的校准条件

开展常规检测的实验室，要求每半年至少校准一次血液分析仪。以下情况也应进行血液分析仪的校准。

(1) 血液分析仪投入使用前(新安装或旧仪器重新启用)。

(2) 更换主要部件进行维修后，可能对检测结果准确性有影响时。

(3) 仪器搬动后，需要确认检测结果的可靠性时。

(4) 室内质控显示系统的检测结果有漂移时(排除仪器故障和试剂的影响因素后)。

(5) 比对结果超出允许范围。

(6) 实验室认为需进行校准的其他情况。

(三) 血液分析仪的校准方法

1. 校准前仪器准备 保证环境温度在 18～25 ℃，用清洗剂处理仪器内部各通道及测试室。确认仪器空白计数、精密度及携带污染率在规定的范围内，方可进行校准。

2. 校准品的准备 校准品是用于校准血液分析仪的物质，应具有稳定且可溯源的特点。

1) 校准品的来源

(1) 仪器配套的商品化校准品。

(2) 新鲜血：使用新鲜全血，定值要直接或间接溯源至国际标准。

NOTE

2）新鲜全血作为校准品的定值

(1) 直接溯源至国际校准的定值方法：可使用血细胞分析的参考方法定值，但建立参考方法的难度较大，在临床实验室难以实施。

(2) 间接溯源至国际校准的定值方法：取新鲜全血用二级标准检测系统或规范操作的检测系统对其进行定值，用定值的新鲜全血作为常规校准品。要求在 8 h 内（温度为 18～25 ℃）完成定值及仪器的校准。二级标准检测系统：直接溯源至参考方法；具备较完善的质量保证措施；与国外具有权威性的参考实验室定期进行比对的检测系统。规范操作检测系统：使用配套试剂，用配套校准品定期进行仪器校准；规范开展室内质控；参加室间质评成绩优良；人员经过培训。

校准品定值应由新鲜全血经参考测量系统传递赋值，不应由前批号的校准品或其他厂商的校准品传递，血液分析仪相关检测参数的参考方法见表 4-15。

表 4-15　血液分析仪法相关参数检测的参考方法

指标	参考方法
Hb/(g/L)	ICSH(1995)：HiCN 测定法和 HiCN 标准品
Hct	ICSH(2001)：微量离心法
RBC、WBC	ICSH(1994)：单通道、半自动颗粒计数仪红细胞、白细胞计数法
PLT/($\times 10^9$/L)	ICSH(2001)：流式细胞术间接血小板计数法
Ret/(%)	ICSH/CLSI(2004)：流式细胞术和活体染色网织红细胞计数法
DLC	CLSI(2010)：白细胞分类计数(比例)法

3）校准品的性能要求　校准品稳定性要求在有效期内不发生变化。如校准品开瓶之后可能改变，则应在校准品标签上说明，标签应明确所适用血液分析仪的类型和型号。

我国食品药品监督管理局 2010 年实施的文件规定“血液分析仪用校准物(品)”的主要指标：①外观接近真实标本、均匀无凝块。②包装完整、标识清楚。③分装均匀，分装精密度的一致性。④溯源性：参考方法测量结果的相对不稳定度及允许偏差（赋值准确性）。⑤生物安全：HBsAg、HIV1/HIV2 抗体及 HCV 抗体阴性。⑥有效期至少 30 天，开瓶后允许偏倚在允许范围内（表 4-16）。

表 4-16　血液分析仪用校准物(品)的主要特征

项目	WBC	RBC	Hb	MCV	Hct	PLT
分装精密度(CV)/(%)	≤2.5	≤1	≤1	≤1	≤1	≤4
参考方法测量结果的相对不稳定度/(±%)	≤4	≤2	≤2	≤2		≤9
允许偏差范围/(±%)	≤5	≤2	≤2	≤2	≤2	≤9
开瓶后偏倚/(±%)	≤5	≤2	≤2	≤2	≤2	≤9

4）校准品的选择　使用配套检测系统的实验室，可用配套的商品化校准品或新鲜全血作为校准品。使用非配套检测系统的实验室，只能用新鲜全血进行校准。

5）校准品的准备

(1) 使用配套商品化校准品：校准品平衡至室温（18～25 ℃），观察是否超出效期，是否有变质或污染，置于两手间慢慢搓动并反复颠倒充分混匀，垫上纱布或软纸以吸收打开瓶塞时溅出的血液，将两瓶校准品合在一起，混匀后再分装于 2 个瓶内待用。

(2) 使用新鲜全血作为校准品：用 EDTA-K_2 抗凝剂的真空采血管取健康人新鲜全血 10 mL。要求新鲜全血白细胞、血红蛋白、红细胞、红细胞比容、血小板检测结果在参考区间内。将新鲜全血混匀后分装于洁净、无菌、带塞的 3 个试管内，每管血量约为 3 mL。取其中一管，用二级标准检测系统或规范操作检测系统连续检测 11 次，计算第 2～11 次检测结果的均值，以此均值为新鲜全血的定值。其他 2 管新鲜全血作为定值的校准品，用于仪器的校准。

3. 校准品测定与判断　按照血液分析仪说明书的要求连续测定校准品 11 次，第 1 次检测结果不

NOTE

用，取第2～11次检测结果的均值与定值的差异与仪器校准的判别标准（表4-17）比较，全部等于或小于第一列数值时，仪器校准通过且不需调整；若差异大于第二列数值时，需停止校准并请维修人员检查仪器；若差异在第一、二列数值之间时，需调整仪器：将每项分析参数结果的均值（*C*）除以定值（*R*）得到校准因子，若 $C/R>1.0$，当前校准系数成比例向下调节；若 $C/R<1.0$，当前校准系数成比例向上调节。将仪器原来的系数乘以校准因子即为校准后系数。

表4-17　仪器校准的判别标准

参数	绝对值差异		百分率差异	
	第一列	第二列	第一列	第二列
WBC	0.15×10^9/L	0.40×10^9/L	1.5%	10.0%
RBC	0.03×10^{12}/L	0.10×10^{12}/L	1.0%	10.0%
Hb	1 g/L	4 g/L	1.0%	10.0%
Hct	0.80%	1.70%	2.0%	10.0%
MCV	1.00 fL	2.00 fL	1.0%	10.0%
PLT	6.0×10^9/L	20.0×10^9/L	3.0%	15.0%
MPV	0.50 fL	2.00 fL	5.0%	15.0%

4. 校准结果验证　将用于校准验证的校准品充分混匀，在仪器上重复检测11次。去除第1次结果，计算第2～11次检测结果的均值，再次与表4-17的数值对照。如各参数的差异全部等于或小于第一列数值，证明校准合格。如达不到要求，须请维修人员进行检修后再重新校准。

三、血液分析仪的性能评价

血液分析仪性能评价的目的是从医学角度来评估血液分析仪的安全性和临床效力，确定仪器的技术性能信息，验证系统操作性能特征的适用度，获得监管机构的审批。目前，血液分析仪性能评价方法主要是参考CLSI推荐的H26-A2方案和ICSH发布的性能评价指南。

血液分析仪生产商必须按照实验室用户所在国家或地区的要求对仪器进行全面性能评价及确认，以确认仪器设备的性能指标达到当地临床实验室法规要求。而临床实验室在引进新的血液分析仪时，应参考仪器生产商提供的评价信息及政府部门或同行评审的评价报告，在血液分析仪投入使用检测患者标本前，评价参考区间和其他重要的技术性能指标。

（一）ICSH推荐方案

2014年ICSH关于血液分析仪的评价指南指出，各个实验室在使用血液分析仪检测患者临床标本前，应对仪器或方法的部分性能进行评价。该指南建议的血液分析仪全面性能评价的主要内容如下。

1. 制订技术评价计划　评价计划制订的初步信息须来自仪器制造商，包括仪器的安装、仪器评价人员培训、用于评价的血液标本要求、血涂片制备染色、各种结果的记录及保存等内容。

2. 初步评价　主要评价仪器的安全性、有效性、易操作性，还包括仪器数据的储存，所涉及保险和法律方面问题，若有缺陷应暂停评价。

3. 标本识别　主要评价标本的识别方式（条形码识别或手工录入），还应监测条形码阅读仪的可靠性等。

4. 性能评价　性能评价是指仪器满足用户需要的一组要求，其指标主要包括精密度、准确性、特异性、线性、携带污染率、参考区间等。

（二）CLSI推荐方案

CLSI推荐的H26-A2方案提出性能评价包括制造商的方法学确认及实验室用户性能验证两方面。其中用户性能验证主要包括空白检测限（本底计数）、检测下限和定量检测下限（检测结果的分布及报告形式见图4-43）、携带污染、可比性、分析测量区间、干扰、临床可报告区间、不同检测模式的比较、参考区

NOTE

间等指标。

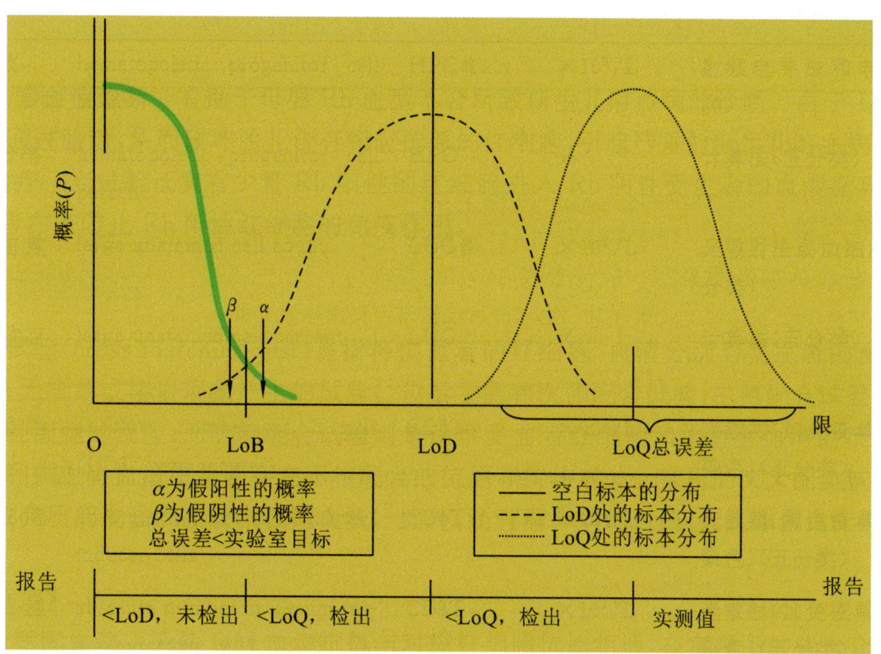

图 4-43 检测结果的分布及报告形式

尽管血液分析仪对现代化实验室十分重要，但是血细胞形态的显微镜检查仍然不可代替，某些情况下还具有诊断价值。因此，NCCLS 颁发的《白细胞分类计数参考方法和仪器评价方法》(H20-A)也对白细胞分类计数性能评价做了具体描述，用已知精密度和偏倚的白细胞分类计数参考方法，评价血液分析仪的白细胞分类计数性能(灵敏度、精密度、不准确度和特异性)，其评价内容见表 4-18。该文件也是我国卫生行业标准《白细胞分类计数参考方法》(WS/T 246—2005)的主要依据。

表 4-18 白细胞分类计数评价内容

项目	内容
细胞种类	外周血有核细胞：中性粒细胞(分叶核、杆状核)、淋巴细胞(正常、异型形态)、单核细胞、嗜酸性粒细胞、嗜碱性粒细胞、少见的其他有核细胞(破碎细胞、篮细胞和不能明确定义的形态)
计数方法	每张血涂片应计数 200 个白细胞，如白细胞减少，应同时增加血涂片数量
血涂片检查限定量	检验人员每天按每张涂片分类计数 200 个细胞计，一般 15～25 张血涂片
考核用血涂片标本	标本 1：含中性分叶核粒细胞、中性杆状核粒细胞、正常淋巴细胞、异型淋巴细胞、单核细胞、嗜酸性粒细胞、嗜碱性粒细胞。标本 2：含少量有核红细胞。标本 3：含少量未成熟白细胞
评价方案	标本制备、比较分类计数不准确度和不精密度、临床灵敏度、统计学方法

四、血液分析仪的性能验证

验证是指提供客观证据以认定规定要求得到满足。实验室仪器的性能验证是指通过一系列的实验操作，获得相应的实验数据(客观证据)，用于证明仪器各项性能指标达到厂家说明书标明的规定要求。实验室在新的血液分析仪使用之前或仪器关键部件维修后，应独立对仪器性能进行验证，并对验证程序文件化，记录相应结果。验证方案可参照我国卫生行业标准《临床血液学检验常规项目分析质量要求》(WS/T 406—2012)的规定，验证指标主要如下。

(一) 本底计数

1. 验证要求 本底即空白检测限。血液分析仪本底计数各参数的结果应符合表 4-19 的要求。

NOTE

表 4-19　血液分析仪本底计数各参数的检测要求

检测参数	WBC	RBC	Hb	PLT
判定标准	$\leqslant 0.5\times10^9$/L	$\leqslant 0.05\times10^{12}$/L	$\leqslant$2.0 g/L	$\leqslant 10\times10^9$/L

2. 验证方法　用稀释液作为样本在分析仪上连续检测 3 次，3 次检测结果最大值应在允许的范围内。

（二）携带污染

1. 血液分析仪的携带污染率　应符合表 4-20 的要求

表 4-20　血液分析仪携带污染率检测要求

检测项目	WBC	RBC	Hb	PLT
要求	≤3.0%	≤2.0%	≤2.0%	≤4.0%

2. 验证方法　分别针对不同检测项目，取 1 份高浓度血液样本，混合均匀后连续测定 3 次，测定值分别为 H_1、H_2、H_3；再取低浓度血液样本，连续测定 3 次，测定值分别为 L_1、L_2、L_3。按公式计算携带污染率。

$$携带污染率=\frac{|(L_1-L_3)|}{(H_3-L_3)}\times100\%$$

携带污染率验证样本的浓度要求参见表 4-21。

表 4-21　携带污染率验证样本的浓度要求

检测项目	WBC	RBC	Hb	PLT
高浓度值	$>90\times10^9$/L	$>6.2\times10^{12}$/L	>220 g/L	$>900\times10^9$/L
低浓度值	$(0\sim3)\times10^9$/L	$(0\sim1.5)\times10^{12}$/L	0～50 g/L	$(0\sim30)\times10^9$/L

（三）批内精密度

1. 验证要求　批内精密度以连续检测结果的变异系数为评价指标，批内精密度应达到厂家说明书的要求，检测正常浓度水平新鲜全血的批内精密度至少应符合表 4-22 的要求。

表 4-22　批内精密度检测要求

检测项目	检测范围	变异系数
WBC	$(4.0\sim10.0)\times10^9$/L	≤4.0%
RBC	$(3.5\sim5.5)\times10^{12}$/L	≤2.0%
Hb	110～160 g/L	≤1.5%
Hct	35%～55%	≤3.0%
PLT	$(100\sim300)\times10^9$/L	≤5.0%
MCV	80～100 fL	≤2.0%
MCH	27～34 pg	≤2.0%
MCHC	320～360 g/L	≤2.5%

2. 验证方法　取 1 份浓度水平在上述检测范围内的临床样本，按常规方法重复检测 11 次，计算后 10 次检测结果的算术平均值和标准差(SD)，计算变异系数(CV)。

（四）日间精密度

1. 验证要求　日间精密度以室内质控在控结果的变异系数为评价指标，日间精密度应符合表 4-23 的要求。

NOTE

表 4-23 日间精密度检测要求

检测项目	WBC	RBC	Hb	Hct	PLT	MCV	MCH	MCHC
变异系数	≤6.0%	≤2.5%	≤2.0%	≤4.0%	≤8.0%	≤2.5%	≤2.5%	≤3.0%

2. 验证方法 至少使用两个浓度水平(包含正常水平和异常水平)的质控品,在检测当天至少进行一次室内质控,剔除失控数据(失控结果已得到纠正)后按批号或者月份计算在控数据的变异系数。

(五) 线性

1. 验证要求 线性验证要求线性回归方程的斜率在 1±0.05 范围内,相关系数 $r \geqslant 0.975$ 或 $r^2 \geqslant 0.95$,WBC、RBC、Hb 和 PLT 项目满足要求的线性范围则在厂家说明书规定的范围内。

2. 验证方法 按照我国卫生行业标准《临床化学设备线性评价指南》(WS/T 408—2012)的要求进行。

(六) 正确度

1. 验证要求 正确度是一系列检测结果的均值与靶值之间的一致程度,正确度验证以偏倚作为评价指标。偏倚应符合表 4-24 的要求。

表 4-24 正确度验证的允许偏倚

检测项目	WBC	RBC	Hb	Hct	PLT	MCV	MCH	MCHC
偏倚	≤5.0%	≤2.0%	≤2.5%	≤2.5%	≤6.0%	≤3.0%	≤3.0%	≤3.0%

2. 验证方法 至少使用 10 份检测结果在参考区间内的新鲜全血样本,每份样本检测 2 次,计算 20 次以上检测结果的均值,以校准实验室的定值或临床实验室内部规范的操作检测系统(如使用配套试剂、用配套校准品定期进行仪器校准、仪器性能良好、规范地开展室内质控、参加室间质评成绩优良、检测程序规范、人员经过良好培训的检测系统)的测定均值为标准,计算偏倚。

(七) 不同吸样模式的结果可比性

1. 验证要求 同一台血液分析仪使用不同吸样模式检测样本并报告结果时,应对不同吸样模式的结果进行比较。同一台血液分析仪使用不同吸样模式的结果可比性应符合表 4-25 的要求。

表 4-25 血液分析仪不同吸样模式的结果可比性要求

检测项目	WBC	RBC	Hb	Hct	PLT	MCV
相对差异	≤5.0%	≤2.0%	≤2.0%	≤3.0%	≤7.0%	≤3.0%

2. 验证方法 每次校准后,取 5 份临床样本分别使用不同吸样模式进行检测,每份样本各检测 2 次,分别计算两种吸样模式下检测结果均值间的相对差异,结果应符合表4-25的要求。

(八) 实验室内的结果可比性

1. 验证要求 实验室内的结果可比性以相对偏差作为评价指标,同一项目不同浓度时相对偏差的要求可能不一致,实验室内结果可比性对各个项目所要求的样本浓度、所占比例、相对偏差应符合表4-26的规定。

表 4-26 可比性验证的允许偏差及比对样本的浓度要求

检测项目	浓度范围	样本数量所占比例	相对偏差要求
WBC/($\times 10^9$/L)	<2.0	10%	≤10%
	2.0~5.0	10%	≤7.5%
	5.1~11.0	45%	
	11.1~50.0	25%	
	>50.0	10%	

NOTE

续表

检测项目	浓度范围	样本数量所占比例	相对偏差要求
RBC/(×10^{12}/L)	<3.00	5%	≤3.0%
	3.00~4.00	15%	
	4.01~5.00	55%	
	5.01~6.00	20%	
	>6.00	5%	
Hb/(g/L)	<100.0	10%	≤3.5%
	100~120	15%	
	121~160	60%	
	161~180	10%	
	>180	5%	
PLT/(×10^{9}/L)	<40	10%	≤15.0%
	40~125	20%	≤12.5%
	126~300	40%	
	301~500	20%	
	501~600	5%	
	>600	5%	
Hct	—	—	≤3.5%
MCV	—	—	≤3.5%
MCH	—	—	≤3.5%
MCHC	—	—	≤3.5%

2. 验证方法 新仪器使用前 若为配套检测系统至少使用20份临床样本，每份样本分别使用临床实验室内部规范操作检测系统和被比对仪器进行检测，以内部规范操作检测系统的测定结果为标准，计算相对偏差，每个检测项目的相对偏差在要求范围的比例应不低于80%；若为非配套检测系统则按CLSI颁布的EP9-A3文件与配套检测系统进行比对，至少使用40份临床样本(浓度要求见表4-26)，计算相对偏差，每个检测项目的不同样本的相对偏差在要求范围的比例应不低于80%。

实验室常规检验仪器在使用过程中应定期(至少半年)进行一次结果比对。至少使用20份临床样本(标本的浓度水平应符合表4-26的要求)，每个检测项目的相对偏差在要求范围的比例应不低于80%。

3. 行业标准比对 如下情况，可按卫生行业标准《医疗机构内定量检验结果的可比性验证指南》(WS/T 407—2012)的方法和要求进行比对：①室内质控结果有漂移趋势时；②室间质评结果不合格，采取纠正措施后；③更换试剂批号(必要时)；④更换重要部位或重大维修后；⑤软件程序变更后；⑥临床医生对结果的可比性有疑问时；⑦患者投诉对结果可比性有疑问(需要确认时)；⑧需要提高周期性比对频率时(如每季度或每月1次)。

(九) 准确度

1. 验证要求 准确度验证以总误差为评价指标，用相对偏差表示，相对偏差应符合表4-27的要求。

表4-27 准确度验证的允许相对偏差

检测项目	WBC	RBC	Hb	Hct	PLT	MCV	MCH	MCHC
相对偏差	≤15.0%	≤6.0%	≤6.0%	≤9.0%	≤20.0%	≤7.0%	≤7.0%	≤8.0%

NOTE

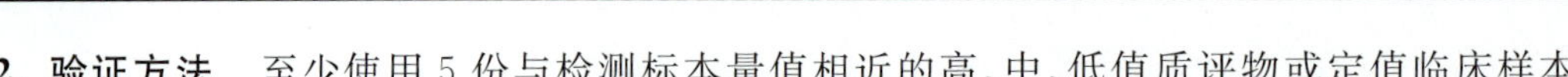

2. 验证方法 至少使用5份与检测标本量值相近的高、中、低值质评物或定值临床样本分别进行

单次检测，计算每份样本检测结果与靶值（公议值或参考值）之间的相对偏差，5 份结果符合相对偏差要求范围的比例应不低于 80%。

第五节 血液分析仪检验的临床应用

随着电子技术、流式细胞术、激光技术和新荧光化学物质等各种高新技术的应用，血液分析仪的检测原理不断完善、测量参数不断增加，各种参数的临床应用为疾病的诊断、治疗提供了重要的实验室依据。目前应用于临床的血液分析仪检测参数，包括传统的红细胞计数、血小板计数、白细胞计数和分类计数（百分率和绝对值）、网织红细胞计数（百分率和绝对值）等早已有明确、肯定的临床意义。现就血液分析仪拓展的新参数及临床应用做简要介绍。

一、白细胞系列参数及临床应用

1. T 淋巴细胞和相关亚群检测 部分血液分析仪引入流式细胞术及单克隆抗体技术检测 T 淋巴细胞亚群（CD3/CD4/CD8）计数，能为 T 淋巴细胞免疫缺陷提供早期鉴别诊断。T 淋巴细胞亚群主管细胞免疫，具有抵抗病毒和调节免疫系统功能的作用。其细胞功能取决于 T 淋巴细胞总值（$CD3^+$）及其亚群（$CD4^+$、$CD8^+$）的组成。

成熟 T 淋巴细胞只能表达 CD4 或 CD8 分子，其主要功能是辅助 T 淋巴细胞抗原受体识别抗原和参与活化信号的转导。正常情况下，亚群间互相拮抗达到平衡；当免疫失衡，细胞数及比值发生紊乱则易引发疾病。T 淋巴细胞参数变化与相关临床意义见表 4-28。

表 4-28 T 淋巴细胞参数变化及相关临床意义

参数	临床意义
CD3	降低见于恶性肿瘤；自身免疫性疾病如 SLE、类风湿关节炎等；先天性免疫缺陷病；接受放射治疗、化学治疗或使用免疫抑制剂 增多见于慢性活动性肝炎、重症肌无力等
$CD4^+$ T 淋巴细胞	减少多见于恶性肿瘤、免疫缺陷病、艾滋病、应用免疫抑制剂等
$CD8^+$ T 淋巴细胞	增多见于 SLE、慢性活动性肝炎、传染性单核细胞增多症、恶性肿瘤及其他病毒感染等 降低见于类风湿关节炎、糖尿病等
$CD4^+$ 与 $CD8^+$ T 淋巴细胞比值	降低见于传染性单核细胞增多症、急性巨细胞病毒感染、再生障碍性贫血、骨髓移植恢复期、肾病等，艾滋病患者 CD4/CD8 值多在 0.5 以下 增高见于移植后发生排斥反应、类风湿关节炎、糖尿病等

2. 幼稚粒细胞（immature granulocytes，IG） 主要包括杆状核、早幼粒、中幼粒、晚幼粒细胞等，但不包括原始粒细胞。仪器报告幼稚粒细胞计数及幼稚粒细胞百分率。外周血出现幼稚粒细胞具有重要潜在信息：提示骨髓造血功能增强，髓血屏障破坏出现髓外造血；有助于筛检类白血病反应、炎症、肿瘤、骨髓增生性疾病、组织坏死等，可监控原外周血中含有较多幼稚粒细胞的白血病患者的治疗效果，以及炎症患者或败血症患者的治疗效果。幼稚粒细胞百分率超过 3%，对提示败血症非常特异，有助于微生物检测评价。

3. 造血祖细胞（hematopoietic progenitor cell，HPC） 反映以 CD34 阳性为主的造血祖细胞参数，由造血干细胞分化而来。在外周血干细胞移植（PBSCT）过程中，供体接受药物动员后，外周血造血干细胞发生变化，但采集外周血造血干细胞的最佳时机非常短暂，很难捕获，因此 HPC 的定量检测有助于开展 PBSCT：判断选择采集时机、监测用药剂量等。与流式细胞仪检测 $CD34^+$ 结果具有较好的相关性。

4. 平均过氧化物酶活性指数（MPXI） 正常情况下中性粒细胞含有较多的过氧化物酶，如果细胞不含过氧化物酶，或过氧化物酶含量较低，MPXI 会明显降低，MPXI 可为诊断髓过氧化物酶部分和全部缺乏症、中性粒细胞激活等提供证据。

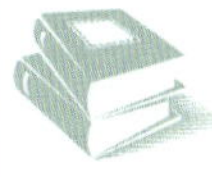

NOTE

5. 其他研究参数

(1) 白细胞群落参数(cell population data,CPD):VCS 技术进行白细胞分类计数时,可利用不同角度的光散射检测白细胞的细胞大小、复杂程度、核分叶情况、核质比、颗粒信息特性,判断机体白细胞群分布情况,获得中性粒细胞、淋巴细胞、单核细胞、嗜酸性粒细胞群均值和标准差的一组三维技术参数。CPD 将细胞分类散点图转化为数据,使图形量化。其作用主要有以下几方面:①为复片提供更多信息。②辅助某些疾病的诊断:淋巴细胞体积和单核细胞体积差异性 SD 显著升高可辅助诊断疟疾;淋巴细胞体积及 SD 显著升高与病毒感染密切相关;中性粒细胞平均体积可用于急性感染的临床诊断,即中性粒细胞平均体积/中性粒细胞体积分布宽度可作为急性细菌感染的诊断指标,辅助诊断脓毒症,白细胞值正常的感染患者的中性粒细胞平均体积依然升高。

(2) 高荧光强度的淋巴细胞计数(HFLC):病毒、原虫等刺激下,淋巴细胞体积增大、细胞质(包括 RNA)增多、嗜碱性增强,细胞核母细胞化称为异型淋巴细胞。HFLC 能监测异型淋巴细胞或原始细胞的变化。

(3) 体液高荧光强度的有核细胞计数(HF-BF):部分血液分析仪可用于计数体液(胸腔积液、腹腔积液、脑脊液、各种积液等)标本中的有核细胞,在白细胞分类计数 DIFF 通道采用 DNA/RNA 核酸荧光染色流式细胞法对体液中有核细胞进行计数分类,HF-BF 主要计数肿瘤细胞和一些组织细胞,可提示体液中是否存在恶性细胞。

二、红细胞系列参数及临床应用

1. 有核红细胞计数 有核红细胞(nucleated red blood cell,NRBC)即未成熟红细胞。NRBC 的出现是由于幼稚的骨髓红系细胞释放入外周血,外周血中 NRBC 作为多种疾病过程中可出现的一种病理状态,其临床意义如下:①纠正白细胞计数:根据细胞大小不同和对溶血素的灵敏度差异,如在淋巴细胞中或噪声成分中 NRBC 是多变和难以预测的,NRBC 可造成淋巴细胞假性增多,也能造成淋巴细胞增殖异常假象。②住院患者死亡风险的早期指标。③术后重症监护患者外周血 NRBC 检测可以作为死亡率的预测指标。

2. 红细胞体积分布宽度 红细胞体积分布宽度(red cell volume distribution width,RDW)是由于血液循环中红细胞体积大小不同,而由血液分析仪测量获得反映外周血红细胞体积异质性的参数。RDW 多采用 RDW-CV 和 RDW-SD 表示。

(1) RDW-CV 是红细胞体积分布曲线上 1SD 的分布宽度与 MCV 的比值($CV=s/x$,正常 RDW-CV 为 11.5%~14.5%)。如图 4-44 所示:点 L_1 和 L_2 在总分布区域中的出现频率为 68.26%,使用方程计算 RDW-CV$=(L_2-L_1)/(L_2+L_1)$。

RDW-CV 易受 MCV 大小的影响,小红细胞增多时因为 MCV 减小,容易放大 RDW-CV 的改变。相反,大红细胞增多时会平衡曲线宽度的变化,使 RDW-CV 减小。

(2) RDW-SD 是独立于 MCV 的 RDW 表示方法。假设红细胞分布峰值高度为 100%,在 20%频率水平上的分布宽度即为 RDW-SD。单位以 fL 表示[正常 RDW-SD 为(42±5) fL]。如图 4-45 所示。

RDW-CV 和 RDW-SD 都是红细胞大小不均的指标。RDW 增大提示存在红细胞大小不均的混合细胞群,即正常细胞中混有小细胞群或大细胞群,会使分布曲线增宽而 RDW 增大。RDW-SD 测量的是红细胞体积分布曲线的较低部分,对少量大细胞或小细胞的存在较灵敏,因网织红细胞 MCV 较大,故对网织红细胞数量的增加也灵敏,使分布曲线的基底增宽;RDW-CV 则更好地反映细胞大小分布的总体变化,较好地用于大细胞或小细胞性贫血的诊断。RDW 临床实用价值如下。

(1) 缺铁性贫血和β-珠蛋白生成障碍性贫血的鉴别。缺铁性贫血患者 RDW 升高,而绝大多数β-珠蛋白生成障碍性贫血患者 RDW 正常,RDW 可作为两者鉴别的参考指标。

(2) 缺铁性贫血的早期诊断。研究表明缺铁性贫血患者大多数 RDW 升高,存在体积异质性变化,可以作为缺铁性贫血的筛选指标。

NOTE

(3) 贫血的形态学分类。RDW 与 MCV 结合,对贫血分类和鉴别诊断有临床意义。Bessman(1983

图 4-44　RDW-CV 示意图

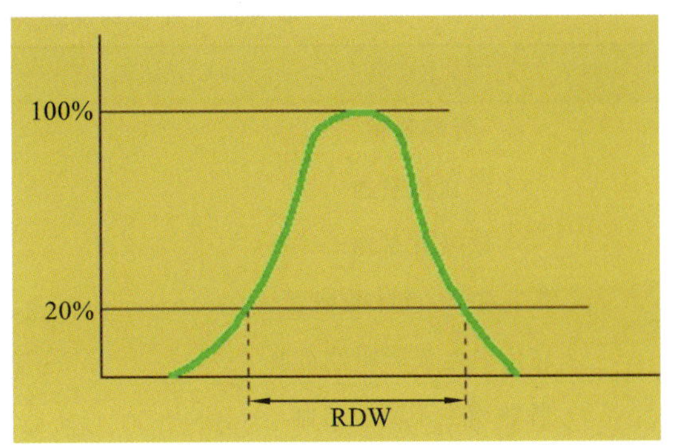

图 4-45　RDW-SD 示意图

年)提出了贫血的 MCV/RDW 分类法(表 4-29)。

表 4-29　贫血 MCV/RDW 分类法

MCV	RDW	分类	意义
降低	正常	小细胞均一性	轻型 β-珠蛋白生成障碍性贫血
降低	增高	小细胞不均一性	缺铁性贫血、HbH 病
正常	正常	正细胞均一性	慢性病性贫血、再生障碍性贫血、白血病
正常	增高	正细胞不均一性	骨髓纤维化、铁粒幼细胞贫血
增高	正常	大细胞均一性	骨髓增生异常综合征
增高	增高	大细胞不均一性	巨幼细胞贫血、恶性贫血

3. 血红蛋白分布宽度　血红蛋白分布宽度(hemoglobin distribution width，HDW)是反映红细胞内血红蛋白含量异质性的参数。HDW 和 RDW 明显增高见于遗传性球形红细胞增多症，属于小细胞不均一性高色素性贫血。HDW 对镰状细胞贫血、轻型 β-珠蛋白生成障碍性贫血也有一定诊断意义。

4. 研究参数　血液分析仪红细胞系列的研究参数还有以下几种。

(1) 小红细胞贫血因子(microcytic anemia factor，MAF)：计算细胞大小和血红蛋白含量，对小红细胞贫血分类有帮助，血液透析患者 MAF 与 EPO 治疗反应呈现良好关系。

(2) 小 RBC 百分率(microR%)/大 RBC 百分率(macroR%)：microR%是小于 60 fL 的红细胞百分率，macroR%是大于 120 fL 的红细胞百分率，主要用于贫血的诊断和疗效的评价。

三、网织红细胞参数及临床应用

血液分析仪除了进行全血细胞计数外，还可处理和分析网织红细胞。血液分析仪根据激光照射网织红细胞后发射出的荧光强度、光吸收量大小、光散射量多少等参数的比例关系对网织红细胞成熟程度进行分群，划分成低荧光强度网织红细胞(low fluorescent reticulocyte，LFR)、中荧光强度网织红细胞(middle fluorescent reticulocyte，MFR)和高荧光强度网织红细胞(high fluorescent reticulocyte，HFR)。幼稚网织红细胞荧光最强。反之，成熟网织红细胞荧光极弱或没有荧光。网织红细胞主要参数如下。

1. 未成熟网织红细胞比率(immature reticulocyte fraction，IRF)　IRF 指未成熟网织红细胞与总网织红细胞的比值，根据网织红细胞内 RNA 含量不同，引起荧光染色强度的差异，而得出的参数。正常情况下未成熟网织红细胞不足网织红细胞总数的 5%。

$$\mathrm{IRF}=\frac{\mathrm{MFR}+\mathrm{HFR}}{\mathrm{LFR}+\mathrm{MFR}+\mathrm{HFR}}$$

在分析骨髓造血状态的参数中，IRF 变化较网织红细胞更有意义。其临床应用如下。

(1) 贫血的分类、诊断和治疗：IRF 结合网织红细胞计数可提高贫血分类准确性，监测骨髓恢复及贫血治疗情况。具体应用见表 4-30。

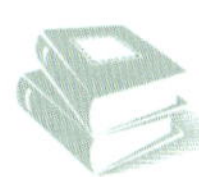
NOTE

表 4-30　不同疾病中 IRF 与网织红细胞计数的相互关系

临床疾病	IRF	网织红细胞计数
骨髓移植	升高	降低
溶血性贫血	升高	升高
缺铁性贫血	升高	正常到降低
维生素 B_{12} 或叶酸缺乏	升高	正常到降低
β-珠蛋白生成障碍性贫血	正常到升高	升高
骨髓增生不良性贫血	正常到升高	降低
再生障碍性贫血	降低	降低
再生障碍性贫血危象	正常到降低	降低

（2）监测骨髓移植后骨髓恢复情况：IRF 和网织红细胞绝对值是检测红细胞生成活性的独立参数。骨髓移植中，IRF 不受感染影响，对骨髓活性情况的灵敏度优于中性粒细胞计数，更早地反映红细胞生成情况。骨髓移植后 IRF 升至 20%以上时表示红系移植成功，是骨髓移植成功最灵敏的指标。

（3）放射治疗、化学治疗的监测：在放射治疗、化学治疗过程中，IRF 可反映骨髓增生及放射治疗、化学治疗的细胞毒性作用，是监测骨髓抑制和恢复的指标。如长期化学治疗，网织红细胞亚群发生变化，HFR 和 MFR 降低早于 LFR；而 HFR 和 MFR 的迅速增高是骨髓恢复的征象，在骨髓完全受抑制阶段，IRF 可降为零；化学治疗后骨髓受到抑制，早期恢复时，IRF 首先升高，并明显高于正常，而网织红细胞计数升高得较晚。

（4）评价疗效与调整用药：评价贫血药物疗效的指标。外周血造血干细胞移植后患者 IRF 增高，提示骨髓的造血功能开始恢复，IRF 还可反映药物（如 EPO）的灵敏度，有助于调整药物剂量，IRF 与血浆 EPO 含量联合可作为检测 EPO-骨髓轴功能的早期指标。

2. 网织红细胞成熟指数（reticulocyte maturity index，RMI）　RMI 是根据网织红细胞内 RNA 荧光染色强度而得出的参数。

$$\mathrm{RMI}=\frac{\mathrm{MFR}+\mathrm{HFR}}{\mathrm{LFR}}$$

RMI 与网织红细胞绝对值、网织红细胞百分率、RBC 计数和 Hb 浓度不甚相关，是独立变化的指标，RMI 与网织红细胞绝对值交叉分析有助于判断红细胞活动度：RMI 增高与骨髓移植、慢性溶血、近期出血或疗效反应相关，RMI 降低通常与骨髓衰竭或无效造血相关。

3. 网织红细胞生成指数（reticulocyte production index，RPI）　不同情况下，网织红细胞从骨髓释放入外周血所需时间不同，故网织红细胞计数不能确切反映骨髓造血功能，还应考虑网织红细胞生存期限。若未成熟网织红细胞提前释放入血，网织红细胞生存期限延长，释放入外周血的网织红细胞越趋幼稚，其成熟时间越长。为了纠正网织红细胞提前释放引起的偏差，用 RPI 来反映网织红细胞生成速率。

4. 网织红细胞平均血红蛋白含量（mean hemoglobin content of reticulocytes，CHr）　可实时评价骨髓红系造血的功能状态，是反映缺铁性贫血的灵敏指标。在贫血诊断指标中，骨髓铁染色为侵入性检查，血清铁检测结果的日间波动大，转铁蛋白为急性时相蛋白，在炎症和肝病时也可增高。而 CHr 则反映体内铁蛋白代谢的最新状态。

5. 网织红细胞血红蛋白含量（reticulocyte hemoglobin equivalent，Ret-He）　网织红细胞绝对值、网织红细胞百分率和 IRF 反映网织红细胞数量变化，而 Ret-He 则反映网织红细胞的质量变化及红细胞生成功能。Ret-He 对于功能性缺铁非常敏感，可作为铁的标志物，是诊断贫血、提供机体内储存铁（即铁循环）状态的重要参数。Ret-He 低于 30.5 pg 为补充铁的最佳临界值，灵敏度和特异性高，是缺铁性疾病治疗中出色的监测工具，与 CHr 有很好的相关性。

6. 其他研究参数　网织红细胞分布宽度标准差（RDWr-SD）或网织红细胞分布宽度变异系数（RDWr-CV），其增高可提示缺铁性贫血，正常或降低可提示杂合子珠蛋白生成障碍性贫血。

NOTE

四、血小板系列参数及临床应用

1. 血小板膜糖蛋白 CD61 CD61 是特异的泛血小板表面标志物，与活化血小板及未活化的血小板都能结合，CD61 与 CD41 联合，即为血小板表面 GPⅡb/Ⅲa 复合物。其临床应用如下。①测量循环血小板活化状态与反应性：测定凝血酶等诱导剂活化的血小板，通过血小板体外活化，评估血小板的活化能力。②血小板活化与临床的关系：监测血小板活化相关疾病过程，抗血小板药物的影响，预测血栓形成；心肌缺血（心绞痛、心肌梗死）与血小板活化有关；预测冠状动脉成形术后发生急性缺血事件的危险性。③抗血小板治疗疗效监测。

2. 未成熟血小板比率（immature platelet fraction，IPF） 未成熟血小板又称网织血小板，是骨髓新近释放入外周血而细胞质中残留 RNA 的血小板，可反映骨髓增生状态。外周血血小板破坏增多而骨髓造血功能良好时，IPF 增高；骨髓造血功能抑制而血小板增生不良时，IPF 减低。其临床作用如下。

（1）血小板减少症的鉴别诊断：在血小板破坏增多或生成不足所致的疾病中，IPF 的变化可作为免疫性血小板减少症（ITP）诊断的重要指标，与其他血小板生成不足性疾病如脾功能亢进（脾亢）相鉴别。ITP 患者血小板破坏增加，骨髓生成血小板加快，IPF 升高。脾亢患者血小板虽减少，但 IPF 接近正常。

（2）疾病治疗的监测：自身免疫性血小板减少性紫癜和血栓性血小板减少性紫癜时 IPF 增高，治疗有效时减低。

（3）血小板输注的判断指标：可作为外周血干细胞移植后判断血小板输注的指标，尤其是自体移植和化学治疗后的患者，在低于输入血小板阈值时，能建立有效应用血小板输入的策略。

（4）判断骨髓增生异常综合征的预后。

3. 血小板平均体积（MPV） MPV 与血小板数量呈非线性负相关，与血小板功能呈正相关。其临床作用如下。

（1）鉴别血小板减少的病因：骨髓增生功能良好而外周血小板破坏过多，如免疫性血小板减少症、脾亢等，MPV 正常或增大；再生障碍性贫血时 MPV 正常或减小；骨髓病变如急性白血病、骨髓增生异常综合征等则 MPV 减小。

（2）评估骨髓造血功能：①白血病化学治疗和骨髓移植患者的骨髓受抑制时，MPV 减小早于 PLT；白血病缓解、骨髓功能恢复时，MPV 增大又早于 PLT。②免疫性血小板减少症时 MPV 增大提示预后良好；当病症缓解，MPV 逐渐恢复正常。③MPV 持续减小和 PLT 持续减少，为骨髓造血功能衰竭征兆。

4. 血小板分布宽度（PDW） 在血管阻塞危象的镰状细胞贫血、新生儿菌血症时 PDW 增高。PDW 对于诊断免疫性血小板减少症非常可靠。

5. 血小板成分平均浓度（MPC） 反映血小板内的密度，MPC 减低表示血小板激活，与反映血小板活化的表面标志 CD62P（金标准）定量有很好的相关性，可反映血小板激活、监测抗血小板药物治疗、筛检血小板功能异常。

（黎安玲）

小　结

现代血液分析仪检测快速、精密度高、操作容易、功能强大，其主要应用电学与光（化）学两大原理进行检测。电学检测原理包括电阻抗法原理与射频电导法原理，光学检测原理有激光散射法原理与分光光度法原理。

电阻抗法是根据血细胞通过计数小孔的瞬间所产生的电脉冲信号的强度与数量的变化，反映血细胞的数量和体积大小，进行红细胞、白细胞、血小板计数，可区分细胞大小，但不能区分体积相近的细胞类别，故只能对白细胞进行三分群。射频电导法可鉴别体积相同、内部结构不同的细胞。激光散射法采

NOTE

用鞘流技术，多角度检测细胞的大小、内部结构和细胞的数量等，加之用细胞化学和(或)荧光染色，可区分细胞内部颗粒、细胞核大小等特征信息。激光散射法区别不同细胞的能力远远优于电阻抗法，可进行红细胞、白细胞、血小板、白细胞五分类、有核红细胞、网织红细胞、未成熟细胞、淋巴细胞亚群、造血祖细胞等相关参数的检测与分析。利用含氰化物或替代试剂的溶血剂破坏红细胞，并将血红蛋白转化成特定光吸收的衍生物，用分光光度法检测血红蛋白浓度。血液分析仪结果显示通常采用数据、图形和报警3种形式，其中图形是指直方图和散点图，常见直方图有电阻抗法血液分析仪的红细胞、血小板及白细胞三分群直方图和五分类血液分析仪的红细胞、血小板直方图。由于血液分析仪光散射原理不同，其散点图表达形式及特征明显不同，且与相应类别的细胞数量、体积大小、颗粒性质、细胞核形态特征密切相关。①红细胞系统有红细胞体积/血红蛋白浓度(V/HC)九分区散点图(简称红细胞九分图)、有核红细胞散点图和网织红细胞散点图。②血小板系统有血小板光学法与单克隆荧光抗体检测散点图、血细胞体积折射率散点图。③白细胞系统有各自组合技术所产生的散射图。报警常常以图形、文字和符号显示，应引起高度重视，在未复查确认或能有效解释之前，不得向临床发出检验报告。2005年，ISLH提出了血液分析仪显微镜复查41条准则，对血液分析仪检测结果是否复查具有重要指导意义。

血液分析仪的质量保证、仪器校准及性能评价的依据是CLSI或ISLH发布的一系列国际公认的标准文件，血液分析仪的全面质量保证分分析前、中、后三个阶段。仪器性能评价的指标主要包括空白检测限、检测下限、定量检测下限、携带污染率、可比性、分析测量区间、干扰临床可报告区间、不同检测模式的比较等参考区间。评价血液分析仪白细胞分类计数性能采用标准化的手工白细胞分类计数方法，所有检测参数的临床应用要遵循循证医学原则。血液分析仪中除意义明确的常规检测参数外，还有独特临床应用价值的新参数：CD3/CD4/CD8、IG、HPC、MPXI、RDW、NRBC、HDW、IRF、CHr、Ret-He、MPV、CD61、IPF等。

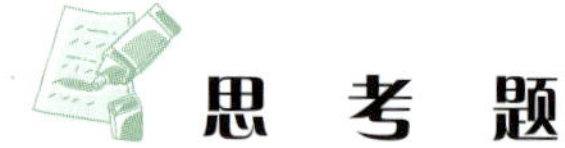

思 考 题

1. 试述血液分析仪VCS法白细胞分类计数的检测原理。
2. 简述三分群血液分析仪检测的优、缺点。
3. 如何观察血液分析仪二维散点图？
4. 怎样正确运用ISLH显微镜复查41条准则？
5. 简述报警处理程序。
6. 血液分析仪校准的目的是什么？校准品来源有哪些？如何进行校准？
7. 如何对血液分析仪进行性能评价与验证？
8. 如何从分析前、分析中、分析后各环节保证血液分析仪检验的质量？

NOTE

第五章 尿液标本采集和处理

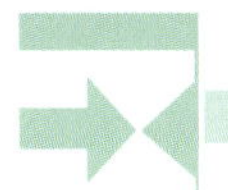

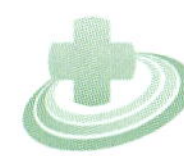

学习目标

1. 掌握 尿液标本采集的一般要求，采集尿液标本所使用的容器及器材，尿液标本的类型及采集方法。

2. 熟悉 尿液标本采集的标准操作程序，检验项目的选择和申请，检验前患者的准备和状态，尿液标本的运送和保存。

3. 了解 尿液生成及生理机制。

案例导入

患儿，1岁，家长诉有尿频、尿痛症状而就诊于儿科，儿科医生开具尿常规检验申请单。家长帮助收集尿液标本后送检，显微镜下可见大量无定形物质，并未发现有病理意义有形成分，经询问家长标本从地面收集后倒入试管。检验人员告知家长标本采集注意事项，重新收集标本检测结果正常。

1. 尿液标本采集的注意事项涉及哪几个方面？

2. 不合格尿液标本对检验结果的影响有哪些？

尿液(urine)是血液经肾小球滤过、肾小管和集合管的重吸收及排泄产生的终末代谢产物，是机体体液的重要组成成分之一。尿液组成成分及含量的变化，不仅可反映泌尿系统及其周围组织器官的变化，而且能反映血液、循环、内分泌等系统的生理或病理改变。尿液检验是临床上重要的常规检验项目之一，能为临床疾病的诊断、治疗监测及预后提供重要的信息。

尿液是具有重要意义的排泄物，为了保证尿液检验结果的准确性，必须实施全面的质量管理(total quality management，TQM)，正确、合理、规范化地采集和处理尿液标本，是尿液检验前质量保证的主要内容，实验室应制定正确的采集和处理尿液标本的指导手册，并使负责收集尿液标本的人员方便获得这些资料或向患者告知收集要求。不合格的尿液标本，其检测结果并不能正确地反映患者的实际状况，即使最熟练的技术人员采用最先进的仪器和最标准的方法，所得到的检测结果也是不可靠的。

第一节 尿液标本采集

尿液标本是尿液检验的物质基础，其采集和处理是尿液检验质量保证的重要组成部分，因此能否正确采集和处理尿液标本将直接影响检验结果的准确性。根据尿液检查的目的，确定尿液标本的种类、采集时间和方法，进行必要的处理并及时送检或保存，是确保尿液检验结果准确性的主要分析前因素。

一、标本采集的一般要求

(一) 患者要求

标本采集前，临床医生、护士或检验人员应该告知患者关于尿液标本采集的目的并以口头或书面的形式具体指导患者采集合格的尿液标本。对不能自主留取标本的患者，如婴幼儿、失去意识的患者和需要导尿的患者，需要通过技术手段协助其留取尿液标本。尿液标本采集的一般要求见表5-1。

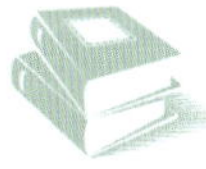

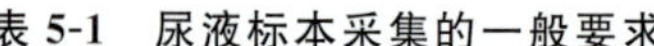

表 5-1　尿液标本采集的一般要求

项目	一般要求
患者要求	患者应处于安静状态，按常规生活饮食
生理状态	告知患者应避免剧烈运动、性生活，过度空腹或饮食，饮酒、吸烟及姿势和体位等对检测结果的影响，女性患者避开月经期
避免污染	患者先洗手并清洁外生殖器、尿道口及周围皮肤。女性患者特别要避免阴道分泌物或月经血的污染，男性患者要避免精液混入，避免化学物质（如表面活性剂、消毒剂等）、粪便等其他物质的混入
采集时机	用于细菌培养的尿液标本，必须在使用抗生素治疗前用无菌容器采集；计时尿采集按照具体的计时要求执行

NCCLS 发布的《尿液分析和尿液样本的收集、运输及储存批准指南》(GP16-A)中，关于向患者提供指导说明部分有这样的描述。

（1）向患者强调洗手和全面清洁的重要性。

（2）给患者贴好标签的容器，要求他们核对标签上的姓名。

（3）给予口头说明或书面说明单或卡片，或其他形式的说明，对患者使用他们本国的语言进行说明。

（4）教患者如何盖好标本容器盖子，防止渗漏。

（二）容器及器材要求

尿液标本采集的容器的指标与要求见表 5-2，推荐使用一次性容器。

表 5-2　尿液标本采集的容器的指标与要求

指标	要求
材料	清洁、无渗漏、无颗粒，不与尿液成分发生反应的惰性环保材料；容器和盖子无干扰物质附着（如清洁剂等）；儿科患者可使用专用的清洁柔软的聚乙烯塑料袋
规格	容积 50～100 mL，圆形开口且直径 4～5 cm，底座宽能直立、安全且易于启闭的密闭装置；采集计时尿时，容器的体积应大于计时期内尿液总量，且能避光
清洁度	容器应洁净、干燥、无污染（菌落计数＜10^4 cfu/L）
标识	容器上要标有患者姓名、病历号或门诊号、条形码等
其他	用于细菌培养的尿液标本容器应采用特制的无菌容器；对于必须保存 2 h 以上的尿液标本，建议使用无菌容器

（三）标记要求

检验申请单上，应准确标记患者的姓名、性别、年龄、门诊号或病历号、检验项目、标本采集的日期和时间等信息，或者以条形码作为唯一的识别标记。此外，尿液标本使用的容器、离心管（试管）、载玻片必须便于标记和识别，且保持洁净。标记信息必须粘贴于容器外壁上，不可粘贴于分离式容器的盖子上，标记要求牢固、防潮，即使在冰箱中保存仍能保持信息的清晰与完整。

尿液标本的采集类型和采集方法取决于尿液检验的目的、患者状态和检验要求。临床常用的尿液标本，依据时间和检验项目大致可分为晨尿、随机尿、计时尿和特殊要求尿液标本。尿液标本的类型和应用范围见表 5-3。

表 5-3　尿液标本的类型和应用范围

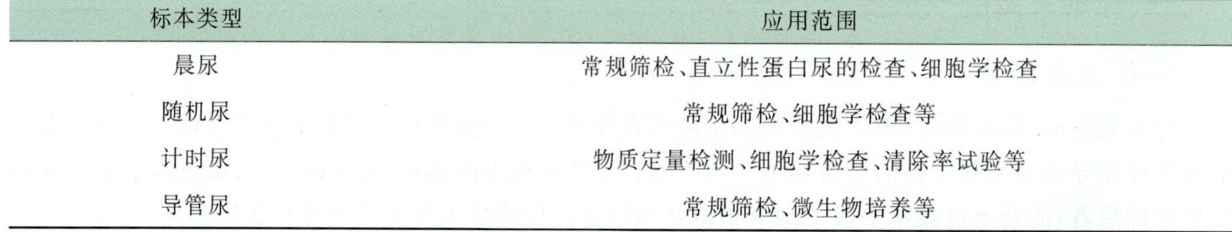

标本类型	应用范围
晨尿	常规筛检、直立性蛋白尿的检查、细胞学检查
随机尿	常规筛检、细胞学检查等
计时尿	物质定量检测、细胞学检查、清除率试验等
导管尿	常规筛检、微生物培养等

NOTE

1. 晨尿 晨尿(first morning urine)是指清晨起床后,未进餐和运动之前第一次排出的尿液。晨尿一般在膀胱中停留 6~8 h,其各种成分浓缩,已达到检验或培养浓度要求,可用于肾脏浓缩功能的评价及 hCG、红细胞、白细胞、管型、结晶等有形成分的检查,多用于住院患者,特别适用于糖尿病的筛查、泌尿系统疾病的诊断和疗效观察等。晨尿的特点:①浓缩和酸化限度高;②红细胞、白细胞、上皮细胞及管型等有形成分相对集中。因此,晨尿标本有利于尿液形态学和化学成分的分析,而且在固定时间留取晨尿标本有利于动态对比观察。

2. 第二次晨尿 由于晨尿在膀胱内停留时间过长易导致尿液成分发生变化,故推荐采用第二次晨尿标本代替晨尿,第二次晨尿标本是指首次晨尿后 2~4 h 内收集的第二次尿液标本。第二次晨尿标本要求患者在前晚 22 时起到收集第二次晨尿标本时止的一段时间内,只饮水 200 mL,以达到提高有形成分计数和细菌培养的阳性率的目的。

3. 随机尿 随机尿(random urine)是指患者无须准备、任何时间、随时排出的尿液标本。随机尿不受时间限制,留取方便,标本新鲜易得。适用于门诊、急诊患者的尿液筛检试验。但此尿液标本易受饮食、运动、用药、情绪、体位等影响,导致浓度较低或临界浓度的物质和有形成分漏检,也可能出现饮食性糖尿或受到药物如维生素 C 等的干扰。这种情况留取的标本只反映患者某一时段的状况,容易造成临床结果对比的不一致。

4. 计时尿 计时尿(timed urine)是指采集规定时段内的尿液标本,如采集治疗后、空腹、进餐后、白天或卧床休息后 3 h、12 h 或 24 h 内的全部尿液。准确的计时和规范操作(包括防腐方法、食物或药物禁忌等)是确保计时尿检验结果可靠的重要前提。计时尿常用于化学成分的定量测定、内生肌酐清除率试验和细胞学检查等。

1) 餐后尿 午餐后 2 h 的尿液标本称为餐后尿。因餐后增加了胃肠负载,血液中血糖、蛋白质浓度升高,使病理状态的糖尿病、肾病患者因肾糖阈值降低、肾小球滤过率增高、肾小管重吸收率降低,导致尿糖、尿蛋白易被检出。另外,由于餐后肝脏分泌旺盛,促进尿胆原的肠肝循环,加之餐后机体因胃酸分泌增多、血液中一过性出现碳酸根离子的浓度增大,即“碱潮”状态。餐后胆汁酸分泌进入肠道内以帮助脂肪消化,加之“碱潮”也有利于胆汁酸肠肝循环加速,故随胆汁酸排入肠道的胆红素肠肝循环也加速,随胆红素代谢产生的尿胆原也易被检出。因此,餐后尿标本可增加尿糖、尿蛋白、尿胆原等检验的灵敏度,有利于检出较轻微病变,以帮助糖尿病、肾脏疾病、肝胆疾病、溶血性疾病等的早期诊断。

2) 3 h 尿 收集上午 6~9 时的尿液,即上午 6 时排空膀胱并弃去此次尿液后,留取至 9 时最后一次排出的全部尿液,适用于尿液有形成分排泄率检查,如白细胞排出率等。

3) 12 h 尿 晚 8 时排空膀胱并弃去此次尿液后,留取至次日晨 8 时最后一次排出的全部尿液,用于 12 h 尿有形成分计数,如 Addis 计数。但其检验结果变化较大,已较少应用。

4) 24 h 尿 患者上午 8 时排空膀胱,弃去此次尿液后,留取至次日上午 8 时最后一次排尿的全部尿液。用于化学成分的定量,如肌酐(Cr)、儿茶酚胺(CA)、17-羟皮质类固醇(17-OHCS)、17-酮类固醇(17-KS)、总蛋白质、糖、尿素、电解质及激素等,还常用于尿结核分枝杆菌检查。规范采集 24 h 尿标本比较困难,最常见的问题是未能采集到 24 h 内的全部尿量。因此,采集 24 h 尿标本须患者密切配合。尿液标本的采集步骤与要求见表 5-4。

表 5-4 尿液标本的采集步骤与要求

采集步骤	要求
容器	容器一般应大于 3 L,洁净、无化学污染,并预先加入合适防腐剂(浓盐酸作为防腐剂时一定要在采集第一次尿液后再加入)
测定尿量	准确测定并记录尿量
混匀标本	将全部尿液送检,检测前必须充分混匀尿液,再从中取出 40 mL 用于检验,其余尿液弃去
避免污染	儿童 24 h 尿标本采集过程中,应特别注意防止粪便的污染

NOTE

5. 特殊要求尿液标本

1）尿培养标本(中段尿) 留尿前先清洗外阴，再用0.1%清洁液(如苯扎溴铵等)消毒尿道口，但不可用肥皂或抗生素等清洗尿道口，以免影响细菌的生存力。在不间断排尿过程中，弃去前、后时段的尿液，用无菌容器留取中间时段的尿液。有肾脏或尿路感染的患者，应无污染采集尿液，以做尿病原微生物培养、鉴定及药物敏感试验。

2）尿三杯试验标本 患者一次连续排尿，分别留取前段、中段、末段的尿液，分装于3个尿杯中。第1、3杯10 mL，第2杯采集其余大部分尿液。尿三杯试验适用于血尿定位诊断、尿道炎诊断等。

3）导管尿、耻骨上穿刺尿液标本 患者发生尿潴留或排尿困难时，必须采用导管尿标本或耻骨上穿刺尿液标本做尿液检验。但应先征得患者或家属的同意，由医护人员以无菌术采集尿液标本，此种尿液标本采集法应慎用于2岁以下的儿童。

4）浓缩稀释试验尿液标本 患者普通饮食，不再另外补水。晨8时排尿弃去，自10时起至20时止，每隔2 h采集尿液一次，此后至次日晨8时合并采集一次，共7次尿液，测量并记录每次尿量与比密。主要用于评价远端肾小管的浓缩和稀释功能。

5）直立性蛋白尿标本 对于有些无症状的尿蛋白阳性的患者，采取卧位8 h后采集尿液标本，用于检测尿蛋白，以证实是否有直立性蛋白尿。

6）用于尿液红细胞形态学观察的标本 患者保持正常饮食，不要大量饮水。清晨5～6时清洁外阴后，排去第一次尿液，采集第二次晨尿的中段尿10 mL，倒入一次性有刻度离心管中，1500 r/min水平离心10 min，弃去上清液后留取0.25 mL尿沉渣备用。主要用于泌尿系统出血部位的判断。

二、标本采集方法

实验室应制定并实施正确采集、收集和处理尿液标本的指导手册，使负责收集尿液标本的人员方便获得这些资料并向患者告知采集、收集说明。

1. 患者自己采集的尿液标本 分为随机尿、晨尿和计时尿标本(包括24 h尿)。患者留取标本前，医务人员应对患者进行指导，给患者介绍留取标本的正确方法及有关注意事项，如语言无法交流，应给予书面指导，指导内容如下：①患者留取标本前要洗手，以及实施其他必要的清洁措施；②交给患者的尿液收集容器应贴有标签，并要求核对姓名；③告知患者留取所需的最小标本量；④指导患者留取标本时避免污染；⑤指导患者留取标本后，将容器盖好，防止尿液外溢，并记录标本留取时间。

随机尿标本的收集：随机尿标本的收集不受时间限制，但应有足够的尿量用于检测，容器上应记录收集尿液的准确时间。晨尿标本的收集：清晨起床、未进早餐和做运动之前所收集的第一次尿液。

计时尿标本的收集：特定时段内收集的尿液标本(如餐后2 h尿、前列腺按摩后立即收集尿、24 h尿等)。标本收集的注意事项如下：①收集计时尿标本时，应告知患者该时段的起始和截止时间；留取前应将尿液排空，然后收集该时段内(含截止时间点)排出的所有尿液。②如防腐剂有生物危害性，应建议患者先将尿液收集于未加防腐剂的干净容器内，然后小心地将尿液倒入实验室提供的含有防腐剂的收集容器中。③对尿液标本进行多项检查时，加入不同种类的防腐剂可能有干扰。当多种防腐剂对尿液检验结果有干扰时，应针对不同检测项目分别留取尿液标本(可分次留取，也可一次性留取后分装于不同容器内)。④特定时段内收集到的尿液应保存于2～8 ℃条件下。对卧床的导尿患者，将尿袋置于冰袋上；如患者可走动，应定期排空尿袋，将尿液存放于2～8 ℃条件下。⑤收集计时尿时，收集的尿量超过单个容器的容量时，须用两个容器。两个容器内的尿液在检测前必须充分混匀。加入防腐剂的量应视标本量多少而定。

2. 医务人员采集的尿液标本

(1) 导管尿标本的收集：导管尿是采用无菌技术，将导管通过尿道插入膀胱后收集的尿液，从导出的尿液中取一部分作为尿液标本。

(2) 耻骨上穿刺尿液标本的收集：由医务人员采用无菌技术进行耻骨上穿刺，直接从膀胱中抽取尿液标本。

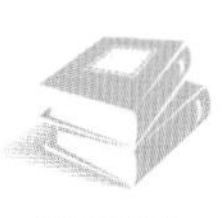

NOTE

3. 婴幼儿及儿童尿液标本的采集

(1) 使用儿科和新生儿尿液标本收集袋，此收集袋上附有对皮肤过敏性低的胶条，适用于不能自行留取标本的婴幼儿。

(2) 随机尿标本的采集：采集儿童随机尿标本，临床医护人员应按如下步骤操作：分开儿童双腿；保持耻骨会阴部清洁、干燥，无黏液、粉末、油和护肤品等物质的污染；采用儿科尿液标本收集袋，移去胶条表面的隔离纸；对于女性儿童，拉紧会阴部皮肤，将胶条紧压于外生殖器四周的皮肤上，固定收集袋于肛门与阴道之间的位置，避免来自肛门区域的污染；对于男性儿童，将收集袋套于阴茎上，将胶条紧压于会阴部的皮肤上；确保胶条牢固地粘贴于皮肤，粘贴的胶条应无皱褶；定时查看收集袋(如每隔 15 min)；从患儿处取回采集的标本，注明标识；将标本从收集袋倒入收集容器，在容器上贴上标签，然后送往实验室检查；婴幼儿采集尿液标本时若使用了脱脂棉球，尿沉渣显微镜检查时应注意外源性污染的影响；年龄大一些的儿童可按成人的方法采集尿液。

4. 微生物培养尿液标本的采集方法

(1) 儿童微生物培养尿液标本采集。医护人员应按如下步骤操作：①医护人员应先用肥皂洗手或消毒湿巾擦手；②分开儿童双腿；③用肥皂和水清洗耻骨会阴部，使之干燥，无粉末、油和护肤品等物质的污染；其他步骤同儿童随机尿标本的采集。

(2) 成人微生物培养尿液标本采集。以无菌术采集中段尿即可。

三、标本的保存与处理

(一) 标本的保存

尿液检查一般需要新鲜尿液，放置时间过久的尿液会使部分成分挥发、变形、降解、破坏，直接影响检测结果的准确性。尿液化学物质和有形成分不稳定，排出体外后即开始发生物理、化学变化，如胆红素和尿胆原被氧化、抗坏血酸消失、细菌生长、尿素酵解生成的氨使尿液 pH 升高、尿液细胞等有形成分破坏、葡萄糖被细菌利用而浓度减低等。因此尿液标本采集后，一般应在 2 h 内及时送检，最好在 30 min 内完成检验，如不能及时检验应进行冷藏、防腐等处理，以保证检验结果相对准确。

1. 冷藏 多保存在 2～8 ℃冰箱内，或保存于冰浴中。低温可抑制微生物迅速生长，并保持尿液中的有形成分形态基本不变。一般可保存 6 h，但要避光加盖保存。冷藏 24 h 内可抑制细菌生长，但产生的磷酸盐和尿酸盐沉淀可影响有形成分的检查，需要复温处理。因此不推荐把需要在 2 h 内检测完毕的尿液标本冷藏保存，冷藏保存一般适用于尿电解质、肌酐、葡萄糖、蛋白质、重金属、药物、激素等的检测。尿培养标本不能及时送检时必须冷藏保存。

2. 防腐 尿液常规检查时尽量不要使用防腐剂，但是对于计时尿标本和在标本采集后 2 h 内无法进行检测的尿液标本，或被检测的成分不稳定时，可加入特定的化学防腐剂，同时，尿液标本仍需冷藏保存。如使用商品化的含防腐剂的器具，实验室应预先对该器具的适用性进行评估，选择适当的防腐剂。有多种防腐剂适用于该分析时，应选择危害性最小或对检测结果影响最小的防腐剂。

1) 甲醛(formaldehyde) 又称福尔马林。对尿液细胞、管型等有形成分的形态结构有较好的固定作用。100 mL 尿液中加入 40%的甲醛 0.5 mL。因甲醛具有还原性，不适合用于做葡萄糖检测时尿液标本的防腐。

2) 甲苯(toluene) 可在尿液标本表面形成一层薄膜，阻止尿液中化学成分与空气接触。常用于尿糖、尿蛋白等化学成分的定性或定量检查。100 mL 尿液中加入甲苯 0.5 mL 即可达到防腐的目的。

3) 麝香草酚(thymol) 100 mL 尿液中加入小于 0.1 g 的麝香草酚，可抑制细菌生长，保存尿有形成分，用于尿显微镜检查、尿浓缩结核分枝杆菌检查，以及化学成分保存。过量的麝香草酚可使尿蛋白定量试验(加热乙酸法)假阳性。

4) 浓盐酸(hydrochloric acid) 1 L 尿液中加入 10 mL 浓盐酸，可用于定量测定尿 17-羟皮质类固醇、17-酮类固醇、肾上腺素、儿茶酚胺、Ca^{2+} 等的尿液标本防腐。但是浓盐酸可破坏尿液中的有形成分、沉淀溶质及杀菌，故不能用于常规检查。

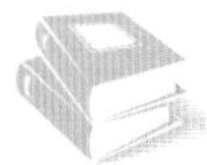

NOTE

5）冰乙酸（glacial acetic acid） 5～10 mL 的冰乙酸可用于 24 h 尿标本的防腐，适用于检测 5-羟色胺、醛固酮、儿茶酚胺、雌激素等的尿液标本防腐。

6）戊二醛（glutaric dialdehyde） 用于尿沉淀物的固定和防腐。

7）硼酸（boric acid） 100 mL 尿液中加入 1 g 硼酸，在 24 h 内可抑制细菌生长，可有尿酸盐沉淀。可用于尿蛋白、尿酸、5-羟吲哚乙酸、羟脯氨酸、皮质醇、雌激素、类固醇等的检查。

8）碳酸钠（sodium carbonate） 24 h 尿标本中加入约 4 g 碳酸钠，可用于卟啉、尿胆原检查，不能用于常规筛查。

未妥善保存和无防腐措施下尿液标本可发生如下潜在的变化，见表 5-5。

表 5-5 未妥善保存和无防腐措施下尿液标本的潜在变化

理化性质	变化及机制
颜色变化	变暗：因物质氧化或还原、尿色素原或其他成分分解或改变所致
透明度	降低：因细菌繁殖、溶质析出所致，如无定形物质和结晶
气味	增加：因细菌繁殖或尿素分解形成氨所致
pH	升高：因细菌繁殖或尿素分解形成氨、CO_2 挥发所致。降低：因细菌或酵母菌分解葡萄糖为代谢性酸性物质所致
葡萄糖	降低：因细菌或细胞分解所致
酮体	增高：细菌将乙酰乙酸盐代谢为丙酮所致。降低：因丙酮挥发所致
胆红素	降低：因光氧化作用转变为胆绿素、水解为游离胆红素所致
尿胆原	降低：因氧化为尿胆素所致
亚硝酸盐	增加：因标本采集后细菌繁殖所致。降低：因转变为氮所致
红/白细胞、管型	减少：因细胞和有形成分分解所致，特别是稀释的碱性尿液
细菌	增加：因标本采集后细菌繁殖所致

（二）标本的送检

标本采集后可指导患者或由医生、护士协助在标本容器标签处正确填写如下内容：患者姓名、性别、年龄、标本留取日期和时间等内容。如果没有此条件，应该在申请单上标注标本的留取日期和时间。对 12 h 或 24 h 等定量检查的尿液标本，需由患者本人或医护人员在申请单上标注尿液总量（单位：mL）。

送检时应该将医生开具的尿液检验申请单和标本一起及时送检。一般门诊患者可由患者本人送检或家属协助送检，住院患者应该由住院医护人员或专职标本送检人员即刻送检。实验室收到标本后应标注标本接收时间。

送检过程中应该注意标本不能被阳光直射，不可冰冻、不要被雨水淋湿，标本容器更不能被打破造成流失和污染，申请单和标本不能分离。

（三）标本的处理

1. 检测前标本的处理 检测前的处理，是为了更好地保证尿液刚排出时的标本成分的质和量，包括冷藏、添加防腐剂等，以保证检验结果的可靠性。

2. 检测后标本的处理 检测后的尿液标本应视为生物污染源，必须经过 10 g/L 过氧乙酸或漂白粉消毒处理后，方可排入下水道。具体做法：可以在一个大容器中（如塑料桶、陶瓷水池等）中预先加入过氧乙酸或适量的漂白粉，使其浓度为 10 g/L，然后将每次测定完毕的尿液标本倾倒于容器内，混合消毒时间应大于 1 h，然后进行排放。对于使用过的容器和试管，如果不是一次性的，必须在 30～50 g/L 漂白粉或 10 g/L 次氯酸钠溶液中浸泡 2 h，也可用 5 g/L 过氧乙酸溶液浸泡 30～60 min，再用清水冲洗干净。使用后的一次性的尿杯、尿管，先消毒、再毁形，最后按照医疗废物进行无害化处理。

NOTE

第二节 尿液标本采集和处理的质量保证

为了保证尿液检验结果的准确性，一定要充分考虑并排除标本采集时的影响因素。例如患者状态、饮食、用药情况，尿液放置的时间、保存的温度，采用相应的标准化操作，规范尿液标本的采集和处理，以达到保证检验结果准确的目的。

一、标本采集和处理的标准操作程序

临床实验室应制定尿液标本采集的标准操作程序（standard operation procedure，SOP）文件，内容包括患者准备、标本容器、留取尿液的方式和要求、尿量、运送时间与地点等。相关的 SOP 文件、标本采集手册等应装订成册，并下发到各病区、门诊护士站。

二、检验项目选择和申请

1. 检验项目的选择 尿液检验与其他检验项目一样，应根据病情的需要，申请者运用循证医学的观点，有的放矢地选择检验项目。

2. 检验申请单的填写 检验申请单包括纸质申请单和电子申请单。纸质申请单应用钢笔或黑色中性笔书写，字迹清晰，不得涂改，有申请医生的正楷签名或盖章。有条件的医院尽量使用电子申请单。检验申请单应包括患者的姓名、性别、年龄、科别、住院号（门诊号）、标本类型、检验目的、临床诊断（疑似诊断）、送检时间（标本采集时间）、医生签名等内容。

三、标本采集前患者的质量保证

1. 生理状态 在检验前质量管理过程中，患者的准备及其生理状态可直接影响检验结果的准确性。这些因素检验人员无法控制，需要医生、护士、患者共同配合，标本才能完全真实地反映患者的状态（表 5-6）。

表 5-6 生理状态对尿液检验的影响

因素	影响
情绪	情绪紧张和激动可以影响神经-内分泌系统，使儿茶酚胺浓度增高，严重时可出现生理蛋白尿
年龄	不同年龄新陈代谢状态不同，其尿液成分也存在明显差异
性别	男女尿液有形成分参考区间不一，如女性尿液白细胞参考区间往往比男性大
月经	月经周期影响尿液红细胞检查
妊娠	妊娠后期产道微生物代谢物的影响，尿液白细胞定性检查会出现假阳性

2. 生活习惯 生活习惯可能影响尿液的检验结果，见表 5-7。

表 5-7 生活习惯对尿液检验的影响

因素	影响
饮食	高蛋白饮食可使尿素、尿酸浓度增高以及尿液 pH 降低；进食大量香蕉、菠萝、番茄可增高尿液 5-羟吲哚乙酸的浓度，使餐后尿糖浓度和尿液 pH 增高
饥饿	长期饥饿可使尿酸、酮体浓度增高
饮酒	长期饮啤酒者尿液中尿酸浓度增高
运动	运动可导致尿液成分发生变化，如长途跋涉可使尿中肌红蛋白浓度增高

3. 患者告知 为了使检验结果有效地服务于临床，医务人员（包括实验室人员）应该了解标本采集前患者的状态和影响结果的非疾病因素（如年龄、性别），并将相关的要求和注意事项以书面、视频等形

NOTE

式告知患者，如细菌培养的中段尿、24 h 尿标本的采集，要求患者予以配合，尽可能减少非疾病因素对标本的影响，以保证标本能客观、真实地反映当前疾病的状态。

4. 患者控制 应控制饮食、用药、情绪、月经等的影响。

四、采集容器

标本采集所使用的尿杯、试管等应严格按不影响检验结果的标准采购，离心管、离心机符合要求并定期严格校准。容器上的标签由放入冰箱中仍能粘牢的材料制成；标签应贴在容器上，不可贴在盖子上，提供的信息应至少包含以下信息：患者姓名、唯一标识、收集尿液的日期和时间，如加入防腐剂应注明名称，如果防腐剂溢出可对人体造成伤害，应在标签上加上警示内容，并口头告知患者。

五、采集过程的质量保证

标本采集过程中要严格按标本采集的 SOP 执行，门诊或住院护士应告知患者其生理状态、用药及饮食情况等对标本检验结果的影响。使用实验室提供的一次性采集容器留取标本，防止外来因素对尿液有形成分的影响。医务人员应对患者进行指导，给患者介绍留取标本的正确方法及有关注意事项，如语言无法交流，应给予书面指导。如患者不适合自己采集尿液标本，医务人员应帮助其采集标本。

六、标本保存时间和温度对检验结果的影响

一般随着保存时间的延长，尿液中有形成分将会有不同程度的破坏，细胞、管型逐渐减少（表 5-8），而结晶、细菌逐渐增多。

表 5-8 不同温度、不同时间间隔尿液红细胞、白细胞和管型检验结果的变化

时间	RBC/μL (18～30 ℃)	RBC/μL (6 ℃)	WBC/μL (23～25 ℃)	WBC/μL (6 ℃)	颗粒管型/LP (28～30 ℃)	透明管型/LP (28～30 ℃)
立即	1706	1706	333	333	32	28
2 h	1620	1682	300	310	28	25
4 h	1148	1311	147	268	20	12
6 h	1080	1252	111	221	15	7
8 h	780	1040	76	132	9	3

七、标本运送和接收

1. 缩短转运时间 尽量减少转运环节和缩短储存时间，标本运送要做到专人、专业且有制度保障，以避免标本转运过程中因主观、客观因素对检验结果的影响。

2. 防止气泡的产生 轨道传送或气压管道运送时务必防止尿液产生过多泡沫，以避免因此引起的细胞溶解。

3. 注意生物安全 运送过程中要注意生物安全，应该意识到尿液是有潜在生物危害的标本，并应采取全面的预防措施，防止标本漏出或侧翻，污染环境、器材和衣物等。

4. 标本的接收 实验室应有严格的标本接收制度，对标本标识内容与检验申请单内容不一致、申请单的项目不全、标本类型错误、尿量不符合要求、有粪便或杂物污染、容器破损、标本流失、从采集标本到实验室收到标本的时间不符合要求等不合格标本实验室应拒收，如运送延迟，并要求微生物检查，标本应保存于冰箱或加入适当防腐剂而未冷藏或未加防腐剂的标本。对不合格标本要及时与送检部门相关人员联系，建议其重新核实或重新采集标本。与临床达成一致意见前不能随意丢弃“不合格”标本。婴幼儿、休克、昏迷等特殊情况，只能留取的少量尿液；女性在月经期留取标本，且标本受月经血污染时，可与临床协商同意后方可“继续”检验，但必须在检验报告单上注明标本不合格的原因及“检验结果仅供参考”的说明。

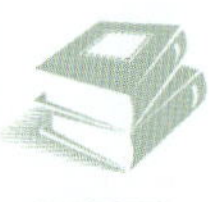
NOTE

八、标本检验后处理

1. 尿液 应按生物危害物处理，遵照各级医院规定的医疗废物处理方法进行处理。

2. 一次性使用尿杯 使用后置入医疗废物袋中，统一处理。

3. 尿容器及试管等器材 使用后先浸入消毒液（如0.5%的过氧乙酸溶液、5%甲酚皂溶液等）浸泡12～24 h再处理。

（韩素丽）

小　结

尿液检验可以为临床疾病的诊疗及预后提供重要信息。临床常用的尿液标本有晨尿、随机尿、计时尿等，不同类型的尿液标本有着各自的用途。采集后的尿液标本应在2 h内完成检验，对于不能及时检验的标本需冷藏或使用防腐剂。每一种防腐剂的用途和使用方法不同，不能错用或相互替代。

检验前阶段是指临床医生开出医嘱起始，按时间顺序的步骤，包括提出检验申请、患者的准备、原始标本的采集，运送到实验室并在实验室内传送，至检验程序启动为止。尿液标本的正确、合理和规范化的采集和处理是尿液检验前质控的主要内容。尿液标本采集的质量保证主要取决于3个方面：一是患者状态和标本放置时间对尿液检验结果的影响；二是药物对尿液检验结果的影响；三是尿液标本采集过程的影响，包括标本采集操作规程、标本采集器材要求、运送接收制度、标本标识唯一性和标本验收制度等。

思 考 题

1. 用于尿液标本采集的容器和离心机有何具体要求？
2. 尿液标本采集有哪些种类、方法和临床应用？
3. 未经保存的尿液标本可发生哪些变化？导致其变化的机制有哪些？
4. 尿液标本保存有哪些方法？
5. 患者的状态对尿液分析结果有哪些影响？
6. 尿液标本保存时间和温度对分析结果有哪些影响？
7. 药物对尿液标本分析结果有哪些影响？
8. 从哪些方面着手可实施尿液标本采集的质量保证？

NOTE

第六章 尿液一般检验

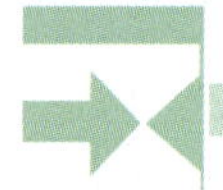

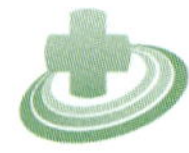

学习目标

1. 掌握 尿液理学检验项目的检测方法及原理;尿液常用化学检验项目的检测方法及原理、参考区间;尿液有形成分的检验方法和结果报告方式;尿液细胞、管型的基本形态特征;尿液细胞、管型的参考区间;尿液干化学分析仪检测原理。

2. 熟悉 尿液理学检验的质量保证及临床意义;尿液常用化学检验的方法学评价、质量保证及临床意义;尿液有形成分检验的方法学评价及质量保证;尿液红细胞、白细胞形态变化及管型形成的机制;尿液细胞、管型检测的临床意义;尿液干化学分析仪的方法学评价及质量保证;流式细胞术尿液有形成分分析仪检测原理、检测参数及临床意义。

3. 了解 尿液理学检验的方法学评价;影像式尿液有形成分分析仪检测原理及方法学评价;尿液结晶与细胞及管型以外其他有形成分的基本形态及临床意义;激光流式细胞术核酸荧光染色尿液有形成分分析仪及流动式数字影像拍摄技术尿液有形成分分析仪检测原理。

第一节 尿液理学检验

案例导入

2007 年,一家媒体为"考察"医德医风,导演了"茶水验尿"事件,在社会上引起很大轰动。记者以茶水冒充尿液样本送检,送检的 10 家医院检测结果如下:有 6 家医院不同程度地检测出了白细胞和红细胞,其中 2 家医院的报告单上显示显微镜下能看到白细胞,有的医院检测显示显微镜下可见红细胞,有的医院检测显示尿液胆红素阳性;有 4 家医院茶水中没有检出白细胞。

根据你所学的知识分析以下问题:

1. 将茶水当作尿液标本送检,检验人员能否分辨?
2. 尿液干化学检验出现胆红素、白细胞和红细胞结果阳性可否解释?
3. 用茶水当作尿液检查时,显微镜检验是否可见白细胞和红细胞? 为什么?
4. 上述事件对你今后的工作有什么启示?

尿液检验是临床基础检验的主要和重要组成部分,它主要包括理学检验、化学检验、显微镜检验、尿液分析仪检验等,其检验结果有助于判断机体生理和病理状态,对临床疾病的诊断、鉴别诊断以及疗效判断有重要价值。

一、尿量

尿量(urine volume)一般是指 24 h 内排出体外的尿液总量,有时也指每小时排出的尿液量。尿量的变化主要取决于肾小球滤过率、肾小管重吸收和浓缩与稀释功能,同时还与外界因素如日饮水量、食物种类、周围环境(温度、湿度)、排汗量、年龄、精神因素、活动量及药物等有关。因此,即使是健康人尿量在 24 h 的变化也较大。

NOTE

【检测方法及原理】使用量筒等刻度容器直接测量 24 h 内排出体外的尿液总量。常用方法:①累计法：分别测定 24 h 内每次排出的尿液体积，累加后记录尿液总量。②直接法：将 24 h 内每次排出的全部尿液收集于一个容器内，然后测定尿液总量。③计时法：测定每小时排出的尿量或特定时间段内一次排出的尿量，换算成每小时尿量。

【方法学评价】尿量检测的方法学评价见表 6-1。

表 6-1 尿量检测的方法学评价

方法	方法学评价
累计法	需多次测定，容易漏测，误差较大，影响结果的准确性
直接法	准确性较好，但需加入防腐剂，否则尿液易变质
计时法	常用于危重患者的尿量观察

【质量保证】①必须使用合格的尿量测定容器。测定容器上的容积刻度应清晰（精确到毫升）。②尿液标本采集必须完全。③测定 24 h 尿量时，读数误差不能大于 20 mL。

【参考区间】成人：1～2 L/24 h，约为 1 mL/(h·kg)。儿童：按每千克体重计算尿量，为成人的 3～4 倍。

【临床意义】

1. 多尿(polyuria) 成人 24 h 尿量大于 2.5 L，儿童 24 h 尿量大于 3 L 时称为多尿。

1）生理性多尿 肾脏功能正常，因生理性或外源性因素所导致的多尿。可见于饮水过多，食用过多水分含量高的食品，天冷出汗少，精神紧张或癔症，静脉输注液体过多，应用咖啡因、脱水剂、利尿剂等有利尿作用的药物。

2）病理性多尿 常因肾小球重吸收功能和浓缩功能减退所致，病理性多尿的原因与发生机制见表 6-2。

表 6-2 病理性多尿的原因与发生机制

分类	原因	机制
肾脏疾病	慢性肾炎、慢性肾盂肾炎、肾小管酸中毒Ⅰ型、失钾性肾病、急性肾衰竭多尿期、慢性肾衰竭早期等	肾小管受损致使肾浓缩功能减退。肾性多尿患者夜尿量增多，昼夜尿量之比小于 2∶1
内分泌疾病	尿崩症、原发性醛固酮增多症、甲状腺功能亢进症等	抗利尿激素严重分泌不足或缺乏，或肾脏对抗利尿激素不灵敏或灵敏度降低，肾小管及集合管重吸收水分的能力明显减弱
代谢性疾病	糖尿病	尿糖增多引起的溶质性利尿，尿比密和尿渗透压均增高

2. 少尿(oliguria) 成人 24 h 尿量小于 0.4 L 或每小时尿量持续小于 17 mL(儿童小于 0.8 mL/kg)时称为少尿。生理性少尿见于机体缺水或出汗过多，在尚未出现脱水的临床症状和体征之前可首先出现尿量减少。病理性少尿根据病因可分为肾前性、肾性和肾后性三种情况，见表 6-3。

表 6-3 病理性少尿的原因与发生机制

分类	原因	可能机制
肾前性	严重腹泻、呕吐、大面积烧伤	血液浓缩
	失血过多、休克、心功能不全等；肾血管栓塞、肾动脉狭窄、肿瘤压迫	肾血流量减少，肾缺血
	重症肝病、低蛋白血症	有效血容量降低
	严重创伤、感染等应激状态时，交感神经兴奋、肾上腺皮质激素和抗利尿激素分泌增加	肾小管重吸收增强

NOTE

续表

分类	原因	可能机制
肾性	急性肾小球肾炎、急性肾盂肾炎、急性间质性肾炎、慢性肾炎急性发作等；慢性疾病，如高血压性和糖尿病性肾血管硬化、慢性肾小球肾炎、多囊肾等导致的肾衰竭；肌肉损伤(肌红蛋白尿)、溶血(血红蛋白尿)和肾移植(急性排斥反应)等	肾实质病变致肾小球滤过率减低
肾后性	肾或输尿管结石、损伤、肿瘤、药物结晶(如磺胺类药物)和尿路先天畸形、膀胱功能障碍、前列腺肥大、前列腺癌等	尿路梗阻

3. 无尿(anuria) 成人 24 h 尿量小于 0.1 L 或 12 h 内完全无尿排出；儿童 24 h 尿量小于 50 mL，称为无尿，进一步发展至排不出尿液称为尿闭。其发生原因与少尿相同。汞、四氯化碳、二乙烯乙二醇等肾毒性物质所致的急性肾小管坏死常可突然引起少尿和尿闭。

二、尿气味

【检测方法及原理】通过嗅觉进行检查。

【参考区间】新鲜尿液有微弱的芳香气味。

【临床意义】健康人新鲜尿液的气味由肾脏产生的酯类和尿内含有的挥发性酸共同组成，受食物或药物影响明显。如进食过多芦笋会出现硫黄燃烧的气味，进食葱、蒜、韭菜、饮酒过多或服用二巯丙醇、艾类药物等可出现特殊气味。尿液久置后因尿素分解可产生氨臭味。新鲜尿液出现的异常气味及原因见表 6-4。

表 6-4 新鲜尿液出现的异常气味及原因

气味	原因
氨味	慢性膀胱炎、慢性尿潴留
腐臭味	泌尿系统感染、晚期膀胱癌
烂苹果味	糖尿病酮症酸中毒
大蒜味	有机磷农药中毒
鼠臭味	苯丙酮尿症
甜的枫糖浆气味	枫糖尿症

三、尿颜色和透明度

正常新鲜尿液多呈淡黄色至黄色。尿液颜色可随机体生理和病理的代谢情况而变化。影响尿液颜色的主要物质为尿色素(urochrome)、尿胆原(urobilinogen，UBG，URO)、尿胆素(urobilin，URB)和尿卟啉(uroporphyrin)等。此外，尿液的颜色还受尿量、酸碱度、摄入食物或药物的影响。尿液颜色的深浅一般与尿比密成正比，与单位时间的尿量成反比，尿量少，颜色深，比密高。

正常新鲜尿液清晰透明。久置后可出现少量由上皮细胞、黏蛋白或某些盐类结晶形成的絮状沉淀，尤以女性尿液多见。尿液透明度一般以浑浊度(turbidity)表示，分为清晰透明、轻度浑浊(雾状)、浑浊(云雾状)、明显浑浊 4 个等级。

【检测方法及原理】通过肉眼或仪器判断尿液颜色和透明度。尿液浑浊程度取决于其含有混悬物质的种类和数量的多少。

【方法学评价】尿液颜色和透明度受尿液分析仪设计标准或观察者的主观因素影响，尿液外观的判断很难统一，临床应用中仅作为参考。

NOTE

【质量保证】

1. 标本必须新鲜 尿液放置时间过长，可因盐类结晶析出、尿素分解产氨、尿胆原转变为尿胆素、细菌繁殖等多种原因而使尿液颜色加深、浑浊度增高。

2. 防止污染 盛放标本的容器应无色、透明、洁净、无化学物质污染。采集尿液标本前 3 天应禁止服用碘化物、溴化物等影响尿液颜色的药物，避免产生假阳性。

3. 统一判断标准 统一检验人员判断尿液颜色和透明度的标准。

【参考区间】淡黄色、清晰透明。

【临床意义】尿液颜色、透明度可随机体生理性、病理性因素影响而变化。

1. 生理变化

(1) 尿液颜色与尿量多少有关，尿量多则尿液颜色浅淡，尿量少则尿液颜色偏深。

(2) 尿液颜色与食物有关，如大量食用胡萝卜、木瓜等可使尿液呈深黄色，大量食用芦荟可使尿液呈红色。

(3) 月经血污染可使女性尿液呈浅红色或红色。

(4) 药物对尿液颜色的影响见表 6-5。

表 6-5 药物对尿液颜色的影响

颜色变化	影响药物
苍白色	乙醇
粉红色(碱性)	苯酚红
黄色、深黄色	核黄素、呋喃唑酮、维生素 B_2、小檗碱、牛黄、米帕林、吖啶黄
橙色、橙黄色	番泻叶、山道年、苯茚二酮等
红色、红褐色	酚磺酞、芦荟、氨基比林、磺胺类等
红色、紫色	氯唑沙宗、去铁胺、酚酞
暗红色(碱性)、黄褐色(酸性)	大黄蒽醌
棕色	山梨醇铁、苯、酚、利福平
绿棕色	氨基甲酸酯
绿色	吲哚美辛、阿米替林
蓝色	靛青红、亚甲蓝
暗褐色、黑色	左旋多巴、激肽、甲硝唑、氯喹等
棕黑色	非那西丁、奎宁

2. 病理变化

1) 红色

(1) 血尿：尿液中含有一定量的红细胞时称为血尿(hematuria)。尿液由于含血量的不同，可呈淡红色、血红色、洗肉水样；每升尿液中含血量超过 1 mL 时，尿液外观就会呈淡红色或红色，称为肉眼血尿(macroscopic hematuria)；若尿液外观变化不明显，而离心尿沉渣镜检时每高倍视野平均不低于 3 个红细胞，则称为镜下血尿(microscopic hematuria)。血尿的确诊须通过尿沉渣镜检、尿沉渣自动分析仪检查证实。

在排除女性经血污染后，引起血尿的原因见于：①泌尿系统疾病，如膀胱炎、肾盂肾炎、急性肾小球肾炎、肾结核、肾或尿道结石、先天性畸形、肾肿瘤等。②生殖系统疾病，如前列腺炎、输卵管炎、宫颈癌、子宫肌瘤等。③出血性疾病，如血友病、血小板减少性紫癜等。④药物的影响，如服用抗结核药利福霉素类可使尿液呈砖红色，应注意与肉眼血尿区别。⑤其他，如感染性疾病、结缔组织病、心血管疾病、内分泌代谢疾病、痛风等，健康人剧烈运动偶可致一过性血尿。

为初步确定血尿的来源，可采用尿三杯试验。即一次排尿过程中分别收集初段尿(第一杯)、中段尿(第二杯)和末段尿(第三杯)进行检查。①仅初段血尿(即第一杯见血尿)：提示尿道病变。②仅末段血

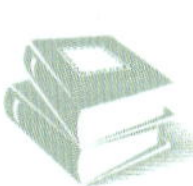

NOTE

尿(即第三杯见血尿):可能为膀胱颈、膀胱三角区、精囊或后尿道出血。③全程血尿(三杯尿液均见血尿):提示为肾脏、输尿管或膀胱颈上部位病变。

(2) 血红蛋白尿:尿液呈暗红色、棕红色甚至酱油色。血管内溶血时,破碎的红细胞释放出血红蛋白,超过珠蛋白的结合能力时,导致血浆游离血红蛋白增多,又因血红蛋白相对分子质量较小,可通过肾小球滤入原尿,超过肾小管的重吸收阈值而形成血红蛋白尿(hemoglobinuria)。常见于蚕豆病、阵发性睡眠性血红蛋白尿、阵发性寒冷性血红蛋白尿、行军性血红蛋白尿、血型不合的输血反应和免疫性溶血性贫血等。

(3) 肌红蛋白尿:尿液呈粉红色或暗红色。因肌细胞损伤、破裂,肌红蛋白释出,其相对分子质量仅为17000,极易从肾小球滤过而致肌红蛋白尿(myoglobinuria)。常见于肌肉组织广泛损伤、变性,如急性心肌梗死、大面积烧伤、创伤等。健康人剧烈运动后可偶见。

血红蛋白尿、肌红蛋白尿均可使尿液隐血试验呈阳性。如需进一步鉴别,可根据肌红蛋白溶于80%硫酸铵溶液而血红蛋白具有抵抗溶解的特性,在尿液中加入80%硫酸铵溶液,过滤后再进行尿隐血试验,仍为阳性是肌红蛋白尿。此即肌红蛋白定性试验。

(4) 卟啉尿(porphyrinuria):尿液呈红葡萄酒色。常见于先天性卟啉代谢异常。药物、食物等亦可使尿液外观呈现红色。卟啉、药物、食物等导致尿液外观呈红色,称为假性血尿。不同原因所致红色尿液的鉴别见表6-6。

表6-6 不同原因所致红色尿液的鉴别

鉴别项目	血尿	血红蛋白尿	肌红蛋白尿	假性血尿
原因	泌尿生殖系统出血	血管内溶血	肌肉组织损伤	卟啉、药物、食物
颜色	淡红色、血红色、洗肉水样或混有血凝块	暗红色、棕红色、酱油色	粉红色或暗红色	红葡萄酒色、红色
显微镜观察	大量红细胞	无红细胞	无红细胞	无红细胞
上清液隐血试验	弱阳性或阴性	阳性	阳性	阴性
尿蛋白定性试验	弱阳性或阴性	阳性	阳性	阴性
肌红蛋白定性试验	阴性	阴性	阳性	阴性

2) 深黄色　最常见于胆红素尿(bilirubinuria),为含有大量结合胆红素的尿液。该尿液振荡后泡沫亦呈黄色。此点可与药物性深黄色尿液相鉴别。药物性深黄色尿液振荡后泡沫呈乳白色,胆红素定性试验呈阴性。胆红素尿常见于阻塞性黄疸和肝细胞性黄疸。久置后尿中胆红素被氧化为胆绿素,使尿液呈棕绿色。

3) 白色

(1) 乳糜尿和脂肪尿:由于泌尿系统淋巴管破裂或深部淋巴管阻塞致使淋巴液进入尿液中,尿液呈乳白色浑浊,称为乳糜尿(chyluria)。由于淋巴液含量不同,尿液外观可呈乳白色、乳状浑浊或凝块,且有光泽感。乳糜液的主要成分是脂肪微粒、磷脂酰胆碱、胆固醇、甘油三酯、少量纤维蛋白原和白蛋白等。尿中出现脂肪小滴则称为脂肪尿(lipiduria),是因脂肪细胞受损导致血和尿中出现脂肪小滴。由于乳糜微粒和脂肪小滴溶于有机溶剂,若用乙醚等有机溶剂进行抽提,则尿液变澄清,即可与其他浑浊尿鉴别。

乳糜尿常见于丝虫病,还见于腹腔淋巴管结核、肿瘤压迫胸导管和腹腔淋巴管、肾病综合征、肾小管变性、胸腹部创伤或其他原因引起肾周围淋巴循环受阻等。脂肪尿见于脂肪组织挤压损伤、骨折、肾病综合征、肾小管变性坏死等。

(2) 脓尿和菌尿:脓尿(pyuria)外观呈黄白色或白色浑浊,因尿中含有大量脓细胞、炎性渗出物所致。脓尿中的脓细胞与炎性渗出物静置后可下沉,形成白色云雾状沉淀。菌尿(bacteriuria)中含有大量细菌,呈云雾状浑浊,静置后不下沉。脓尿和菌尿加热或加酸,其浑浊均不消失。常见于泌尿生殖系统化脓性感染及前列腺炎、精囊炎等。

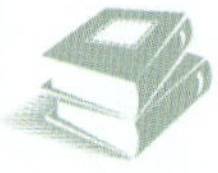
NOTE

在炎症性疾病时亦可通过尿三杯试验初步了解炎症部位，协助临床鉴别诊断(表 6-7)。

表 6-7 尿三杯试验结果对炎症部位的初步判断

第一杯	第二杯	第三杯	炎症部位
存在弥散脓液	清晰	清晰	急性尿道炎，多在前尿道
存在脓丝	清晰	清晰	亚急性或慢性尿道炎
存在弥散脓液	存在弥散脓液	存在弥散脓液	尿道以上部位的泌尿系统感染
清晰	清晰	有弥散脓液	前列腺炎、精囊炎
存在脓丝	清晰	有弥散脓液	尿道炎、前列腺炎、精囊炎

(3) 结晶尿(crystalluria)：结晶尿外观呈黄白色、灰白色或淡粉红色浑浊状。主要是由于尿液中含有较高浓度的盐类，尿液刚排出体外时透明，当外界温度下降后，盐类溶解度降低，盐类结晶很快析出使尿液浑浊。常见的有尿酸盐、磷酸盐、碳酸盐、草酸盐结晶等。酸性尿液可含有大量尿酸盐，尿液自然冷却后析出淡红色沉淀，加热或加碱后浑浊消失。碱性尿液内可有大量磷酸盐和碳酸盐，形成白色沉淀，加酸后溶解。碳酸盐结晶遇酸溶解时，可产生气泡。草酸盐结晶尿加 15%盐酸后浑浊消失。如果患者长期排出盐类结晶尿，易导致感染或结石形成。浑浊尿液的鉴别及临床意义见表 6-8。

表 6-8 浑浊尿液的鉴别及临床意义

浑浊状态	原因	检验特点	临床意义
灰白色云雾状	尿酸盐结晶	加热至 60 ℃，加碱后溶解	有形成尿结石可能
	磷酸盐结晶	加乙酸溶解	有形成尿结石可能
	碳酸盐结晶	加乙酸溶解并产生气泡	有形成尿结石可能
	草酸盐结晶	加 15%盐酸，浑浊消失	有形成尿结石可能
红色云雾状	红细胞	加乙酸溶解变呈棕红色	血尿
黄白色云雾状	白细胞、脓细胞、细菌、黏液	加乙酸不溶解	尿路感染
膜状	蛋白质、血细胞、上皮细胞	有膜状物出现	肾病综合征、出血热
白色絮状	脓液、坏死组织、黏液丝等	放置后有沉淀物	细菌感染
乳状浑浊	乳糜尿、脂肪尿	乳糜试验呈阳性	丝虫病、淋巴管破裂、肾病

4) 黑褐色 尿液呈黑褐色常见于重症血尿、变性血红蛋白尿，也可见于酪氨酸病、酚中毒、黑尿酸症或黑色素瘤等。

5) 蓝色 尿液呈蓝色主要见于尿布蓝染综合征(blue-diaper syndrome)，常因尿中过多的尿蓝母(indican)衍生物靛蓝(indigotin)所致。也可见于尿蓝母、靛青生成过多的某些胃肠疾病，以及某些药物或食物的影响。

6) 淡绿色 尿液呈淡绿色常见于铜绿假单胞菌感染、尿中胆绿素增多，以及服用某些药物后，如吲哚美辛、亚甲蓝、阿米替林等。

7) 近于无色 尿液近于无色常见于尿崩症、糖尿病等尿量增多性疾病。

四、尿比密

尿比密(specific gravity，SG)，是指在 4 ℃时尿液与同体积纯水的重量之比(又称尿比重)。因尿液中含有 3%～5%的固体物质，故尿比密常大于纯水。尿比密是尿液中所含溶质浓度的指标，可粗略反映肾小管的浓缩和稀释功能。尿比密与尿中可溶性物质数目、质量成正比，而与尿量成反比，同时与年龄、饮食、饮水量、出汗量和气温等有关。病理情况下还受尿蛋白、尿糖、细胞、管型等成分影响。

【检测方法及原理】尿比密的测定方法有干化学试带法(reagent strip method)、折射计(refractometer)法、尿比密计(urinometer)法、称量法和超声波法等。尿比密的测定方法及原理见表 6-9。

NOTE

表 6-9 尿比密的测定方法和原理

方法	原理
折射计法	利用光线折射率与溶液中总固体量的相关性进行测定，有手提式折射仪法和座式临床折射仪法
超声波法	利用声波在不同特性物质中传播速度与密度相关的性质，通过测定声波的偏移而计算尿比密
称量法	在同一温度下，分别称取同体积尿液和纯水的重量，进行比较后求得尿比密
干化学试带法	又称干化学法。试带模块中含有多聚电解质、酸碱指示剂及缓冲物。尿液离子浓度与经过处理的多聚电解质的 pK_a 改变相关，根据颜色变化先换算成尿液电解质浓度，再换算成尿比密
尿比密计法	尿比密的直接测定方法。采用特制的尿比密计测定在 4 ℃时尿液与同体积纯水的重量(密度)之比

【方法学评价】尿比密测定易受非离子成分如糖、蛋白质、造影剂等干扰，可靠性不如尿渗量测定，且由于尿比密各种检测方法的原理不同，因此检验结果之间缺乏可比性。但由于尿比密测定方法相对简便，故可作为尿液一般检查内容。近年来尿比密测定有被尿渗量测定取代的趋势。尿比密测定的方法学评价见表 6-10。

表 6-10 尿比密测定的方法学评价

检测方法	方法学评价
折射计法	易于标准化、标本用量少(1 滴尿液)、可重复测定。CLSI 和 CCCLS 推荐的参考方法
超声波法	易于自动化、标准化，适用于浑浊的尿液标本，与折射计法有良好的相关性，但需特殊仪器
称量法	准确性较高，曾作为参考方法，但操作烦琐，易受温度变化的影响，不适用于常规测定
干化学试带法	操作简便、快速。不受高浓度葡萄糖、尿素或放射造影剂的影响，但受强酸、强碱及尿液蛋白质的影响较大。灵敏度低、精密度差、检测范围窄。适用于健康人群的筛检试验，不能作为评价肾脏浓缩和稀释功能的指标
尿比密计法	操作简便，但标本用量大，易受温度、尿糖、尿蛋白、尿素或放射造影剂等尿内容物影响，准确性低。CLSI 建议淘汰此法，现已少用

【质量保证】

1. 折射计法 温度和入射光波长会影响折射率，操作时需注意仪器的温度补偿调校；要用去离子水(SG=1.000)和已知浓度的标准溶液校准仪器，如可用 10 g/L、40 g/L 和 100 g/L 蔗糖溶液校正折射计，其折射率分别为 1.3344、1.3388 和 1.3479。

2. 超声波法 严格按仪器使用说明进行检测。

3. 称量法 称量器具须符合国家计量标准，严格控制测定时的温度。

4. 干化学试带法 ①使用与仪器匹配、合格且在有效期内的试带。②每天用标准色带进行校正。③当尿比密过高或过低时，此法不灵敏，应以折射计法作为参考。④如果尿液 pH>7.0，测定结果应再加 0.005 为实际比密值。⑤用于评价肾脏浓缩和稀释功能时，应连续多次测定才有可靠价值。

5. 尿比密计法 ①新购尿比密计须经过校正后方可使用，可使用纯水在规定温度下观察其准确性。在 15.5 ℃时，蒸馏水的比密为 1.000，8.5 g/L 氯化钠溶液的比密为 1.006，50 g/L 氯化钠溶液的比密为 1.035。②尿量要充足，以保证比密计悬浮于液面中央而不贴壁。③尿比密计读数要准确。④检测时尿液面应无泡沫。⑤蛋白尿、糖尿对尿比密有影响，每增加 10 g/L 尿蛋白，实际值应为测定值减去 0.005；每增加 10 g/L 葡萄糖，实际值应为测定值减去 0.004。测定时，尿液标本温度与比密计上标示温度不一致时，需要进行温度校正，每升高 3 ℃，实际值应为测定值再加 0.001，每降低 3 ℃，测定值再减去 0.001。

【参考区间】成人：随机尿 1.003～1.030，晨尿>1.020。新生儿：1.002～1.004。

【临床意义】尿比密测定可粗略反映肾脏的浓缩与稀释功能。由于尿比密测定的影响因素较多，用于评价肾功能时，在 24 h 内多次测定结果较一次测定结果更有参考价值。

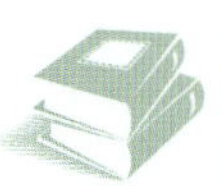
NOTE

1. 高比密尿 晨尿比密一般高于 1.025，称为高比密尿。一般晨尿比密在 1.025 以上，而尿中无糖和蛋白质时，表示肾功能健全。病理性高比密尿见于以下情况：①尿量减少，尿比密增高，如急性肾炎、肝脏疾病、心力衰竭、休克、高热、脱水或大量排汗等。②尿量增多，尿比密增高，常见于糖尿病和使用放射造影剂等。

2. 低比密尿 又称低渗尿(hyposthenuria)，是指晨尿比密持续低于 1.015。若尿比密固定在 1.010±0.003(与肾小球滤过液比密接近)，则称为等渗尿(isosthenuria)，提示肾脏浓缩和稀释功能受到严重损害。低比密尿见于急性肾衰竭多尿期、慢性肾衰竭、肾小管间质疾病和急性肾小管坏死等。尿崩症常出现严重低比密尿(SG<1.003)。尿比密测定有助于多尿的糖尿病(高比密尿)和多尿的尿崩症的鉴别。

3. 药物影响 可致尿比密增高的药物有右旋糖酐、造影剂、蔗糖等。可致尿比密降低的药物有氨基糖苷类、锂、甲氧氟烷等。

4. 尿比密监测在补液中的意义 尿比密测定对临床上补液和休克的扩容治疗有良好的指导作用。例如，休克抢救时，在扩容治疗中，如果尿比密逐渐从高降低、血压恢复，说明扩容有效；如果尿比密仍大于 1.025，说明液体补充不足，需要继续扩容治疗；如果尿比密持续在 1.010 左右，提示有急性肾衰竭，应限制液体摄入量。

五、尿渗量

尿渗量(urine osmolality，Uosm)又称尿渗透量，是指尿液中具有渗透活性的全部溶质微粒(分子或离子等)的总数量。尿渗量反映了肾脏对溶质和水的相对排泄速度，与标本中颗粒的大小及所带电荷无关，大分子物质如蛋白质、葡萄糖等对其影响较小。尿渗量确切地反映了肾脏的浓缩和稀释功能，是评价肾脏浓缩功能的较好指标。尿渗量以质量毫摩尔浓度(mmol/(kg · H_2O)或 mOsm/(kg · H_2O))表示，常与血浆渗量共同使用。

【检测方法及原理】溶液中有效粒子的数量可以用该溶液的沸点上升(从液态到气态)或冰点下降(从液态到固态)的温度(ΔT)来表示。尿渗量的检测方法有冰点下降法、蒸气压下降法和沸点升高法等。目前常用冰点下降法中的浓度计法，又称晶体渗透浓度计法，它是利用溶质增多能使溶液冰点降低的特性，根据待测尿液冰点降低的程度而测知其渗透量。冰点是指溶液在固态和液态处于平衡状态时的温度。1 mOsm 的溶质可使 1 kg 水的冰点下降 1.858 ℃，冰点下降的程度与溶质渗量成比例，因此毫摩尔渗透量为

$$\text{毫摩尔渗透量}(\text{mOsm}/(\text{kg}\cdot \text{H}_2\text{O}))=\frac{\text{观察取得冰点下降度数}}{1.858}$$

冰点渗透压计的工作原理是根据冰点下降溶液结冰曲线计算出尿渗量。

【方法学评价】尿比密和尿渗量均能反映尿中溶质的含量。尿比密测定比尿渗量测定操作简便、成本低，但尿比密测定易受溶质性质的影响；而尿渗量不受标本中大分子物质影响，只与溶质微粒的数量有关，在评价肾脏浓缩和稀释功能上更优于尿比密。尿渗量检测步骤烦琐，不如尿比密简单、快速和经济，目前临床应用不如尿比密广泛。

【质量保证】主要包括仪器的标准化，操作条件的控制和标本的正确处理。①容器应清洁、干燥、带盖、不加防腐剂。②仪器要进行标准化，严格按说明书操作。③标本检测前应离心去除其中的不溶性颗粒，但须注意不能丢失盐类结晶。④若不能立即测定标本，应将其保存于 2～8 ℃环境中，测定前置于温水浴中使盐类结晶溶解。

【参考区间】①尿渗量：600～1000 mOsm/(kg · H_2O)。24 h 内最大范围 40～1400 mOsm/(kg · H_2O)。②血浆渗量为 275～305 mOsm/(kg · H_2O)，尿渗量/血浆渗量比为(3.0～4.7)∶1.0。

【临床意义】尿渗量主要用于评价肾脏浓缩和稀释功能。

1. 判断肾脏浓缩和稀释功能 禁饮状态下尿渗量在 300 mOsm/(kg · H_2O)左右时，即与正常血浆渗量相等，称为等渗尿；高于血浆渗量，表示尿液已经被浓缩，称为高渗尿；低于血浆渗量，表示尿液已被稀释，称为低渗尿。健康人禁水 12 h 后，尿渗量大于 800 mOsm/(kg · H_2O)，尿渗量与血浆渗量之比大于 3，则表示浓缩功能正常。若低于此值，说明肾脏浓缩功能不全。等渗尿或低渗尿见于慢性肾炎、慢

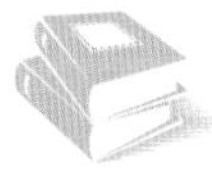
NOTE

性肾盂肾炎、多囊肾、阻塞性肾病等慢性肾间质性病变等。

2. 鉴别肾性和肾前性少尿 肾性少尿时肾小管浓缩功能受损，尿渗量降低，常低于 350 mOsm/(kg·H_2O)；肾前性少尿时肾小管浓缩功能无明显降低，尿渗量较高，常大于 450 mOsm/(kg·H_2O)。

尿比密和尿渗量均能反映肾脏浓缩和稀释功能，二者的比较见表 6-11。

表 6-11 尿比密和尿渗量测定的比较

比较项目	尿比密	尿渗量
影响物质	主要为晶体性溶质，各种有机物如葡萄糖、尿素、脂类、有机碘造影剂，胶体性溶质等。故蛋白质每增加 10 g/L，尿比密应减 0.004；有机碘造影剂可使尿比密高达 1.060	主要为晶体性溶质，溶质微粒总数，特别是离子化的溶质颗粒。不能离子化的物质及大分子物质影响小
测定仪器	比密计、折射计、干化学试带等	冰点渗透压计
方法学评价	操作简便、快速，成本低；实验影响因素多	操作繁杂、成本高，精确度高，不受尿液中溶质颗粒大小、温度等影响
报告方式	比密单位 1.0××	尿渗量，以 mOsm/(kg·H_2O)表示
参考区间	1.003～1.030	600～1000 mOsm/(kg·H_2O)
临床应用	肾脏浓缩和稀释功能初筛试验	评价肾脏浓缩和稀释功能的较好指标

（梁 骑）

第二节 尿液化学检验

案例导入

患者，男，70 岁，既往有糖尿病史。急诊来院就诊。患者体形偏瘦，双眼紧闭，呼吸频率增快，呼吸深而急促，心率加快，脉搏细弱，精神不振，头晕头痛，继而烦躁不安，皮肤偏干。查体：患者四肢皮温偏低，血压降低。急查血常规、尿常规、血气分析、血酮体等。尿常规结果显示酮体(+)、尿糖阳性，血糖 22 mmol/L，其余结果待出。根据目前检验结果：①该患者可能是何疾病？医生应采取哪些措施？②该患者病程尿液酮体的变化特点是什么？③分析该患者血酮体的可能结果。

尿液化学成分较复杂，且不稳定。尿液化学检验一般包括酸碱度、蛋白质、葡萄糖、酮体、胆红素、尿胆原与尿胆素、尿血红蛋白、尿亚硝酸盐、白细胞酯酶等项目。

一、酸碱度

尿液酸碱度简称尿酸度，是反映肾脏调节机体内环境及体液酸碱平衡能力的重要指标之一，常分为可滴定酸度(titratable acidity)和真酸度(genuine acidity)。前者可用酸碱滴定法进行测定，相当于尿液酸度的总量，后者指尿液中所有能够解离的氢离子浓度，通常用氢离子浓度的负对数即 pH 来表示。尿液 pH 高低主要与尿中磷酸二氢钠和磷酸氢二钠的相对含量有关。

【检测方法及原理】pH 测定的方法有广泛 pH 试纸法、试带法、pH 计法、指示剂法和滴定法等，常规尿液化学检验多采用试带法。

1. 试带法 采用双指示剂系统。指示剂为甲基红和溴麝香草酚蓝，其呈色范围为 pH 5.0～9.0，试带颜色从橙红色至黄绿色至蓝色变化。检测结果一般由仪器直接判读并报告结果，也可肉眼观察与标准色板进行比较判读。

NOTE

2. 指示剂法 常用的指示剂为 0.4 g/L 溴麝香草酚蓝(bromothymol blue，BTB)溶液，将指示剂滴于尿液后，显示黄色为酸性尿，显示蓝色为碱性尿；显示绿色为中性尿。

3. pH 试纸法 广泛 pH 试纸条中含有多种指示剂的成分，其变化范围广，颜色变化呈棕红色至深黑色，与标准板进行比较，肉眼观察判断尿液的 pH。

4. pH 计法 由指示电极（银-氯化银）和参比电极（汞-氯化汞）和电位计组成。指示电极对 H^+ 浓度敏感，其电极电势随 H^+ 浓度的变化而变化，参比电极的电极电势在一定温度和离子浓度下为一定值、不随 pH 改变而改变。将指示电极浸入尿液后，H^+ 通过指示电极玻璃膜时，指示电极与参比电极之间产生电位差，将电位差转变为 pH 读数即可。

5. 滴定法 根据酸碱中和反应原理，即用 0.1 mol/L NaOH 溶液滴定尿液 pH 至 7.4 时，以消耗的 NaOH 量计算求得尿液的可滴定酸。

【方法学评价】尿液酸碱度测定的方法学评价见表 6-12。

表 6-12 尿液酸碱度测定的方法学评价

方法	评价
试带法	主要应用于尿液分析仪，是目前应用最广泛的筛检方法，临床常规检测尿 pH，目前大多采用此法，但不适于精细 pH 测定
指示剂法	溴麝香草酚蓝溶液变色范围较窄，pH 6.0～7.6，且易受黄疸尿、血尿等因素影响，检测结果误差相对较大
pH 试纸法	操作简便，广泛 pH 试纸法检测范围广，不精确，精密 pH 试纸检测范围窄，结果准确。pH 试纸易受潮而失效
pH 计法	该法结果准确可靠，可用于精密 pH 监测，如肾小管性中毒定位诊断、分型、鉴别诊断等，需要特殊仪器，操作烦琐，不宜用于常规分析
滴定法	用于测定尿液酸度总量。操作复杂，影响因素多，误差较大

【质量保证】

1. 分析前 确保检测合格的尿液标本，如标本新鲜，容器未受任何污染。陈旧标本因为尿液中的 CO_2 挥发或因细菌生长繁殖致使 pH 增高；同时由于细菌和酵母菌的作用，尿液中的葡萄糖可降解为酸和乙醇，而使尿液 pH 减低。变形杆菌性尿路感染时，由于尿素分解成氨，尿呈碱性。

2. 分析中

1）试带法 确保试带未被酸碱污染，未吸潮变质，定期检查其灵敏度，在有效期内使用。①检测结果与试带浸泡在尿液标本中的时间长短有关，浸尿时间过长或过短均影响检测结果。测试时严格遵守操作规程，并在规定时间内完成测试。②开启一筒新的试带时，未用试带应及时密闭保存于阴凉干燥处，避免试带受潮产生检测错误。③试带法多项目检测时，试带不能浸入过量的尿液标本，避免试带相互之间干扰而影响尿液 pH 测定结果。④对于不能满足临床要求的特殊病理标本应采用合适的检测方法。⑤受试带检测范围限制，尿崩症患者及新生儿不适合用此法检测及监测尿液 pH。

2）指示剂法 由于指示剂的解离质点状态与未解离质点状态的呈色不同，在配制指示剂溶液的过程中，应充分了解和注意其特性，一般先用少量的碱溶液助溶酸性指示剂，再加蒸馏水稀释到合适浓度，以满足指示剂颜色变化的适用范围。

3）pH 计法 本方法对测定温度要求较高，温度升高则 pH 下降，因此，使用时首先应调整所需的温度，并且应经常校准 pH 计，确保其处于良好状态。

4）滴定法 0.1 mol/L NaOH 溶液浓度必须准确，使用时新鲜配制并标定；如果放置时间过长，可因吸收空气中的 CO_2 而影响滴定的准确性。

3. 分析后 建立完善的检验报告审核制度，具有资质的人员（高年资人员）审核签发报告。尿液 pH 受饮食、药物等多种因素影响，对于少见或异常的结果，通过申请单、医院信息系统、电话或走访病房等多种形式与临床沟通，寻找并消除造成异常结果的可能影响因素，必要时重新测定检验标本。同时，由于干化学法测定只是一个半定量的结果，因此，在观察试验结果时，不能单从尿液 pH 分析，而要

NOTE

结合临床其他资料及数据，综合分析判断。

【参考区间】常规饮食情况下，晨尿多偏弱酸性。①晨尿：pH 5.5～6.5。②随机尿：pH 4.5～8.0。

【临床意义】尿液 pH 检测主要用于了解机体内的酸碱平衡和电解质平衡情况，是诊断呼吸性或代谢性酸中毒、碱中毒的重要指标之一。也可以通过观察尿液 pH 的变化指导用药、预防结石的形成等。常见影响尿液 pH 的因素见表 6-13。

表 6-13　常见影响尿液 pH 的因素

因素	酸性	碱性
食物	高蛋白食物，肉类，含硫、磷多的其他食物	蔬菜、水果（含钾、钠）等含碱性物质较多的食物
生理活动	剧烈运动、饥饿、出汗、应激状态、夜间入睡后	摄入较多的食物
药物	氯化钙、氯化铵、氯化钾、稀盐酸等	碳酸钾、碳酸氢钠、碳酸镁、酵母制剂、枸橼酸钠、利尿剂等
肾功能	肾小球滤过功能增加而肾小管保碱能力正常	肾小球滤过率正常而肾小管保碱能力丧失
疾病	①酸中毒、高热、脱水、慢性肾小球肾炎。②代谢性疾病：糖尿病、低血钾性碱中毒及痛风等。③其他：白血病、尿酸盐结石、呼吸性酸中毒（CO_2 潴留）、尿酸盐或胱氨酸尿结石等	①碱中毒。②肾小管性酸中毒。③尿路感染：如肾盂肾炎、膀胱炎、尿潴留、变形杆菌性尿路感染等。④其他：草酸盐、磷酸盐等形成的尿结石，胃液丢失过多。⑤尿液中混入血液、脓液及细菌污染、尿素分解等

二、蛋白质

尿蛋白测定是尿液化学成分检验中最重要的项目之一。正常情况下，肾小球滤过膜能够有效地阻止相对分子质量在 4 万以上的蛋白质通过肾小球滤出，即使小于 4 万的小分子蛋白质（如溶菌酶、轻链蛋白、β-微球蛋白）能够低滤过率地通过肾小球滤过膜，95%以上的小分子蛋白质又在近曲小管被重吸收，所以健康成人每日从尿中排出的蛋白质含量极少（仅为 30～130 mg/24 h），随机尿中的蛋白质仅为 0～80 mg/L，用一般的常规定性方法不能检出，故尿蛋白定性试验结果呈阴性。但当尿中蛋白质含量超过 150 mg/24 h 或超过 100 mg/L 时，蛋白定性试验呈阳性反应，称为蛋白尿（proteinuria）。

【检测方法及原理】尿蛋白检测有定性试验和定量试验，根据检验目的不同，采用不同的检验方法。尿蛋白定性为过筛性试验，目前常用加热乙酸法、磺基水杨酸法和干化学试带法。尿蛋白定量对肾脏疾病的诊断及疗效观察有重要意义。尿蛋白定量试验有化学法（沉淀法、比浊法、比色法）、免疫测定法等，目前多在生化实验室应用。

1. 试带法　采用 pH 指示剂蛋白质误差原理。在 pH 3.2 的条件下，酸碱指示剂（溴酚蓝）产生的阴离子与带阳离子的蛋白质结合促使指示剂进一步解离而产生颜色变化，颜色的深浅与尿液中蛋白质含量成正比，可作为尿蛋白的定性或半定量检查方法，是尿蛋白检测的常用的筛查方法。

2. 磺基水杨酸法　磺基水杨酸法（sulfosalicylic acid method，SSA）又称为磺柳酸法。在略低于蛋白质等电点的酸性环境下，尿蛋白上的氨基带有正电荷，与带有负电荷的磺基水杨酸根离子结合，形成不溶性的蛋白盐沉淀而呈现浊度变化，其浑浊程度与蛋白质含量成正比，可作为尿液蛋白的定性或半定量检查方法，此法为试带法检测尿蛋白的参考方法。

3. 加热乙酸法　依据蛋白质具有受热变性凝固的特性，加入稀乙酸降低尿液 pH 使其接近蛋白质等电点（pH 4.7），进一步沉淀变性凝固的蛋白质，同时可消除某些磷酸盐和碳酸盐析出而造成的浑浊干扰。

【方法学评价】尿蛋白测定的方法学评价见表 6-14。

NOTE

表 6-14　尿蛋白测定的方法学评价

方法	评价
磺基水杨酸法	本法操作简便、反应灵敏、结果显示快速，与白蛋白、球蛋白、糖蛋白和本周蛋白等均发生反应，灵敏度较高，达到 50 mg/L，因而有一定的假阳性。此法被 NCCLS 作为干化学法检查尿蛋白的参考方法
加热乙酸法	本法比较经典、准确，检测尿蛋白特异性强、干扰因素少，可同时检测白蛋白和球蛋白，能使含造影剂的尿液变清，可用于鉴别试验。但此法灵敏度较低，为 150 mg/L，易受盐类结晶及生殖系统分泌物的影响
试带法	目前最常用的尿蛋白定性检测方法，灵敏度一般为 70～100 mg/L，主要用于尿液分析仪，也可肉眼观察，与标准板比对报告结果。试带法操作简便、快速，适用于健康普查或临床筛检。试带法主要对白蛋白灵敏，对球蛋白灵敏度低，仅为白蛋白的 1/100～1/50，容易漏检，不适用于肾脏疾病的疗效观察及预后的判断

【质量保证】尿蛋白检测结果受多种因素影响，应注重检测方法间的比较和比对，必要时对于阳性结果应用 2 种方法进行核实。尿蛋白测定的干扰因素见表 6-15。

表 6-15　尿蛋白测定的干扰因素

干扰因素	结果
标本因素	当尿液呈强碱性(pH≥9.0)时，会使干化学法出现假阳性结果；尿液过酸或过碱(尿液 pH<3 或 pH>9)时，偏离了蛋白质等电点，会使磺基水杨酸法和加热乙酸法呈现假阴性结果。因此，检测前应调节尿液 pH 5～6 为宜
食物因素	尿蛋白检测受尿液的酸碱度影响，而尿液的酸碱度与摄入的食物有关，因此，在检查前 1 天，避免摄入过多的肉类、蛋类等高蛋白食物及蔬菜、水果等影响检验结果的食物。采用加热乙酸法检测尿蛋白时，对于低盐饮食的患者，检测前应在尿液中加入少许盐溶液
药物因素	服用奎宁、嘧啶、奎尼丁等可致干化学法呈假阳性；尿液中含有聚乙烯、吡咯酮、氯己定、磷酸盐、季铵盐消毒剂时可致假阳性；尿液内含有大量的青霉素、庆大霉素等药物可使试带法呈假阴性，磺基水杨酸法呈假阳性，因此对于尿蛋白阳性患者在使用青霉素进行治疗时，应采用不同的尿蛋白测定方法进行结果验证，从而避免由于各种药物干扰造成的假阴性或假阳性的错误判断
操作因素	假阳性：试带浸入尿液时间延长，反应颜色变深。假阴性：试带浸入尿液时间过短，反应尚不完全；试带浸入尿液时间过长致使模块中的试剂流失
其他	尿液中混入生殖系统的分泌物亦呈假阳性；尿液中含有高浓度的尿酸盐、草酸盐、尿酸时导致磺基水杨酸法呈假阳性；尿液存放时间过久而致细菌生长繁殖可出现假阳性

1. 分析前　嘱患者正常饮食和生活，留取合格的尿液标本。尿液标本必须新鲜，容器应清洁干燥。放置时间过久的尿液或变质的尿液会使尿 pH 发生变化，尿液本身过酸、过碱均会影响检验结果。

2. 分析中

(1) 做好仪器维护保养及室内质控。

(2) 采用试带法应严格遵守操作规范，确保试带浸入尿液的时间，并在规定时间内完成测试。

(3) 试剂盒开启后及时盖紧密闭，防止试带受潮产生测定误差。

(4) 进行多项试带检测时不能浸入过量的尿液标本，避免试带相互干扰而影响尿蛋白测定结果，可用吸水性纸类吸去多余尿液标本。

(5) 尿蛋白成分不同，其反应灵敏度不同，干化学法主要对白蛋白灵敏，磺基水杨酸法对球蛋白的灵敏度较白蛋白低，而加热乙酸法对白蛋白、球蛋白显示同样的灵敏度。

(6) 加热乙酸法因盐类析出产生浑浊引起假阳性，应遵守加热—加酸—再加热的操作程序，并且控制乙酸的加入量，加酸过多或过少，导致远离蛋白质等电点时，降低阳性程度，影响检验结果。如尿液盐类浓度过低，又可致假阴性，此时可加饱和氯化钠溶液 1～2 滴后再进行检查。

(7) 采用磺基水杨酸法和加热乙酸法时，需调节适宜的尿液酸碱度。

NOTE

3. 分析后 注意尿蛋白受饮食、药物、生理变化等多因素影响，尿中含较多的细胞或分泌物、血红蛋白尿、黄疸及出现生理性蛋白尿时等均可影响实验结果，分析结果时应注意。对于少见或异常的结果或出现与临床不符的结果时，应调查实验过程中可能出现的问题及影响因素，及时复查。另外，通过电话、走访病房等多种形式与临床沟通，查找并消除引起异常结果的可能影响因素，必要时重新检测标本。

【参考区间】定性试验：阴性。

【临床意义】

1. 生理性蛋白尿 因内、外环境等因素变化而引起的机体反应性生理性尿蛋白增多，称为生理性蛋白尿(physiologic proteinuria)。多数为暂时性、一过性的轻度蛋白尿，定性结果一般不超过"1+"，多见于青少年。

(1) 功能性蛋白尿(functional proteinuria)：指泌尿系统无器质性病变，在尿液中暂时出现的少量蛋白质。见于剧烈运动后、精神过度兴奋、高热及寒冷刺激等。其机制可能是交感神经兴奋，肾脏血管痉挛或充血，使肾小球毛细血管壁的通透性增强而致蛋白尿。尿蛋白定性结果一般不超过"1+"，定量<0.5 g/24 h。消除相应影响因素后，尿蛋白随之消失。

(2) 体位性蛋白尿(postural proteinuria)：其特点是卧位时尿蛋白阴性，起床活动后或站立过久后出现蛋白尿，平卧休息后又转为阴性，故又称为直立性蛋白尿(orthotic proteinuria)。其机制可能是直立时前突的脊柱压迫左肾静脉、或者直立过久肾脏下移、肾静脉扭曲造成肾静脉淤血，淋巴回流受阻所致。多见于行军性蛋白尿和青少年发育期。应加强对患者的随访，一般随访6个月后再次评估。

(3) 摄入性蛋白尿：摄入过量蛋白食物、输注成分血浆、白蛋白或其他蛋白制剂后。

(4) 妊娠性蛋白尿：正常妊娠尿蛋白含量仅微量，且多为暂时性。

(5) 偶然性蛋白尿(accidental proteinuria)：又称为假性蛋白尿，指尿液中混入了血液、脓液、黏液或生殖系统分泌物，如白带、月经血、精液、前列腺液等成分时，导致尿蛋白定性试验阳性，不伴随肾脏本身的损害。

2. 病理性蛋白尿 见于各种肾脏及肾脏以外疾病所致的肾小球性蛋白尿(glomerular proteinuria)、肾小管性蛋白尿(tubular proteinuria)、混合性蛋白尿(mixed proteinuria)、组织性蛋白尿(histic proteinuria)、溢出性蛋白尿(overflow proteinuria)等。

(1) 肾小球性蛋白尿：肾小球损伤引起的蛋白尿，为临床最常见的蛋白尿。多发生于肾小球感染或毒素、免疫及代谢等因素损害后，引起肾小球毛细血管壁破裂、滤过膜损伤、孔径增大、通透性增强和静电屏障作用降低，血浆中相对分子质量较小的蛋白质滤出增多。损伤严重时，球蛋白及其他相对分子质量较大的蛋白质滤出也增多，超过近端肾小管的重吸收能力而形成蛋白尿。根据肾小球滤过膜受损伤的严重程度及尿液中蛋白质的成分不同，可将其分为两类：①选择性蛋白尿(selective proteinuria)：尿液中蛋白质主要成分是相对分子质量(4万～9万)较小的白蛋白，相对分子质量大于9万的蛋白质则很少，尿蛋白定性结果多为"3+～4+"，见于肾病综合征，尿蛋白定量>3.5 g/24 h。②非选择性蛋白尿(non-selective proteinuria)：主要是肾小球毛细血管壁严重破裂损伤。尿液中蛋白质的成分以大分子和中分子蛋白质为主，尿蛋白定性结果多为"1+～4+"，定量为0.5～3.0 g/24 h，见于原发性肾小球疾病(如肾小球肾炎、急进性肾炎、慢性肾炎、肾衰竭等)及继发性肾小球疾病(如红斑狼疮性肾炎、糖尿病肾病等)。一般出现非选择性蛋白尿提示预后较差。

(2) 肾小管性蛋白尿：由于肾小管受到感染、中毒损伤或继发于肾小球疾病，肾小管对肾小球滤过液中相对分子质量较小的蛋白质重吸收能力降低，而出现的以小分子蛋白质为主的蛋白尿。单纯性肾小管性蛋白尿，尿液β_2-微球蛋白、溶菌酶增多，白蛋白正常或轻度增多，尿蛋白定性结果为"1+～2+"。肾小管性蛋白尿见于肾小管间质病变，如肾盂肾炎、间质性肾炎、肾小管性酸中毒、遗传性肾小管疾病(如Fanconi综合征、慢性失钾性肾病)；重金属中毒，如汞中毒、砷中毒、镉中毒引起的中毒性肾间质病变；药物中毒，如庆大霉素、卡那霉素、磺胺、多黏菌素、四环素等抗生素类等引起肾小管上皮细胞肿胀、变性与坏死，称为中毒性肾病；中草药如大量马兜铃、关木通也可以引起肾小管性蛋白尿，尿中常伴有明显的管型；器官移植排斥反应也可出现蛋白尿。

NOTE

(3) 混合性蛋白尿：由于肾小球和肾小管同时或相继受累而产生的蛋白尿，称为混合性蛋白尿。具有两种蛋白尿的特点，白蛋白和 β_2-微球蛋白往往均增多。病变损害的部位不同或受损害程度不同，其蛋白尿的成分所占比例也不同。尿蛋白电泳检查有助于蛋白尿组成成分的分析、判断和临床诊断。

(4) 溢出性蛋白尿：血液循环中出现大量相对分子质量较小的异常蛋白质，如游离血红蛋白、肌红蛋白、急性时相反应蛋白、溶菌酶和免疫球蛋白轻链等，经过肾小球滤出后，原尿中的蛋白质含量明显增高，超过了肾小管重吸收能力而形成的蛋白尿，称为溢出性蛋白尿。见于：①多发性骨髓瘤、巨球蛋白血症等浆细胞病变，可在尿中出现大量单克隆、多克隆免疫球蛋白或轻链、重链片段；②血管内溶血性疾病如阵发性睡眠性血红蛋白尿可在尿中出现大量的游离血红蛋白；③大面积心肌梗死及急性肌肉损伤者，尿中亦可出现大量的肌红蛋白；④急性单核细胞白血病时血液溶菌酶浓度增高及严重胰腺炎时血液淀粉酶浓度增高而形成的蛋白尿。

(5) 组织性蛋白尿：来源于肾小管代谢产生的、组织破坏分解的、炎症或药物刺激泌尿系统分泌的蛋白质进入尿液而形成的蛋白尿。以 T-H 糖蛋白为主，尿蛋白定性结果为"±～1+"。见于：①泌尿生殖系统炎症如膀胱炎、尿道炎、前列腺炎等；②泌尿系统结石、肿瘤等；③泌尿系统邻近器官疾病如急性阑尾炎、盆腔炎、宫颈炎及盆腔肿瘤等。

根据尿液中蛋白质的含量可分为轻、中、重三类蛋白尿。①轻度蛋白尿：尿蛋白含量<0.5 g/24 h，多见于肾小球及肾小管非活动期的病变，如肾盂肾炎。②中度蛋白尿：尿蛋白含量为 0.5～4 g/24 h，多见于肾炎、高血压肾动脉硬化等。③重度蛋白尿：尿蛋白含量>4 g/24 h，多见于急性肾小球肾炎、慢性肾小球肾炎、肾病综合征、红斑狼疮性肾炎等。

动态观察尿蛋白的检测结果，对于疾病的诊断、病情观察、疗效、预后判断和了解药物引起的副作用等均有一定的临床意义。

三、葡萄糖

正常人尿液中可有极少量的葡萄糖(<2.8 mmol/24 h)，常规定性方法检测呈阴性。尿液开始出现葡萄糖时的血糖浓度水平，称为肾糖阈(renal glucose threshold)。当血糖浓度超过 8.88 mmol/L 时，原尿液中的葡萄糖含量超过肾糖阈不能完全重吸收而从尿中排出，尿糖定性试验呈阳性反应称为糖尿(glucosuria)。尿糖成分主要为葡萄糖，也有微量乳糖、半乳糖、果糖、戊糖、蔗糖等。尿液中是否出现葡萄糖，与血糖浓度、肾糖阈和肾脏血液流量等有关。

【检测方法及原理】常见尿糖定性过筛试验有葡萄糖氧化酶-过氧化物酶法(试带法)和班氏法，两种方法的特异性、灵敏度及检测尿糖成分存在较大差异，试带法可用于尿液自动化分析仪，广泛应用于临床，而班氏法现已基本被试带法取代。尿糖定量试验常采用葡萄糖氧化酶法在生化分析仪中检测。薄层层析法仅用于研究，临床很少采用该法检测尿糖。

1. 试带法 即为葡萄糖氧化酶-过氧化物酶法(glucose oxidase-peroxidase method)。试剂模块中含有葡萄糖氧化酶、过氧化物酶，尿液中的葡萄糖在葡萄糖氧化酶的作用下，生成葡萄糖醛酸和过氧化氢(H_2O_2)，过氧化氢再被过氧化氢酶催化，使色素原呈现颜色变化，颜色的深浅与尿液中葡萄糖含量成正比。

2. 班氏法 含有醛基的葡萄糖(包括其他还原性糖)在高热、强碱性溶液中能将班氏试剂中蓝色的硫酸铜还原为黄色的氢氧化铜，进而形成砖红色的氧化亚铜(Cu_2O)沉淀，颜色的变化和沉淀的多少与尿液中葡萄糖含量有关。

3. 薄层层析法 薄层层析法(thin layer chromatography，TLC)采用涂布吸附剂作为固定相，醇类或其他有机溶剂作为流动相，两相间可相对移动。各组分随流动相通过固定相时，发生反复的吸附、解析及亲和作用，被测成分因其展开的速度不同而被分离。显色后观察斑点移动的距离和溶剂移动的距离，计算比移值，可定性尿液成分，根据斑点面积或颜色深浅可做定量测定。

【方法学评价】葡萄糖测定的方法学评价见表 6-16。

表 6-16 葡萄糖测定的方法学评价

方法	评价
试带法	特异性强，灵敏度高(1.67～2.78 mmol/L)，简便快速，适用于自动化常规分析及体检、健康筛查
班氏法	尿液中所有还原性物质均与班氏试剂发生反应，所以本法为非特异性方法。灵敏度较低，葡萄糖浓度达到 8.33 mmol/L 时才呈现弱阳性反应。在检测还原性物质时应用较广，有助于筛检遗传性疾病(如半乳糖血症)
薄层层析法	操作复杂、费时、成本高，临床应用很少，多用于研究，可作为确证试验。该法也是检测和鉴定非葡萄糖的还原性糖的首选方法

【质量保证】

1. 分析前

(1) 使用清洁干燥的容器，容器中不含任何氧化性和还原性物质。

(2) 尿液标本必须新鲜并及时测定，尤其是气温较高时，放置时间延长导致尿液中细菌繁殖增快，消耗尿液中的葡萄糖，造成结果降低或致假阴性。

(3) 新鲜晨尿或餐后 2 h 尿糖测定有助于提高尿糖定性试验结果的准确性和可靠性。

2. 分析中

(1) 确保仪器处于良好的运行状态，室内质控在控。

(2) 干化学法检查尿液葡萄糖的原理是酶促反应，测定结果与反应时间、反应温度密切相关，应在规定时间内、规定温度和规定环境下完成检测。

(3) 未用试带应注意密闭保存，避免受潮。

(4) 多联试带浸入过量的尿液标本时，用吸水性物品吸去多余的尿液，保障尿糖检测结果的可靠性。

(5) 防止其他物质的干扰，如尿液中含有大量维生素 C 可致试带法结果呈假阴性。班氏法除与葡萄糖反应外，尿液内所有还原性糖和还原性物质均可致假阳性。维生素 C 可使班氏法呈假阳性而干化学试带法呈假阴性。故注射大剂量维生素 C 后 5 天内不宜做尿糖定性。如确实需要测定，应先将尿液煮沸几分钟后再进行测定。现已研制出含维生素 C 氧化酶的试带，可排除这一干扰。

(6) 其他影响：尿液中的盐类，大量尿酸盐在班氏法尿糖定性煮沸后也呈浑浊并带绿色，但放置至冷却后呈灰蓝色，故须于冷却后观察结果以消除盐类影响；大量铵盐可抑制氧化亚铜沉淀的生成，应加碱煮沸去除；尿蛋白含量较高时也影响班氏法铜盐的沉淀，可用加热乙酸法去除；高浓度酮体尿可引起假阴性；高比密尿可降低试带对葡萄糖的灵敏度，必要时可用班氏法辅助确证阳性程度。

(7) 尿液被过氧化物、次氯酸盐等污染可使尿糖呈现假阳性。

(8) 对于动态观察的糖尿病患者，最好使用湿化学定量分析。

3. 分析后 遵守检验报告审核制度，由具有资质的人员审核签发报告。尿糖测定受饮食、药物等因素影响，分析结果时应注意。对于少见或异常的结果或出现与临床不符的结果时，应及时查找分析前、分析中各环节可能的问题及影响因素；与主管医生联系了解患者情况，提高尿糖检测的诊断价值。

知识链接

不同化学物质对尿糖检测的影响见表 6-17。

表 6-17 不同化学物质对尿糖检测的影响

成分	试带法	班氏法
葡萄糖	阳性	阳性
非葡萄糖成分		
果糖	不反应	阳性

NOTE

续表

成分	试带法	班氏法
乳糖	不反应	阳性
麦芽糖	不反应	阳性
戊糖	不反应	阳性
蔗糖	不反应	阳性
半乳糖	不反应	阳性
酮体	可抑制颜色反应	不反应
肌酐	不反应	可能导致假阳性
尿酸	不反应	阳性
黑尿酸	不反应	阳性
药物		
维生素C(大量)	可延迟颜色反应	弱阳性
头孢菌素	不反应	阳性、棕褐色
左旋多巴(大量)	假阴性	不反应
萘啶酮酸	不反应	阳性
葡萄糖苷酸	不反应	阳性
对苯甲酸	不反应	阳性
盐酸苯氮吡啶	橙色影响结果	不确定
水杨酸盐	可减弱显色	不反应
磺胺类药	假阳性	不反应
环青霉素	假阳性	假阳性
氨苄西林	假阴性	不反应
阿司匹林	假阴性	假阳性
X线造影剂	不反应	黑色
污染物		
过氧化氢	假阳性	可掩盖阳性结果
次氯酸(漂白剂)	假阳性	不确定
氟化钠	假阳性	不反应

【参考区间】定性试验:阴性。

【临床意义】尿糖检测主要用于糖尿病的筛检及内分泌疾病和其他相关性疾病的诊断、治疗和疗效观察。

1. 生理性糖尿

(1) 在短时间内食用了大量的糖类食品、饮料,引起短暂的血糖浓度增高而致尿糖阳性。静脉输注高渗葡萄糖溶液后,可引起尿糖浓度增高。

(2) 其他糖尿:当食用过多的乳糖、半乳糖、果糖、戊糖和蔗糖等或受遗传因素影响时,在血液中的糖浓度增高而出现相应的糖尿。

2. 暂时性糖尿

（1）应激性糖尿：颅脑外伤、急性心肌梗死、脑血管意外或情绪激动等情况，可出现暂时性高血糖和一过性糖尿。

（2）妊娠末期和哺乳期可出现乳糖尿。

3. 病理性糖尿

（1）血糖增高性糖尿：由于血糖浓度增高而导致的糖尿。①代谢性糖尿：见于糖尿病，是引起高血糖和葡萄糖尿最常见疾病。由胰岛素分泌不足或胰岛功能异常，糖代谢紊乱引起的高血糖所致。尿糖的监测可以作为糖尿病筛检、诊断、病情判断、疗效观察及预后判断的重要指标之一。对于疑似糖尿病者，应同时检测血糖、尿糖、餐后 2 h 尿糖、糖耐量试验，以明确诊断。轻型糖尿病患者，空腹血糖浓度正常或轻度增高，尿糖可呈阴性，餐后 2 h 可出现血糖浓度增高，尿糖阳性。②内分泌性糖尿：见于甲状腺功能亢进症、垂体前叶功能亢进症、嗜铬细胞瘤、肾上腺皮质功能亢进症、肢端肥大症等。

（2）血糖正常性糖尿：又称肾性糖尿（renal glucosuria），主要是肾小管重吸收葡萄糖能力下降而使肾糖阈降低所致。见于慢性肾小球肾炎、肾病综合征、肾间质性疾病、妊娠性糖尿（由于细胞外液容量增高，肾小球滤过率增高而近曲小管的重吸收能力下降，导致肾糖阈减低出现糖尿；如果持久出现尿糖强阳性，应进一步检查）、新生儿糖尿（主要由肾小管对葡萄糖重吸收功能尚不完善所致）、家族性糖尿（如 Fanconi 综合征患者，主要由于先天性近曲小管对糖的重吸收功能缺损，空腹血糖、糖耐量试验正常，尿糖阳性）。

（3）其他糖尿：由于各种激素异常致肝脏、胰腺疾病，中枢神经系统受损及药物等出现的尿糖，同时检测血糖、尿糖有助于鉴别疾病类型及了解病程进展。

四、酮体

酮体（ketone body）是乙酰乙酸（acetoacetic acid，约占 20%）、β-羟丁酸（β-hydroxybutyric acid，约占 78%）和丙酮（acetone，约占 2%）的总称。酮体是机体脂肪氧化分解代谢过程中的中间产物，脂肪酸经过一系列 β 氧化产生乙酰辅酶 A，在肝脏内乙酰辅酶 A 缩合成乙酰乙酸，再被还原成 β-羟丁酸或者脱羧后形成丙酮。正常情况下肝脏产生的酮体经血液运送到其他组织，氧化成二氧化碳和水并产生能量。当糖代谢障碍、脂肪分解增加、酮体产生超过机体组织利用时，便可出现酮血症，血液中酮体的浓度超过肾阈值时，酮体即从尿液中排出产生酮尿（ketonuria）。

【检测方法及原理】

1. 亚硝基铁氰化钠法 在碱性环境下，亚硝基铁氰化钠与尿液中的乙酰乙酸及丙酮反应，产生紫色化合物，颜色的深浅与酮体含量（乙酰乙酸及丙酮）成正比。亚硝基铁氰化钠不与 β-羟丁酸发生反应，对丙酮的灵敏度较低，仅为 400～700 mg/L。该法含试带法、Lange 法、Rothera 法、改良 Rothera 法和片剂法等。基于亚硝基铁氰化钠法的尿液酮体检测方法见表 6-18。

表 6-18 基于亚硝基铁氰化钠法的尿液酮体检测方法

方法	原理	结果
试带法	在碱性条件下，亚硝基铁氰化钠与尿中乙酰乙酸、丙酮反应	紫色
Lange 法	尿液中加入固体亚硝基铁氰化钠，然后加少量冰乙酸，振荡使其溶解、混匀，沿试管壁缓慢加入氢氧化铵溶液，丙酮和乙酰乙酸与亚硝基铁氰化钠反应	紫色环
Rothera 法	尿液中加入 50%乙酸溶液，再加入 200 g/L 亚硝基铁氰化钠溶液，混匀后沿试管壁缓慢加入浓氢氧化铵溶液，丙酮和乙酰乙酸与亚硝基铁氰化钠反应	紫色环
改良 Rothera 法	将亚硝基铁氰化钠、硫酸铵、无水碳酸钠混合研磨成粉，丙酮和乙酰乙酸与亚硝基铁氰化钠和硫酸铵反应	紫色

NOTE

续表

方法	原理	结果
片剂法	于片剂上滴加 1 滴尿液，丙酮反应，片剂呈色，在规定时间内与标准板比色，此板用于检测尿液、血清、血浆或全血酮体	紫色

2. Gerhardt 法 尿液乙酰乙酸与试剂中的高铁离子($FeCl_3$，Fe^{3+})发生螯合反应，生成酒红色的乙酰乙酸铁复合物。本法只对乙酰乙酸反应。

【方法学评价】

(1) 试带法检测过程简便快速，灵敏度较高，是目前最常用的筛查尿液酮体的方法，但各种不同的试带对乙酰乙酸和丙酮的灵敏度和特异性不一。

(2) Gerhardt 法特异性强，只与乙酰乙酸反应，而不与丙酮和β-羟丁酸发生反应，灵敏度较低。

【质量保证】

1. 分析前

(1) 标本因素：由于尿液标本中的乙酰乙酸和丙酮具有挥发性或在菌尿中被细菌降解，造成假阴性，故标本应新鲜且及时送检。陈旧尿液及细菌污染的尿液标本可导致假阴性。如需保存尿液时应密闭冷藏或冷冻，检测之前先将标本恢复至室温后再进行测定。

(2) 食物因素：饮食中缺乏糖类或长期大量食用高脂肪类食物者，可出现尿液酮体阳性。药物因素：氯仿、乙醚麻醉后可出现阳性结果。服用双胍类降糖药，由于药物抑制肠道吸收葡萄糖、减少肝糖输出，可出现血糖浓度减低，糖原合成减少，脂肪分解供能增多而尿液酮体阳性的现象。

(3) 亚硝基铁氰化钠对温度、湿度及光线很敏感，试带存放于阴凉、干燥处，并注意试带的有效期。

2. 分析中

(1) 仪器运行正常，试剂在有效期内使用。

(2) 采用试带法应严格遵守操作规范，确保试带浸入尿液的时间及检测完成时间。

(3) 试带受潮后会失活造成假性结果，故应按要求保存剩余试带。

(4) 尿液中含有大量非晶形尿酸盐、肌酐、肌酸、肽、苯丙酮、左旋多巴、甲基多巴、安替比林、吲哚类物质、酚类或磺柳酸盐类等药物或高色素尿液都可以使结果呈假阳性反应。

(5) 使用改良 Rothera 法测定时，温度应控制在 30 ℃左右进行，以保证反应的热碱性环境。

3. 分析后 尿液酮体受饥饿状态、药物及尿液高色素等多种因素影响，分析结果时应注意。对于异常结果或出现与临床不符的结果时，应调查了解以排除可能由于试验因素造成的误差，及时复查；加强与临床沟通，得出合理、正确的解释，避免过轻或过重估计病情而影响治疗。

(1) 干化学法对三者的灵敏度不同，会导致结果差异较大。

(2) 病程不同其酮体的成分变化很大，不同病因引起的酮症的酮体成分也不同，即使是同一个患者在不同的病程中酮体的成分也有很大差别。如糖尿病酮症酸中毒，在酮症酸中毒早期，血液及尿液中以β-羟丁酸为主，尿液干化学法结果可为阴性或阳性。患者到了酮症的缓解期，由于分解代谢作用，β-羟丁酸逐渐氧化分解，其成分以乙酰乙酸为主，此时的干化学法结果显示尿液酮体呈强阳性，而此时患者的症状明显好转，尿液酮体的阳性程度与患者的病情明显不符，易造成对病情估计过重。

(3) 大量细菌生长繁殖可使乙酰乙酸转变为丙酮挥发，从而造成假阴性结果，分析结果时应考虑。

(4) 如需鉴别其他物质干扰时，可取尿液 10 mL，加蒸馏水 10 mL，煮沸蒸发剩 10 mL，促使乙酰乙酸转变成丙酮挥发。冷却后，再重复上述试验，如由阳性转成阴性，证明为乙酰乙酸。其他原因引起的假阳性则色泽不褪。

【参考区间】定性：阴性。定量：以丙酮计为 170～420 mg/L，乙酰乙酸≤20 mg/L。

【临床意义】尿液酮体的检测主要用于糖尿病酮症酸中毒的诊断，也用于脂肪不能完全氧化的疾病或者特定状态的诊断或鉴别诊断。

1. 诊断或鉴别诊断 糖尿病酮症酸中毒的诊断或鉴别诊断。

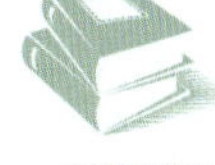

NOTE

2. 治疗监测 糖尿病酮症酸中毒患者早期有尿液酮体检测阴性，缓解后尿液酮体检测阳性的现象。

3. 其他 非糖尿病性酮症如饥饿、高脂肪饮食、剧烈运动等导致的机体脂肪分解代谢增多；麻醉、感染发热期、严重妊娠反应等均可尿液酮体阳性。

五、胆红素

胆红素(bilirubin)是血红蛋白分解代谢的中间产物，有结合胆红素(conjugated bilirubin，CB)、未结合胆红素(unconjugated bilirubin，UCB)和δ-胆红素3种，血浆中以前两者为主。健康人血液中结合胆红素含量很低，尿液中无法检出，当各种原因造成肝细胞损伤、胆道排泄发生障碍时，血液结合胆红素含量增高，即可从尿液中排出。由于未结合胆红素不溶于水，在血液中与蛋白质结合不能通过肾小球的滤过，δ-胆红素的含量很低，二者在尿液中无法检出。

【检测方法及原理】尿液胆红素检测有试带法和氧化法。试带法可用于尿液分析仪，临床应用广泛。氧化法中Harrison法对胆红素灵敏度高，可作为确认试验，临床应用较少。

1. 试带法 即偶氮法原理。在强酸介质中，结合胆红素与重氮盐发生偶联反应呈红色。颜色的深浅与胆红素含量成正比。

2. 氧化法 ①Harrison法：尿液胆红素被硫酸钡吸附浓缩后，与三氯化铁反应，被氧化后生成胆青素、胆绿素和胆黄素的复合物，最终呈现蓝绿色、绿色或黄绿色。其呈色的快慢及颜色深浅与胆红素含量成正比。②Smith法：胆红素被碘氧化成胆绿素，在尿液中与试剂反应，呈现绿色环。

【方法学评价】

1. 试带法 试带法是根据偶氮偶联反应原理而设计的，各试带所用偶氮盐复合物不同，其灵敏度也不同。操作方法简便、快速，多作为定性筛检试验，可用目视或仪器检测，已在临床广泛应用。

2. Harrison法 本法灵敏度较高(0.9 μmol/L或0.05 mg/dL胆红素)，用试管法操作较为复杂，但准确性高，可作为试带法筛检后的确证试验。

3. Smith法 适用于快速检验，与试带法具有相同的灵敏度。

【质量保证】

1. 分析前 胆红素在强光照射下易变为胆绿素，1 h后胆红素浓度可下降约30%，因此应使用避光容器转送标本，并尽快送检和测定。

2. 分析中 ①所用仪器设备、试剂、质控等应符合条件。②试带法检测尿液胆红素对试带浸入尿液的时间和检测时间有严格要求，应在规定时间内完成测试。③试带应在阴凉干燥处保存，一旦受潮试剂失活则不能用于临床检测。④尿蓝母产生橘红色或红色可干扰胆红素测定；阿司匹林、牛黄、水杨酸盐等可使尿液呈现紫色干扰结果。⑤碱性尿液可以降低氧化法测定尿液胆红素的灵敏度。⑥如果尿液胆红素试带法测定反应颜色不典型、尿液本身颜色异常时可改用Harrison法确认。⑦采用Harrison法测定尿液胆红素时，尿液中应有足量的硫酸根离子，如果加入三氯化铁后未见足够的钡盐沉淀，可以适当增加硫酸铵，促进沉淀产生。

3. 分析后 尿液胆红素受标本放置时间长短、药物及尿液高色素等多种因素影响，所以对于异常结果或出现与临床不符的结果时，合理分析产生此结果的原因并与临床沟通，避免错误地估计病情而影响治疗。

【参考区间】阴性。

【临床意义】

1. 用于黄疸的诊断和鉴别诊断 尿液胆红素在黄疸的诊断和鉴别诊断中的作用见表6-19。

表6-19 尿液胆红素在黄疸的诊断和鉴别诊断中的作用

黄疸类型	尿液胆红素	临床意义
胆汁淤积性黄疸	阳性	肝内、肝外胆管完全或不完全梗阻，如胆管癌、胰头癌、胆石症、门脉周围炎、原发性胆汁性肝硬化及药物引起的胆汁淤积等

NOTE

续表

黄疸类型	尿液胆红素	临床意义
肝细胞性黄疸	阳性	急性黄疸性肝炎、肝硬化、中毒性肝炎、病毒性肝炎等；病毒性肝炎血清总胆红素浓度尚未明显增高时，尿液胆红素即可阳性，有助于病毒性肝炎早期诊断
溶血性黄疸	阴性	各种溶血性疾病

2. 用于先天性高胆红素血症的鉴别 先天性高胆红素血症发生机制及其胆红素指标变化见表6-20。

表 6-20 先天性高胆红素血症发生机制及其胆红素指标变化

类型	机制	血清胆红素	尿液胆红素
Dubin-Johnson 综合征	常染色体隐性遗传病，肝细胞向毛细胆管排泄结合胆红素障碍	结合胆红素浓度增高	阳性
Rotor 综合征	肝细胞摄取未结合胆红素、排泄结合胆红素障碍	未结合胆红素和结合胆红素浓度均增高	阳性
Gilbert 综合征	肝细胞摄取未结合胆红素功能障碍及微粒体内葡萄糖醛酸转移酶缺乏，属于功能性高胆红素血症	未结合胆红素浓度增高	阴性
Crigler-Najjar 综合征	属于先天性家族性非溶血性黄疸，其机制是葡萄糖醛酸转移酶缺乏或减少。该综合征分为 2 型，Ⅰ型为常染色体隐性遗传，Ⅱ型为常染色体显性遗传	未结合胆红素不能形成结合胆红素	阴性

3. 判断胆色素代谢情况 根据血液、尿液和粪便结合(和未结合)胆红素检测结果，可了解、判断胆色素代谢情况。

六、尿胆原与尿胆素

尿胆原(urobilinogen，UBG)是胆红素的代谢产物。结合胆红素随胆汁排入肠道，在肠道细菌的作用下，脱去葡萄糖醛酸基后，再逐步还原成为尿胆原、粪胆素原等，从粪便排出的为粪胆原。部分尿胆原经肠道重吸收，大部分通过门静脉进入肝脏，经肝脏转化为结合胆红素再排入肠腔(即肠肝循环)，小部分尿胆原从肾小球滤过、肾小管排出。当尿胆原合成增加，或肝细胞摄取、转化尿胆原的能力下降时，尿液中尿胆原排出量增加；而由于胆管阻塞，胆红素不能排泄入肠道时，则没有尿胆原生成，尿液中尿胆原减少甚至阴性。正常人尿胆原含量很少。尿胆原在空气中经过氧化及光线照射后可转化为尿胆素(urobilin)。

【检测方法及原理】尿液干化学检查要求送检标本为新鲜尿液，尿胆原尚未氧化成尿胆素，故一般检查尿胆原和胆红素。尿胆原试带法可作为尿液干化学过筛试验项目之一。

1. 试带法

1）偶氮法 在强酸介质中，尿胆原与对甲氧基苯重氮四氟化硼发生偶联反应，生成胭脂红色化合物，颜色的深浅与尿胆原含量成正比。

2）醛反应法 基于改良 Ehrlich 法醛反应原理。

2. 改良 Ehrlich 法 尿胆原在酸性条件下与对二甲氨基苯甲醛反应，生成樱红色化合物。该反应与尿胆原分子中的吡咯环有关，颜色的深浅可反映尿胆原的含量。

3. Schleisinger 法 在无胆红素的尿液标本中加入碘液，使尿液中尿胆原氧化成尿胆素，尿胆素与试剂中的锌离子作用，形成带绿色荧光的尿胆素-锌复合物。

NOTE

【方法学评价】

1. 试带法

1）偶氮法　特异性高，检测尿胆原的灵敏度约为 4 mg/L。该法操作简便、快速，适用于肉眼观察与仪器检测，而且不受尿液中胆红素的影响，很少出现假阳性，此法优于改良 Ehrlich 法。

2）改良 Ehrlich 法　操作简便，既可以定性，也可以定量，不同的试带灵敏度不同，其结果易受胆红素、卟胆原以及某些药物的干扰，目前已逐渐被偶氮法代替。

2. Schleisinger 法　本法操作较为复杂，但其灵敏度较高，灵敏度为 0.05 mg/L，结果较为准确。由于尿胆素由尿胆原氧化而来，临床意义同尿胆原一致，特别是尿胆原阴性时，测定尿胆素有意义。目前临床上对新鲜尿液标本仅做尿胆原测定。

【质量保证】

1. 分析前

(1) 尿液标本应新鲜，标本放置过久尿胆原分解氧化为尿胆素。

(2) 胆汁淤积性黄疸的患者尿胆原减少，干化学法检测往往阴性。

(3) 正常人尿胆原排出量在一天内波动很大，夜间和上午较少，午后迅速增多，在下午 2～4 时达到高峰，同时尿胆原的清除率与尿液 pH 相关，在 pH=5.0 时，尿胆原排泄率为 2 mL/min；当尿液 pH 达到 8.0 时，其排泄率则达到 25 mL/min。为提高阳性检出率，可预先给患者服用碳酸氢钠以碱化尿液。

2. 分析中

(1) 尿液中含高浓度的维生素 C 时，可抑制偶氮反应而成假阴性。

(2) 如尿液中含有结合胆红素，加试剂后立即显绿色，干扰尿胆原的测定。可取 100 g/L 的氯化钡溶液 1 份与 4 份尿液混合，吸附胆红素后，以 2000 r/min 的离心速度离心 5 min，取上清液再重新测定，避免胆红素的干扰。

(3) 大量抗生素、维生素 C 时可抑制本试验反应，呈现假阴性。使用氯噻嗪、非那吡啶等药物可出现假阳性。

(4) 内源性物质如卟胆原、吲哚类化合物等可与 Ehrlich 试剂作用呈现红色，引起假阳性，可采用氯仿抽提法鉴别和确证。

(5) 服用 $NaHCO_3$ 后采集的尿液标本，在检测前应先用乙酸调节尿液 pH 至弱酸性后再进行尿胆原测定。

(6) 试带应存放于阴凉、干燥、密闭、避光环境，在有效期内使用，避免试带变质影响测定。

(7) 应用改良 Ehrlich 法时，试剂和尿液的比例以 10∶1 为宜。

3. 分析后　尿液标本放置时间过长，尿胆原容易氧化成尿胆素，受药物及尿液高色素等多种因素影响，出现难以解释的结果时，应及时核查整个环节，包括患者留取尿液的方法、临床用药情况等，必要时复检或重新送检标本。另外，对尿液结合胆红素和尿胆原的测定结果进行合理分析和应用，及时和临床沟通，避免误诊或漏诊。

【参考区间】

1. 尿胆原定性　阴性或弱阳性(1∶20 稀释呈阴性)。

2. 尿胆素定性　阴性。

【临床意义】尿胆红素、尿胆原检测主要用于肝、胆系统疾病及其他相关疾病的诊断与鉴别诊断，疗效观察，尤其对于黄疸的诊断和鉴别有特殊意义(见表 6-21)。

表 6-21　不同类型黄疸的鉴别诊断

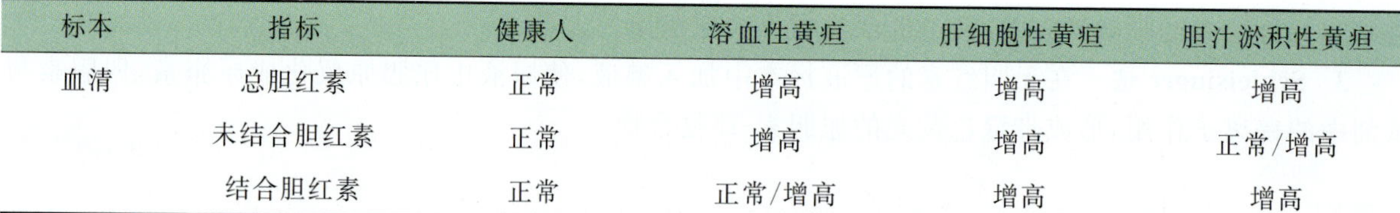

标本	指标	健康人	溶血性黄疸	肝细胞性黄疸	胆汁淤积性黄疸
血清	总胆红素	正常	增高	增高	增高
	未结合胆红素	正常	增高	增高	正常/增高
	结合胆红素	正常	正常/增高	增高	增高

NOTE

续表

标本	指标	健康人	溶血性黄疸	肝细胞性黄疸	胆汁淤积性黄疸
尿液	颜色	浅黄	深黄	深黄	深黄
	尿胆原	阴性或弱阳性	强阳性	阳性	阴性
	尿胆素	阴性	阳性	阳性	阴性
	胆红素	阴性	阴性	阳性	阳性
粪便	颜色	黄褐色	深色	黄褐色或变浅	变浅或白陶土色
	粪胆素	正常	增高	减低/正常	减低/消失

七、尿血红蛋白

正常人血浆中含有少量的游离血红蛋白,尿液中不存在游离血红蛋白。当发生血管内溶血时,红细胞被破坏,大量的血红蛋白释放入血,超出珠蛋白与其的结合能力,超过肾小管重吸收能力的游离血红蛋白则经过肾小球滤过并随尿液排出,形成血红蛋白尿。影响血红蛋白尿形成的 3 个因素:血浆内游离的血红蛋白含量,珠蛋白含量及肾小管重吸收能力。另外,当肾小球发生病变使红细胞从肾小球滤过随尿液排出或泌尿系统疾病引起血尿亦可呈现尿隐血试验阳性。

【检测方法及原理】尿液血红蛋白试验主要有化学法、试带法和免疫法,前两者检测灵敏度和特异性较差。试带法检测便捷,可作为常规检查的过筛试验。免疫法广泛应用于粪便隐血试验。

1. 试带法 过氧化物酶法:血红蛋白含有血红素,具有过氧化物酶样活性,可使过氧化物分解释放出新生态[O],使色素原(邻联甲苯胺、氨基比林或四甲基联苯胺)氧化呈色,颜色的深浅与尿液中血红蛋白含量成正比。

2. 免疫法 常用免疫胶体金法。其检测原理:以紫红色胶体金标记鼠抗人血红蛋白单抗并均匀吸附于条带乙酸纤维素膜上,乙酸纤维素膜检测带近手持端分别用鼠抗人血红蛋白多抗、羊抗鼠的抗人血红蛋白 IgG 抗体包被在乙酸纤维素膜上成两条线,远手持端为检测线,近手持端为质控线。检测时将试带浸入尿液中,通过层析作用,尿液沿着试带上行。如尿液中含有血红蛋白,则在上行过程中与胶体金标记鼠抗人血红蛋白单抗结合,待行至鼠抗人血红蛋白多抗线时,形成胶体金鼠抗人血红蛋白单抗-血红蛋白-鼠抗人血红蛋白多抗复合物,在试带上显现一条紫红色线条,即被测标本阳性;复合物继续上行至质控线时,复合物中的胶体金鼠抗人血红蛋白单抗与羊抗鼠 IgG 二抗结合形成另一条紫红色线条,为试剂阳性质控对照,检测结果为两条紫红色线时,说明标本含血红蛋白,可报告尿血红蛋白检测结果阳性。如尿液中无血红蛋白时,胶体金鼠抗人血红蛋白单抗即与包被在质控线上的羊抗鼠 IgG 二抗结合形成红线,故质控线在检测中一定显示紫红色,否则,为试带失效,故只有质控线为红色时,可报告检测结果为阴性。

3. 化学法 与试带法反应原理相同。

【方法学评价】

1. 试带法 操作简便、快速,可以作为尿液血红蛋白的过筛试验,是目前应用最广泛的尿液血红蛋白测定方法。该法特异性较低,不同试带的灵敏度也不同,灵敏度一般为 0.15~0.30 mg/L。

2. 免疫法 操作简便、快速,灵敏度高(0.20 mg/L),特异性强,不受鸡、鸭、牛、羊、猪等血红蛋白和辣根过氧化物酶干扰,可作为确证试验。

3. 化学法 操作简便、快速,邻联甲苯胺法灵敏度低,为 0.30~0.60 mg/L,特异性较低。试剂稳定性较差。

【质量保证】

1. 分析前

(1) 尿液标本必须新鲜,不被任何物质污染和应用任何防腐剂。标本放置时间过长,红细胞被破坏后释放血红蛋白,导致干化学法阳性而显微镜检查呈假阴性。湿化学法使用的 3%过氧化氢溶液易变

NOTE

质失效，以在测试前新鲜配制为宜。

（2）免疫法不受饮食影响，食用含动物血成分的食物对本试验无明显干扰；而化学法则受饮食的影响，含有铁剂、动物血或过氧化物酶类物质均可干扰本试验，造成假阳性反应。故检测前应嘱咐患者留取合格尿液标本送检。

2. 分析中

（1）试带存放于阴凉、干燥、密闭的容器中，保障试带有效使用。

（2）当尿液中含有过氧化物酶、对热不稳定酶，尿液被氧化剂污染或被细菌污染时产生假阳性。如果怀疑尿液中含有过氧化物酶或其他易热性触酶，可将其加热煮沸 2 min 破坏后再进行检测。

（3）尿液中含有大量维生素 C 或其他还原性物质、过量甲醛、大量亚硝酸盐等呈假阴性。

（4）不同厂家或不同型号的试带灵敏度不同，应注意批间差。试带法检测血红蛋白既能与游离血红蛋白反应，也能与完整的红细胞反应。高比密、高蛋白尿中的红细胞不易溶解。

（5）采用试带目测法时，应在规定时间内判读结果，否则试带随反应时间延长颜色会逐渐加深而造成假阳性。

（6）采用免疫法测定时，如果尿液中含有过量的血红蛋白，抗原过剩出现后带现象而造成单抗胶体金法假阴性，应将标本稀释 50～100 倍后，重新试验。

3. 分析后

（1）试带法检测红细胞与显微镜下计数红细胞的原理完全不同，其报告方式也是两种不同的概念，目前很难列出两者的对应关系，没有一种直接的换算方式，因此尿液分析仪红细胞检测只是一个筛选试验，无法代替显微镜检查。

（2）尿液放置时间过长会导致细胞破坏，造成干化学法与显微镜检查结果产生人为误差。报告时要了解临床诊断，综合分析，排除结果的相互干扰。

（3）严重肌肉损伤时，试带法检测应考虑肌红蛋白尿造成的血红蛋白结果出现假阳性反应，此类患者应以显微镜检查为准。

（4）要注意尿液在膀胱储存时间太长或标本放置时间过长而导致红细胞破坏，血红蛋白释放到尿液造成红细胞镜检“假阴性”、血红蛋白干化学法检测阳性，或者红细胞无破坏、血红蛋白未释放于尿液所造成的红细胞镜检阳性、血红蛋白干化学法检测“假阴性”，即红细胞和血红蛋白检测结果不相符的现象。干化学法结果与显微镜检查结果发生矛盾时，要及时与临床沟通，结合临床进行综合分析，必要时应选择确证试验进行确认。

【参考区间】阴性。

【临床意义】

（1）诊断血管内溶血：尿液中出现血红蛋白是血管内溶血的依据之一，有助于血管内溶血性疾病的诊断。引起血管内溶血的情况：①红细胞破坏过多：心脏瓣膜修复术、剧烈运动、急行军、血管组织损伤和大面积烧伤等。②疟疾感染、梭状芽孢杆菌感染。③DIC 致微血管性溶血性贫血。④药物引起的溶血：如阿司匹林、磺胺、非那西丁、伯氨喹等。⑤免疫因素：如阵发性寒冷性血红蛋白尿症、自身免疫性溶血性贫血、溶血性尿毒症综合征、血栓性血小板减少性紫癜和血型不合的输血引起的溶血。⑥红细胞膜的缺陷：如 6-磷酸葡萄糖脱氢酶缺乏患者食用蚕豆引起的溶血。

（2）泌尿系统疾病及其相关疾病的诊断及疗效观察。

（3）全身性疾病治疗的疗效观察。

①出血性疾病：白血病、再生障碍性贫血、免疫性血小板减少症、血友病、恶性组织细胞病等。

②感染性疾病：败血症、流行性出血热、感染性心内膜炎、猩红热、丝虫病等。

③风湿免疫性疾病：过敏性紫癜、强直性脊柱炎、系统性红斑狼疮、狼疮性肾炎、风湿热等。

④某些药物所致的血尿：磺胺类、氨基糖苷类抗生素造成的肾损伤；环磷酰胺造成的出血性膀胱炎等；华法林、低分子右旋糖酐、肝素、阿司匹林等所致血尿。

⑤其他：腹腔、盆腔的肿瘤及脓肿等。

NOTE

(4) 鉴别血红蛋白尿和血尿:血红蛋白尿外观呈浓茶色、红葡萄酒色或酱油色,血红蛋白试验阳性,离心上清液没有明显改变,尿沉渣未见红细胞。而血尿外观呈粉红色、红色,与含红细胞数量有关,离心后上清液血红蛋白试验可呈阴性或弱阳性,外观明显变淡,尿沉渣可见大量红细胞。

八、尿亚硝酸盐

正常人体尿液中含有一定量的硝酸盐,主要来自食物或蛋白质的代谢产物,如果机体感染了大肠埃希菌或者其他具有硝酸盐还原酶的细菌时,硝酸盐可还原成亚硝酸盐(nitrite,NIT)。另外,亚硝酸盐来自体内的一氧化氮,体液中内皮细胞、巨噬细胞、粒细胞等使精氨酸在酶的作用下生成一氧化氮。而一氧化氮极易在体内有氧条件下,氧化成亚硝酸盐和硝酸盐。尿液亚硝酸盐阳性检出率取决于3个条件:尿液中的致病菌必须含有硝酸盐还原酶;尿液在膀胱内的停留时间≥4 h;尿液中含有适量的硝酸盐。

【检测方法及原理】试带法(Griess法):干化学法试带内含有氨基磺胺(或氨基苯砷酸)和1,2,3,4-四氢并喹啉-3酚(或N-萘基乙二胺),亚硝酸盐可将模块中的氨基磺胺(或对氨基苯砷酸)重氮化而成重氮盐,后者与3-羟基-1,2,3,4-四氢苯并喹啉(或N-萘基乙二胺)偶联,形成红色偶氮化合物,其颜色的深浅与亚硝酸盐含量成正比,以此判断患者是否被肠杆菌科细菌感染。

【方法学评价】本法的灵敏度高(0.3~0.6 mg/L),操作简便、快速,适用于体检等大批量的筛查,与白细胞的干化学分析联合应用,对泌尿系统感染的筛查及诊断更有意义。

【质量保证】

1. 分析前 尿液标本应新鲜,无外界任何污染,及时送检,尽快检测,留取尿液后放置时间长可造成假阳性。

2. 分析中 本试验受多种因素影响,应充分考虑。

(1) 饮食:尿液中的硝酸盐主要来源于正常饮食及体内蛋白质代谢,如不能正常饮食的患者体内的硝酸盐缺乏,即使存在细菌感染,亚硝酸盐试验也可呈阴性反应。

(2) 致病菌种类:尿液中的致病菌必须含有硝酸盐还原酶,否则呈阴性反应。常见致病菌有埃希菌属、克雷伯菌属、变形杆菌属、假单胞菌属、葡萄球菌属等。其中埃希菌属致病率最高,阳性诊断与大肠埃希菌感染符合率约80%。

(3) 药物的影响:摄入大量维生素C、利尿剂及使用抗生素,细菌被抑制时可致假阴性,非那吡啶可致假阳性。

(4) 尿液在膀胱停留的时间应在4 h以上,细菌有充分的作用时间,否则可呈假阴性。

(5) 高比密尿可降低试验的灵敏度而呈现假阴性。

(6) 最好使用晨尿,尿液在膀胱内有足够的存留时间使细菌完成还原作用。

3. 分析后 检测尿亚硝酸盐及白细胞可早期检出尿路感染性疾病。尿亚硝酸盐阳性,常提示存在细菌,但阳性程度不与细菌数量成正比,也不能完全肯定为泌尿系统感染;检测结果阴性,也不能排除菌尿的可能。因此,解释结果时,需结合尿液白细胞试带法检测结果、尿沉渣显微镜检查结果进行综合分析判断,并与临床沟通,避免错误地判断病情造成误诊或漏诊。尿路感染的确证试验是尿液细菌培养。

【参考区间】阴性。

【临床意义】

1. 辅助尿路感染诊断 亚硝酸盐作为尿液化学常规检查项目之一,主要作为尿路感染的快速过筛试验,包括有症状或无症状的尿路感染。

2. 判断治疗效果 尿亚硝酸盐检测还可以判断抗生素治疗是否有效。

(武湘云)

九、白细胞酯酶

中性粒细胞中含酯酶,淋巴细胞、单核细胞、红细胞中不存在酯酶。

NOTE

【检测方法及原理】干化学法(酯酶法):中性粒细胞胞质中的特异性酯酶与试带中的吲哚酚酯反应,产生吲哚酚,吲哚酚再与重氮盐形成紫红色缩合物,颜色深浅与中性粒细胞数量成正比。

【方法学评价】

1. 特点 简单、快速,既能与完整的粒细胞反应,又能与破坏的粒细胞释放出的酯酶反应,灵敏度为 5～25 个/μL。该法只与粒细胞反应,特异性较强。

2. 干扰因素 ①假阳性:尿液标本被阴道分泌物或甲醛等污染;尿液中含有某些药物或其他物质(如高浓度胆红素、非那吡啶),使颜色接近阳性反应模块颜色。②假阴性:尿蛋白≥5 g/L、葡萄糖≥30 g/L、高比密尿;尿液含有维生素 C、高浓度草酸、庆大霉素及头孢菌素等;肾移植患者发生排斥反应的尿液标本。

【质量保证】

1. 分析前 标本新鲜,无污染。

2. 分析中 仪器、试带、室内质控满足分析要求,各项操作规范。

3. 分析后 ①尿液放置时间过长导致的细胞破坏,易造成干化学法与显微镜检查结果的差异,应重视对两者进行综合分析;②肾移植患者发生排斥反应时,尿液中以淋巴细胞为主,干化学法与显微镜下计数结果不一致;③不同厂家、不同型号的试带,灵敏度不同,注意批间差异。

【参考区间】阴性。

【临床意义】

1. 主要用于泌尿系统感染诊断 白细胞酯酶阳性反应,中性粒细胞计数增高主要见于:①肾脏原发或继发性感染,特别是细菌感染的急、慢性肾盂肾炎等;②泌尿系统感染,如尿道炎、前列腺炎、膀胱炎、阴道炎、淋病等。

2. 其他疾病的鉴别诊断 如尿道梗阻、尿道结石症,以及膀胱癌、尿道癌等疾患。

十、维生素 C

维生素 C(vitamin C)又称抗坏血酸,是水溶性碳水化合物。人体内不能自身合成,主要由外源性维生素 C 来维持机体需求。摄入的维生素 C 多在消化道被吸收,维生素 C 摄入量较大,体内达到饱和状态时,随尿排出,且尿中排出的量与摄入量呈正比。

【检测方法及原理】试带模块中含有 2,6-二氯酚靛酚、中性红、亚甲基绿、磷酸氢二钠和磷酸二氢钠。在酸性条件下,维生素 C 能将模块中氧化态的粉红色 2,6-二氯酚靛酚还原为无色的 2,6-二氯二对酚胺。颜色变化由绿色或深蓝色变至粉红色,颜色的深浅与尿液中的维生素 C 含量成正比。

【方法学评价】检测左旋抗坏血酸,灵敏度为 50～100 mg/L,因试带不同存在差异。①假阳性:龙胆酸、左旋多巴等。②假阴性:碱性尿液,尿液中维生素 C 以左旋脱氢抗坏血酸(氧化型)形式存在。

【质量保证】

1. 分析前 标本新鲜,及时送检。

2. 分析中 检测的是左旋抗坏血酸,做好室内质控。

3. 分析后 维生素 C 阳性时对尿液隐血试验、胆红素、葡萄糖、亚硝酸盐、白细胞酯酶等项目有影响。因此,检测后应仔细审核结果,综合分析及判断。维生素 C 对尿液其他检测项目的影响见表 6-22。

表 6-22 维生素 C 对尿液其他检测项目的影响

影响的检测项目	所需维生素 C 浓度/(mg/L)	反应物
隐血试验	≥90	试带模块含有的 H_2O_2
胆红素	≥250	试带模块浸渍的重氮盐
亚硝酸盐	≥250	反应过程中产生的重氮盐
葡萄糖	≥500	反应过程中产生的 H_2O_2

NOTE

【参考区间】阴性。

【临床意义】检测尿液中维生素 C，主要是为了判断其他项目的检测结果是否受到维生素 C 的干扰。

十一、人绒毛膜促性腺激素

人绒毛膜促性腺激素(human chorionic gonadotropin，hCG)是由胎盘合体滋养细胞分泌的、促进性腺发育的糖蛋白激素，相对分子质量为 47000，由 α 和 β 两个不同亚基组成。α-亚基与垂体分泌的卵泡刺激素(FSH)、黄体生成素(LH)和促甲状腺激素(TSH)等的 α-亚基结构相似，相互间能发生交叉反应；β-亚基为 hCG 所特有，以 β-亚基作为特异性抗原来检测 hCG 的特异性较高。hCG 是唯一不随胎盘重量增加而分泌增多的胎盘激素，分泌后直接进入母血，几乎不进入胎儿血液循环。hCG 可通过孕妇血液循环排泄到尿中，血清 hCG 浓度比尿液稍高，二者呈平行关系。hCG 在受精后第 6 天开始分泌，第 7 天能在孕妇血清和尿中检出，用于早期妊娠的诊断。至妊娠 8～10 周血清浓度达到高峰，为 50～100 kU/L，持续 10 天左右后迅速下降，中、晚期妊娠时血中浓度仅为高峰时的 10%，持续至分娩，一般于产后 1～2 周消失。

hCG 的主要生理功能：①具有 FSH 和 LH 的功能，促进卵泡成熟、排卵和形成黄体，使周期黄体增大成为妊娠黄体，促进甾体激素如雌、孕激素的合成，维持妊娠。②促进雄激素芳香化转化为雌激素，同时刺激孕酮形成。③具有明显的免疫抑制作用。抑制植物凝集素对淋巴细胞的刺激作用，避免胚胎滋养层细胞被母体淋巴细胞攻击。④刺激胎儿睾丸分泌睾酮，促进男性分化。⑤能与母体甲状腺细胞 TSH 受体结合，刺激甲状腺活性。

【检测方法及原理】

1. 单克隆免疫胶体金法 采用双抗体夹心法和胶体金免疫显色原理定性检测血液或尿液标本中的 hCG。在试剂盒的纤维素膜上质控线(C 线)包被有羊抗鼠 IgG 多克隆抗体，检测线(T 线)包被有抗 hCG 多克隆抗体，浸入端包被有胶体金-鼠抗人 hCG 单克隆抗体复合物。检测时，被检标本首先与胶体金-hCG 单克隆抗体接触，并沿纤维素膜向上层析依次通过 T 线、C 线。①若标本中含有 hCG，则与胶体金-抗 hCG 单克隆抗体形成“hCG-抗 hCG 单克隆抗体-胶体金复合物”，再层析至 T 线时，会被预先包被在 T 线的抗 hCG 多克隆抗体捕获，在 T 线处形成“抗 hCG 多克隆抗体-hCG-抗 hCG 单克隆抗体-胶体金复合物”，显示红色线条，为阳性结果。②若标本中无 hCG，则不会在 T 线处形成红色线条，为阴性结果。③无论标本中有无 hCG，当抗 hCG 单克隆抗体-胶体金移行至 C 线处即被羊抗鼠 IgG 多克隆抗体捕获，出现红色线条，C 线出现红色表明试剂盒有效，C 线若无红色出现则提示试带失效，应更换试带重新检测。

2. 酶联免疫吸附试验(ELISA) 将 β-hCG 单克隆抗体包被于固相表面，再于固相抗体中加入被检尿液，尿液中 hCG 与之接触后，形成抗原-抗体复合物而附着于固相载体上，然后再加入辣根过氧化物酶偶联的 β-hCG 抗体，形成抗体-抗原-酶联抗体复合物，即双抗体夹心复合物。洗去过量未结合的酶联抗体，加入酶的作用底物和显色剂，观察颜色变化。颜色深浅与尿液 hCG 浓度呈正比。

3. 电化学发光免疫法(electro-chemiluminescence immunoassay，ECLIA) 将待测标本与包被抗体的磁性微粒和发光剂标记的抗体共同温育，形成磁性微粒包被抗体-抗原-发光剂标记抗体复合物。当磁性微粒流经电极表面时，被安装在电极下的磁铁吸住，而游离的发光剂标记抗体被冲掉。同时在电极两端加电压，启动电化学发光反应，使发光剂标记物三氯联吡啶钌和三丙胺在电极表面进行电子转移，产生电化学发光，光的强度与待测抗原的浓度呈正比。

4. 放射免疫法(RIA) 利用放射性元素标记的 hCG 与被检尿液中的 hCG 竞争性结合抗-hCG 抗体，当被检尿液中 hCG 增加时，放射性元素标记的 hCG 结合的抗-hCG 抗体减少，测得的放射性即小，反之亦然。

5. 胶乳凝集抑制试验(latex agglutination inhibition test，LAIT) 向待检尿液中加入已知可溶性抗 hCG 抗体，作用一定时间后，加入抗原致敏的乳胶颗粒。如待测尿液中含 hCG，可与加入的抗 hCG 抗体结合，抗原致敏颗粒无相应的抗体与之结合，不出现凝集现象，为阳性。发生凝集者说明样品中无 hCG，为阴性。

NOTE

6. 检孕卡法 将交联有 hCG 的胶乳和抗 hCG 血清分别冷冻干燥固定在卡片的 2 个试剂圈内，用被检尿液溶解抗 hCG 血清（检孕卡右侧试剂圈内），生理盐水溶解 hCG 胶乳抗原（检孕卡左侧试剂圈内）30 s 后，将左右两侧液体混合，进行胶乳凝集抑制试验。2～3 min 内出现明显的、均匀一致的凝集颗粒者为阴性，呈均匀乳状无凝集现象者为阳性。

7. 血凝抑制试验(hemoagglutination inhibition test，HAIT) 原理同 LAIT，载体由胶乳改为羊红细胞。

【方法学评价】hCG 的 α-亚基与 FSH、LH 和 TSH 等的 α-亚基结构相似，其相互间能发生交叉反应，出现假阳性。排卵期和更年期妇女、双侧卵巢切除者，由于尿液 LH 含量较高，可影响 hCG 的检测结果。尿液 hCG 检测的方法学评价见表 6-23。

表 6-23 尿液 hCG 检测的方法学评价

方法	评价
单克隆免疫胶体金法	灵敏度、特异性高，操作简便，最低检出限为 25 IU/L，是较理想的早期妊娠诊断法
酶联免疫吸附试验	灵敏度、特异性高，β-hCG 单克隆抗体与 FSH、LH 等无交叉反应；可半定量，是早期妊娠筛检试验
电化学发光免疫法	灵敏度高，可自动化检测，简便、快速，可定量
放射免疫法	灵敏度高，结果稳定准确，可定量，操作烦琐，有放射性污染，现少应用
胶乳凝集抑制试验	灵敏度低，较少应用
检孕卡法	灵敏度低，操作简便、快速，用于一般早期妊娠诊断
血凝抑制试验	灵敏度低，较少应用

【质量保证】

1. 分析前 ①宜采集首次晨尿及时送检，离心取上清液检测。如不能及时检测，应将标本储存于 2～8 ℃环境中，但不超过 48 h；②严重的蛋白尿、血尿、菌尿标本不宜检测；③育龄期妇女避开排卵期，避免 LH 含量增高引起的干扰。

2. 分析中 ①检测试带拆包装后即用，防潮湿；②不同厂家生产的试带，使用方法、注意事项不同，严格按照说明书操作；③试带浸入尿液的液面应低于抗体检测线，每次测定时设置阴性、阳性对照，并做不同浓度的质控测试；④在规定时间内读取结果；⑤出现无效结果应重新检测；⑥使用其他仪器或方法测定时，做好仪器的维护保养，确保仪器运行正常，每日检测均做好室内质控。

3. 分析后 早期妊娠时会由于 hCG 水平较低而致假阴性，数日后再复查。不同的检测方法的影响因素亦不相同，对于异常或与临床不符的结果，查找原因并及时复查。

【参考区间】①定性：阴性。②定量：<25 IU/L。

【临床意义】

1. 诊断早期妊娠 孕后 35～50 天，尿液 hCG 水平可超过 2500 IU/L。60～70 天可达 80000 IU/L，常规检测方法均可显示阳性。多胎妊娠者尿 hCG 水平常高于单胎妊娠。

2. 异常妊娠与胎盘功能的判断

(1) 异位妊娠：异位妊娠时，血清及尿液 hCG 水平增高不及正常妊娠，本试验只有 60%～80%的阳性率，hCG 阴性不能完全排除诊断。如果早期 hCG 不是每 1.5～3 天成倍增长，超声影像学检查无宫内妊娠征象，应高度怀疑异位妊娠。

(2) 流产诊断与治疗：不完全流产时子宫内尚有胎盘组织残存，hCG 检查仍可呈阳性；完全流产或死胎时 hCG 由阳性转阴性，因此 hCG 检查可作为保胎治疗或判断流产的参考依据。

(3) 先兆流产：尿中 hCG 仍维持高水平，多不会发生流产；如果 hCG 水平低于 2500 IU/L，并逐渐下降，则有流产或死胎的可能；当 hCG 水平降至 600 IU/L，则难免流产。在保胎治疗中，如 hCG 水平持续下降说明保胎无效，如 hCG 水平不断上升，则保胎成功。

NOTE

(4) 产后 4 天或人工流产术后 13 天，血清 hCG 水平应低于 1000 IU/L，产后 9 天或人工流产术后

25天，血清hCG水平应恢复正常。如不符合这一情况，应考虑有异常可能。

3. 滋养细胞肿瘤诊断与治疗监测

(1) 葡萄胎、恶性葡萄胎、绒毛膜上皮癌及睾丸畸胎瘤等患者尿中hCG水平显著升高，可达每升10万至数百万，可用稀释试验诊断。如妊娠12周以前1∶500稀释尿液呈阳性，妊娠12周以后1∶250稀释尿液呈阳性，对葡萄胎诊断有价值；1∶500稀释尿液呈阳性，对绒毛膜癌有诊断价值。

(2) 妊娠滋养细胞疾病患者，hCG水平是正常妊娠妇女的100多倍，当子宫大小超过12周妊娠的正常子宫大小，hCG仍维持在高水平时，多提示滋养细胞疾病。滋养细胞肿瘤患者术后3周，尿hCG水平应小于50 IU/L，8～12周呈阴性；如hCG水平不下降或不转阴，提示可能有残留病变。这类病例易复发，需定期复查。

4. 肿瘤标志物 男性尿液hCG水平升高可见于精原细胞瘤、睾丸畸胎瘤等。此外，某些肿瘤性病变，如肺癌、胃癌、肝癌、卵巢癌、宫颈癌等患者血液和尿液hCG水平也明显升高，当hCG作为肿瘤标志物时，需结合临床表现和其他检查结果综合分析。

十二、乳糜尿和脂肪尿

脂肪在肠道内被吸收经皂化形成乳糜液。正常情况下，乳糜液进入肠道淋巴管内，参与淋巴循环。如果乳糜液逆流至泌尿系统的淋巴管中，可引起淋巴管内的压力增高、曲张、破裂，乳糜液进入尿液，从而形成乳糜尿(chyluria)。乳糜尿由呈胶体状的乳糜微粒和蛋白质组成，乳糜微粒主要含有卵磷脂、胆固醇、脂肪酸盐、甘油三酯，蛋白质包括少量的纤维蛋白原、白蛋白等。乳糜尿呈乳白色浑浊状，如同时混有血液则称为乳糜血尿(hematochyluria)，如混有脂肪小滴则称为脂肪尿(lipiduria)。如合并尿道感染时，则可以出现乳糜脓尿(chylus-pyuria)。

乳糜尿中含有少量的纤维蛋白原，易凝集，呈乳白色浑浊状或透明胶状凝块。重度乳糜尿静置后可分成3层：上层为脂肪层；中层为乳白色或较清晰的液体，有小凝块悬浮其中；下层为沉淀物，内含红细胞、白细胞及微丝蚴等。

【检测方法及原理】

1. 有机溶剂抽提法 用乙醚等有机溶剂萃取抽提尿液中的乳糜微粒、脂肪小滴后，加入脂溶性染料苏丹Ⅲ，对乙醚抽提物染色，在显微镜下观察。如见大小不等的橘红色球状小滴即为脂肪颗粒，则乙醚抽提物呈阳性。经乙醚抽提后的尿液浑浊程度明显减轻或者尿液变澄清。

2. 甘油三酯酶法 乳糜尿中的甘油三酯占乳糜微粒的80%～95%，采用甘油三酯酶法测定尿液中的乳糜含量，可定性及定量分析。

3. 离心沉淀法 将尿液离心后观察，可初步区分乳糜尿、脓尿、高浓度结晶尿。乳糜尿离心后外观无改变，而脓尿、高浓度结晶尿离心后上清液变清，沉渣行显微镜检查可见脓细胞或结晶。

【方法学评价】

1. 有机溶剂抽提法 乙醚抽提苏丹Ⅲ染色法操作简便、灵敏度较低，试验阳性者可确诊为乳糜尿，此法为确诊试验。

2. 甘油三酯酶法 操作简便，适于仪器分析，灵敏度高，特异性强，可定量分析。

3. 离心沉淀法 操作简便，快速，可初步鉴别乳糜尿、脓尿或高浓度结晶尿。但肉眼观察不易区别，如尿液中含有大量非晶形磷酸盐或尿酸盐，可用加热法或加酸法鉴别。

【质量保证】

1. 分析前 标本新鲜，及时检验。可在乳糜尿中加入少量的饱和氢氧化钠，再加乙醚，有助于尿液变澄清。

2. 分析中 ①尿液中含有大量非晶形盐类结晶或脓细胞时，尿液呈浑浊状，离心沉淀物可见大量白细胞或结晶，以此鉴别脓尿或结晶尿。②乳糜尿经乙醚萃取后，尿液浑浊程度减轻或尿液变澄清，萃取物苏丹Ⅲ染色呈阳性，应注意查找微丝蚴。③采用苏丹Ⅲ染色法时，需使用玻璃试管(塑料试管易被乙醚溶解)。一般乳糜尿与乙醚的比例为1∶1。④乳糜尿与脂肪尿的区别：乳糜尿中的乳糜微粒未发

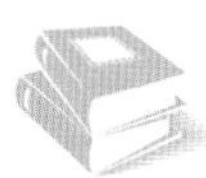
NOTE

生球状结合，显微镜下看不到，而脂肪尿中脂肪小滴可见，呈圆形且折光性很强。在偏振光显微镜下，中性脂肪小滴如甘油三酯不能产生光的偏振，可被脂溶性染料着色；胆固醇能产生光的偏振，显微镜下可见小球状体，但不能被脂溶性染料染色。

3. 分析后 认真审核报告，加强与临床沟通，必要时进行复查。

【参考区间】阴性。

【临床意义】

1. 乳糜尿 ①丝虫病：由于丝虫在淋巴系统中生存，反复引发炎症，经过大量纤维组织增生等一系列病变导致淋巴管阻塞，使肾盂及输尿管处的淋巴管破裂形成乳糜尿。丝虫病患者的乳糜尿沉渣中可见红细胞、白细胞及微丝蚴。②其他原因：腹腔结核、先天性淋巴管畸形、肿瘤压迫、腹腔淋巴管阻塞或胸导管阻塞等，均可累及淋巴循环产生乳糜尿；胸腔、腹腔创伤或手术损伤胸导管、腹腔淋巴管也可引起乳糜尿。

2. 脂肪尿 见于肾病综合征、肾小管变性、脂肪栓塞等。

十三、本周蛋白

本周蛋白(Bence-Jones protein，BJP)因 Bence 和 Jones 于 1984 年首先发现并报道而得名。本周蛋白的实质是免疫球蛋白分子的轻链(light chain，LC)，分为 κ 型和 λ 型，轻链单体相对分子质量为 23000，二聚体为 46000。轻链属于不完全抗体球蛋白，能够自由通过肾小球滤过膜，浓度超过近曲小管的重吸收能力时，从尿中排出。本周蛋白在 pH 4.5～5.5 的条件下，加热至 40～60 ℃时发生凝固沉淀，继续加热至 90～100 ℃，沉淀溶解，当温度下降到 56 ℃左右，又重新凝固，因此又称为凝溶蛋白。

【检测方法及原理】

1. 热沉淀-溶解法 基于本周蛋白的凝溶特性，加热至 40～60 ℃时凝固，在 90～100 ℃时溶解。

2. 对甲苯磺酸(toluene sulfonic acid，TSA)法 对甲苯磺酸法能沉淀相对分子质量较小的 BJP，不与相对分子质量较大的白蛋白和球蛋白反应。

3. 蛋白质电泳 基于蛋白质电泳分离的基本检测原理，BJP 水平增高时，在纤维素膜蛋白电泳的 α_2-球蛋白至 γ-球蛋白区带间出现基底较窄的单峰，即 M 蛋白(monoclonal protein)。

4. 免疫电泳(immunoelectrophoresis，IEP) 基于区带电泳原理和特异性抗原-抗体反应原理。第一步琼脂糖蛋白电泳使各种蛋白质进行初步区带分离，第二步在琼脂或琼脂糖板上沿电泳方向挖一个与之平行的小槽，加入抗血清，经扩散后抗原和相应抗体在比例恰当的位置形成免疫结合沉淀弧。

5. 免疫固定电泳(immunofixation electrophoresis，IFE) 基于区带电泳原理和特异性抗原-抗体反应原理。与免疫电泳不同之处在于，第二步是将抗血清直接加在电泳后蛋白质区带表面，或将浸有抗血清的滤纸贴于其上，抗原与对应抗体直接发生沉淀反应，洗脱后经染色观察凝胶的沉淀线，可根据抗血清类别或与标准物对照进行轻链分型(κ 型或 λ 型轻链)。

6. 免疫速率散射浊度法 基于可溶性抗原与相应抗体反应，形成不溶性抗原-抗体复合物的免疫学原理。在特殊的缓冲液中，抗 κ 型或 λ 型轻链抗体与被测 κ 型或 λ 型轻链特异结合，快速形成一定大小的抗原-抗体复合物并使反应液出现浊度变化，利用激光照射后，部分光线发生散射，通过测量散射光强度推算 κ 型或 λ 型轻链含量。

【方法学评价】检测尿液游离轻链的最佳方法是免疫固定电泳法，可对轻链进行分型。标本稀释可致假阴性，大剂量青霉素或阿司匹林可致假阳性。BJP 检测的方法学评价见表 6-24。

表 6-24 BJP 检测的方法学评价

方法	评价
热沉淀-溶解法	灵敏度低(0.30～2.00 g/L)，假阴性率高，标本用量大，已较少使用
对甲苯磺酸法	操作简便，灵敏度较高(3 mg/L)，为筛选试验。不与白蛋白反应；球蛋白浓度大于 5 g/L 时，可致假阳性

NOTE

续表

方法	评价
蛋白质电泳	操作简便，阳性检出率高，可达 97%
免疫电泳	分辨率高，特异性高，标本用量少
免疫固定电泳	用特异抗体鉴别区带电泳分离的蛋白质，比免疫电泳更灵敏
免疫速率散射浊度法	操作简便、快速，灵敏度高、精密度好、稳定性强，可自动化操作，是免疫学分析中较先进的方法

【质量保证】

1. 分析前 ①尿液标本新鲜，以晨尿为佳；②尿液浑浊影响热沉淀-溶解法试验时，应离心取上清液检查；③使用热沉淀-溶解法时，如尿中含有其他蛋白质，需先用加热乙酸法沉淀普通蛋白质，过滤后取上清液检查。

2. 分析中 ①应用热沉淀-溶解法时，应控制 pH 在 4.5～5.5，最适宜的 pH 在 4.9±0.1。②使用电泳法时，需预先将尿液标本浓缩 10～50 倍。电泳法操作中，需同时检测患者及健康人标本，以正确判断区带位置。③采用其他检测方法时，应严格遵守操作规程，避免影响试验结果。

3. 分析后 蛋白质电泳时，肌红蛋白、溶菌酶、游离重链、转铁蛋白、脂蛋白或大量细菌沉淀物等也可出现类似于 M 蛋白的区带，当乙酸纤维素膜上出现波峰或疑有相关疾病时，应进行免疫电泳。

【参考区间】定性：阴性。

【临床意义】

1. 多发性骨髓瘤的诊断 99%的多发性骨髓瘤患者血清或尿液 M 蛋白水平增高。早期尿液中本周蛋白呈间歇性阳性，50%的患者本周蛋白每日排泄量可达 4～90 g，为诊断的重要依据之一。

2. 巨球蛋白血症的诊断 80%的巨球蛋白血症患者尿液中存在单克隆轻链。

3. 其他疾病的诊断 慢性淋巴细胞白血病、淋巴肉瘤、慢性肾炎、肾盂肾炎、肾癌及肾淀粉样变性等患者尿液中也可出现本周蛋白；μ-重链病患者中，2/3 的病例出现本周蛋白尿；约 20%的“良性”单克隆免疫球蛋白血症患者尿液中含有少量本周蛋白，水平低于 60 mg/L。

十四、肌红蛋白

肌红蛋白(myoglobin，Mb)主要存在于骨骼肌和心肌中，平滑肌中含量很低。肌红蛋白是一种含血红素单链的蛋白质，结构和特性与血红蛋白相似，相对分子质量为 17800。当横纹肌组织受损时，肌红蛋白大量释放至细胞外进入血液循环，因其相对分子质量较小可迅速经肾小球滤过而出现在尿液中。其外观呈深红色、酱油色等，显微镜检查无红细胞。

【检测方法及原理】

1. 隐血试验 肌红蛋白与血红蛋白结构相似，具有弱过氧化物酶样活性，尿隐血试验呈阳性。

2. 肌红蛋白溶解试验 又称肌红蛋白定性试验。肌红蛋白能溶于 80%的饱和硫酸铵溶液中，在隐血阳性标本中加入硫酸铵，血红蛋白和其他蛋白不溶而沉淀，过滤，取滤液再行隐血试验，若仍为阳性，提示标本中含有肌红蛋白。

3. 胶体金免疫渗滤试验 免疫标记技术的双抗体夹心法。在硝酸纤维素膜上包被肌红蛋白抗体(Ab)，尿液中肌红蛋白(Ag)与之结合，再加入胶体金(红色)标记的肌红蛋白抗体(Ab^*)，形成固相抗体-抗原-胶体金标记抗体(Ab-Ag-Ab^*)复合物，显示红色为阳性，不显色为阴性。

4. ELISA 双抗体夹心法 将肌红蛋白抗体结合到固相载体上形成固相抗体，和待检尿液中的肌红蛋白抗原结合形成免疫复合物，洗涤后再加酶标记肌红蛋白抗体(Ab^*)，形成固相肌红蛋白抗体-肌红蛋白抗原-酶标记肌红蛋白抗体(Ab-Ag-Ab^*)复合物，加底物显色，颜色深浅与肌红蛋白含量呈正比。

【方法学评价】尿液肌红蛋白检测的方法学评价见表 6-25。

NOTE

表 6-25 尿液肌红蛋白检测的方法学评价

方法	评价
隐血试验	操作简单，特异性较低，对肌红蛋白和血红蛋白均有反应，试剂稳定性差
肌红蛋白溶解试验	可鉴别肌红蛋白和血红蛋白并存的尿液，操作简单但较费时，灵敏度低
胶体金免疫渗滤试验	操作简便快速，灵敏(>100 μg/L)、特异，可定性或半定量
ELISA 双抗体夹心法	操作简便，可批量测定。灵敏度(25～800 μg/L)和特异性较高，可定量

【质量保证】

1. 分析前 ①尿液标本新鲜，及时检验；②氧合肌红蛋白久置后可被还原，引起假阴性结果；③在酸性尿液中肌红蛋白不稳定，对不能及时检验的尿液标本应碱化保存。在碱性条件(pH 8.0～9.0)、4 ℃环境下可保存至少一周。

2. 分析中 在肌红蛋白溶解试验中，要缓慢加入硫酸铵，防止局部浓度过高使待测肌红蛋白沉淀，导致假阴性；适当调节 pH 至 7.0～7.5，确保血红蛋白和其他蛋白完全沉淀。

3. 分析后 认真审核、分析检测结果，查找可能引起异常结果的因素。肌红蛋白与血红蛋白结构相似，具有类过氧化物酶的活性，隐血试验阳性不能确定是肌红蛋白，需进一步鉴别。

【参考区间】定性：阴性。

【临床意义】

1. 阵发性肌红蛋白尿 见于剧烈运动(如马拉松长跑)或肌肉疼痛性痉挛发作 72 h 后。

2. 行军性肌红蛋白尿 发生于非习惯性过度运动后。

3. 组织局部缺血性肌红蛋白尿 组织局部缺血可破坏肌肉组织，尿中检测到肌红蛋白，如心肌梗死早期、动脉阻塞缺血等，但不能以尿液中肌红蛋白阳性作为心肌梗死的确诊依据，应同时结合其他心肌损伤标志物及临床综合分析。

4. 原发性肌肉疾病 肌萎缩、皮肌炎及多发性肌炎、肌营养不良等。

5. 代谢性肌红蛋白尿 酒精、砷化氢、一氧化碳、巴比妥等中毒，肌糖原积累等。

6. 创伤 挤压综合征、子弹伤、烧伤、电击伤和手术创伤等。

7. 缺氧 各种中毒、全身感染、恶性高热、低钾血症导致全身缺氧与微循环障碍时，也会出现程度不同的肌红蛋白尿。

8. 其他 原发性肌红蛋白尿症、家族性肌红蛋白尿症、系统性红斑狼疮等亦可出现肌红蛋白尿。

十五、微量白蛋白

微量白蛋白尿(microalbuminuria，MA)是指尿中白蛋白含量超出健康人参考区间，但又不能用常规试带法检测出来。尿微量白蛋白的检测是早期肾病灵敏、可靠的诊断指标。在糖尿病肾病极早期，尿液排泄量很低或呈间歇性排泄微量白蛋白尿；当尿中持续出现微量白蛋白时，则提示疾病发展为糖尿病肾病的早期，此时及时治疗可阻止疾病发展或逆转病变；如果排泄量持续超过 300 mg/24 h，即可诊断为糖尿病肾病。定期检测微量白蛋白对预防糖尿病肾病具有重要意义。

【检测方法及原理】

1. 放射免疫法 以放射性核素标记的免疫分析方法，其基本原理是标记抗原和非标记抗原对特异性抗体的竞争性结合反应。

2. 酶联免疫吸附法 受检标本和酶标记抗原或抗体按不同的步骤与固相载体表面的抗原或抗体起反应。用洗涤的方法使固相载体上形成的抗原-抗体复合物与其他物质分开，加入酶反应底物后，底物被酶催化成为有色产物，产物的量与标本中受检物质的量成正比，可根据颜色深浅进行定性或定量分析。

NOTE

3. 免疫比浊法 白蛋白抗原与其抗体在特殊的缓冲液中反应形成抗原-抗体复合物，出现浊度变化。反应体系中保持抗体过量时，抗原抗体反应生成的复合物将随着抗原量的增高而增高，反应液的浊度也随之增高，根据所测的吸光度与标准进行对照，推算出受检物中的微量白蛋白的含量。

【方法学评价】微量白蛋白测定的方法学评价见表 6-26。

表 6-26　微量白蛋白测定的方法学评价

方法	评价
放射免疫法	灵敏度、特异性、精密度、准确度高，回收率近 100%。适宜尿液微量白蛋白定量，但该法操作较复杂，有一定的放射性危害
酶联免疫吸附法	灵敏度、特异性高，标记试剂稳定，检测范围广泛，可检测几乎所有可溶性抗原-抗体系统。无放射性危害
免疫比浊法	灵敏度、精密度高，稳定性好，操作简便，测定速度快，用于仪器自动分析，无放射性危害

【质量保证】

1. 分析前　①尿液标本新鲜，及时检验，如采集 24 h 尿液标本，需冷藏保存；②能够影响浊度的因素均可致结果假性增高，如高脂血症，其脂蛋白小颗粒形成的浊度，特别是稀释比例较低时，易对结果造成干扰；③尿路感染、出血或标本被污染可致假阳性；④剧烈运动后，尿白蛋白排出量增高，以清晨、安静状态下采集的尿液标本检查为宜。

2. 分析中　检测过程严格遵守操作规程。如采用放射免疫法，应注意核素的半衰期及试剂盒的有效期。

3. 分析后　常规尿蛋白检测方法，如磺基水杨酸法、加热乙酸法和试带法等，无法检测尿微量白蛋白，故尿蛋白阴性时不能判定微量白蛋白阴性。对于疗效监测的患者，应使用同一标本采集方法和相同测定方法，利于疗效判断和结果回顾性分析对比。尿微量白蛋白标本收集和测定方法不同，报告方式也不同。定时尿需计算单位时间内的排泄率（μg/min，或 mg/24 h）；随机尿需用肌酐比值报告尿白蛋白排泄率（mg/mmol Cr 或 mg/g Cr）；晨尿需报告每升尿液中白蛋白排泄量（mg/L）。

【参考区间】以 24 h 尿白蛋白排泄总量即尿白蛋白排泄率表示。成人：(1.27±0.78) mg/mmol Cr 或(11.21±6.93) mg/g Cr。

【临床意义】尿微量白蛋白主要用于早期肾损伤的诊断，尿白蛋白排泄率持续超过 20 μg/min，常作为糖尿病、系统性红斑狼疮等全身性疾病早期肾损害的灵敏指标。

(1) 用于诊断早期糖尿病肾病：糖尿病患者如出现尿微量白蛋白，表明已出现早期糖尿病肾损害；如排泄量持续大于 300 mg/24 h，即可诊断为糖尿病肾病。尿白蛋白水平升高的糖尿病患者心血管疾病的死亡率、视网膜的病变及其晚期肾病的发生率会高 5～10 倍。

(2) 微量白蛋白亦是心血管疾病和高血压患者并发肾脏损伤的诊断指标之一。

(3) 微量白蛋白尿还见于：①大多数肾小球疾病、狼疮性肾炎、肾小管间质性疾病等；②高脂血症、充血性心力衰竭、肥胖；③自身免疫性疾病；④肝癌、肝硬化；⑤多发性骨髓瘤肾衰竭期等；⑥剧烈运动、大量饮酒等；⑦妊娠子痫前期。

十六、含铁血黄素

当组织内出血时，从血管中逸出的红细胞被巨噬细胞摄入，在溶酶体中降解，红细胞血红蛋白的 Fe^{3+} 与蛋白质结合形成电镜下可见的铁蛋白微粒，若干铁蛋白微粒聚集成光镜下可见的棕黄色较粗大的折光颗粒，称为含铁血黄素。含铁血黄素是一种不稳定的铁蛋白聚合体，为含铁质的棕色色素。血管内溶血产生过多的游离血红蛋白由肾脏排出，产生血红蛋白尿，其中一部分被肾小管上皮细胞重吸收，并在细胞内进行降解生成含铁血黄素，若超过肾小管上皮细胞的转运能力，则在上皮细胞内沉积，细胞脱落随尿排出，当尿液中出现含铁血黄素则为含铁血黄素尿。

【检测方法及原理】罗斯法：当尿中存在含铁血黄素时，其高铁离子与亚铁氰化钾作用，在酸性环境中产生蓝色的亚铁氰化铁沉淀，该反应称为普鲁士蓝反应。

【方法学评价】灵敏度低、特异性较高，操作方便，配制亚铁氰化钾试剂时应注意避免铁污染。

NOTE

【质量保证】

1. 分析前 尿液标本新鲜，及时检测。

2. 分析中 严格遵守操作规程，离心尿液标本时注意离心时间与速度。所用的试管、玻片、试剂均应防止铁污染，否则易导致假阳性。应同时做阴性对照，如亚铁氰化钾与盐酸混匀后即显深蓝色，说明试剂已被高铁离子污染，应重新配制。

3. 分析后 对不能合理解释的结果，选择其他方法进一步验证或重新留取标本检测。

【参考区间】阴性。

【临床意义】尿液含铁血黄素阳性表明肾实质有铁的沉积。常见于慢性血管内溶血、阵发性睡眠性血红蛋白尿、行军性肌红蛋白尿、自身免疫性溶血性贫血、恶性贫血、严重肌肉疾病等。在溶血初期，虽有血红蛋白尿，但血红蛋白尚未被肾小管上皮细胞摄取，未形成含铁血黄素，此时本试验可呈阴性。

（崔　宁）

第三节　尿液显微镜检查

尿液有形成分是指在光学显微镜下观察到的尿液细胞、管型、结晶及病原体等有形物质，这些物质的检查对泌尿系统疾病的诊断、鉴别诊断及预后判断等有重要价值。通过尿液有形成分显微镜检查可以弥补尿液理学、化学检验等检查中难以发现的异常变化，减少漏诊和误诊。目前，尿液显微镜检查仍是尿液有形成分检查的“金标准”。

美国临床与实验室标准协会规定，凡有下述情况的应进行显微镜检查：①医生提出显微镜检查要求；②需显微镜检查尿有形成分的患者（如泌尿科、肾病科患者，糖尿病患者、应用免疫抑制剂患者及妊娠妇女等）；③任何一项尿液理学、化学检验结果异常，尤其在干化学检查出现红细胞、白细胞、蛋白质和亚硝酸盐 4 项中任一项异常时，必须进行显微镜检查，并以显微镜检查结果为准。

一、检查方法

目前，尿液有形成分检查方法主要有显微镜检查法、尿沉渣分析仪法和干化学法（图 6-1）。由于尿沉渣分析仪法简单、快速、自动化程度高，故其临床广泛应用。但是，迄今为止尚无一种仪器可以完全替代传统显微镜检查法，尿沉渣显微镜检查仍然是一种简便、价廉、可靠的检查方法。

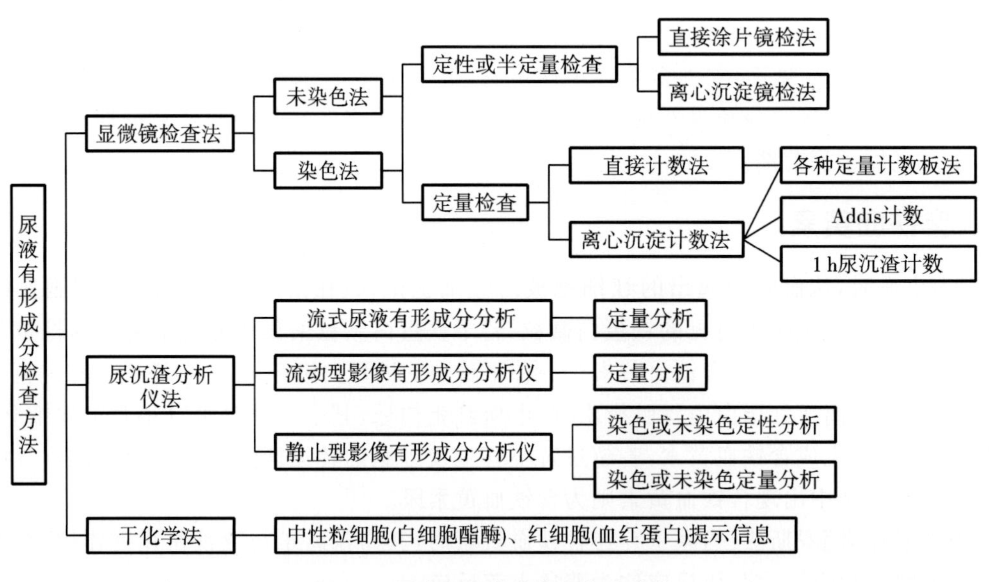

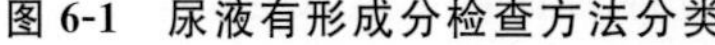
图 6-1　尿液有形成分检查方法分类

NOTE

(一) 未离心尿直接涂片镜检法

【检测方法及原理】未离心尿直接镜检法又称混匀一滴尿法，方法是取新鲜混匀的尿液 1 滴直接滴于载玻片上，覆以 18 mm×18 mm 盖玻片后，采用普通光学显微镜检查。先用低倍镜观察至少 20 个视野(可用高倍镜鉴定)的管型，再用高倍镜观察至少 10 个视野的细胞。结果报告方式：细胞，最低个数～最高个数/HP，或平均个数/HP；管型，最低个数～最高个数/LP，或平均个数/LP；结晶，往往以无、数个视野散在可见、少量、中等量、多量或以“1+～4+”报告；细菌、真菌、原虫、寄生虫虫卵等，报告方式见表 6-27。

表 6-27 尿液结晶、细菌、真菌、寄生虫虫卵报告方式

成分	−	±	1+	2+	3+
结晶	0	数个视野散在可见	1～4/HP	5～9/HP	≥10/HP
细菌、真菌	0	数个视野散在可见	各个视野均可见	量多或呈团状聚集	无数
原虫、寄生虫虫卵	0	数个视野散在可见	1/全片～4/HP	5～9/HP	≥10/HP

【方法学评价】①简便易行，快捷，成本低廉；②可最大限度地保持各类有形成分的原始形态，避免有形成分的破坏；③适用于浑浊、有形成分明显增多的尿液标本(如肉眼血尿、脓尿等)；④阳性率较低，仅能定性或半定量，且重复性差、易漏诊。

(二) 离心尿直接涂片镜检法

【检测方法及原理】取新鲜混匀的尿液 10 mL 于刻度离心管中，RCF(相对离心力)约 400g(1200～1300 r/min)离心 5 min，弃上清液留沉淀物 0.2 mL，混匀后取约 20 μL 沉淀物涂于载玻片上，用 18 mm×18 mm 盖玻片覆盖后进行显微镜检查。先用低倍镜(10×10)观察全片，再用高倍镜(10×40)仔细观察。细胞检查 10 个高倍视野，管型检查 20 个低倍视野。结果报告方式同未离心尿直接涂片镜检法。

【方法学评价】①阳性检出率高，重复性好，适用于外观清晰、有形成分较少的尿液标本；②操作烦琐、费时，可能破坏有形成分，难以标准化和准确定量，仅能半定量，已逐渐被标准化尿沉渣定量计数板法取代；③离心法是尿液有形成分检查标准化的基础，应尽量采用离心法。

(三) 标准化尿沉渣定量计数板法

【检测方法及原理】取新鲜混匀的尿液 10 mL 于刻度离心管中，RCF 400g 离心 5 min，离心后移去上清液，保留沉淀物及尿液量至刻度 0.2 mL 处。取混匀后尿沉淀物 1 滴(15～20 μL)充入标准化尿沉渣定量计数板。先用低倍镜观察，再用高倍镜计数，计数 1 μL 尿沉渣内的细胞与管型数(/μL)，尿液结晶、细菌、寄生虫虫卵等以“−”“1+”“2+”“3+”表示。

尿液有形成分定量计数板有多种，如 FAST-READ10 尿沉渣定量计数板、Kova 计数板、Fuchs-Rosenthal 计数板及改良牛鲍计数板等。FAST-READ10 尿沉渣定量计数板是由清晰度极高的光学硬质塑料经高温、高压制成的一次性计数板(图 6-2)，分为 10 个彼此独立封闭的计数室，可检测 10 个标本。每个计数室一侧有 1 个竖条长方形计数区(大方格)，内含 10 个中方格，每个中方格边长为 1 mm，深 0.1 mm，容积为 0.1 μL，故每个计数室(大方格)容积为 1 μL。为便于观察与计数，每个中方格内又分为 9 个小方格。

【参考区间】尿液有形成分检查的参考区间见表 6-28。

表 6-28 尿液有形成分检查的参考区间

方法	红细胞	白细胞	透明管型	上皮细胞	细菌和真菌
未离心尿直接涂片镜检法	0～偶见/HP	0～3/HP	0～偶见/LP	少见	−
离心尿直接涂片镜检法	0～3/HP	0～5/HP	0～偶见/LP	少见	−
直接定量计数法	0～1/μL	0～2/μL	−	−	−

续表

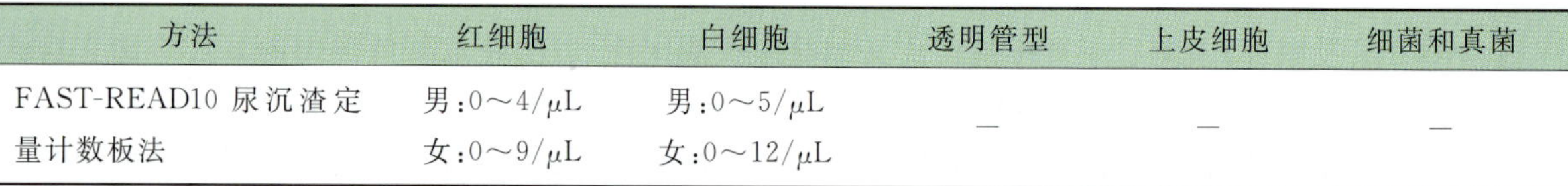

方法	红细胞	白细胞	透明管型	上皮细胞	细菌和真菌
FAST-READ10 尿沉渣定量计数板法	男:0～4/μL 女:0～9/μL	男:0～5/μL 女:0～12/μL	—	—	—

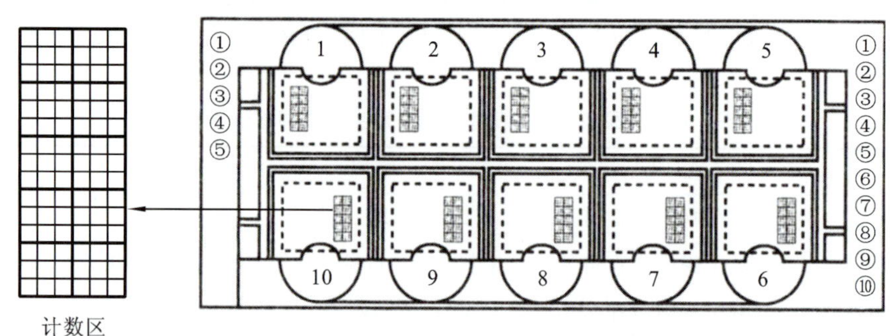

图 6-2 FAST-READ10 尿沉渣定量计数板结构图

【方法学评价】①尿沉渣定量计数板是规范化、标准化的器材，符合 CLSI 和 CCCLS 的要求；②成本较高，操作烦琐，但阳性率高；③目前推荐尿液有形成分定量检查方法；④要求尿沉渣留量要准确。

（四）尿沉渣染色检查法

一般情况下，尿液有形成分检查不需要染色，但为了鉴别病理性有形成分和提高上皮细胞、白细胞、闪光细胞、管型、结晶、细菌和真菌的对比度，有助于上述成分的识别，防止漏检透明管型，可在染色后进行显微镜检查。尿液有形成分染色方法有 Sternheimer-Malbin(S-M)染色法、Sternheimer(S)染色法、Wright-Giemsa 染色法、Papanicolaou 染色法、苏丹Ⅲ染色法、免疫化学染色法等，以 Sternheimer-Malbin 染色法和 Sternheimer 染色法较为常用。

1. Sternheimer-Malbin 染色法

【检测原理】染色液的主要染料有结晶紫和沙黄。由于尿沉渣中的各类细胞、管型等成分的化学性质的差异，其对染料的物理吸附与化学结合程度不同，经染色后呈现特定的颜色，形态清晰、易于识别。

【染色效果】红细胞呈淡紫色；多形核白细胞胞核呈橙红色、胞质内可见颗粒；闪光细胞胞核呈淡蓝色或蓝色、胞质内颗粒呈苍白色或淡蓝色；上皮细胞胞核呈紫色、胞质呈淡紫色至粉红色。活体细胞呈粉红色或不着色，死亡细胞呈深紫色。透明管型呈粉红色或淡紫色；颗粒管型呈淡红色至蓝色；细胞管型呈深紫色；脂肪管型不着色。

2. Sternheimer 染色法

【检测原理】染色液的主要染料是阿利新蓝(alcian blue)和派诺宁 B(pyronin B)。染色后，细胞核和管型基质可被阿利新蓝染成蓝色，细胞质及核糖核酸(RNA)可被派诺宁 B 染成红色，形成红与蓝的明显反差，易于比较观察，细胞结构更清楚，尤其是病理成分更容易辨认。

【染色效果】红细胞呈淡红色或无色；多形核白细胞胞核呈深蓝色、淡蓝色或无色；鳞状上皮细胞呈淡粉红色或紫红色；移行上皮细胞、肾小管上皮细胞呈紫红色。细胞管型呈淡蓝色或深蓝色；颗粒管型呈粉红色至深紫色。

【方法学评价】尿液有形成分染色方法评价见表 6-29。

表 6-29 尿液有形成分染色方法及评价

方法	评价
Sternheimer-Malbin 染色法	能鉴别管型(尤其是透明管型)及红细胞、白细胞、上皮细胞等
Sternheimer 染色法	可弥补 Sternheimer-Malbin 染色法染料易沉淀而出现染色偏深的缺陷，对红细胞、白细胞染色清晰，能对管型和上皮细胞分类，区分白细胞和上皮细胞

NOTE

续表

方法	评价
Wright-Giemsa 染色法	可鉴别中性粒细胞、淋巴细胞、单核细胞和嗜酸性粒细胞，能识别血小板管型
Papanicolaou 染色法	可观察有形成分的细微结构，易于识别肾上皮细胞、异常上皮细胞、腺上皮细胞及鳞状上皮细胞，对肿瘤细胞和肾移植排斥反应具重要诊断价值
苏丹Ⅲ染色法	对鉴别脂肪管型、卵圆形脂肪体及胆固醇结晶染色效果好
过氧化物酶染色法	可鉴别不典型的红细胞与白细胞，并可区分中性粒细胞管型和肾上皮细胞管型
阿利新蓝、中性红等混合染色法	对管型染色效果较好，可区分管型和上皮细胞的种类；可根据染色后红细胞形态，分辨新鲜红细胞、小红细胞、影红细胞、皱缩红细胞等
荧光抗体、酶联免疫抗体染色法	用于肾活检和鉴定管型内沉积的免疫球蛋白，特异性好、准确度高

（五）1 h 尿液有形成分排泄率

1 h 尿液有形成分排泄率又称为 1 h 尿液有形成分计数，它计数 3 h 内尿液细胞、管型的数量，再换算为 1 h 的排出量。因留取计时尿定量计数，能更准确地反映泌尿系统的状况，对泌尿系统疾病的诊断可提供较为可靠的依据。

【检测方法及原理】在患者不受限制的情况下，准确留取 3 h 内(6:00～9:00)的全部尿液；准确测量 3 h 尿量，充分混匀；取混匀尿液 10 mL，1500 r/min 离心 5 min，用吸管吸弃上层尿液 9 mL，留下 1 mL，充分混匀；吸取混匀尿液 1 滴，充于改良牛鲍计数板内；细胞计数 10 个大方格，管型计数 20 个大方格。换算成 1 h 尿液中细胞和管型的数量。

$$1\ \text{h 尿液中细胞数}=10\ \text{个大方格细胞总数}\times\frac{1000}{10}\times\frac{3\ \text{h 尿量(mL)}}{3}$$

$$1\ \text{h 尿液中管型数}=\frac{20\ \text{个大方格细胞总数}}{2}\times\frac{1000}{10}\times\frac{3\ \text{h 尿量(mL)}}{3}$$

式中：1000 为微升换算成毫升的换算系数，10 为尿液的浓缩倍数。

【方法学评价】①该法留取尿液时间短，除不能大量饮水外不需限制饮食，标本不必加防腐剂，对尿有形成分影响小，适用于门诊和住院患者连续检查。②如有尿酸盐结晶析出，可将尿液置于 37 ℃下温浴使结晶溶解；有磷酸盐结晶析出时，可加 1%的乙酸 1～2 滴，调节尿液 pH 为 5，去除磷酸盐结晶，但加酸不能过多，以免破坏红细胞及管型。

【参考区间】红细胞：男性<3×10^4/h，女性<4×10^4/h。白细胞：男性<7×10^4/h，女性<14×10^4/h。管型<3400/h。

（六）尿液颗粒计数参考方法

尿液有形成分分析又可称为颗粒分析(particle analysis)，已实现自动化。为提高自动化仪器检测结果的准确性并提供校准品靶值，2003 年国际实验血液学学会参考美国、欧洲和日本尿液分析指南和标准，提出了尿液颗粒计数的参考方法，用于尿液红细胞、白细胞、透明管型和鳞状上皮细胞参考计数。

【检测方法及原理】将新鲜尿液混匀后充入 Fuchs-Rosenthal 血细胞计数板内，静置 5 min。先用低倍镜(10×10)观察整个计数盘，保证颗粒分布均匀，然后用高倍镜(10×40)计数颗粒数量，大型颗粒如管型和鳞状上皮细胞等可在低倍镜下观察并计数，换算为“/μL”报告。为便于颗粒的识别，提高检测的准确性，推荐使用相差显微镜和 Sternheimer 活体染色法。

Fuchs-Rosenthal 血细胞计数盘(图 6-3)：每侧计数室分为 16 个大格，每个大格体积为 1 mm(长)×1 mm(宽)×0.2 mm(高)=0.2 μL，每块计数盘有两个计数池，总体积为 2×16 ×0.2 μL=6.4 μL。

【方法学评价】①该方法是自动化尿液颗粒计数的参考方法，采用不离心的新鲜尿液。②大型颗粒如管型和鳞状上皮细胞至少计数 50 个，白细胞、红细胞至少计数 200 个方可达到颗粒计数的统计学精密度。③可用于评价尿液颗粒分析的自动化仪器，验证检测结果的准确度。

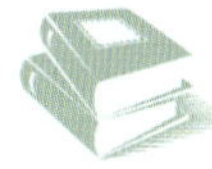

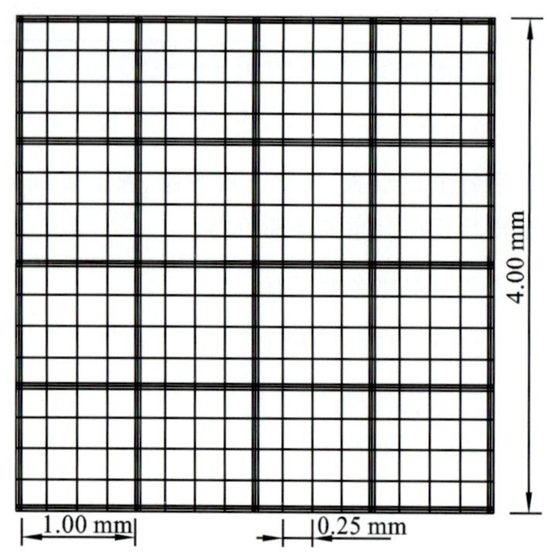

图 6-3 Fuchs-Rosenthal 血细胞计数盘

二、尿液细胞

(一) 红细胞

未染色的正常红细胞呈浅黄色、双凹圆盘状，直径 7～8 μm，厚约 2 μm，中度折光性，侧面观呈沙漏状。尿液红细胞形态变化受渗透压、pH、红细胞来源及体外放置时间等因素的影响。①高渗尿液：红细胞皱缩，体积缩小，如锯齿形、棘形或桑葚状。②低渗尿液：红细胞胀大，血红蛋白逸出，仅留下细胞膜，成为大小不等的空环形或面包圈样，称为影红细胞（ghost cell）、环形红细胞或红细胞淡影（blood shadow）。③酸性尿液：红细胞膜脂质内层面积增加，体积变小。④碱性尿液：红细胞膜脂质外层面积增加，细胞肿胀，边缘不规则，容易溶解破裂。

尿液畸形红细胞多由细胞大小、形态、色素等变化而引起，常见异形红细胞见表 6-30。

尿液显微镜检查时，尿液红细胞需要与脂肪滴、酵母菌、草酸钙结晶、草酸盐结晶等相鉴别，鉴别要点见表 6-31。

表 6-30 尿液常见异形红细胞

异常形态	特点
大小改变	
大红细胞	直径＞10 μm
小红细胞	直径＜6 μm，且常大小不等
外形轮廓改变	
棘红细胞	细胞质由内向外侧伸出 1 个或多个芽孢样突起，又称芽孢状红细胞
皱缩红细胞	红细胞因高渗脱水而颜色较深的皱缩形球体，如桑葚状、星芒状
锯齿形红细胞	红细胞表面突起出现大小高低基本一致的突起状态，均匀分布
红细胞碎片	红细胞破碎、不完整，如马蹄形、三角形、月牙形等
血红蛋白含量改变	
影红细胞	红细胞膜极薄，血红蛋白流失，红细胞呈淡影状态
古钱样红细胞	因血红蛋白丢失，形成四边形或三角形的中空状态
颗粒形红细胞	血红蛋白丢失，细胞质内有颗粒状间断沉积
环形红细胞	血红蛋白丢失，或细胞质凝集，形成面包圈样空心圆环

表 6-31 尿液红细胞与脂肪滴、酵母菌、草酸钙结晶的鉴别

鉴别内容	红细胞	脂肪滴	酵母菌	草酸钙结晶
形态	淡黄色、圆盘形	无色、正圆形	无色、椭圆形	圆形或椭圆形
折光性	弱	强	强	强
大小	一致	相差悬殊	不一	不一
排列	无规律	散在	出芽	常有典型草酸钙结晶并存
皂素破碎试验	破碎	不破碎	不破碎	不破碎
化学试验	隐血试验常阳性	苏丹Ⅲ染色阳性	隐血试验常阴性	隐血试验常阴性

健康人离心尿液红细胞 0～3/HP，如镜下红细胞＞3/HP，此时尿液外观没有可见的血（红）色，称为镜下血尿（microscopic hematuria），如果 1 L 尿液含全血量在 1 mL 以上，肉眼可见尿液呈不同程度的红色浑浊，称为肉眼血尿（gross hematuria）。

NOTE

新鲜尿液红细胞形态对于鉴别肾小球性血尿和非肾小球性血尿有重要价值，见表6-32。检查时不仅要注意红细胞数量，还必须注意其形态的变化。一般经普通光学显微镜检查即可，必要时可利用相差显微镜、扫描电镜检查。经细胞活体染色后观察尿液中红细胞。根据尿液红细胞形态可将血尿分为三种类型。

表 6-32 异常红细胞形态鉴别血尿来源

红细胞形态	肾小球性血尿	非肾小球性血尿
多形性/(%)	≥80	<50
棘形红细胞/(%)	≥5	<5
MCV/fL	≤70	>80
红细胞体积曲线	非正态分布	正态分布

1. 均一性红细胞血尿(isomorphic erythrocyte hematuria) 多为非肾小球性血尿，以正常红细胞或单一形态红细胞为主(>70%)，尿蛋白阴性或弱阳性。其红细胞形态和大小正常，呈双凹圆盘状，细胞膜完整(图6-4)。偶见影红细胞或棘形红细胞，但异常形态种类一般不超过2种。

均一性红细胞血尿常见于肾小球以下部位和泌尿系统毛细血管破裂所致的出血，红细胞未受肾小球基底膜挤压，故形态正常。来自肾小管的红细胞虽受pH及渗透压变化的作用，但因时间短暂，变化轻微，故也属均一性红细胞血尿。

均一性红细胞血尿临床常见于：①暂时性镜下血尿：可见于健康人，尤其是在青少年剧烈运动、急行军、冷水浴、站立时间过长或重体力劳动后。女性患者应注意月经血的污染，应通过询问病史或动态观察加以区别。②泌尿系统疾病：如泌尿系统炎症、肿瘤、结核病、结石、创伤、肾移植排斥反应和先天性畸形等。血尿有时是泌尿系统恶性肿瘤的唯一临床表现。③生殖系统疾病：如前列腺炎、精囊炎等。④其他：各种原因引起的出血性疾病，如特发性血小板减少性紫癜(ITP)、血友病、再生障碍性贫血等。

2. 非均一性红细胞血尿(dysmorphic erythrocyte hematuria) 又称为变形红细胞性血尿(metamorphotic erythrocyte hematuria)，多为肾小球性血尿(图6-5)。尿液中异形红细胞占比大于70%，类型至少2种。常伴有尿蛋白增多和颗粒管型、红细胞管型、肾小管上皮细胞管型等。红细胞多为大小改变、形态异常、血红蛋白分布及含量变化，体积可相差3～4倍，常见大红细胞、小红细胞、棘形红细胞、皱缩与锯齿形红细胞、影红细胞、半月形红细胞、颗粒形红细胞等，其血红蛋白含量不一。

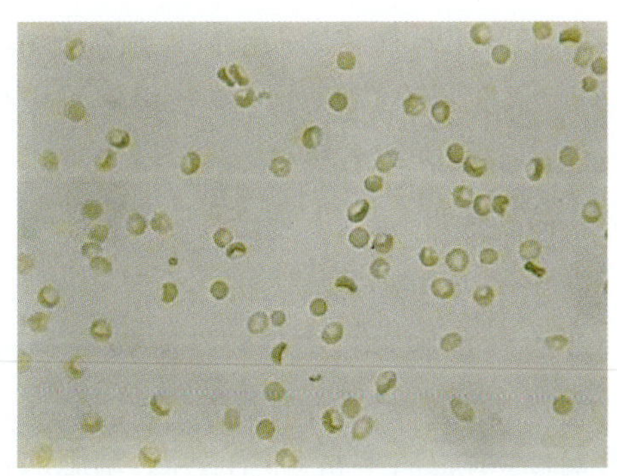

图 6-4 均一性红细胞血尿红细胞(未染色)

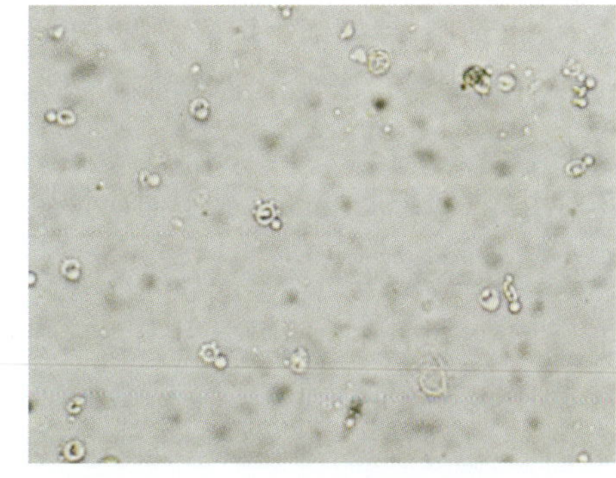

图 6-5 非均一性红细胞血尿红细胞(未染色)

引起非均一性红细胞血尿的因素：①肾小球基底膜病理性改变对红细胞的挤压损伤。②各段肾小管内不断变化的pH、渗透压、介质张力、代谢产物(如脂肪酸、溶血磷脂酰胆碱、胆酸等)对红细胞的作用。临床常见于急、慢性肾小球肾炎，慢性肾盂肾炎，红斑狼疮性肾炎，肾病综合征等。

3. 混合性血尿(mixture hematuria) 异形红细胞占20%～70%，依据某类红细胞超过50%，又可分为均一性和非均一性红细胞为主型的血尿。混合性血尿提示红细胞可能来源于一个以上部位，有肾小球性，也可伴有非肾小球性。引起混合性血尿的疾病不多，IgA肾病居首位。

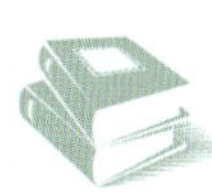

NOTE

(二) 白细胞

健康人尿液中的白细胞主要为中性粒细胞，也可出现淋巴细胞、单核细胞及嗜酸性粒细胞。尿液常规检查不要求对白细胞进行分类，但掌握尿液白细胞形态特征，有助于与肾小管上皮细胞及其他恶性肿瘤细胞相鉴别。

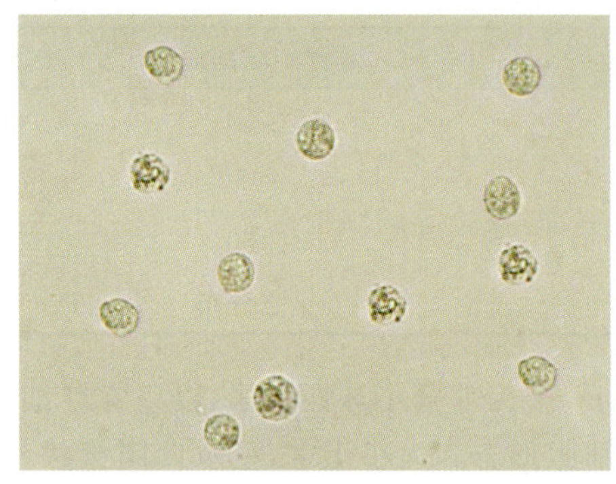

图 6-6　尿液中白细胞(未染色)

尿液内中性粒细胞主要为中性分叶核粒细胞，呈圆形，直径 10～14 μm，呈灰白色，常分散存在，外形完整(图 6-6)。未染色时细胞核较模糊，加 1% 乙酸处理后，细胞核清晰可见；细胞质内颗粒清晰可见，无明显退变。活的中性粒细胞在尿中有运动和吞噬能力，可吞噬细菌、真菌、红细胞和胆红素结晶等。Wright-Giemsa 染色后中性粒细胞的细胞核呈紫红色，细胞质中可见紫色颗粒。

在不同的渗透压和 pH 条件下，白细胞的形态可发生改变。①低渗尿液中，中性粒细胞胞质内颗粒呈布朗运动，因光的折射在油镜下可见灰蓝色发光现象，运动似星状闪光，故称闪光细胞(glitter cell)，多见于急性肾盂肾炎；②在低渗及碱性尿液中，白细胞胞体肿大，直径可达 18 μm，约半数在 2 h 内溶解，细胞核着色较淡；③在高渗及酸性尿液中，白细胞常皱缩，直径多为 8～10 μm。

在炎症过程中，中性粒细胞被破坏、变性或坏死，外形多变，不规则，细胞质内充满颗粒，细胞核模糊不清，常聚集成团，边界不清，称为脓细胞(pus cell)。脓细胞与白细胞并无本质上的区别，两者常相伴增多，而其数量多少则更为重要。尿液白细胞 > 5/HP，或白细胞大于 40000/h，称镜下脓尿(microscopic pyuria)。尿液中含大量白细胞，呈乳白色，甚至出现块状，称为肉眼脓尿(macroscopic pyuria)。

【尿白细胞增多的临床意义】

1. 中性粒细胞增多　主要见于泌尿系统炎症，如肾盂肾炎、膀胱炎、前列腺炎、精囊炎、尿道炎、肾结核等，也可见于肾肿瘤。闪光细胞常见于肾盂肾炎、膀胱炎。中性粒细胞增多也可见于女性生殖系统炎性分泌物污染的尿液。

2. 淋巴细胞、单核细胞增多　见于肾移植排斥反应、新月体形肾小球肾炎、应用抗生素及抗癌药物所致间质性肾炎等。尿液中淋巴细胞增多，还可见于病毒感染。急性肾小管坏死时单核细胞可减少或消失。

3. 嗜酸性粒细胞增多　见于间质性肾炎、变态反应性泌尿系统炎症。

(三) 吞噬细胞

吞噬细胞(phagocyte)可分为小吞噬细胞和大吞噬细胞。小吞噬细胞来自中性粒细胞，多吞噬细菌等微小物体。大吞噬细胞来自单核细胞，称为巨噬细胞(macrophage)，体积为白细胞的 2～3 倍，常为圆形或椭圆形，边缘不整；细胞核呈类圆形或肾形，结构细致，稍偏位；细胞质丰富，常有空泡，细胞质内有较多吞噬物，如红细胞、白细胞碎片、脂肪滴、精子、颗粒及其他成分(图 6-7)。有时细胞质还可见空泡及伸出阿米巴样伪足，新鲜尿液中还可见到伪足的活动。

尿液吞噬细胞见于泌尿系统急性炎症，如急性肾盂肾炎、膀胱炎、尿道炎等，且常伴白细胞增多，并伴有脓细胞和细菌。尿液吞噬细胞的数量常与炎症程度密切相关。

(四) 上皮细胞

尿液中脱落上皮细胞来源于泌尿系统不同部位，阴道上皮细胞也可混入尿液。根据组织学和形态学分类，对泌尿系统病变的定位诊断有重要的意义。

NOTE

1. 肾小管上皮细胞(renal tubular epithelium)　又称多边细胞或小圆上皮细胞，来源于肾小管，形态不一，常呈多边形（图 6-8），较中性粒细胞约大 1.5 倍，直径 15 μm 左右，单个核，核较大且明显，多圆形，核膜厚且清晰易见，细胞质中有小空泡、颗粒或脂肪滴，颗粒分布不规则，数量不定。在某些慢性疾病（如慢性肾炎、肾梗死等）时，肾小管上皮细胞易发生脂肪变性，细胞质内出现数量不等、分布不均的脂肪颗粒或脂肪滴样小空泡，称为卵圆形脂肪小体（oval fat body，OFB）或脂肪颗粒细胞（图 6-9），是肾小管上皮细胞鉴别的特殊结构，在偏振显微镜下显示“马耳他十字”（如脂肪滴太小，此结构可能不明显）。当血管内溶血时，游离血红蛋白由肾脏排出，产生血红蛋白尿，其中一部分被肾小管上皮细胞重吸收并降解，生成含铁血黄素颗粒。含铁血黄素颗粒（图 6-10）若超过肾小管上皮细胞转运能力，在上皮细胞内沉积，细胞脱落随尿排出，形成含铁血黄素尿，尿沉渣经普鲁士蓝染色后可呈蓝色颗粒（即 Rouse 试验阳性），常见于急、慢性血管内溶血（急性血管内溶血时，含铁血黄素尿几天后才出现）。如肾小管上皮细胞内脂肪颗粒或含铁血黄素颗粒较多，甚至覆盖于核上，又称复粒细胞（compound granular cell）。

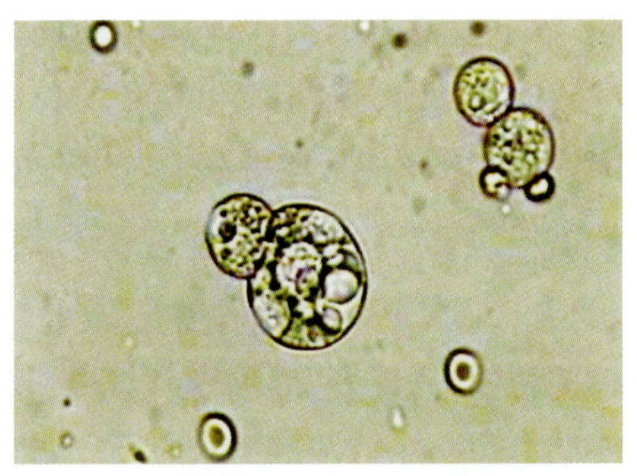

图 6-7　尿液中吞噬细胞（未染色）

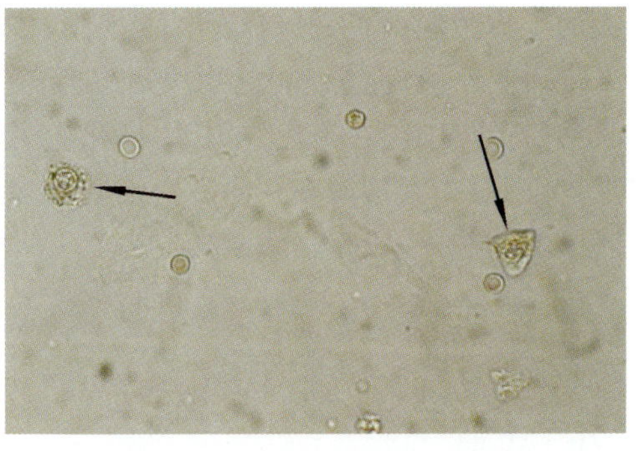

图 6-8　肾小管上皮细胞（未染色）

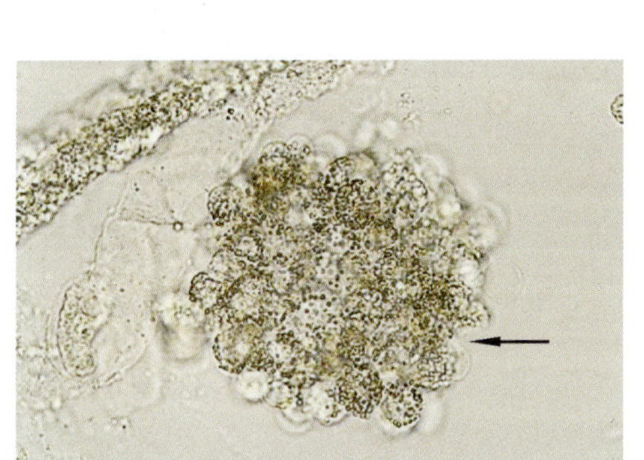

图 6-9　脂肪颗粒细胞（未染色）

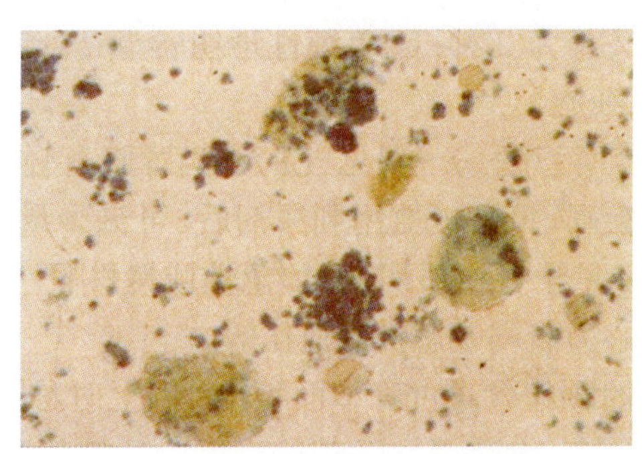

图 6-10　含铁血黄素颗粒（铁染色）

尿液中出现肾小管上皮细胞常见于肾小管病变。成堆出现提示肾小管有急性坏死性病变。肾移植术后大约 1 周，尿液内出现较多的肾小管上皮细胞，随后逐渐减少至恢复正常。当发生排斥反应时，可再次大量出现，并可见上皮细胞管型。

2. 移行上皮细胞（transitional epithelium）　来源于肾盂、输尿管、膀胱、尿道近膀胱等处，尿液中单独出现少量移行上皮细胞无明显的临床意义。移行上皮细胞增多提示相应部位的病变。

（1）表层移行上皮细胞：又称大圆上皮细胞，其体积、形态可随着器官的充盈和收缩状态而变化。器官充盈时，细胞体积为白细胞的 4～5 倍，多呈不规则圆形，细胞核较小，常居中；器官收缩时，则胞体较小，为白细胞的 2～3 倍，形态较圆（图 6-11）。健康人尿液中偶见，膀胱炎时大量成片脱落。

（2）中层移行上皮细胞：体积大小不一，常呈梨形、纺锤形或带尾形，细胞核较大，呈圆形或椭圆形（图 6-12），又称尾形上皮细胞或纺锤状上皮细胞。因多来自肾盂，故又称为肾盂上皮细胞。有时亦可来自输尿管及膀胱颈部。肾盂、输尿管和膀胱颈部有炎症时可成片出现尾形上皮细胞。

（3）底层移行上皮细胞：形态较圆，与肾小管上皮细胞统称为小圆上皮细胞（图 6-13）。但两者有差别，底层移行上皮细胞体积较大，而细胞核较小。肾小管上皮细胞体积较小，而细胞核较大。主要见于尿道底层炎症，尤其是慢性膀胱炎。

3. 鳞状上皮细胞（squamous epithelial cell）　又称扁平上皮细胞（pavement epithelial cell），为尿液

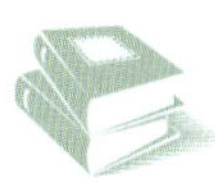

NOTE

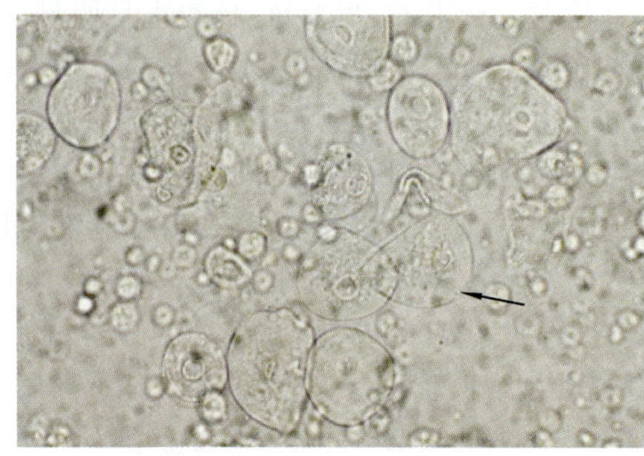

图 6-11　表层移行上皮细胞(未染色)

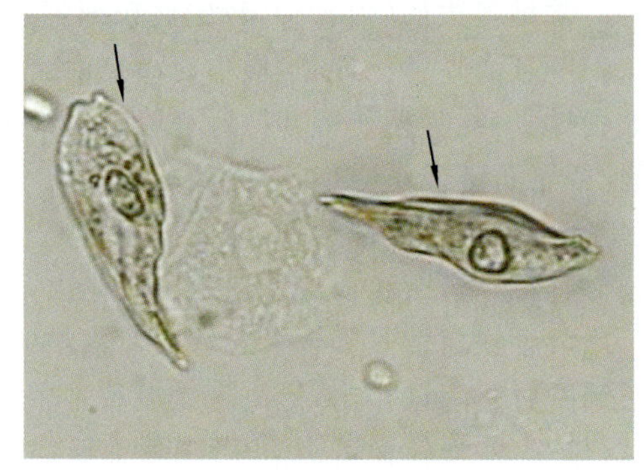

图 6-12　中层移行上皮细胞(未染色)

中最大的上皮细胞,扁平似鱼鳞状、不规则,多边多角,边缘常卷曲,细胞核很小,呈圆形或卵圆形,有时可有 2 个以上小核,完全角化者核更小,甚至看不见(图 6-14)。主要来源于尿道外口和阴道的表层,膀胱黏膜移行上皮细胞在炎症作用下,易化生为鳞状上皮细胞,并脱落于尿液中。健康人尿液中可见少量鳞状上皮细胞,如大量增多并伴有白细胞增多,则提示有泌尿系统炎症。女性常见阴道分泌物来源的阴道鳞状上皮细胞,一般无临床意义。

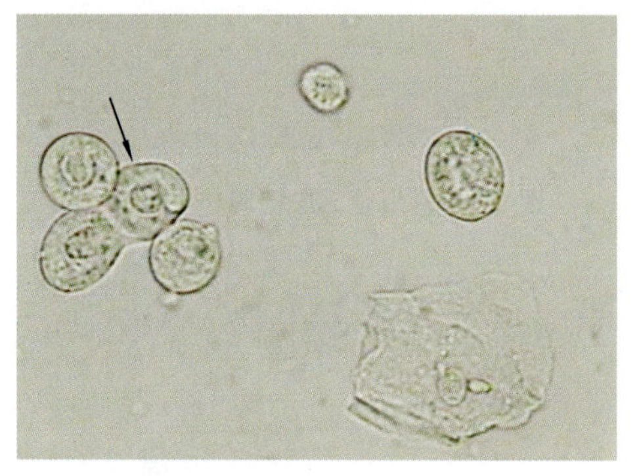

图 6-13　底层移行上皮细胞(未染色)

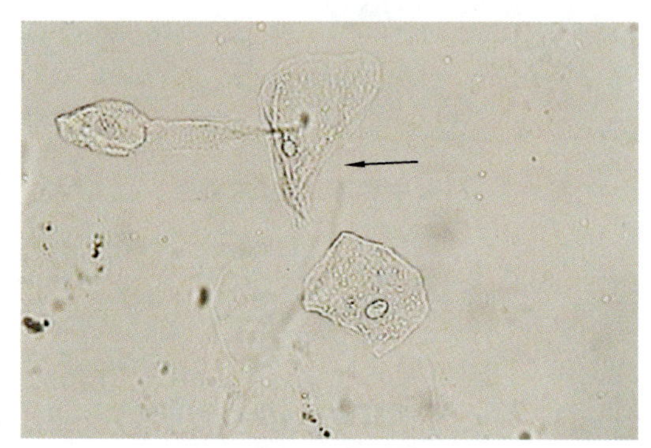

图 6-14　鳞状上皮细胞(未染色)

三、尿液管型

(一) 管型及其形成条件

管型(cast)是蛋白质、细胞、结晶等有机物或无机物在肾小管(远曲小管)和集合管内凝聚而成的圆柱状蛋白聚合体,又称为圆柱状体(cylinder)。管型是尿液重要的病理成分,其出现多提示肾实质性损伤。

管型形成应具备三个基本条件:①原尿中有白蛋白、Tamm-Horsfall 蛋白(T-H 蛋白),是管型形成的基质,其中 T-H 蛋白最易形成管型的核心。②肾小管有浓缩和酸化尿液的能力:浓缩可使形成管型的蛋白质及盐类浓度增高,而酸化可促进蛋白质进一步变性凝聚和沉淀。③肾脏有可供交替使用的肾单位:有利于管型的形成与排泄,即处于“休息”状态的肾单位有尿液淤滞、有足够的时间形成管型,当该肾单位重新排尿时,已形成的管型便随尿液排出。

(二) 管型的类型及临床意义

尿液管型的主要类型:透明管型、颗粒管型、细胞管型、蜡样管型和其他特殊类型管型。

1. 透明管型(hyaline cast)　主要由 T-H 蛋白和少量白蛋白构成,呈无色透明状,在碱性尿液中可溶解消失,又称玻璃管型。透明管型呈规则的圆柱体状,长短粗细不一,两边平行,两端钝圆(一端可稍尖细呈尾形),平直略弯曲,甚至扭曲,折光性弱、质地菲薄,表面光滑(图 6-15)。透明管型经 Sternheimer 染色呈蓝色,Sternheimer-Malbin 染色呈粉红色或紫色。根据透明管型是否含有细胞和颗粒又分为 2 种:①单纯性透明管型:不含颗粒和细胞。②复合性透明管型:含有较少量颗粒和(或)细胞。

NOTE

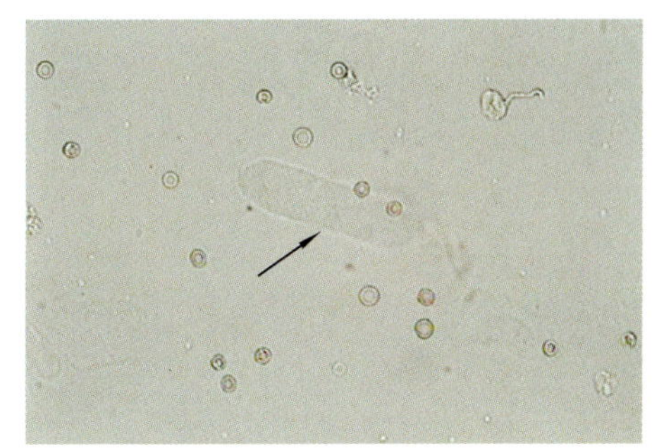

图 6-15 透明管型(未染色)

健康成人尿液中偶见透明管型(0～偶见/LP),老年人尿液中可见增多。当肾脏有轻度或暂时性功能改变时,如剧烈运动、长期发热、心力衰竭、麻醉或服用利尿剂后可出现一过性增多。透明管型明显增多见于肾实质病变,如急性和慢性肾小球肾炎、肾病综合征、急性肾盂肾炎、肾淤血、充血性心力衰竭及恶性高血压等。

2. 颗粒管型(granular cast) 管型基质中的颗粒含量占管型体积的 1/3 以上时称颗粒管型。颗粒来自崩解变性的细胞残渣、血浆蛋白及其他物质。颗粒管型外形常较透明管型短而宽大,容易折裂,可有不规则的断端,颗粒轮廓清晰,呈无色、淡黄褐色或棕黑色。按颗粒的粗细又分为粗颗粒管型和细颗粒管型两种,前者充满粗大颗粒,常呈暗褐色(图 6-16),后者含许多细沙样颗粒,不透明,呈灰色或微黄色(图 6-17)。Sternheimer 染色:管型基质呈蓝色,颗粒呈红紫色、深紫色;Sternheimer-Malbin 染色:管型基质呈粉红色,颗粒呈淡紫色、紫蓝色。

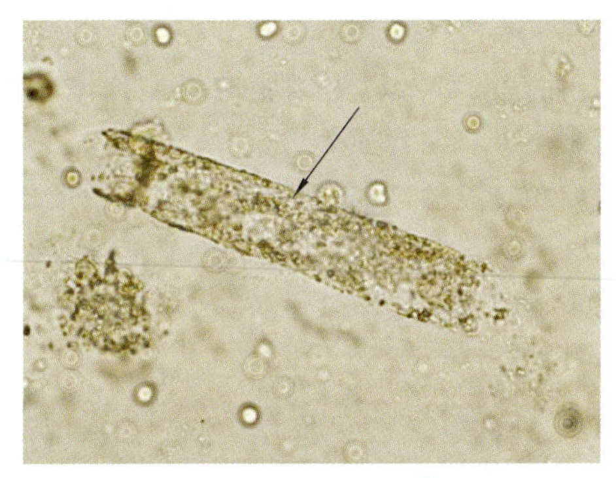

图 6-16 粗颗粒管型(未染色)

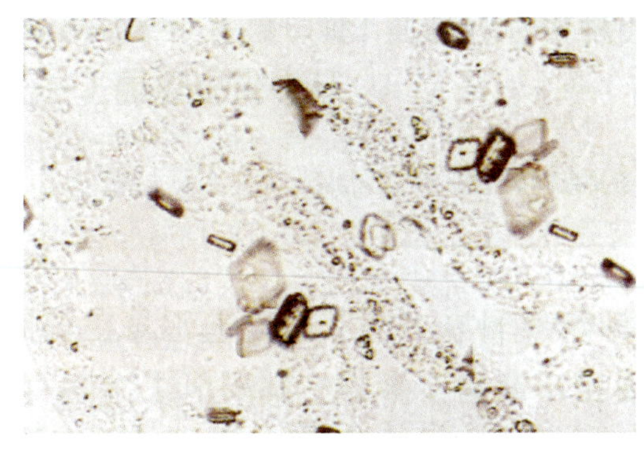

图 6-17 细颗粒管型(未染色)

健康人尿液中一般无颗粒管型,在剧烈运动后、脱水和发热时尿液中偶见细颗粒管型。颗粒管型的增多提示肾脏有实质性病变,见于急、慢性肾小球肾炎、肾病综合征、肾小管硬化症、慢性肾盂肾炎等。在急性肾衰竭的多尿早期尿液可出现大量颗粒管型。慢性肾炎晚期出现颗粒管型时提示预后不良。颗粒管型常伴随透明管型出现,多见于急、慢性肾小球肾炎,肾病综合征,肾小管硬化症,肾盂肾炎,严重感染及肾动脉硬化。在疾病进展期,粗颗粒管型多见。

3. 细胞管型(cellular cast) 管型基质中含有细胞且其含量占管型体积的 1/3 以上时称为细胞管型。根据所含细胞类别分为红细胞管型、白细胞管型和肾上皮细胞管型等。

1) 红细胞管型(erythrocyte cast) 管型基质中嵌有形态完整的红细胞,数量常在 10 个以上,外观呈淡黄色(图 6-18)。当肾单位梗死时,红细胞管型可发生变性,尿液中出现粗大、棕色的颗粒管型。也可因红细胞破坏溶解而形成红褐色的血液管型(blood cast)或均质化的血红蛋白管型(hemoglobin cast)。

红细胞管型是因肾小球或肾小管出血所致,多见于急性肾小球肾炎、慢性肾炎急性发作、肾出血、急性肾小管坏死、肾移植排斥反应、肾静脉血栓形成、恶性高血压、狼疮性肾炎、亚急性心内膜炎及 IgA 肾病等。

2) 白细胞管型(leukocyte cast) 管型基质中充满白细胞或脓细胞,且多退化变性或坏死(图 6-19),可单独存在,也可同肾上皮细胞管型、红细胞管型并存。所含白细胞一般是中性粒细胞,但在肾移植排斥反应时可见较多淋巴细胞。管型内白细胞呈球状,但常重叠聚集成块状,当细胞折光性良好时,镜下容易识别,但当细胞退变后,有时很难与肾上皮细胞管型区分,可通过染色标本观察细胞核及细胞质特点,加酸后中性粒细胞的核分叶情况更清楚,中性粒细胞管型经过氧化物酶染色呈阳性反应。

尿液白细胞管型出现提示肾实质感染性病变,见于急性肾盂肾炎、肾脓肿、间质性肾炎、急性肾小球

NOTE

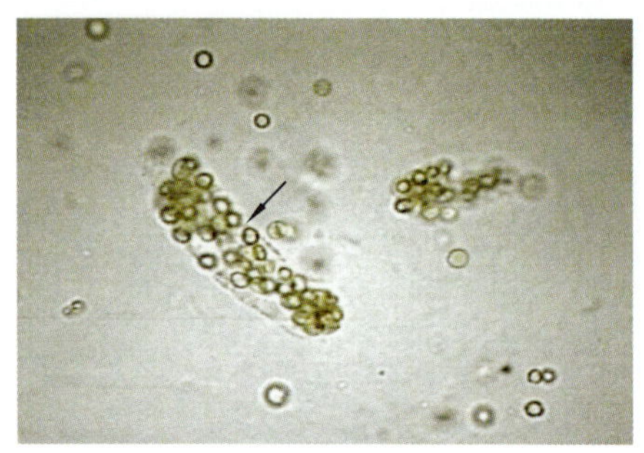

图 6-18　红细胞管型(未染色)

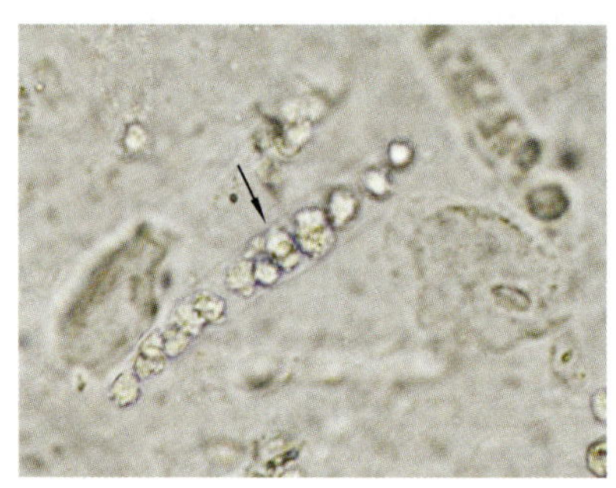

图 6-19　白细胞管型(未染色)

肾炎、肾病综合征、狼疮性肾炎等。

3）肾上皮细胞管型(renal epithelial cast)　又称上皮细胞管型,管型基质中含肾小管上皮细胞(图 6-20),典型上皮细胞呈瓦片状排列、大小不等、细胞核模糊,可充满管型。

健康人尿液无肾上皮细胞管型,若出现则提示肾小管病变、肾小管上皮细胞变性脱落,如急性肾小管坏死、间质性肾炎、肾病综合征、慢性肾炎晚期、肾淀粉样变性、子痫及金属或药物中毒等。肾移植后 3 天内尿液出现肾上皮细胞管型,为排斥反应的可靠指标之一。

4）混合细胞管型(mixed cellular cast)　管型基质中同时存在两种及以上细胞的管型称混合细胞管型。主要见于活动性肾小球肾炎、缺血性肾小球坏死、肾梗死及肾病综合征等。

4. 蜡样管型(waxy cast)　由细颗粒管型衍化而来,或因淀粉样变性上皮细胞溶解后逐渐形成,也可能是透明管型在肾小管内停留时间较长演变而成。其外形似透明管型,为蜡样浅灰色或淡黄色,折光性强、质地厚、易折断、有切迹或泡沫状,短而粗,略弯曲,末端多不整齐(图 6-21)。在低渗溶液、水和不同 pH 介质内均不溶解,免疫荧光染色检查无 T-H 蛋白。

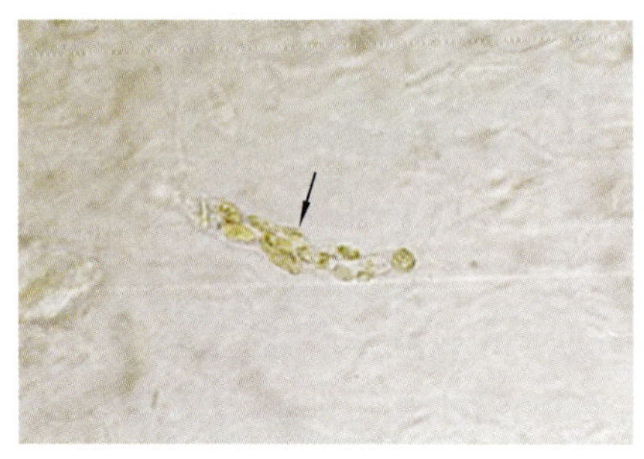

图 6-20　肾上皮细胞管型(未染色)

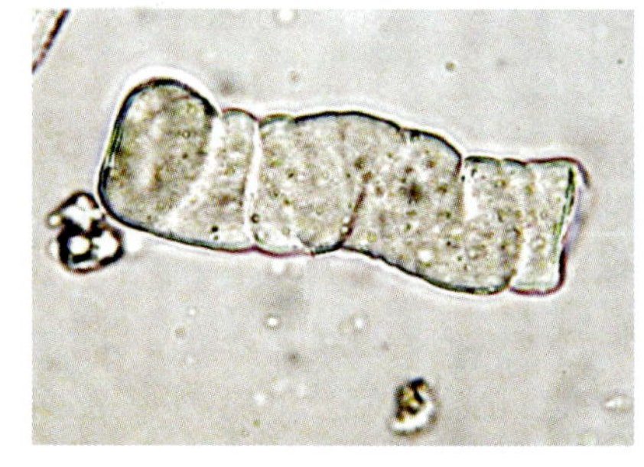

图 6-21　蜡样管型(未染色)

健康人尿液无蜡样管型,若出现则提示肾小管有严重的病变,预后差。见于慢性肾小球肾炎晚期、长期无尿、少尿、尿毒症、肾病综合征、肾功能不全、肾淀粉样变性等。亦可见于肾小管炎症和变性、肾移植排斥反应、重症肝病。糖尿病肾病和肾病综合征患者的肾小管上皮细胞糖原发生变性,引起脱糖原、脱脂肪时,可见到泡沫样蜡样管型。

5. 脂肪管型(fatty cast)　管型中脂肪滴含量占管型体积的 1/3 以上时称脂肪管型。由肾小管上皮细胞脂肪变性、崩解,大量脂肪滴进入管型内而形成。管型内可见大小不等的折光性很强的脂肪滴(图 6-22),当脂肪滴较大时,用偏振荧光显微镜检查可见"马耳他十字"(图 6-23);脂肪滴较小时可互相重叠,用苏丹Ⅲ染色呈橙红色或红色。

健康人尿液无脂肪管型,若出现则提示肾小管损伤、肾小管上皮细胞发生脂肪变性。见于肾病综合征、亚急性肾小球肾炎、慢性肾小球肾炎、中毒性肾病等。

6. 肾衰竭管型(renal failure cast)　来自破损扩张的肾小管、集合管或乳头管,多数由颗粒管型和蜡样管型演变而来。其宽度可达 50 μm 以上,是一般管型的 2～6 倍,形态不规则,易折断,有时呈扭曲状(图 6-24),故又称宽幅管型(broad cast)。根据横径大小,将管型分为狭窄型(1～2 个红细胞直径)、中等宽度型(3～4 个红细胞直径)和宽大型(5 个红细胞直径及以上)。

NOTE

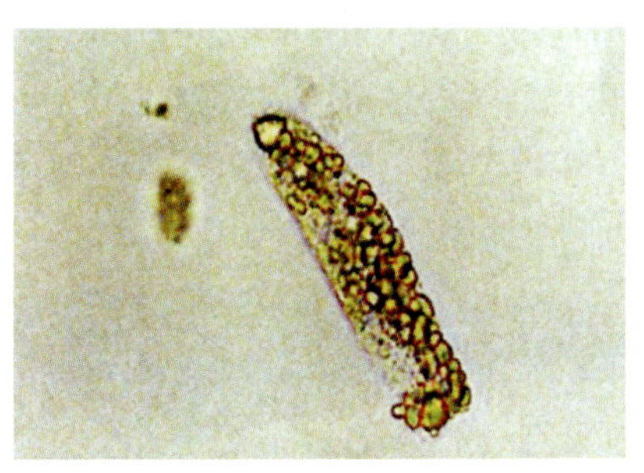

图 6-22 脂肪管型(苏丹Ⅲ染色)

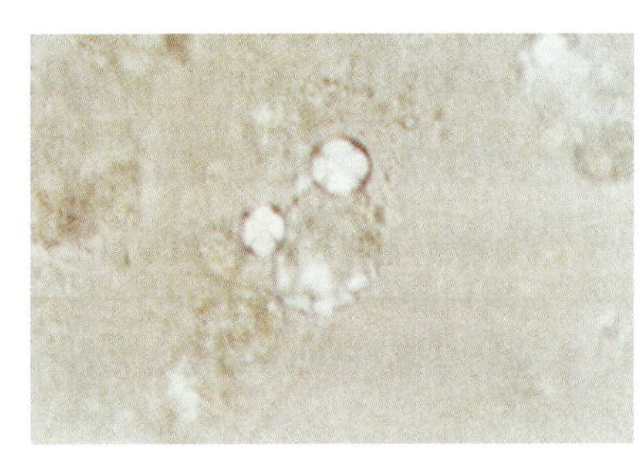

图 6-23 马耳他十字(未染色)

肾衰竭管型提示肾衰竭病变严重,急性肾衰竭多尿早期患者尿液可见大量肾衰竭管型。随着肾功能改善而逐渐减少、消失。慢性肾炎晚期尿毒症时出现肾衰竭管型,常提示预后不良。异型输血后溶血反应导致的急性肾衰竭,其尿液中可见褐色宽大的血红蛋白管型。肾挤压伤或大面积烧伤后的急性肾衰竭,其尿液中可见带色素的肌红蛋白管型(myoglobin cast)。

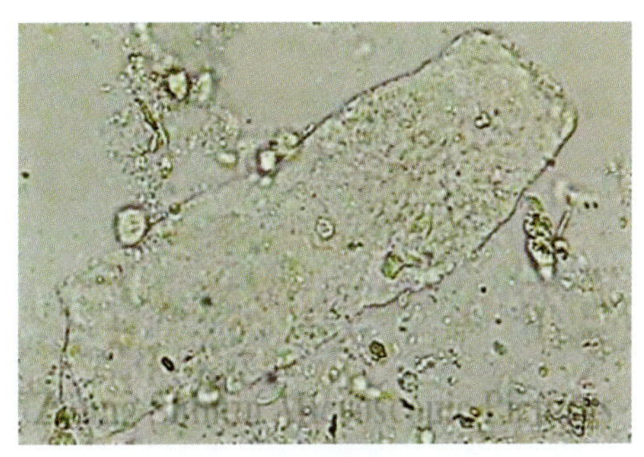

图 6-24 肾衰竭管型(未染色)

7. 其他管型和类管型物质

1) 细菌管型(bacterial cast) 管型中充满细菌,表示肾实质细菌性感染,如感染性肾病。

2) 胆红素管型(bilirubinic cast) 管型中充满金褐色的非晶形胆红素颗粒,见于重症黄疸。

3) 黏液丝(mucous strands) 多为长条状,不规则,粗细不等,边缘不清晰,末端尖细卷曲、可有分支。见于健康人尿液中,尤其女性尿液中较多,如大量出现提示尿道受刺激或有炎症反应。

4) 类圆柱体(cylinder) 又称类管型,形态类似透明管型,但一端或两端尖细,呈螺旋形卷曲,可能是集合管产生的黏液丝,也可能是尚未完全形成的透明管型,常与透明管型同时存在,见于急性肾炎、肾脏血液循环障碍或肾受刺激的患者。

尿液各种管型的组成及临床意义比较见表 6-33。

表 6-33 尿液各种管型的组成及临床意义

管型	组成成分	临床意义
透明管型	T-H 蛋白、白蛋白、少量氯化物	健康人偶见,肾实质性病变时增多
红细胞管型	管型基质+红细胞	肾小球或肾小管出血
白细胞管型	管型基质+白细胞	肾脏感染性病变
肾上皮细胞管型	管型基质+上皮细胞	肾小管病变
颗粒管型	管型基质+变性细胞分解产物或蛋白颗粒	肾脏实质性病变伴肾单位淤滞
蜡样管型	由细颗粒管型演化而来	肾小管有严重病变,预后差
脂肪管型	管型基质+脂肪滴	肾小管损伤,肾小管上皮细胞脂肪变性
肾衰竭管型	由颗粒管型、蜡样管型演变而来	肾脏病变严重,提示预后不良
细菌管型	管型基质+细菌	肾脏细菌性感染
真菌管型	管型基质+真菌	肾脏真菌感染
胆红素管型	管型基质+胆红素颗粒	重症黄疸
混合细胞管型	管型基质+不同细胞及其他有形成分	肾炎反复发作、出血、血管坏死、肾移植排斥反应

四、尿液结晶

原尿中的各种物质在不同 pH、温度及胶体(主要是黏蛋白)浓度下,溶解度不同。当某溶质浓度超

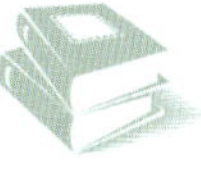

NOTE

出所处环境的溶解度时，将形成晶体析出。尿液中出现结晶称为晶体尿(crystal uria)。可根据普通或偏振光显微镜下晶体形态特征，结合溶解条件及尿 pH，鉴别其种类。

(一) 酸性尿液中的结晶

易在酸性尿液中出现的结晶主要有草酸钙结晶、尿酸结晶、非晶形尿酸盐、硫酸钙结晶及马尿酸结晶等。

1. 草酸钙结晶(calcium oxalate crystal) 多为无色、方形、闪烁发光的八面体或信封样，有 2 条明显的对角线互相交叉，有时呈菱形、哑铃状、椭圆形、小圆形等多种形态(图 6-25)。不溶于乙酸、氢氧化钠而溶于盐酸。新鲜尿液若出现大量草酸钙结晶，并伴有红细胞增多，则提示可能为草酸钙结晶所致泌尿系统结石。

2. 尿酸结晶(uric acid crystal) 呈黄色、暗棕色，大小不一，形态多样，常见如棱形、三棱形、哑铃形、花瓣形、蝴蝶形或不规则形(图 6-26)。可溶于氢氧化钾溶液，不溶于乙酸或盐酸，加氨水溶解后又形成尿酸铵结晶。健康人特别是食入富含嘌呤食物后偶见尿酸结晶，若新鲜尿液中持续出现尿酸结晶，可见于高尿酸肾病及尿酸结石，亦可见于急性痛风症、儿童急性发热、慢性间质性肾炎等。

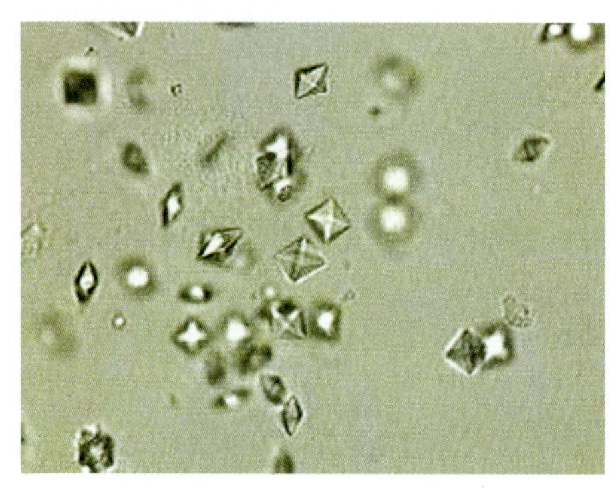

图 6-25 草酸钙结晶

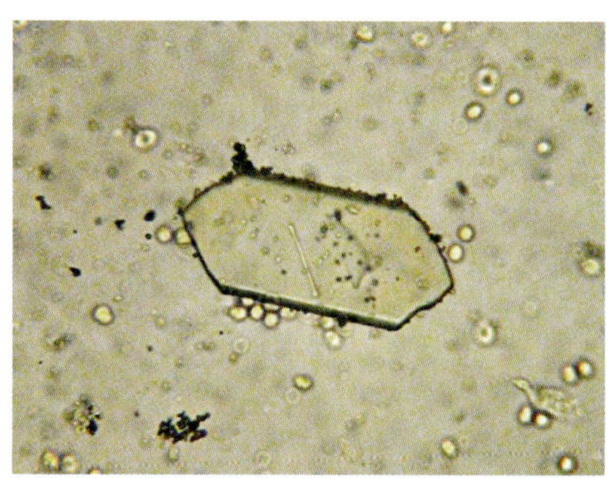

图 6-26 尿酸结晶

3. 非晶形尿酸盐(amorphous urates) 主要是尿酸钠、尿酸钾、尿酸钙等的混合物，外观呈黄色或淡粉色非晶形颗粒状沉淀物。在低温、浓缩或酸性较强的尿液中容易析出沉淀，加热、加碱可溶解，加乙酸、盐酸后变为尿酸结晶。一般无临床意义。

(二) 碱性尿液中的结晶

易在碱性尿液中出现的结晶主要有磷酸盐结晶、尿酸铵结晶、碳酸钙结晶等。

1. 磷酸盐结晶(phosphate crystal) 包括非晶形磷酸盐、磷酸钙、磷酸铵镁等结晶，常在碱性或接近中性尿液中出现，源于食物和机体组织代谢分解，为尿液正常成分。①非晶形磷酸盐结晶为白色颗粒状，加酸可溶解，属正常代谢产物，一般无临床意义。②磷酸钙结晶为无色或灰白色、体积大、不规则形片状(表面常附有颗粒)、柱状、楔形等，常浮于尿液表面，可溶于乙酸和盐酸。如果长期在尿液中见到大量磷酸钙结晶，则应排除甲状旁腺功能亢进、肾小管性酸中毒或因长期卧床引起的骨质脱钙。③磷酸铵镁结晶又称三联磷酸盐结晶，呈无色的方柱状、信封状或羽毛状，有强折光性(图 6-27)，加热不溶解，加乙酸和盐酸可溶解。感染引起结石时，尿液中常出现磷酸铵镁结晶。

2. 尿酸铵结晶(uric acid ammonium crystal) 尿液与游离铵结合的产物，是碱性尿液中唯一出现的尿酸盐结晶，多为黄褐色不透明晶体，呈树根状、海星状等(图 6-28)。加热(60 ℃)条件下或加乙酸、氢氧化钠可溶解，加浓盐酸后可转化为尿酸结晶。尿酸铵结晶出现伴大量白细胞，提示膀胱炎。

3. 碳酸钙结晶(calcium carbonate crystal) 白色或灰白色无定形颗粒状、哑铃状或球状，加酸后溶解并产生气泡。常与磷酸盐结晶同时出现，无特殊临床意义。

(三) 其他结晶

1. 胆红素结晶(bilirubin crystal) 见于酸性尿液中，为橘红色，成束针状、颗粒状、小块状等(图 6-29)，可被白细胞吞噬。可溶解于碱性尿液、丙酮、氯仿中，不溶于乙醇。多见于阻塞性黄疸、急性肝坏

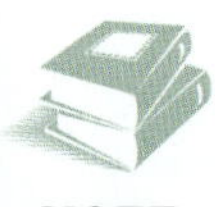

NOTE

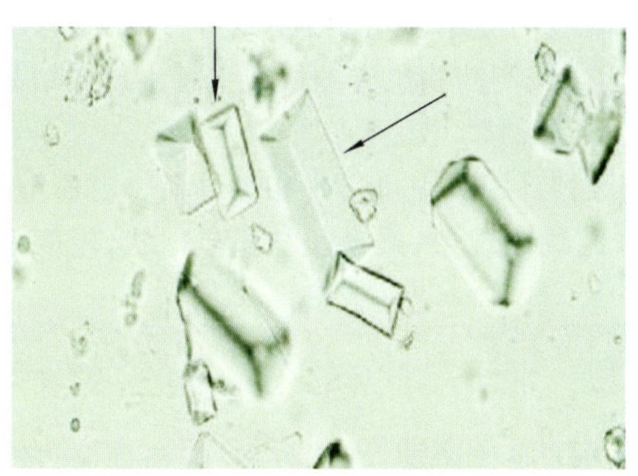

图 6-27　磷酸铵镁结晶

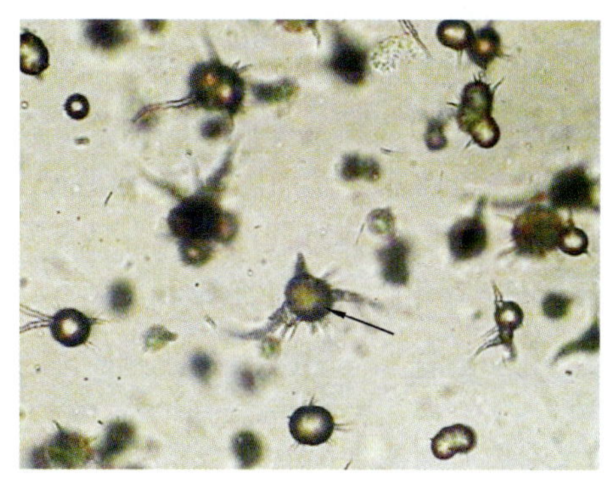

图 6-28　尿酸铵结晶

死、肝癌、肝硬化、急性磷中毒等。

2. 胱氨酸结晶(cystine crystal)　蛋白质分解产物，呈无色、六边形，为边缘清晰、折光性强的薄片状结晶，可上下重叠排列，也可单独出现(图 6-30)。不溶于乙酸而溶于盐酸，可快速溶于氨水中，再加乙酸后结晶可重新出现。健康人尿液中少见，大量出现见于肾结石、膀胱结石。

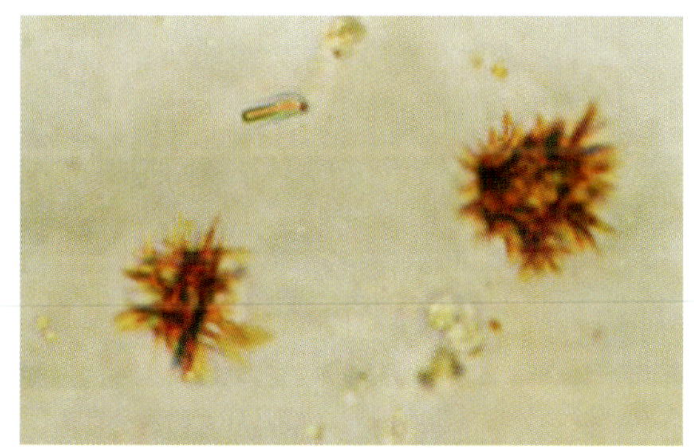

图 6-29　胆红素结晶

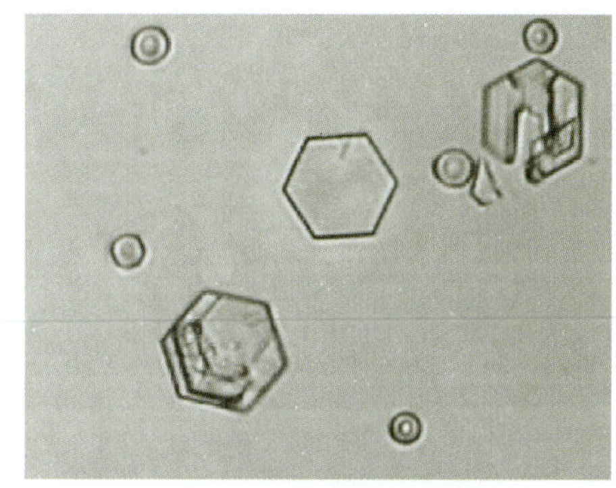

图 6-30　胱氨酸结晶

3. 亮氨酸结晶(leucine crystal)与酪氨酸结晶(tyrosine crystal)　见于酸性尿液中。亮氨酸结晶呈淡黄色或褐色小球状或油滴状，内有密集辐射状条纹，折光性强(图 6-31)，不溶于盐酸而溶于乙酸，加入10%甲醛和45%硫酸，混匀煮沸呈绿色可确认。酪氨酸结晶为略带黑色的细针状、成束状或羽毛状结晶(图 6-32)，加热可溶解，可溶于氢氧化钾溶液而不溶于乙酸。亮氨酸与酪氨酸是蛋白质分解产物，两者在尿液常同时出现，见于急性肝坏死、白血病、急性磷中毒等有大量组织坏死病变时，糖尿病性昏迷者可偶见。

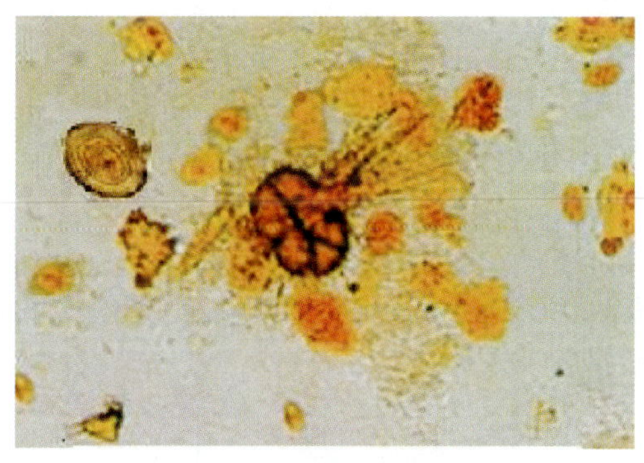

图 6-31　亮氨酸结晶

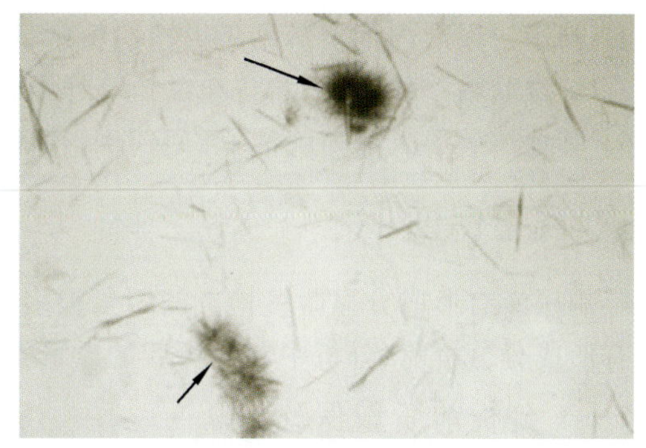

图 6-32　酪氨酸结晶

4. 胆固醇结晶(cholesterol crystal)　多为缺角的长方形或方形，类似相互重叠玻璃样，无色透明，或着淡绿色或黄色，因比密低而常浮于尿液的表面，呈薄片状(图 6-33)，可溶于有机溶剂。见于肾淀粉样变性、尿路感染及乳糜尿患者。

NOTE

5. 药物结晶(drug crystal) 常见磺胺类药物结晶,如磺胺嘧啶结晶呈不对称麦秆束状或球状,磺胺甲基异噁唑结晶呈长方形六面体,可溶于丙酮。部分服用磺胺类药物患者的尿液中可出现此结晶,多与用药过量有关,如伴红细胞提示药物性损伤。

6. 造影剂结晶 使用泛影酸、碘番酸、泛影葡胺等造影剂后,尿液中可出现相关结晶。泛影酸结晶和胆固醇结晶相似,但不同的是前者呈规则的平行四边形,无缺角现象;碘番酸结晶呈球状,轮廓不清,边缘模糊;泛影葡胺结晶呈细针形,辐射状排列。

五、尿液其他有形成分

1. 细菌 尿液细菌有革兰阴性杆菌和革兰阳性球菌,以大肠埃希菌、变形杆菌、葡萄球菌、链球菌等多见。健康人尿液若检出少量细菌,多因标本污染或体外细菌繁殖所致,一般无临床意义。新鲜中段尿液出现大量的细菌,并伴有大量脓细胞及上皮细胞时,提示尿路感染。革兰阴性杆菌菌落计数$\geqslant 10^5$/mL提示泌尿系统感染,革兰阳性球菌菌落计数$\geqslant 10^4$/mL 即有诊断价值。膀胱炎、肾盂肾炎以革兰阴性杆菌为主,性传播疾病患者尿液中可查到淋病奈瑟球菌,泌尿系统结核患者尿液中可查到抗酸杆菌。

2. 真菌

(1) 酵母菌:无色卵圆形,似红细胞,折光性较强,可见芽孢和假菌丝(图 6-34),多见于糖尿病患者、女性尿液及碱性尿液中。

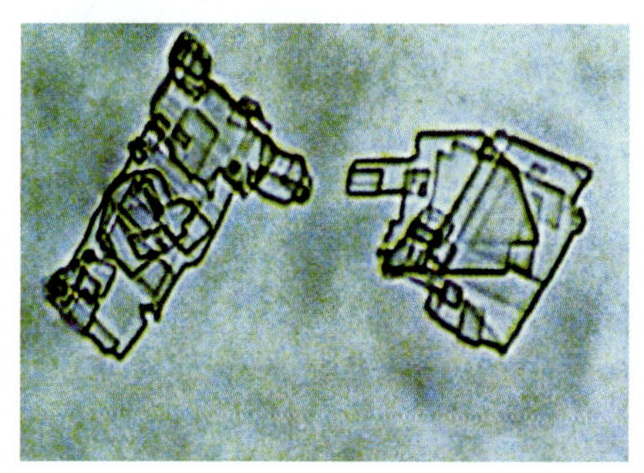

图 6-33 胆固醇结晶

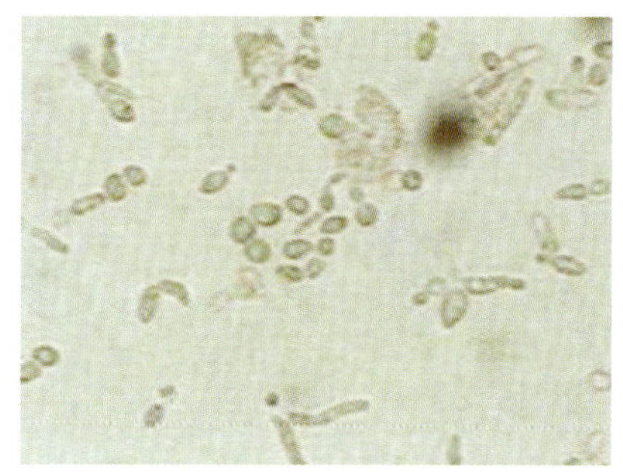

图 6-34 尿液酵母菌形态

(2) 白念珠菌:无色,大小为 2.5～5 μm,椭圆形或圆柱状,有时因芽生孢子而集群,常因尿液被阴道分泌物污染所致。如为念珠菌还可见到假菌丝,革兰染色油镜下可见革兰阳性孢子或与出芽细胞相连接的菌丝。

3. 寄生虫和(或)虫卵 尿液中的寄生虫和(或)虫卵多因标本被污染所致。阴道毛滴虫多来自女性白带,常见于女性尿液中,也偶见于男性。肠道寄生虫或虫卵,如溶组织内阿米巴、蛔虫卵、蓝氏贾第鞭毛虫等,多为粪便污染。血吸虫卵也可直接由膀胱黏膜进入尿液中。

4. 精子 尿液内精子多见于男性遗精后、性交后或逆行射精。

5. 纤维状物 如毛发、棉花和织物等纤维状物质,体积大,中度或高度折光性,边缘暗而厚实。

6. 其他 若混入前列腺液,可见到磷脂酰胆碱小体、前列腺颗粒细胞和淀粉样小体。

六、质量保证

影响尿液有形成分显微镜检查的因素很多,为保证尿液有形成分检查结果的准确性,必须严格做好尿液有形成分分析前、分析中和分析后的质量管理。

(一) 分析前质量保证

1. 人员要求 技术人员应有本专业的教育经历,特别是有形态学检验培训背景,同时技术人员应接受科室定期培训与考核,对考核不合格者应再次培训并重新考核。有颜色视觉障碍的人员不得从事形态学检验工作。

NOTE

2. 器材要求

(1) 采集容器:要求清洁、干燥、带盖、一次性使用,采用不与尿液成分发生反应、不含干扰物质的惰性材料制成,容积 50 mL。

(2) 使用标准离心管(有 10 mL、1 mL、0.2 mL 三种规格,底部锥形,可加盖密封)和移液管。

(3) 采用标准化尿沉渣定量计数板检查尿液有形成分。

3. 标本要求

(1) 为提高阳性检出率,仅用于有形成分检查时宜使用首次晨尿标本。因首次晨尿在膀胱内长时间储存,会影响细胞和管型的形态,故采用第 2 次晨尿更有利于尿液有形成分的识别。

(2) 标本最好不加防腐剂并及时检查(非冷藏条件下放置时间不能超过 2 h),因尿液标本久置可发生碱变,红细胞、白细胞和管型等有形成分在比密低于 1.010 的碱性尿液中容易溶解。尿液标本若不能及时检查可加防腐剂,有形成分检查一般在 1 L 尿液中加 40%甲醛 5 mL 进行防腐。

(3) 避免标本污染,女性尿液标本应避免混入月经血、阴道分泌物,男性应避免混入前列腺液、精液。必要时导尿送检。

4. 标准化程序 实验室应建立尿液标本处理标准化文件,使操作条件和要求一致。

5. 标本接收与拒收 建立标本接收与拒收制度,接收标本时认真核查申请单信息是否完整,标本是否合格,并记录标本接收时间,对不合格的标本应拒收。

6. 室内质控与室间质评 实验室应采用可控的尿液有形成分质控品(含一定量而且保存完好的红细胞、白细胞及管型等),开展室内质控活动。如无质控品也可用新鲜尿液做重现性考核,其各成分在允许范围内,如果有差异时应重新考核。同时应参加室间质评活动,动态掌握本实验室检验水平。

(二) 分析中质量保证

1. 标准化操作 严格按照操作程序进行检查。

2. 准确使用术语 建立一套描述各种颜色、浑浊度、气味的专业规范术语。

3. 离心机 采用有盖、水平式离心机,离心机转速显示应准确、直观,定期校正,离心机内温度应保持在 15~25 ℃。

4. 离心 尿液标本应为 10 mL,如不足 10 mL,则报告时应注明。RCF 400g,离心 5 min,应避免离心力过大对有形成分(尤其是管型)的破坏。

5. 制备涂片和充入标准化尿沉渣定量计数板 手持离心管(40°~90°),迅速弃去上层尿液,保留 0.2 mL 尿液,轻轻混匀后,取 1 滴(约 20 μL)沉淀物于载玻片上,用 18 mm×18 mm 的盖玻片覆盖后(避免产生气泡)行显微镜检查,如采用标准化尿沉渣定量计数板,则混匀后吸取 15~20 μL 沉淀物充入计数板内。

6. 显微镜检查方法 如使用尿沉渣涂片,先在低倍镜(10×10)下观察涂片有形成分的分布情况,管型在低倍镜下观察 20 个视野,再转高倍镜(10×40)仔细辨认,并观察 10 个视野的细胞成分。如果采用标准化尿沉渣定量计数板,则观察计数一定区域内白细胞、红细胞、管型数量,计算 1 μL 尿液内相应有形成分数量。

7. 准确鉴别有形成分形态 如尿液红细胞与真菌、草酸钙结晶等的鉴别,底层移行上皮细胞与肾小管上皮细胞的鉴别等。

(三) 分析后质量保证

1. 综合分析检查结果 尿液有形成分显微镜检查、干化学检测结果和各种细胞化学染色或免疫化学结果相互对比,并结合临床综合分析,才能得出可靠的诊断结果。如尿液在膀胱内储存时间过长,中性粒细胞可被破坏,释放酯酶到尿液,导致尿液干化学法白细胞阳性,而显微镜检查则阳性减弱或为阴性,此时应以干化学分析仪检查结果为准。肾移植患者排斥反应可致尿液中出现大量淋巴细胞,干化学法白细胞阴性,而显微镜检查则白细胞阳性,应以显微镜检查为准。肾脏疾病尿液中红细胞常常被破坏而释放出血红蛋白,显微镜检查可无红细胞,而干化学法血红蛋白(隐血试验)呈阳性,此时应以干化学法结果为准。

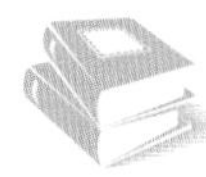

NOTE

2. 认真核对检验申请单和报告单 填报检查报告时应认真核对患者信息、检查编号及结果是否相符。

3. 加强与临床沟通 及时将检查结果特别是有疑问的结果反馈到临床，获取患者相关资料，进一步分析检查结果的可靠性。

4. 记录与分析 做好检查结果的记录、备份，进行回顾性、阶段性资料分析。

（韩 峰）

第四节 尿液分析仪检查

案例导入

某男性，40岁，到某医院进行体检，发现尿常规的检验结果中无维生素C项，于是产生怀疑，怀疑医院检验科多收费的同时少做了检验项目。于是将检验科投诉到医院医务处，要求赔偿。

1. 尿常规检查中关于尿液干化学项目总共多少项？简述尿液干化学分析仪的分类。
2. 对于该患者，医院该不该赔偿其费用？

通过尿液检验诊断人类疾病有着丰富的历史。早在公元前400年，Hippocrates发现人的体温升高时尿液的颜色和气味和正常时有所不同。16世纪人们开始用化学方法检测尿液中的蛋白质、红细胞、葡萄糖等。1827年，Bright将尿液检验用于患者的病情诊断和护理，成为尿液常规分析最早期的开拓者和支持者。自1850年法国化学家Maumene采用浸过氯化锡的美丽奴羊毛纤维作为载体检测尿液中的葡萄糖开始，逐渐出现了尿液干化学分析法。1956年，美国Alfred Free以葡萄糖氧化酶法为基础检测葡萄糖，发明了尿液分析史上第一条试带，即尿糖试纸，开创了“浸入即读”干化学法新纪元。20世纪70年代，半自动尿液分析仪问世，成为现代尿液分析的标志。20世纪80年代，逐渐将色谱和免疫技术用于干化学试带中，生产出具有检测灵敏度和特异性极高的单克隆抗体的试带，20世纪90年代以来，尿液干化学分析仪自动化程度和性能得到迅速发展，全自动尿液干化学分析仪和尿液有形成分分析仪相继问世，不仅减轻了临床检验工作者的劳动强度，而且极大地提高了尿液分析的速度，同时也提高了尿液分析的准确性和特异性。

我国尿液干化学试带的研制始于20世纪60年代，1980年国产尿液干化学试带问世，1985年我国从日本引进当时具有国际先进水平的MA-4210型尿液分析仪和专用试带的生产技术及设备，由此尿液干化学自动化分析在国内逐渐兴起，20世纪90年代尿液干化学分析仪已全部国产化。目前我国已经能够生产功能齐全的各类尿液干化学分析仪。

尿液分析仪按检验目的可分为尿液干化学分析仪和尿液有形成分分析仪。

一、尿液干化学分析仪检查

（一）分类

尿液干化学分析仪采用干化学试带法检测尿液中的化学成分。按自动化程度分类，可分为半自动尿液干化学分析仪和全自动尿液干化学分析仪。按工作方式分类可分为湿式尿液分析仪和干式尿液分析仪，其中干式尿液分析仪主要用于检测干试纸，因其结构简单，使用方便，目前在检验科和实验室普遍应用。根据试带检测项目数量的多少或者检测项目的多少，可将尿液干化学分析仪分为8项、9项、10项、11项尿液干化学分析仪等。

（二）仪器组成及检测原理

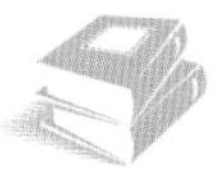
NOTE

1. 仪器组成 尿液干化学分析仪通常由机械系统、光学系统、电路系统三部分组成。

1）机械系统

（1）全自动尿液干化学分析仪：主要功能是将待检的试带传送到分析区，待试带蘸取尿液后或仪器在试剂模块位置进行点样后再运送到检测区进行检测，检测后将试带传送到废料盒内。全程检测为仪器自动完成，无需人工干预。

（2）半自动尿液干化学分析仪：主要功能是将人工蘸取尿液后的试带传送到检测区，仪器检测完毕后再运送到初始检测位，检验人员需手动取下试带。其将待检测的试带传送到检测器，需要人工干预。

2）光学系统　整个尿液分析仪的核心。光学系统一般包括光源、单色处理、光电转换三部分。尿液干化学分析仪的光学系统主要有 3 种：卤钨灯滤光片分光检测系统、发光二极管检测系统、电荷耦合器件检测系统。

3）电路系统　将光信号转换成电信号并放大，经模/数转换后送中央处理器（CPU）处理，计算出最终检测结果，然后将结果输送到屏幕显示，并送至打印机打印（图 6-35），或者传输到实验室信息系统用于报告的审核确认。

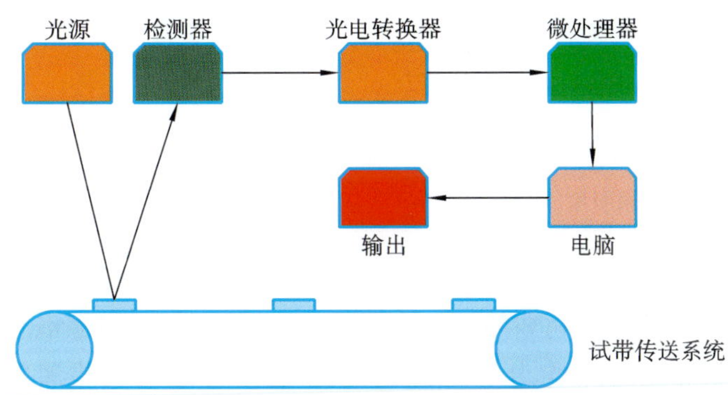

图 6-35　尿液干化学分析仪光电系统检测原理示意图

2. 检测原理　全自动尿液干化学分析仪和半自动尿液干化学分析仪的工作原理是相同的。工作原理是光源照射到已产生化学反应的试剂模块上，其反射光被检测器接收。由于各试带中试剂模块显色的深浅不同，试剂模块上的反射光强度不同。颜色越深，相应尿液中的该成分浓度越高，吸光度越大，反射光值越小，反射率也越小；反之，颜色越浅，吸光度越小，反射率越大，浓度则越低，故反射光的强度与各试剂模块的颜色深浅成反比关系。根据光电比色原理，不同强度的反射光在经过接收装置时转换为电信号并进行放大处理。

尿液本底颜色会影响试剂模块的呈色，通常情况下，在试带上设置一个空白模块，以消除尿液本底颜色所带来的检测误差。为了消除背景光和其他杂光的影响，一般采用双波长，测试波长和参考波长以检测试剂模块的颜色变化。检测波长是被测试剂模块的灵敏特征波长，不同项目试剂模块有其相应的检测波长，一般而言，常用检测波长采用 620 nm 或 550 nm，参考波长为 720 nm，如蛋白质、葡萄糖、pH、维生素 C、隐血的测定波长为 620 nm，胆红素、尿胆原、亚硝酸盐、酮体的检测波长为 550 nm。反射率计算公式如下：

$$R_{测试模块}=\frac{T_{m}}{T_{s}}\times 100\%$$

$$R_{空白模块}=\frac{C_{m}}{C_{s}}\times 100\%$$

$$R_{总反射率}=\frac{R_{测试模块}}{R_{空白模块}}\times 100\%=\frac{T_{m}}{T_{s}}\cdot\frac{C_{s}}{C_{m}}\times 100\%=\frac{T_{m}C_{s}}{T_{s}C_{m}}\times 100\%$$

式中：R 为反射率；T_{m} 为测试项目试剂模块对测试波长的反射强度；T_{s} 为测试项目试剂模块对参考波长的反射强度；C_{m} 为空白试剂模块对测试波长的反射强度；C_{s} 为空白试剂模块对参考波长的反射强度。

尿液分析仪通过计算各测试模块的总反射率以消除尿液颜色产生的误差进而计算试剂模块的真实反射率，并与预先设定的标准曲线进行比较，最后以定性或半定量方式输出并打印测试项目的检测结果。

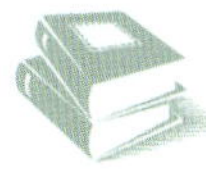
NOTE

3. 试带组成及检测原理 随着科技的进步和发展，尿液干化学试带检测项目逐渐增多。根据试带检测项目的数量，可将尿液干化学分析仪分为 8 项、9 项、10 项或 11 项尿液干化学分析仪等。目前，常用的检测参数主要包括酸碱度、比密、蛋白质、葡萄糖、酮体、胆红素、尿胆原、红细胞(血红蛋白或隐血)、亚硝酸盐、白细胞、维生素 C 等。当然也有单项检测的试带，仅能单独检测一个项目，比如检测糖尿病患者尿糖的试带，检测肾病患者尿蛋白的试带。也有各种组合型试带，如肾病型四联试带、糖尿病型五联试带、肝脏型二联试带(见表 6-34)

表 6-34 尿液干化学分析仪试带种类

项目数	具体项目名称
8	尿蛋白、尿糖、pH、酮体、胆红素、尿胆原、亚硝酸盐、隐血
9	尿蛋白、尿糖、pH、酮体、胆红素、尿胆原、亚硝酸盐、隐血、白细胞
10	尿蛋白、尿糖、pH、酮体、胆红素、尿胆原、亚硝酸盐、隐血、白细胞、比密
11	尿蛋白、尿糖、pH、酮体、胆红素、尿胆原、亚硝酸盐、隐血、白细胞、比密、维生素 C
肾病型四联试带	尿蛋白、pH、隐血、比密
糖尿病型五联试带	尿糖、pH、尿蛋白、酮体、比密
肝脏型二联试带	胆红素、尿胆原

1）试带的构成

(1) 单项试带：干化学试带发展初期的最基本的结构形式。它以优质滤纸为载体，将各种试剂成分浸渍于滤纸，待其干燥后裁剪成块状作为单个项目测试反应试剂层，称为检测单个项目专门测试模块，简称为单项试带。再在模块表面覆盖一层纤维素膜作为反射层，既能保护模块不脱落，又能防止未使用试带慢氧化及测试时大分子物质对测试反应的干扰。尿液进入试带后与试剂发生反应，产生颜色变化。

(2) 多联试带：将多种检测项目的试剂模块，按一定间隔、顺序固定在同一惰性支撑物上，一般为硬质塑料。多联试带可同时检测多个项目。多联试带采用多层膜结构，其基本结构如图 6-36 所示。不同型号的尿液干化学分析仪使用配套的专用试带，且试剂模块的排列顺序也不同。通常情况下，试带上的试剂模块比检测项目多一个空白模块，有些仪器还多一个位置参照模块。

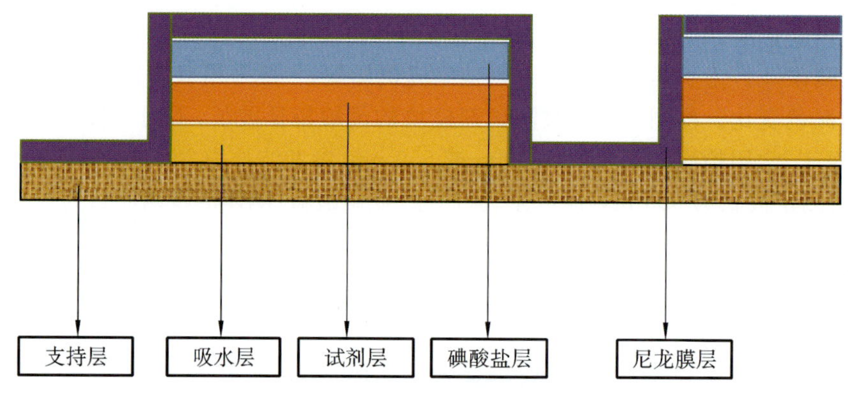

图 6-36 多联试带结构模式图

(3) 试带法原理：试带上试剂模块中附有的试剂与尿液中相应化学成分发生反应，产生颜色变化，其颜色变化与尿液中的化学成分成比例关系，据此定性或半定量化学成分的有无或多少。

各检测项目的试剂模块按一定顺序、间隔集成在同一条试带上，可以同时检测多个项目。试带采用了多层膜的结构，通常分为五层，从上到下依次为尼龙膜层、碘酸盐层、试剂层、吸水层、支持层(见表 6-35)。

NOTE

表 6-35 尿液干化学法试带多层膜结构及主要作用

层次	膜结构	主要作用
第一层	尼龙膜层	保护作用，防止大分子物质对反应的干扰
第二层	碘酸盐层	可防止维生素 C 等物质的干扰。有些试带无碘酸盐层，但增加了检测维生素 C 的试剂模块，以校正维生素 C 对某些项目的干扰
第三层	试剂层	试剂层含有试剂成分，主要与尿液中的化学物质发生反应，产生颜色变化
第四层	吸水层	可使尿液均匀快速地渗入，并能抑制尿液渗透到相邻反应区
第五层	支持层	由尿液不浸润的塑料片做成，起支持作用

不同试带模块反应原理：不同尿液干化学分析仪及商品化试带的灵敏度有所差异，但大多数干化学试带模块的反应原理大致相同。尿液干化学分析仪检查的主要参数、原理及参考区间如表 6-36 所示。

表 6-36 尿液干化学分析仪检测参数、原理及参考区间

参数	英文缩写	反应原理	试剂模块成分	参考区间
pH	pH	酸碱指示剂法	甲基红和溴麝香草酚蓝组成复合型指示剂	随机尿：pH 4.5～9.0
比密	SG	多聚电解质解聚（氢）离子交换法	多聚电解质加氧乙烯顺丁烯二酸、酸碱指示剂及缓冲物	1.015～1.030
蛋白质	PRO	pH 指示剂蛋白质误差法	溴酚蓝酸碱指示剂、柠檬酸缓冲系统和表面活性剂	阴性
葡萄糖	GLU	葡萄糖氧化酶-过氧化物酶法	葡萄糖氧化酶、过氧化物酶、色素原	阴性
胆红素	BIL	偶氮反应法	2,4-二氯苯胺重氮盐、缓冲剂及其他表面活性剂	阴性
尿胆原	URO	醛反应、重氮反应法	对二甲氨基苯甲醛或对甲氧基苯重氮四氟化硼、缓冲剂及其他表面活性剂	阴性或弱阳性
酮体	KET	亚硝酸基铁氰化钠法	亚硝基铁氰化钠、甘氨酸、碱缓冲剂等	阴性
亚硝酸盐	NIT	亚硝酸盐还原法	对氨基苯砷酸和 3-羟基-1,2,3,4-四氢苯并喹啉	阴性
隐血（红细胞）	BLD	血红蛋白亚铁血红素类过氧化物酶法	过氧化氢烯钴和色素原	阴性
白细胞	LEU	酯酶法	吲哚酚酯、重氮盐及其他物质	阴性
维生素 C	VitC	吲哚酶法	2,6-二氯酚靛酚钠、中性红、亚甲基绿、磷酸氢二钠和磷酸二氢钠	阴性

目前，已有尿液分析仪能自动检测尿液颜色和透明度，如采用反射率测定原理判断尿液颜色、采用散射比浊方法测定尿液透明度。此外，不同厂家生产的尿液干化学分析试带对各参数的检测原理可能不同。即使采用相同的检测原理，其所使用的色素原物质也有不同。因此对于同一检测参数，使用不同厂家的尿液干化学分析试带可产生不同的颜色反应。

（三）方法学评价

尿液干化学分析仪以其快速、简便、重复性好、标本用量较少、一次检测可以得到多个项目分析数据等优势，在临床上得到广泛应用。但其也有明显的缺陷和不足，如试带保存条件要求严格，多联试带化学反应复杂，不同试带的试剂成分不同，反应呈色、灵敏度、特异性也不同，结果只为定性或半定量等。

NOTE

同时，由于各测试项目是依据对应试剂模块化学反应后颜色变化计算反射率来确定的，因此任何人为因素、外源性物质、试剂因素、环境因素等对尿液标本及试剂模块的干扰，均可引起检测结果的偏差或错误，出现假阳性或假阴性。

（四）质量保证

质量保证应贯穿于分析前、分析中和分析后全过程，尽可能减少和消除可能引起的结果偏差。

1. 分析前 ①对尿液标本的收集具有严格要求，包括正确的收集方法、有效的标本标记与识别、适宜的防腐或冷藏保存、规定时限内完成检测等。②应了解影响患者尿液化学检验结果的饮食、用药情况等。例如，尿液标本混入了生殖系统分泌物，可出现蛋白质假阳性；混入脓性分泌物，则同时引起蛋白质和白细胞假阳性。③标本采集后应尽快送检，2 h内完成检验，否则需将标本进行冷藏保存。以尿糖为例，尿液在未加稳定剂的情况下，24 h内葡萄糖的损失约为40%，若为细菌尿、白细胞尿或血尿，则尿内葡萄糖浓度下降速度会更快。④注意维生素C对干化学分析的干扰，如果患者口服了大量维生素C，对葡萄糖、血红蛋白、胆红素及亚硝酸盐的检测可产生严重的干扰。

2. 分析中 包括严格、规范、正确的实验操作，合理应用尿液质控品以监控、判断尿液分析仪是否处于最佳或正常的工作状态。

1）规范操作 严格按尿液分析仪标准化操作规程进行操作。半自动操作应将试带迅速全部浸入尿液标本中，取出时用吸水纸吸除多余尿液，并严格保证反应时间。

2）了解试带的性能和注意事项 操作前仔细阅读仪器操作说明书和了解试带性能，各类尿液分析仪的性能指标存在较大差异，不同厂家生产的试带在检测量级上也有差异。注意试带有效期和批号，不同类型的尿液干化学分析仪使用其配套试带，不可混用。

3）性能验证 依据《医学实验室质量和能力认可准则在体液学检验领域的应用说明》(CNAS-CL41)，文件中提到尿液干化学分析仪性能验证的内容至少应包括阴性和阳性符合率。对于不同仪器的参考区间也要进行健康人群的相关验证。

4）干化学法的确证试验 CCCLS文件规定，尿蛋白确证试验为磺基水杨酸法，尿糖确证试验为葡萄糖氧化酶定量法，尿胆红素确证试验为Harrison法，尿白细胞、红细胞确证方法为尿有形成分显微镜检查。CLSI建议尿比密参考方法为折射仪法。

5）室内质控 在尿液分析仪全面鉴定和定期校正的基础上，每天用高值、低值或“正常”“异常”两种浓度质控品进行质控监测，商品化或人工配制质控品均可。任意一个试剂模块的检测结果与质控品期望“靶值”允许有1个定性等级的差异，超过或结果在“正常”与“异常”之间波动均视为失控。出现异常结果时，应按质控程序及时查找和排除引起异常的原因。室内质控产品如果选用商品化的试剂，则需关注是否适用于该仪器，如果不适用，则需进行相关室内质控指标的性能验证。如果室内质控为自配，也需要进行相关指标(如稳定性、精密度、准确性、开瓶有效期、阴阳性符合率等)的性能验证。

6）室间质评 至少每半年参加一次省级或国家级质评机构的室间质评，在条件允许时也可参加国际权威机构或仪器生产厂家组织的能力比对测试，应达到合格水平或符合比对要求。如果出现失控，应有详细的失控记录，内容包括失控情况描述、核查方法、原因分析、纠正措施、纠正结果等。所有质控结果记录至少保存2年。

3. 分析后 检验结果的审核、报告、传递与对检验结果采取的措施。

1）报告与传递结果 审核无误后的检验结果可报告或传递给临床。

2）异常结果验证和显微镜复查 由于干化学法的检测受多种干扰因素（标本因素、理化因素、病原菌因素、试剂因素）的影响，其结果的假阳性和假阴性在所难免。对于异常阳性的检测结果，有必要选用其他方法进行验证和确证，这是质量保证的重要环节。

3）干化学法本身存在的不足与复检

NOTE

（1）干化学法的不足：①干化学法不能代替病理性尿液标本的显微镜检查，对白细胞、红细胞的检测是间接测定；②隐血模块检测的目标是血红蛋白中的过氧化物酶，对完整红细胞及血红蛋白均有反应，但不能判断尿红细胞形态特征，高渗性红细胞容易被漏检；③蛋白模块检测尿蛋白以白蛋白为主，对球蛋白不灵敏，对本周蛋白无反应，不适用于肾病、骨髓瘤患者的检查；④白细胞模块测定的是中性粒细胞和巨噬细胞胞质中含有的酯酶，对淋巴细胞无反应，容易漏检肾移植早期排斥反应出现的淋巴细胞或其他原因出现的尿液中淋巴细胞；⑤亚硝酸盐只能检出含有硝酸盐还原酶的细菌，对于假单胞菌属和革兰阳性菌等无反应，易出现尿道感染的漏诊；⑥葡萄糖模块只对尿液中葡萄糖产生反应，对乳糖、半乳糖、果糖及蔗糖无反应；⑦胆红素及尿胆原模块灵敏度比 Harrison 手工法低得多；⑧酮体模块对乙酰乙酸最敏感，丙酮次之，对 β-羟丁酸无反应；⑨尿比密模块只能反映尿中阳离子多少，与比密计结果不一，对婴儿尿等低比密尿不敏感；⑩易受药物、外源性物质或人为因素等干扰出现假阳性或假阴性结果，如维生素 C 浓度＞100 mg/L 时，葡萄糖和隐血等测定出现假阴性结果。大量使用头孢类抗生素或庆大霉素等药物时，白细胞测定可出现假阴性。进行尿蛋白检查的肾炎患者，多使用青霉素治疗，注入的青霉素 90%以上通过尿液排泄，而这些青霉素可干扰尿蛋白的检查（干化学法出现假阴性、磺柳酸法出现假阳性）。尿液干化学分析仪检测假阳性、假阴性常见的原因见表 6-37。

表 6-37 尿液干化学分析仪检测假阳性、假阴性常见的原因

参数	假阳性	假阴性
比密	尿蛋白（导致指示剂解离产生颜色变化）	尿素浓度＞10 g/L、尿液 pH＜6.0
蛋白质	奎宁、嘧啶、聚乙烯、吡咯酮、氯己定、磷酸盐、季铵类消毒剂、尿液 pH≥9.0	大量青霉素尿、尿液 pH＜3.0
葡萄糖	强氧化性清洁剂污染、H_2O_2	左旋多巴、大量水杨酸盐、维生素 C（＞500 mg/L）、氟化钠、高比密尿、尿酮体（＞0.4 g/L）
胆红素	吩噻嗪类或吩嗪类药物	维生素 C（＞500 mg/L）、亚硝酸盐、光照
尿胆原	吲哚、吩噻嗪类、维生素 K、磺胺类药物	亚硝酸盐、光照、重氮药物、对氨基水杨酸
酮体	酞、苯丙酮、左旋多巴代谢物	试带受潮、陈旧尿液
亚硝酸盐	陈旧尿液、亚硝酸盐或偶氮剂污染、含硝酸盐丰富的食物	尿胆原、尿液 pH＜6.0、维生素 C、尿量过多、食物含硝酸盐过低、尿液在膀胱中储存＜4 h
隐血（红细胞）	肌红蛋白、菌尿、氧化剂、易热性触酶	蛋白质、维生素 C（＞100 mg/L）
白细胞	甲醛、毛滴虫、氧化剂、高浓度胆红素、呋喃妥因	蛋白质、维生素 C、葡萄糖、头孢氨苄
pH	陈旧标本细菌增多	体内酸性代谢物增多，食用酸性药物

（2）干化学法的结果验证与复检及其原则：由于干化学法的检测受多种干扰因素（标本、理化、病原菌、试剂）的影响，其结果的假阳性和假阴性在所难免。对于异常阳性的检测结果，有必要选用其他方法进行验证和确证，这是质量保证的重要环节。鉴于干化学法有诸多不足，因此，显微镜复查非常重要。显微镜复查原则：①医生提出镜检要求。②临床与实验室协议对泌尿外科、肾科、糖尿病患者，应用免疫抑制剂患者、妊娠期妇女等的特别镜检要求。③大多数医院或检验机构将尿液白细胞、隐血、蛋白质、亚硝酸盐 4 项结果中任意 1 项结果异常作为复检条件。丛玉隆在《尿液有形成分检查及镜检筛选标准的制定》中提到国内多数医院的筛选标准为白细胞、红细胞、蛋白质及亚硝酸盐均阴性时才免除镜检，部分单位又将颜色、浊度变化考虑进去，从而形成了 6 项指标。④如果实验室人员和设备条件允许，任何 1 项物理、化学检验结果异常均需进行显微镜复查。

（3）尿液干化学分析仪和显微镜检查结果有形成分可能不相符：对于细胞等有形成分的检查，尿液干化学分析仪和传统显微镜是两种原理不同的检验技术，尿液干化学分析仪是根据试带上试剂模块化学反应的颜色深浅来确定尿液内物质浓度，间接判断是否有细胞或有形成分。而显微镜检查通过放大作用，直接将细胞等有形成分直观、真实地呈现出来，因此在临床中可能出现两者检查结果不相符的情形，此时应以显微镜检查为准（表 6-38）。

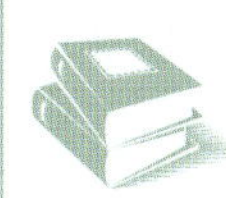

NOTE

表 6-38 干化学法与显微镜法检查结果不相符的原因

成分	干化学检查	显微镜检查	原因
红细胞	+	−	尿液中红细胞已被破坏，释放出血红蛋白；尿液中含有对热不稳定的酶、肌红蛋白或细菌导致假阳性
红细胞	−	+	尿液中含有大量维生素 C(>100 mg/L)或试带失效
白细胞	+	−	尿液在膀胱中潴留时间过长、比密过低或其他原因导致白细胞破坏，释放出中性粒细胞酯酶
白细胞	−	+	尿液中白细胞为淋巴细胞或单核细胞，而两种细胞胞质中无中性粒细胞酯酶；或试带失效
管型和蛋白	蛋白+	管型−	尿液中未形成管型；一些其他因素如 pH>9、药物、试带在尿液中浸渍时间过长、试带失效等导致的干化学检测假阳性；管型形成需要一定时间，干化学检测蛋白阳性时未形成管型
管型和蛋白	蛋白−	管型+	干化学检查对白蛋白敏感，对球蛋白、T-H 蛋白、黏蛋白不敏感，但这三种蛋白都可以形成管型；一些干扰因素如 pH<3、大剂量青霉素的使用、试带在尿液中浸渍时间过短，会使干化学检查呈假阴性，而尿液中可见管型；管型与蛋白可能不同步，或大量饮用水后导致尿液稀释使干化学检查蛋白质呈阴性

二、尿液有形成分分析仪检查

尿液有形成分分析是尿液常规分析中重要的组成部分，由于尿液有形成分复杂多样，形态各异，一直以来都是以显微镜检查为主。1983 年，美国公司推出了尿液有形成分检查工作站，以电视摄像模式获取尿液中有形成分图像并进行分析，被认为是尿液有形成分分析自动化的里程碑。1988 年，美国研制生产了世界上第一台高速摄影机式尿有形成分自动分析仪。1995 年，日本将流式细胞术和电阻抗技术结合起来，研制了新一代全自动尿液有形成分分析仪。1998 年，美国研制出一种尿沉渣显微镜检查的自动进样装置，随后又推出尿液有形成分定量分析工作站。于 2000 年出现的尿液有形成分数字影像拍摄系统则开启了数字图像尿液有形成分分析的先例。随着尿液有形成分分析技术的不断发展，现今各公司开发生产的不同型号的全自动尿液有形成分分析仪已普遍应用于临床。

传统尿液有形成分检查方法，由于具有检测速度慢、费时费力、重复性差、不能定量、易受人为因素影响、无质控品、难以进行室内质控等缺点，已不能满足临床工作的需求。随着新技术的不断进步和发展，目前尿液有形成分检验已具备检测快速、误差小、精密度高、安全等特点，如影像处理技术、经典激光流式细胞技术、流动细胞图像比对技术、激光流式细胞核酸荧光染色技术等。

目前尿液有形成分分析仪包括影像式尿液有形成分分析仪和全自动尿液有形成分分析仪，后者又可分为流式细胞术尿液有形成分分析仪、激光流式细胞术核酸荧光染色尿液有形成分分析仪、平面流式影像分析尿液有形成分分析仪等。

（一）影像式尿液有形成分分析仪

1. 静止式数字影像拍摄技术尿液有形成分分析仪

1）仪器组成　主要由主机、流动计数器、沉降器和溶液瓶（分别装清洗液、强制清洗液、染色液和废液）等组成。

2）仪器检测原理　与人工显微镜检查原理基本相似，使用影像式尿液有形成分分析仪可直接观察有形成分的形态，但必须经过严格定时、定速离心，留取定量的尿沉渣，由配套动力装置将其泵到显微镜载物台上的流动样品池，通过频闪光源、相聚光镜、高速摄像、图像采集和计算机软件等，由计算机进行图像分析，提取尿液有形成分的大小、对比度、形状、质地特征，运用形态识别软件自动识别和对尿液有形成分进行分类，并自动换算成定量数据报告结果。还可通过计算机对每个标本的存储图像进行重新

NOTE

判定，可任意选取可疑的成分进行人工复查，对错判和误判的部分予以人工纠正，也可用于教学。

3）方法学评价　同使用普通光学显微镜相比，影像式尿液有形成分分析仪具有易于标准化、可定量分析、无污染、简便、快捷、视野清晰、精确度较高、结果准确等优点。由于尿液中有形成分形态复杂，各种盐类结晶、某些细菌等形态大小与小红细胞类似，仪器自动判读结果通常误差较大。而且含杂质多的标本可导致图像模糊，难以准确辨认，假阳性率高。

2. 流动式数字影像拍摄技术尿液有形成分分析仪

1）仪器构成　主要由主机、流动计数器、液压（鞘液流动）系统和溶液瓶（分别装清洗液、强制清洗液、染色液和废液）等组成。

2）检测原理　与人工显微镜检查原理基本相似，都是直观的观察有形成分的形态。仪器自动化程度高，自动混匀，不需离心。在显微镜数码成像之前，采用了先进的平面流式细胞进样技术，当尿液颗粒被特殊鞘液包裹高速通过流动池时，能相对独立地形成像瀑布一样的层流，尿液颗粒分布于一个很薄的平面内，鞘液的特性使颗粒避免重叠，同时应用鞘流技术，将标本送入流动细胞计数池，使尿液颗粒最大限度地舒展开并处于显微镜镜头的焦距范围内，以便拍摄到清晰的有形成分图像。利用显微镜数码成像技术，即照相机每秒钟对尿液标本拍摄 24 张照片，每个标本最后共拍摄 500 张照片（相当于显微镜下 320 个高倍视野），以提高检测精度。接着仪器会从每张照片中自动隔离出每个颗粒，运用智能识别颗粒软件，根据颗粒的大小、对比度、形状、质地四个条件对其进行分析，得到一系列描述该粒子特征的相应数值。之后仪器把这些数值与数据库中的数值做比对，自动将有形成分分成 12 类，并可进一步扩展 27 个亚分类。仪器为复查提供的图像是足够的，而所有分类均能提供具体的形态学图像，方便检验人员对检测结果进行查看。

3）方法学评价　同静止式数字影像拍摄技术尿液有形成分分析仪相比，优点大同小异。本法由于观察视野较多，观察的有形成分数量较多，但标本为未离心尿液，阳性率较静止式数字影像拍摄技术尿液有形成分分析仪相比较低。在浑浊度较高的标本中，有形成分较多时，不能正确识别所有成分，因此，显微镜检查仍是尿液有形成分最终的形态学确认方法和手段，是形态学检查的“金标准”。

（二）流式细胞术尿液有形成分分析仪

流式细胞术尿液有形成分分析仪的检测原理是结合流式细胞学分析技术与电阻抗原理定量测定尿液中有形成分，具有检测快速（每小时可检出 50～100 个标本）、操作方便、使用安全、图形直观、结果定量、精密度高、人为偏差小等特点。

1. 仪器结构　主要包括光学检测系统、液压（鞘液流动）系统、电阻抗检测系统和电子系统等。

1）光学检测系统　由氩激光、激光反射系统、流动池、前向光采集器和前向光检测器组成。氩激光作为光源，通过双色反射镜、聚光镜形成会聚点，聚集于流动池的中央。样品流到流动池时，其中的细胞经激光光束照射，产生前向荧光信号，经双色过滤器区分前向散射光和前向荧光。侧向散射光以不同角度照射流动池。散射光信号较强，能直接由发光二极管转变成电信号，而荧光信号较弱，需输送到高敏光电倍增管，将荧光信号放大后再转变成电信号。散射光强度主要反映细胞的大小，荧光信号强度主要反映细胞内部的情况（图 6-37）。

通常使用菲啶和羰花氰两种荧光染料。荧光染料菲啶和羰花氰的共性：染色反应速度快（染料与细胞结合快）、背景荧光低、细胞发出的荧光强度与细胞和染料的结合程度成正比。菲啶主要使核酸成分染色，区别有核与无核细胞，染料插入并结合于碱基对之间，导致构象改变，并抑制核酸合成，在 480 nm 光波激发时，产生 610 nm 橙黄色光波，染料染色性与碱基对组成无关，而与细胞中核酸含量有关，以此区分细胞核的有无和多少，如白细胞与红细胞、病理管型与透明管型。羰花氰穿透能力强，与细胞膜、核膜和线粒体的脂层成分结合，在 460 mm 光波激发时，产生 505 nm 绿色光波，用于区分细胞大小，如上皮细胞与白细胞等。

2）液压（鞘液流动）系统　保证染色标本中细胞呈单个纵行排列，逐一通过流动池中央。通过加压在流动池中使鞘液形成一股液涡流，使随着真空作用吸入的尿液细胞得以在鞘液中心通过。鞘液流动机制提高了细胞计数的准确性和重复性，防止错误的脉冲，减少了流动池被尿液标本污染的可能性。

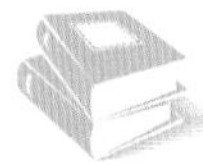

NOTE

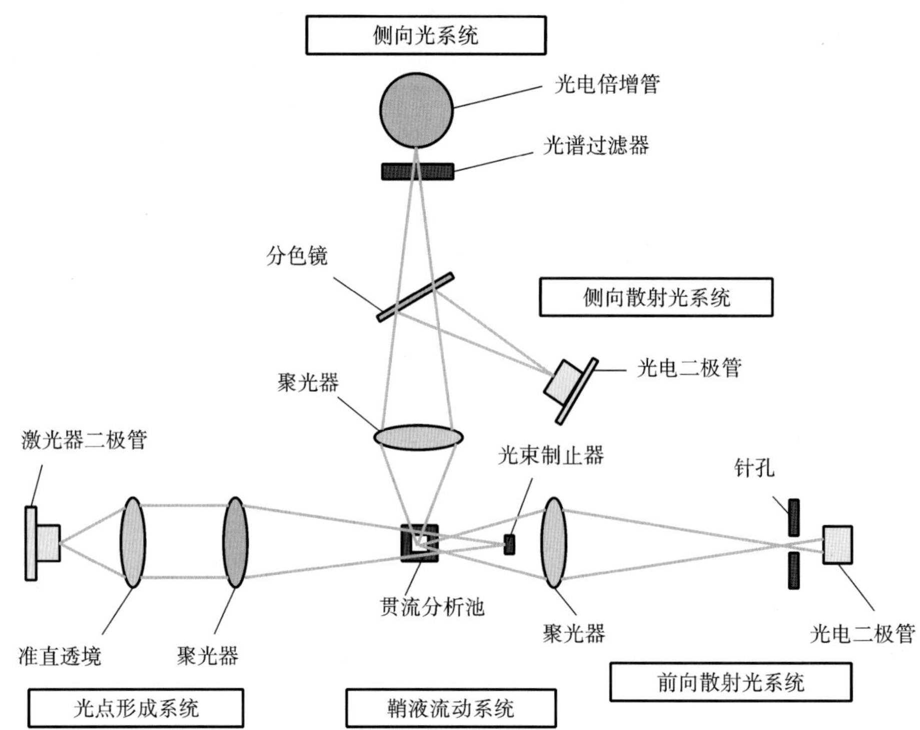

图 6-37　流式细胞术尿液有形成分分析仪光学检测系统

3）电阻抗检测系统　包括测定细胞体积的电阻抗系统和测定尿液电导率的传导系统。

（1）电阻抗系统：当尿液有形成分通过由 2 个电极维持恒定的小孔时，在电极之间引起电阻变化使电压发生变化。电压变化的幅度主要取决于细胞的体积，产生的脉冲信号数与有形成分的数量相关。因此，从电压变化的脉冲信号中可获得有形成分体积和数量的参数。

（2）传导系统：样品进入流动池之前，样品两侧各有一个传导性感受器，接收尿液样品中的电导率电信号。尿液电导率的检测与尿渗量密切相关。通常采用特定稀释液稀释尿液标本，目的在于去除尿液中所含的非晶形磷酸盐。另外，通过加热溶解尿酸盐结晶等，保证尿液标本传导性的稳定。

4）电子系统　将接收到的前向散射光信号、前向荧光等光信号转变为电信号，所有电信号通过波形处理器整理，再传输给微处理器汇总和处理，绘出有形成分的直方图和散点图，通过综合分析得到各种有形成分的数量和形态信息。

2. 仪器检测原理　基于流式细胞术和电阻抗原理。定量吸入的尿液标本经稀释、加温和染色后，依靠液压作用喷射入鞘液流动池。当标本从样品喷嘴出口进入鞘液流动池时，被无粒子鞘液包围，使每个有形成分沿中心竖轴线依次通过流动池，形成单个纵列粒子流快速通过氩激光检测区，从而探测到荧光、散射光和电阻抗的变化。

仪器通过各个系统捕获得到以下光信号并转变为电信号。①荧光强度（fluorescent light intensity Fl）：从染色尿液细胞发出的荧光，主要反映细胞染色质的强度。②前向荧光脉冲宽度（forward fluorescent light intensity width，Flw）：主要反映细胞染色质的长度。③前向散射光强度（forward scattered light intensity，Fsc）：主要反映细胞横截面的大小。④前向散射光脉冲宽度（forward scattered light intensity width，Fscw）：主要反映细胞的长度。⑤电阻抗信号的大小与细胞的体积成正比。

通过对各种信号进行分析、综合识别，计算出相应细胞的大小、长度、体积和染色质强度等，获得尿液有形成分的散点图和直方图，并给出红细胞、白细胞、细菌、管型等的散点图报告及定量报告。

3. 检测参数　流式细胞术尿液有形成分分析仪可提供多个检测参数，除了给出主要有形成分的定量参数外，还给出一些标记参数，同时给出 Fl-Fsc、Fscw-Flw 散点图及直方图等信息。定量参数主要包括红细胞、白细胞、上皮细胞、管型、细菌等。标记参数主要包括病理管型、小圆上皮细胞、类酵母细胞、结晶和精子等。此外，还提供红细胞信息和红细胞分析参数、白细胞分析参数及电导率等。

NOTE

1）红细胞　尿液中红细胞因其体积较小，且无细胞核和线粒体，在散点图中Fl较低，接近Fl轴的原点。由于红细胞形态受机械损伤、渗透压、pH和疾病等影响很大，其散点图的分布可能会有很大差异。红细胞在Fsc和Fscw轴的位置较低，且有一定的变异范围。尿液有形成分分析仪除可定量报告红细胞数量外，还可报告均一性和非均一性红细胞的百分率、平均红细胞前向荧光强度和分布宽度等参数。肾小球源性红细胞形态通常表现为小细胞形、棘形、圆环状、部分胀大及不规则形等。通过提供各种红细胞形态的相关信息，对鉴别尿液红细胞来源具有一定的诊断意义。

红细胞信息主要提示红细胞的均一性，70%红细胞前向散射光强度（RBC-P70Fsc）≤70 ch（channel ch），且红细胞前向散射光强度分布宽度（RBC-Fsc-DW）＞50 ch，提示为肾小球性血尿；RBC-P70Fsc≥100 ch，且RBC-Fsc-DW≤50 ch，提示为非肾小球性血尿；70 ch＜RBC-P70Fsc＜100 ch，且RBC-Fsc-DW≥50 ch，为混合性血尿。由此可得到均一性红细胞（isomorphic RBC）百分率、非均一性红细胞（dysmorphic RBC）百分率、非溶血性红细胞数量和百分率、红细胞平均荧光强度（RBC-MFl）、红细胞平均散射光强度（RBC-MFsc）和红细胞荧光强度分布宽度标准差（RBC-Fl-KWSD）。

2）白细胞　尿液中白细胞直径约为10 μm，比红细胞稍大，含有细胞核且居中，因此有高强度的前向荧光和前向散射光，出现在Fl-Fsc散点图的正中央。由于尿液中白细胞可以出现多种形态，不同标本散点图中白细胞的分布会有很大的差异。活的白细胞呈现出前向散射光强度强和前向荧光强度弱，受损或死亡的白细胞呈现出前向散射光强度弱和前向荧光强度强。结合尿液有形成分自动分析仪提供的白细胞定量指标，可初步判断是急性泌尿系统感染还是慢性泌尿系统感染。尿液中白细胞增多且前向散射光强度强和前向荧光强度弱，多提示为急性泌尿系统感染；如果前向散射光强度弱和前向荧光强度强，多为慢性泌尿系统感染。

3）细菌　细菌体积小于红细胞和白细胞，由于含有少量DNA和RNA，其前向散射光强度比红细胞、白细胞弱，而荧光强度比红细胞强、较白细胞弱，分布在Fl-Fsc散点图红细胞和白细胞下方区域。由于死细菌的染色灵敏度较活细菌强，因此死细菌所产生的荧光强度较强。仪器可定量报告细菌数，但不能鉴别细菌种类，需要做细菌培养和鉴定才能明确。

4）上皮细胞　上皮细胞体积较大、细胞核多居中，分布在Fscw-Flw散点图的左上角。通过仪器能定量报告上皮细胞，并标出小圆上皮细胞。小圆上皮细胞、肾小管上皮细胞、中层移行上皮细胞、底层移行上皮细胞等都与白细胞大小相近、形态较圆，且散射光、荧光及电阻抗信号变化范围大，因此仪器并不能准确区分，而只归为小圆上皮细胞。当仪器提示这类细胞达到一定数量时，必须按尿液有形成分规范化操作规程离心染色镜检进行准确分类。

5）管型　透明管型体积大，不含内容物，有极高的前向散射光脉冲宽度和微弱的荧光脉冲宽度；病理管型含有白细胞、红细胞、上皮细胞或其他内容物，表现为极高的前向散射光脉冲宽度和荧光脉冲宽度，分布在Fscw-Flw散点图的中上区域。仪器可以定量报告管型数量，但由于病理管型种类多，形态特点各异，仅凭荧光强度并不能完全区分，而只能分出病理管型和透明管型。当仪器检出病理管型时，需要在显微镜下对管型进行准确识别和分类。

6）酵母细胞和精子细胞　酵母细胞和精子细胞都含有细胞核，具有很高的荧光强度，其散射光强度与红细胞、白细胞相差不大，因此在散点图中分布于红细胞与白细胞之间的区域。酵母细胞的前向散射光脉冲宽度小于精子细胞，而精子细胞比酵母细胞染色更灵敏，借此可将两者区分开来。但在低浓度时，较难区分精子细胞与酵母细胞。而在高浓度时，酵母细胞Fsc与红细胞类似，会对红细胞计数产生干扰。

7）结晶　分布于散点图Fsc和Fl的红细胞区域。由于结晶在染色过程中不着色，其Fl较红细胞更低。由于结晶的多样性，Fsc根据结晶的大小出现相应变化，所以其散射光分布很宽。草酸钙分布在贴近Y轴的Fl-Fsc散点图中，尿酸盐结晶与红细胞在散点图中的分布有重叠。因此，高浓度尿酸盐结晶会对红细胞计数产生干扰。结晶的中心分布不稳定，以此区分红细胞和结晶。仪器不能准确区分各种结晶，当仪器显示有结晶标记时，需在显微镜下辨认和识别。

NOTE

8）电导率　电导率和尿渗量既密切相关又有区别。电导率反映的是尿液中溶质质点电荷，即电导率代表总粒子中带电荷的部分，与质点种类和大小无关。尿渗量代表溶液中溶质的质点数量，与质点种类大小及所带电荷无关。例如，葡萄糖为非电解质，不带电荷，当尿液中出现葡萄糖时，尿渗量增高，但电导率无相应增加。借此可利用电导率来鉴别诊断糖尿病和尿崩症。此外，尿液长期高电导率者，可能存在大量易形成结石的电解质，应警惕结石发生。

9）其他检测参数　①红细胞信息和红细胞分析参数：小红细胞、正常红细胞、未分类红细胞、均一性红细胞、非均一性红细胞、混合性红细胞、非溶解红细胞的比例/绝对值、红细胞平均荧光强度、红细胞平均前向散射光强度、红细胞荧光强度分布宽度。②白细胞分析参数：白细胞平均散射光强度。③直方图：红细胞 Fsc 直方图和白细胞 Fsc 直方图。

4. 方法学评价　流式细胞术尿液有形成分分析仪与传统显微镜检查相比有明显的优势，但受检测原理、检测技术、标本因素诸多局限，仪器也存在一些不足。

1）流式细胞术尿液有形成分分析仪的优点　①不需离心尿液，可自动进样；②所需标本量少，分析速度快，工作效率高，且可定量；③采集的信息量大，每份标本计数的细胞数量明显高于显微镜检查；④方法程序统一，易于标准化和质控，具有手工操作无法比拟的重复性和极低的污染率；⑤一次检测可报告多个参数，包括定量参数、标记参数、红细胞信息和散点图。散点图可以反映细胞分布情况、计算细胞分类或分群等。

2）流式细胞术尿液有形成分分析仪的缺点　①假阳性率较高，对异常细胞不能有效鉴别；②大量细菌、酵母菌可干扰计数，容易漏检影红细胞，尤其不能明确病理管型的分类；③上皮细胞可能干扰白细胞准确计数；④不能检出滴虫、胱氨酸、脂肪滴或药物结晶。因此，仪器主要起健康筛检作用，对阳性结果仍需通过显微镜检查确认。

3）流式细胞术尿液有形成分分析仪与尿液干化学分析仪联合检测的意义　①全自动尿液有形成分分析仪不仅能检出不含硝酸盐还原酶的细菌，而且能提供尿液中实际细菌含量；②尿液干化学分析仪检测隐血的结果与尿液有形成分分析仪红细胞计数的配合，可判断出血的状况和性质；③尿液有形成分分析仪可对尿液中所有的白细胞进行检测，能弥补尿液干化学法只对中性粒细胞反应的不足。

（三）激光流式细胞术核酸荧光染色尿液有形成分分析仪

1. 检测原理　激光流式细胞术核酸荧光染色尿液有形成分分析仪结合了半导体激光流式细胞技术和核酸荧光染色技术，是流式细胞术尿液有形成分分析仪的升级产品。利用核酸荧光染料，对各有形成分的细胞膜、细胞质、细胞核进行特异性染色，采用半导体激光作为光源，可捕获和分析多角度散射光、多级别荧光强度的信号，使细胞鉴别更清晰、灵敏、准确，计数线性范围更宽，定量更精准。

设置沉渣和细菌两个独立的检测通道，在沉渣通道获得前向散射光、荧光强度、侧向散射光等 8 种信号，在细菌通道获得 4 种信号，由此可得到多项定量报告参数和多个散点图和直方图。定量检测可报告 12 项参数，包括红细胞、白细胞、上皮细胞、小圆上皮细胞、非病理管型、病理管型、结晶、精子、细菌、类酵母细胞、黏液丝、电导率等。

2. 方法学评价　该仪器能解决多项原有流式细胞术尿液有形成分分析仪的不足，如细菌用单独通道测定，可克服其他成分对细菌测定的干扰，可以精确定量细菌，并提供尿路感染的筛查报告；使用特异染料和多种试剂，使各有形成分之间的差异更为显著等。但是，仪器依然存在管型的识别及分类问题，因此，显微镜检查依然是必要的。

3. 临床意义　可提供 3 项临床诊断信息：①红细胞形态学信息，主要用于判断血尿来源；②尿电导率信息，与尿渗量有较高的相关性，主要反映肾脏功能以及尿液浓缩功能；③尿路感染信息，主要用于尿路感染致病菌的初筛。

（四）尿液有形成分分析仪质量保证

由于尿液有形成分的复杂性，目前尿液有形成分检查远不如尿液化学成分检查易于标准化。尿液有形成分检查主要存在以下问题：①检查方法不统一，目前尚无可执行的标准化方法，也无统一的质控标准；②检查重复性差，检查人员之间的检测结果个体差异大，各检验机构之间的检测结果也有较大差异。

NOTE

显微镜手工法将细胞等有形成分直观、真实地呈现于镜下，但这种传统的手工操作方法的各个环节难以控制和进行定量化报告，致使尿液有形成分检查标准化进程缓慢。影像式尿液有形成分分析仪经过严格定时、定速离心，留取定量的尿液有形成分，以标准化单位定量报告，同手工显微镜法相比，其分析易于标准化、可定量、视野清晰、精确度高，但许多步骤仍需人工操作，仍可能存在人为误差。

全自动尿液有形成分分析仪利用流式细胞原理和荧光染料，尿液有形成分不需离心，自动检测，速度快，操作简易，并对红细胞、白细胞、上皮细胞、管型及细菌等提供定量报告及散点图，同时仪器还可提供病理管型、小圆上皮细胞等多项指标。每个标本检测步骤模式一致，且易于质控和标准化，但在检测全过程中还应考虑以下问题。

1. 分析前 正确的尿液标本采集是分析前质控的重要内容，除了包括正确的收集方法、有效的标本标记与识别、适宜的防腐或冷藏保存、规定时限内完成检测外，还必须注意以下几个方面。①告知患者：如可能影响尿液有形成分检查的饮食、用药等。②非正确采集方法对检验结果有影响，应该予以纠正。③尿液标本必须新鲜：采集标本后尽快送检，2 h 内完成检验，否则需将标本进行冷藏保存。④尿液在非冷藏条件放置时间大于 2 h，则不能用于尿液有形成分检验。

检测前应充分混匀尿液标本，认真检查仪器的工作状态、参数设置，不能随意进行仪器校准，通过质控分析排除来自标本、仪器、试剂等的错误。当仪器失控时，无条件的实验室应及时联系厂方，协助对仪器进行调整与质控参数的校准。

2. 分析中

(1) 严格、规范与正确的程序化操作。

(2) 对仪器进行性能验证：尿液有形成分分析仪性能验证的内容可以参考《医学实验室质量和能力认可准则在体液学检验领域的应用说明》(CNAS-CL41)，至少应包括精密度、携带污染率和可报告范围，还有生物参考区间健康人群的相关验证。

(3) 室内质控：严格、规范和正确的操作，合理地应用模拟尿液质控品，尿液有形成分分析仪室内质控具体可以参照《临床实验室定量测定室内质量控制指南》(GB/T 20468—2006)进行，每天至少用两种浓度水平即“正常”“异常”两种质控品进行质控监测，商品化或人工配制质控品均可。每工作日至少检测 1 次。各实验室可根据厂家提供的质控靶值和范围设定失控判断标准，也可自己经过测定累积数据后，获得自己实验室的靶值和浮动范围。出现异常结果时，应按质控程序及时查找和排除引起异常的原因。

流式细胞术尿液有形成分分析仪可通过原厂配套的校准品、质控品对仪器进行有效的质量管理。流动式数字影像拍摄技术尿液有形成分分析仪可以使用包括阳性或者阴性有形成分的厂家配套质控品和焦点校准品，进行焦点校准和日常质控。静止式数字影像拍摄技术尿液有形成分分析仪，一般通过调整镜头对焦方式来达到系统校正的目的，仪器同样具有质控程序，可以选择厂家推荐的至少包括阴、阳两个水平的第三方质控品。

(4) 室间质评：应按照《能力验证规则》(CNAS-RL02)的要求参加相应的能力验证/室间质评。实验室至少每半年参加一次国家级或省级质评机构的室间质评，国际权威机构或仪器生产厂家组织的能力比对在条件允许时也可以参加，应达到合格水平或符合比对要求。如出现失控，应有详细的失控报告记录，内容包括失控情况描述、核查方法、原因分析、纠正措施、纠正结果等。

如果未进行室间质评或者能力验证，则需进行室间比对，一般选取通过 ISO 15189 的实验室或同级别的实验室作为比对对象，进行至少每半年一次，一次至少 5 份标本的比对，包括正常和异常标本。

(5) 结果验证和显微镜复查 显微镜检查能真实展现细胞等有形成分的形态，直观可靠，可以弥补干化学法在有形成分检查中的缺陷。原则上，每份尿液标本均应进行显微镜有形成分检查，但因实际工作中标本量大，人工镜检程序烦琐，并要及时发送检验报告等原因，不可能对每份标本均行显微镜有形成分检查。尿液干化学分析仪和尿液有形成分分析仪检查都只是一种过筛试验，需结合本实验室具体情况制定完善的显微镜复查规则，并对复查规则进行确认验证，保证假阴性率不高于 5%，对触发规则的尿液标本按照规定的验证方法及标准对其进行复查，以保证尿液检验质量。

NOTE

3. 分析后 ①系统性的评审、结果的授权发布；②结果的关联性、结果的报告与传递；③规范报告格式和解释；④临床诊断和检测结果的符合性、检验样品的储存等都属于检验后质控的内容。如结果有较大差异时，应及时复检，必要时联系临床医生共同探讨可能的原因。

（杨洪乐）

小　结

尿液理学检验是尿液检验的主要内容之一，包括尿量、气味、颜色和透明度、尿比密及尿渗量检验等。尿液理学检验方法简便。检验结果对筛查有无泌尿系统疾病、肝脏疾病、内分泌及代谢性疾病等有重要参考价值。尿液理学检验结果易受饮食、运动状态和标本留取时间等因素影响，应注意做好质量保证。

尿液化学成分的检验是尿液检验的重要内容，主要检测尿液中的蛋白质、葡萄糖、酮体、胆红素、尿胆原、尿胆素、血红蛋白、白细胞酯酶、hCG 等。尿液化学成分检测对泌尿系统及全身性疾病的诊断具有重要意义。干化学试带作为基本检测手段，具有操作简便、快速、结果准确的特点。尿液化学分析仪具有自动化程度高、检验项目多的优点，目前已有多个项目成为临床的常规检测项目。但尿液化学检验受多种因素干扰，导致一些项目出现假阳性、假阴性问题。因此必须正确把握好分析前、分析中、分析后质控环节，分析出现假阳性、假阴性的原因，正确判断结果的可靠性。

尿液有形成分检查对泌尿系统疾病的诊断、鉴别诊断及预后判断等有重要价值。临床尿液检查在很多情况下必须进行尿有形成分显微镜复查。尿液有形成分显微镜检查方法有多种，对于明显浑浊、有形成分明显增多的尿液标本可使用简便易行的未离心尿直接镜检法，为提高检验阳性率宜用离心取尿沉淀镜检法，为实现尿液有形成分检查的标准化推荐应用标准化尿沉渣定量计数板法。尿液有形成分使用不同的检验方法得出的结果不同，报告时应注明具体的检查方法和参考区间，便于临床分析应用。

尿液有形成分形态受多种因素的影响，要通过不断的学习和实践掌握尿液细胞、管型、结晶等成分在不同条件下的形态特征，必要时可通过相差显微镜和尿沉渣化学染色等方法进行鉴别。为提高检验结果的准确性，必须重视尿液有形成分检验的质控。

尿液细胞、管型、病理性结晶的增多往往提示泌尿系统疾病等的可能。新鲜尿液红细胞形态分析对鉴别肾小球性和非肾小球性血尿有重要价值，尿管型是肾实质性损害诊断与治疗评估的重要指标。尿液分析结果临床应用时，要综合分析尿液干化学、尿显微镜检查和其他检验结果。

尿液干化学分析仪是检测尿液化学成分的自动化仪器，其主要优点是标本用量较少、检测速度快、检测项目多、重复性好、准确性较高、容易开展室内质控、适用于大批量标本的筛检。但它的不足主要表现在不能对尿液有形成分进行直观分析，不能取代或替代传统方法，且检测结果准确与否易受人为因素、外源性物质、试剂因素、环境因素等的干扰。

尿液有形成分的检查可通过仪器和显微镜检查等手段，但显微镜检查一直是“金标准”。尿液有形成分分析仪主要应用两类技术，第一类是数字影像拍摄技术，第二类是流式细胞术。两种尿液有形成分分析仪检测方法的优点均为快速、准确性高、重复性好、生物污染少、易开展室内质控等，但因检测方法的局限性，容易出现假阳性或假阴性，所以只能起到尿液检查的过筛作用。

目前尿液干化学分析仪和尿液有形成分分析仪已广泛应用于尿液常规检查，显著提高了检验工作的效率。但是自动化尿液分析仪检验存在的局限性和影响因素较多。因此，质控应贯穿于分析前、分析中、分析后全部环节和过程。检测分析的质量保证包括性能验证、显微镜复查、室内质控和室间质评等环节。各实验室应根据自身具体情况设置合理的复查规则并做好分析过程各阶段的质控，以提高检验质量，使尿液分析仪检验逐步标准化、规范化。

NOTE

思考题

1. 何谓多尿、少尿、无尿？简述其成因。
2. 什么是肉眼血尿？什么是镜下血尿？
3. 哪些原因可引起血尿？怎样鉴别红色尿液？
4. 如何鉴别浑浊尿？
5. 为什么说与尿比密相比尿渗量是评价肾脏浓缩和稀释功能的较好指标？
6. 何为本周蛋白？其检测有何临床意义？
7. 简述尿液有形成分检验的主要方法及各方法的主要特点。
8. 简述均一性红细胞血尿与非均一性红细胞血尿红细胞的形态特点。
9. 尿液 pH、渗透压对红细胞、白细胞、管型形态分别有哪些影响？
10. 什么是管型？其形成的基本条件有哪些？
11. 闪光细胞和脓细胞、复粒细胞和含铁血黄素颗粒细胞的概念及其主要临床意义是什么？
12. 简述尿液干化学分析仪的组成及检测原理。
13. 简述尿液干化学试带的检测原理。
14. 简述尿液干化学分析仪的检测方法的优、缺点。
15. 简述尿液有形成分分析仪的组成及检测原理。
16. 简述尿液有形成分分析仪分析前、中、后的质控。
17. 简述尿液有形成分分析仪的分类。
18. 简述尿液有形成分分析仪的方法学评价。

NOTE

第七章　粪便检验

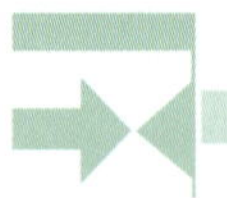

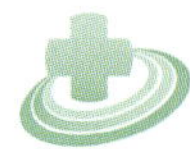

学习目标

1. 掌握　粪便理学检验、粪便隐血试验、显微镜检查的原理、方法、质量保证及临床意义。
2. 熟悉　粪便的采集与处理、粪便检验的方法学评价、粪便检验的参考区间。
3. 了解　常见食物残渣类型及形态、粪便分析工作站检查的原理。

案例导入

患者，男，50岁，因食用寿司5 h后腹痛、腹泻，拉水样便而来医院急诊科就诊，粪便常规检查结果白细胞(++)，隐血试验(+)，其他未见异常。急诊科医生初步诊断为急性胃肠炎，随后进行消炎、抗菌、补液等相应处理，患者症状缓解后回家，医生嘱患者第二天复查，患者复查粪便常规，结果显示白细胞阴性，但隐血试验仍然(+)，建议做进一步检查。

1. 粪便隐血试验检验的目的是什么？
2. 粪便隐血试验的原理是什么？

粪便是食物经消化道消化吸收后的剩余物及消化道代谢产物混合而成的最终排泄物。正常的粪便主要由食物在体内消化后的食物残渣、水、细菌、无机盐、消化道脱落细胞等组成，其中水分约占3/4，其他固体成分(食物残渣、分泌物、细菌、无机盐等)约占1/4。当发生病变时，粪便中可以检出寄生虫、血液、致病性细菌、结石等。临床上粪便检验包含理学检验、化学检验和显微镜检查。

粪便检验的目的与意义：①通过粪便的性状与组成检查，了解消化器官肝、胆、胰的功能；②对消化道出血进行诊断和鉴别诊断，开展消化道肿瘤筛查；③了解消化道否有炎症及寄生虫感染等情况；④检查是否有致病菌，协助临床诊断、治疗肠道疾病。

第一节　粪便标本采集和处理

一、粪便标本采集

粪便标本采集的成功与否直接影响检验结果的灵敏度和准确性，故粪便标本采集应注意以下几点。

1. 采集前准备　采集粪便前嘱咐患者停用影响粪便检验结果的食物和药物，采集器具应洁净、干燥、无污染、无吸水性、由惰性物质组成。

2. 常规标本　采集新鲜的粪便标本，用干净竹签挑取含有脓、血、黏液等异常部分的粪便。注意外观无异常的粪便须从表面、深部、末端等多处取材，采集量一般约5 g(略大于火柴头)。

3. 培养标本　进行细菌学鉴定时，粪便标本应收集于无菌带盖容器内。因酸碱度、消化酶及细菌的自溶作用等因素会导致粪便有形成分的破坏及病原菌的死亡，故标本采集后应于1 h内检查完毕。

4. 寄生虫标本　检查溶组织内阿米巴滋养体时应于排便后立即保温送检；检查日本血吸虫卵时应留取脓血、黏液部分，孵化毛蚴时至少留取粪便30 g，且须尽快处理；检查蛲虫卵时用透明薄膜拭子或棉拭子于夜晚12时或清晨排便前从肛周处拭取；进行虫卵计数时，采集24 h粪便，将标本混合后检查。

NOTE

5. 隐血试验标本　进行化学法隐血试验时，应于3天前禁食动物血、肉类、肝脏、铁剂、维生素C、某些蔬菜、影响试验的药物等。

6. 其他情况 无粪便而又必须进行粪便检验时，需做直肠指检或用采便管采集标本。

二、粪便标本处理

1. 焚烧处理 目前，临床上粪便检查所用的一次性塑料或纸类的容器、接触粪便的棉签、隐血试验的试纸等不可回收的材料为污染性垃圾，可将标本与容器置于焚化炉内，直接焚烧处理。

2. 消毒处理 若粪便标本容器为陶瓷、玻璃等重复可用的容器，先于5%甲酚皂溶液中浸泡24 h，或于0.1%过氧乙酸溶液中浸泡12 h，再将处理后的粪便倒入厕所；粪便检验用过的玻片需用0.5%过氧乙酸溶液浸泡过夜，再经高压消毒后清洗备用。

第二节 粪便一般检查

一、理学检查

（一）量

正常情况下，健康成人每天粪便量100～300 g，量的多少与进食量、食物种类及体内消化器官的功能相关。进食粗粮和纤维素多的食物时，粪便量较多；反之，则较少。病理条件下时，粪便的量与性状等都会发生改变。

（二）外观性状

健康成人的粪便性状为有形软便，病理情况下，粪便的量与性状等会发生改变，见表7-1。

表7-1 粪便性状改变及临床意义

标本类型	性状	临床意义
鲜血便	鲜红色，往往附在粪便表层	下消化道出血，痔疮或肛裂，直肠息肉
脓血便	脓样、脓血样，稀果酱样，暗红色脓液及脓细胞为主	阿米巴痢疾 细菌性痢疾
黏液便	正常粪便含少量黏液	
	黏液增多	肠道炎症
	黏液一般附在表面	大肠病变
	黏液混于粪便中	小肠病变
米泔样便	乳白色淘米水样	霍乱、副霍乱
柏油样便	黑色或褐色，质软	上消化道出血
乳凝块	白色乳凝块或蛋花样	婴儿消化不良，婴儿腹泻
稀汁便	稀糊状	急性胃肠炎
	洗肉水样	副溶血性弧菌食物中毒
	红豆汤样	出血性小肠炎
	黄绿色稀汁并膜状物	伪膜性肠炎
白陶土便	白色陶土状	阻塞性黄疸及钡餐造影后

（三）颜色

健康成人粪便颜色因含粪胆素而呈黄褐色，婴儿粪便多因胆绿素未转变为胆红素导致其多为黄绿色或金黄色。粪便颜色容易受饮食及药物影响。病理情况下，粪便呈现不同的颜色变化，见表7-2。

NOTE

表 7-2 粪便颜色及可能的原因

颜色	饮食或药物原因	病理原因
鲜红色	食用西瓜或西红柿	肠下段出血，如痔疮、肛裂、直肠癌等
暗红色	食用吗啡、可可、巧克力	阿米巴痢疾、肠套叠等
灰白色	钡餐服用硫酸钡	胆道梗阻
绿色	食用大量蔬菜	婴幼儿肠炎便中含胆绿素
黑色(柏油色)	服用铁剂，食用动物血、肝脏	上消化道出血

（四）气味

健康人粪便含有气味是因为食物经过肠道细菌作用后，产生吲哚、硫化氢等有臭味的物质。通常情况下，粪便的气味与进食种类和疾病的性质有关。肉食者粪便气味较浓、素食者粪便气味较淡；一些病理状态如慢性肠炎、胰腺疾病、消化道大出血、结肠或直肠溃烂的患者粪便中因未消化的蛋白质发生腐败而导致恶臭；脂肪及糖类消化不良或吸收不良时，因脂肪酸分解及糖的发酵而导致粪便有酸臭味；阿米巴肠炎时粪便有鱼腥臭味。

（五）寄生虫

肠道寄生虫及其虫卵可随粪便排出，其成虫随粪便排出时有时肉眼可见，虫卵往往需显微镜检查。

（六）结石

粪便中排出的结石，最常见的是胆结石，此外还有胰结石、肠结石等，在患者应用排石药物或碎石术后出现。肉眼可见较大结石，较小结石需用铜筛淘洗粪便后才能发现。粪便中结石最重要的是胆结石，肠结石较罕见。有结石存在时化学检查往往可查出胆红素或胆固醇存在。

二、化学检查

粪便化学检查有粪便隐血试验、粪便脂肪检查、粪胆色素测定等，其中粪便隐血试验是最为常见和最有意义的临床检验项目。

（一）粪便隐血试验

上消化道少量出血(<5 mL)时，粪便外观无肉眼可见的血液，因红细胞被消化分解，肉眼未见粪便颜色改变，且涂片显微镜检查也未见红细胞，需要其他间接方法证实的出血试验称粪便隐血试验(fecal occult blood test，FOBT)。FOBT 检测方法众多，常用检测方法主要有化学法和免疫学法两大类。

【检测方法及原理】

1. 化学法 血红蛋白中的亚铁血红素有过氧化物酶活性，可催化氧化色素原，使底物脱氢氧化而呈色，呈色的深浅与血红蛋白含量(出血量)成正比。

2. 免疫学法 有免疫单向扩散法、对流免疫电泳、酶联免疫吸附试验、胶体金免疫层析试验、放射免疫扩散法、反向间接血凝法等。

国内外目前比较常用的是单克隆抗体免疫胶体金法，其原理：用紫红色胶体金标记鼠抗人血红蛋白单抗并均匀吸附在试带乙酸纤维素膜上，试带乙酸纤维素膜上端包被两条线，近下端(粪便悬液浸入端)的一条为检测线，包被鼠抗人血红蛋白多抗，近上端(手持端)的一条为质控线，包被羊抗鼠 IgG 抗体。检测时将试带浸入粪便悬液中，由于层析作用，悬液沿着试带上行，如粪便中含有血红蛋白，则在上行过程中与胶体金标记鼠抗人血红蛋白单抗结合，待行至鼠抗人血红蛋白多抗检测线时，形成胶体金鼠抗人血红蛋白单抗-血红蛋白-鼠抗人血红蛋白多抗复合物，在试带上显现一条紫红色胶体金颜色线条；复合物继续上行至试带上包被有羊抗鼠 IgG 抗体处时，即与之结合形成另一条紫红色线，即为试剂质控对照线(阳性对照线)。出现两条紫红色线时报告检测结果阳性，出现一条紫红色线(质控对照线)时报告检测结果阴性，无紫红色线时，可能试剂失效。

NOTE

3. 其他方法

(1) 转铁蛋白测定法：当消化道出血时，粪便中出现大量转铁蛋白，其稳定性高于血红蛋白，能抵抗肠道细菌的分解作用。转铁蛋白与粪便混悬液在 37 ℃孵育 4 h 后，抗原活性无明显变化，而血红蛋白已丧失 65%的抗原活性。所以转铁蛋白兼有证实肠道出血的特异性和对抗细菌分解的稳定性，是检测消化道出血的良好指标。联合检测转铁蛋白和血红蛋白，可提高消化道出血阳性检出率，有助于消化道肿瘤筛查。

(2) 卟啉荧光法血红蛋白定量试验：该试验使用热草酸溶液，使血红素转变为原卟啉后进行荧光检测。除可测定粪便中血红蛋白外，还可测定血红蛋白衍生物卟啉，从而克服了血红蛋白被消化液消化和细菌分解的影响，对上、下消化道出血同样敏感。但该试验会受外源性动物血红蛋白、肌红蛋白和卟啉类物质干扰。另外，该法操作复杂，不宜推广应用。

(3) 放射性核素铬(^{51}Cr)定量法：该法用^{51}Cr标记红细胞，可以测定出血量。其灵敏度高于化学法，有特异性，不受外源性动物血红蛋白等的影响，故不需限制饮食。但由于费用高和放射性因素等限制了广泛应用，不适用于人群筛检。

(4) 粪便潜血检测仪：现行的 FOBT 化学法或免疫学法基本采用的是定性的方法，因此对粪便隐血也需要定量的检查方法。粪便隐血检测仪依据免疫胶乳凝集和免疫比浊原理对粪便隐血进行定量测定。

【方法学评价】FOBT 的方法众多，各有利弊，目前，国际上尚无统一公认的标准化方法。

表 7-3 FOBT 常用检测方法的方法学评价

方法	评价
邻联甲苯胺法	血红蛋白浓度 0.2～1.0 mg/L 即可检出，消化道 1～5 mL 出血可检出，灵敏度高，但特异性差，食用动物血、动物肉，生食含过氧化物酶的蔬菜，服用铁剂、铋剂等可引起假阳性；服用维生素 C、陈旧血及试剂不新鲜可引起假阴性
干化学试带法	操作简便，可用于胃肠肿瘤的大规模普查，因所用试带不同，有干化学法的局限性
单克隆抗体免疫胶体金法	操作简单，特异性强，不受饮食限制；灵敏度高，但生理性出血或服用刺激消化道的药物后可引起假阳性；上消化道出血致免疫原性丧失或大量出血导致的后带现象可引起假阴性

1. 化学法 一些小型的医院(如乡镇卫生院和诊所)多使用化学法。化学法的色原性反应物有多种，但基本检测原理相似。常用的有邻联甲苯胺法、愈创木酯法等，目前的试带法检测便捷，已取代传统化学试验。临床上广泛使用的是以四甲基联苯胺(TMB)和愈创木酯为显色基质的粪便隐血试带，待测者可自行留取粪便标本检查，适用于大规模消化道肿瘤的普查。

1) 灵敏度和特异性 灵敏度受试剂类型、粪便血红蛋白浓度、过氧化物酶浓度及显色物质等因素影响。FOBT 化学法的方法学评价见表 7-4。

表 7-4 FOBT 化学法的方法学评价

方法	特点	评价
邻联甲苯胺法	灵敏度高、假阳性率高	血红蛋白浓度 0.2～1.0 mg/L 即可检出，消化道 1～5 mL 出血可检出，灵敏度高
匹拉米洞法	灵敏度中等、特异性中等	血红蛋白浓度 1～5 mg/L 即可检出，消化道 5～10 mL 出血则显阳性
愈创木酯法	灵敏度低、特异性高	血红蛋白浓度 6～10 mg/L 可检出(此时消化道出血达 20 mL)，受食物、药物影响小，假阳性率低。1983 年中华医学会全国临床检验方法学学术讨论会推荐方法

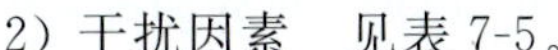

为了减少粪便隐血试验的假阳性和假阴性，一般采取灵敏度中等的方法，也可以联合使用灵敏度高和灵敏度低的两种隐血试验方法。

2) 干扰因素 见表 7-5。

NOTE

表 7-5 FOBT 化学法的干扰因素与评价

因素	评价
标本因素	①假阴性：因粪便标本陈旧而灵敏度减低，血液在肠道停留过久，血红蛋白被细菌降解。②假阳性：粪便隐血来源于非消化道如鼻出血、牙齿出血、月经血等
食物因素	假阳性：见于食用含血红蛋白的动物血如鱼、肉、肝脏，含过氧化物酶的新鲜蔬菜
药物因素	①假阳性：服用铁剂、铋剂、秋水仙碱、萝芙木碱，引起胃肠道出血的药物(阿司匹林、非类固醇抗炎药等)。②假阴性：服用大剂量维生素 C 或其他具有还原性的药物
器材和试剂	①假阳性：器材受铜离子、铁离子、消毒剂、溴、铁、硼酸、过氧化物污染。②假阴性：过氧化氢浓度低或失效，试剂保存的温度和湿度不当(如冰冻、受光照和受潮等)
操作过程	假阴性：试剂反应时间不足、显色判断不准，试验前标本过度稀释造成假阴性

2. 免疫学法 其方法较多，大多数医院目前使用的为单克隆抗体免疫胶体金法，胶体金性质稳定、可结合抗体，能显色、可进行定性或半定量检测，灵敏度高，准确性好、特异性强、操作简单。

1) 灵敏度和特异性

(1) 灵敏度：美国癌症协会(ACS)认为免疫学法的特异性和灵敏度等于或高于愈创木酯法，不受食物因素影响，且不需要禁食。血红蛋白浓度达到 200 mg/L 或 0.03 mg/g 时，FOBT 显阳性。

(2) 特异性：不受动物血红蛋白和辣根过氧化物酶等干扰，也不受新鲜蔬菜、铁剂、维生素 C 的影响，特异性强。

2) 干扰因素 见表 7-6。

表 7-6 FOBT 免疫学法的干扰因素与评价

因素	评价
生理因素	消化道每天可排出血液 0.5～1.5 mL/24 h，个别可达 3 mL/24 h，运动量大者如长跑运动员平均可达 4 mL/24 h
标本因素	消化道大量出血、粪便血红蛋白浓度过高、免疫学法检测时抗原过剩(后带现象)，血红蛋白经肠道消化酶降解变性、丧失原来的免疫原性或单克隆抗体与粪便血红蛋白抗原不匹配，均可造成假阴性
食物因素	食用各种动物血红蛋白(500 mg/L)等对免疫学法无干扰，所以不必限制饮食
药物因素	单克隆抗体免疫胶体金法灵敏度高、特异性强、方法简单，服用阿司匹林 2.5 g 即可引起消化道出血2～5 mL/24 h，FOBT 免疫学法显阳性
器材和试剂	试剂盒保存不当、失效等出现假阴性
操作过程	直接使用保存在 15 ℃以下的标本做试验，可出现假阴性

【参考区间】阴性。

【临床意义】FOBT 常用于消化道出血、消化道肿瘤的筛检，诊断和鉴别诊断。

1. 消化道出血的诊断和鉴别诊断 FOBT 是判断消化道是否出血的重要指标，常见于各种原因引起的消化道出血、药物(如阿司匹林、吲哚美辛、糖皮质激素等)导致的胃黏膜损伤、肠结核、流行性出血热、消化道恶性肿瘤等的诊断和鉴别诊断。

2. 消化道肿瘤普查 早期粪便检查仍缺乏较好的手段，有研究显示，消化道肿瘤患者的消化道恶性肿瘤阳性率早期为 20%，晚期达 90%，且 FOBT 呈持续阳性，可作为消化道恶性肿瘤筛选指标。建议对 50 岁以上的中老年人进行一年 1 次或一年 2 次的愈创木酯法 FOBT 筛检，可及时发现和处理消化道肿瘤，提高结直肠癌的检出率。

3. 消化性溃疡与肿瘤出血的鉴别 FOBT 对消化性溃疡的阳性诊断率为 40%～70%，呈间断性阳性；治疗后，若粪便外观正常，FOBT 阳性仍可持续 5～7 天，若出血完全停止，FOBT 可转阴性；消化道出血大于 5 mL/24 h，即可出现阳性，但不作为诊断的直接依据；若 FOBT 强阳性提示消化性溃疡并出

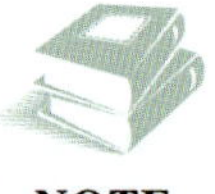

NOTE

血；消化道恶性肿瘤呈持续阳性。

（二）粪便脂肪检查

粪便脂肪检查是帮助了解消化道消化和吸收功能的项目之一。常用的方法有显微镜检查法、称量法、滴定法和脂肪吸收率法等。

【检测方法及原理】

1. 称量法 粪便标本经盐酸处理后，结合脂肪酸转变为游离脂肪酸，再用乙醚萃取中性脂肪及游离脂肪酸，蒸发去除乙醚后，精确称其重量，即得总的脂肪重量。

2. 滴定法 粪便中脂肪与氢氧化钾、乙醇溶液一起煮沸皂化，冷却后加入过量的盐酸使脂皂变成脂酸，再以石油醚提取脂酸，取 1 份提取液蒸干，其残渣以中性乙醇溶解，以氢氧化钠滴定，计算总脂肪酸含量即可。

3. 脂肪吸收率法 脂肪定量也可计算脂肪吸收率，以评估消化吸收功能。在测定前 2～3 天给予受检者每天脂肪含量为 100 g 的标准膳食，自测定日起，仍继续给予标准膳食，从标准膳食的第 3 天开始收集粪便，连续 3 天收集 24 h 粪便，取 60 g 标本做总脂测定，吸收率计算如下：

$$脂肪吸收率=\frac{膳食总脂量-粪便总脂量}{膳食总脂量}\times 100\%$$

【方法学评价】粪便脂肪检查的方法学评价见表 7-7。

表 7-7 粪便脂肪检查的方法学评价

方法	评价
称量法和滴定法	定量法，准确客观。仅表示总脂肪酸，不含中性脂肪的甘油部分
显微镜检查法	简单易行，但准确性低，只能作为消化吸收不良的筛检试验，不能作为诊断依据

【参考区间】成人粪便总脂肪量（以总脂肪酸计算）：2～5 g/24 h，或为干粪便的 7.3%～27.6%；成人进食脂肪 50～150 g/24 h，排出量<7 g，脂肪吸收率>95%。

【临床意义】若 24 h 粪便总脂肪量超过 6 g，称脂肪泻（steatorthea）。粪便脂肪增加可见于：①胰腺疾病：慢性胰腺炎、胰腺癌、胰腺纤维囊性变等。②肝胆疾病：胆汁淤积性黄疸、胆汁分泌不足、病毒性肝炎、肝硬化等。③小肠病变：乳糜泻、Whipple 病（肠源性脂肪代谢障碍综合征）、蛋白丢失性胃肠病等。④其他：消化性溃疡等。

（三）粪胆色素测定

粪胆色素包括粪胆红素、粪胆原、粪胆素。正常人胆汁中的胆红素在回肠末端和结肠被细菌分解为粪胆原，除部分被肠道重吸收进入肠肝循环外，大部分在结肠被氧化为粪胆素，使粪便呈棕黄色，并随粪便排出体外。也可对粪胆色素进行定性检测，但临床不常用。

三、粪便显微镜检查

粪便显微镜检查是临床上常规检查项目之一，通过显微镜可以检查粪便有无病理成分，如各种细胞增多情况、寄生虫及虫卵、致病细菌等；也可通过粪便的显微镜检查了解消化道吸收功能，包括直接涂片镜检法和浓聚后涂片镜检法。前者操作简便，后者操作烦琐，分为沉淀镜检法和浮聚镜检法，主要检测虫卵和包囊。

【检测方法及原理】用生理盐水稀释粪便，显微镜下人工辨别各种有形成分。

1. 直接涂片镜检法 于洁净玻片上滴加生理盐水 1～2 滴，挑取粪便异常部分（如黏液脓血部分）直接涂片。低倍镜下主要观察是否有寄生虫虫卵、包囊等，高倍镜下主要观察细胞形态和结构。

2. 沉淀镜检法 分为离心沉淀镜检法和汞碘醛离心沉淀镜检法。具体步骤：制备粪便混悬液、过滤去渣、离心混悬液和制片镜检。

3. 浮聚镜检法 利用比密较大的液体，使原虫包囊或蠕虫卵上浮，集中于液体表面。常用的方法有饱和盐水浮聚法、硫酸锌离心浮聚法和蔗糖离心浮聚法。

NOTE

(一)细胞

1. 红细胞 粪便中的红细胞在显微镜下呈草黄色、略带折光性的圆盘状，受周围环境中渗透压及pH影响会发生形态变化，呈锯齿样皱缩、破裂或其他状态，见图7-1。

正常情况下，粪便中无红细胞。上消化道出血时，镜下看不到红细胞，FOBT可以证实。下消化道炎症及其他出血性疾病时可见到数量不等的红细胞或者红细胞与白细胞同时存在。阿米巴痢疾的粪便红细胞居多，成堆存在，且有破碎现象；细菌性痢疾粪便以白细胞居多，红细胞分散存在且形态正常。粪便中的红细胞和真菌孢子易混淆，可加稀盐酸或乙酸予以鉴别，加酸后红细胞消失，真菌孢子依然存在。

2. 白细胞(脓细胞) 粪便中常见的白细胞为中性粒细胞，形态完整者与血液中的粒细胞无差别，见图7-2。

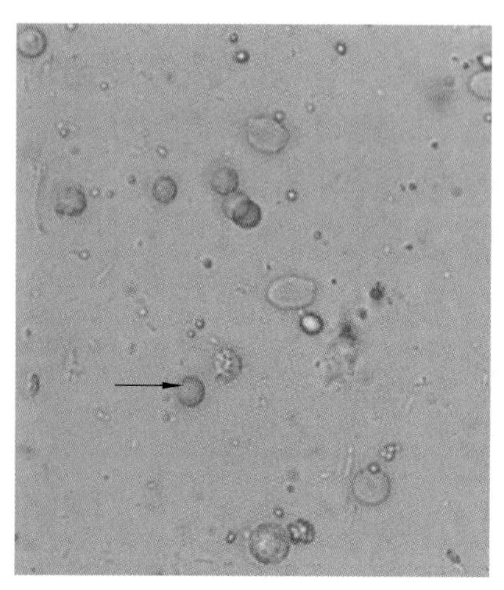

图7-1 粪便中的红细胞

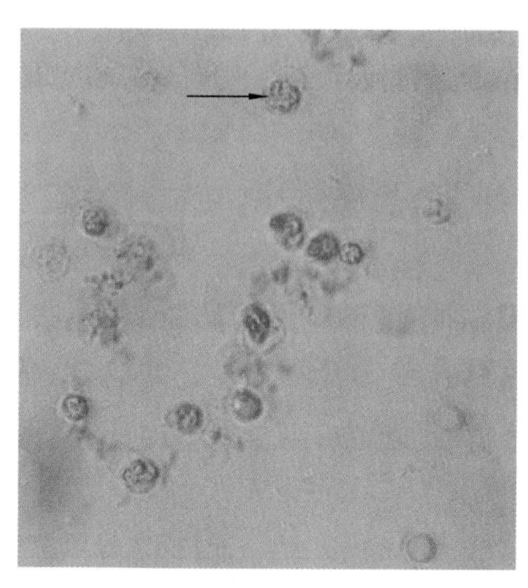

图7-2 粪便中的白细胞

正常粪便中不见或偶见白细胞。病理条件下，中性粒细胞发生退变，呈灰白色，胞体肿胀、坏死、破碎、结构不完整，细胞质内充满细小颗粒，细胞核不清楚的脓细胞常成堆出现。且白细胞数量多少与炎症轻重程度及部位有关。①小肠炎症：白细胞增多不明显，一般少于15/HP，分散存在，不易辨认。②细菌性痢疾、溃疡性结肠炎：出现大量白细胞，以及吞噬异物的小吞噬细胞，集中于粪便带黏液或脓血部位。③肠易激综合征、肠道寄生虫病(特别是钩虫病及阿米巴痢疾)：可见较多嗜酸性粒细胞，同时常伴有夏科-莱登结晶，见图7-3。

3. 大吞噬细胞 正常粪便中无大吞噬细胞(巨噬细胞)。粪便中的大吞噬细胞来源于血液循环中的单核细胞，是单核细胞吞噬较大异物后形成的。其胞体较中性粒细胞大；细胞核形态多不规则，偏于一侧；细胞质常有伪足状突起，细胞质内常吞噬颗粒或细胞碎屑等异物；其分散分布或成群出现，且有不同程度的退化变性，见图7-4。粪便中出现巨噬细胞常见于急性细菌性痢疾，也可见于急性出血性肠炎，偶见于溃疡性结肠炎。

4. 上皮细胞 生理情况下少量脱落的上皮细胞大多被破坏，正常粪便中不易检出。肠道炎症时，如霍乱、副霍乱、坏死性肠炎等，上皮细胞增多；假膜性肠炎时，粪便的黏膜块中可见到数量较多的肠黏膜柱状上皮细胞，多与白细胞共同存在。

5. 肿瘤细胞 乙状结肠癌、直肠癌患者的血性粪便涂片染色，可见到成堆的癌细胞。

(二)病原微生物

1. 寄生虫卵 粪便检验可以诊断肠道是否有寄生虫感染存在。粪便涂片中常见蛔虫卵、鞭虫卵、钩虫卵、肺吸虫卵、肝吸虫卵、姜片虫卵、血吸虫卵等。虫卵和某些植物细胞容易混淆，粪便检测时要注意虫卵的大小、色泽、形状、卵壳厚薄及内部结构等多方面特点，结合临床，确认最终结果。

2. 原虫

(1) 溶组织内阿米巴(entamoeba histolytica)：阿米巴痢疾时新鲜红色黏液便中，镜下可见到滋养体或包囊。

NOTE

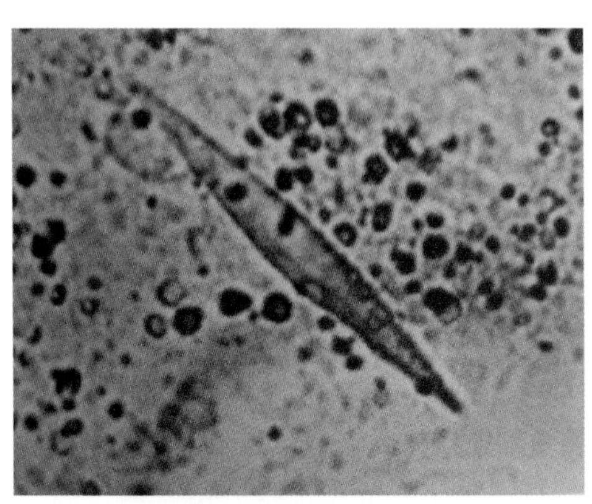

图 7-3　夏科-莱登结晶

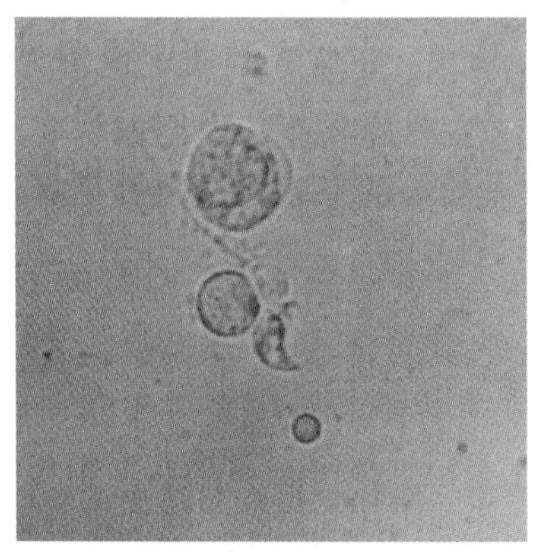

图 7-4　粪便中的巨噬细胞

(2) 蓝氏贾第鞭毛虫(giardia lamblia):主要见于腹泻的感染儿童和旅游者稀薄粪便中。

(3) 隐孢子虫(cryptosporidium):体积微小,常可引起免疫缺陷综合征和儿童腹泻。

3. 细菌　健康人粪便中可见较多正常菌群,成人粪便中以大肠埃希菌、肠球菌为主,婴幼儿主要是双歧杆菌、肠杆菌、肠球菌等,约占粪便干重的1/3。正常情况下,细菌与宿主间保持着生态平衡,粪便中球菌/杆菌值大约为1∶10。病理情况下,如长期使用抗生素或免疫抑制剂引起菌群失调,粪便中球菌/杆菌值变大。革兰阴性杆菌严重减少或消失,而葡萄球菌或真菌等明显增多,临床上称为肠道菌群失调。某些情况下粪便中检查到的一些病原微生物,不能仅用粪便直接涂片检查,还需进行革兰染色,镜检观察标本的数量、种类及比例,还可以进行细菌培养等,为临床查找出致病菌。检查霍乱弧菌标本主要用患者粪便,其次是呕吐物,粪便悬液检查和涂片染色有助于霍乱弧菌初筛。

4. 真菌　正常粪便中极少见。真菌孢子直径3～5 μm,圆形或椭圆形,有较强的折光性,革兰染色阳性,大多有菌丝,见图7-5。粪便中常见的真菌是普通酵母样真菌、白假丝酵母样真菌。排除粪便标本受污染的情况下,常见于使用大量抗生素、激素、免疫抑制剂的患者的粪便。

(三) 食物残渣和结晶

1. 食物残渣　正常粪便中食物残渣为无定形的细小颗粒,主要有以下几种。

(1) 脂肪:可分为中性脂肪、游离脂肪酸和结合脂肪酸3种。中性脂肪(脂肪滴)大小不一,呈圆形、折光性强的小球状,经苏丹Ⅲ染色后呈红色,见图7-6;游离脂肪酸呈片状或针束状,加热后融化,片状经苏丹Ⅲ染色后呈橘黄色,针束状不着色;结合脂肪酸是脂肪酸与钙、镁等结合形成的不溶性物质,呈黄色、不规则块状或片状,加热不溶解,不被苏丹Ⅲ染色。

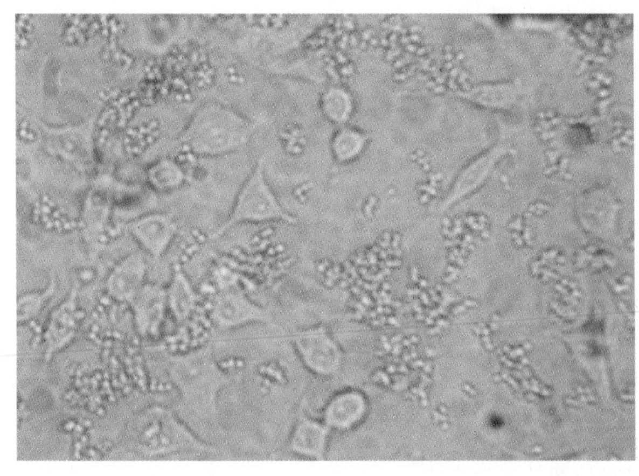

图 7-5　粪便中的真菌

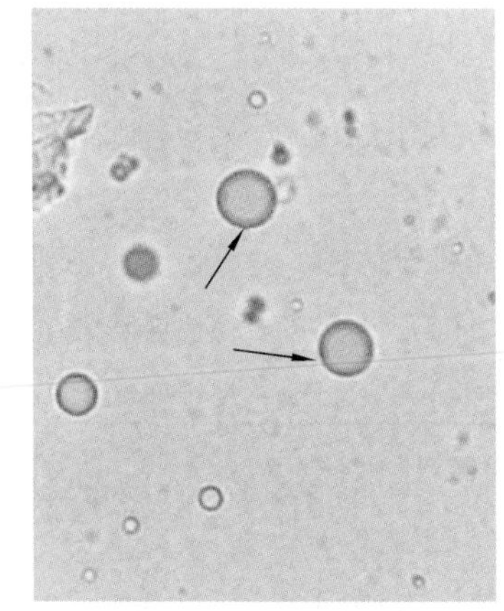

图 7-6　粪便中的脂肪滴

(2) 淀粉颗粒(starch granule):正常粪便中淀粉颗粒少见。其外形为圆形、椭圆形或多角形颗粒,大小不等,在盐水涂片中一般可见同心形的折光条纹,无色,具有一定折光性,滴加碘液后呈黑蓝色,若

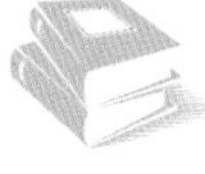

NOTE

部分水解为糊精则呈棕红色。在腹泻、胰腺功能不全、碳水化合物消化不良等病理情况下可大量出现，见图 7-7。

(3) 肌纤维：健康人大量食肉后，粪便中可见少量黄色、柱状、两端圆形、横纹不清晰的肌纤维，见图 7-8。如加入伊红可染成红色。肌纤维增多可见于腹泻、肠蠕动亢进或蛋白质消化不良。胰腺外分泌功能减退时，肌纤维也增多且易见其横纹，如见到细胞核，则提示胰腺功能障碍。

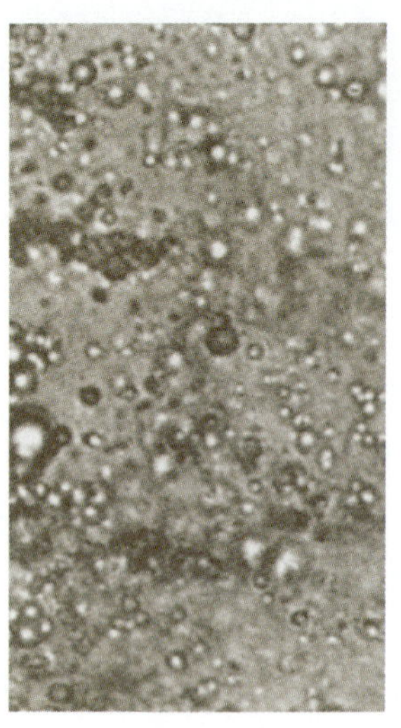

图 7-7　粪便中的淀粉颗粒

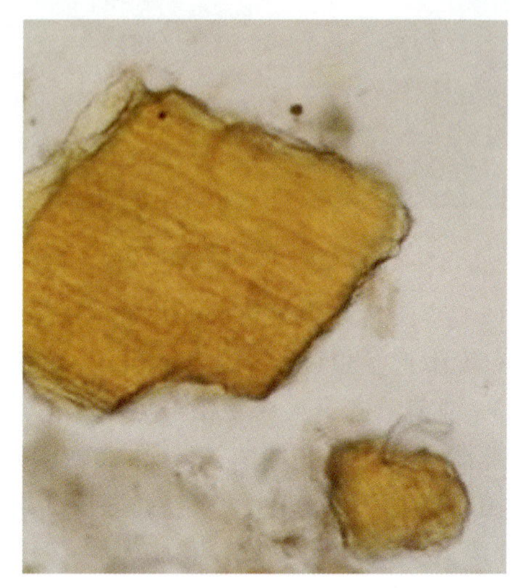

图 7-8　粪便中的肌纤维

(4) 植物细胞及植物纤维：往往呈蜂窝状或螺旋小管样，植物细胞形态繁多，可呈圆形、长圆形、多角形。正常情况下，食物经充分消化，粪便中极少见食物残渣，当消化道发生病变时，消化功能减退，缺乏脂肪酶或胃蛋白酶，造成消化不良和吸收障碍，出现肌纤维、植物细胞及植物纤维等食物残渣增多。常见于各种原因引起的脂肪泻、腹泻、慢性胰腺炎、肠蠕动亢进等。

2. 结晶　粪便内可见多种结晶，一般无临床意义。如出现夏科-莱登结晶、血红素结晶，则提示消化道出血，主要见于胃肠道出血、阿米巴痢疾、钩虫病及过敏性肠炎，还伴有嗜酸性粒细胞。夏科-莱登结晶为无色或浅黄色、透明、两端尖长、具有折光性的菱形结晶，大小不一，是嗜酸性粒细胞破裂后嗜酸性颗粒相互融合形成。

【方法学评价】粪便显微镜检查的方法学评价见表 7-8。

表 7-8　粪便显微镜检查的方法学评价

方法	评价
直接涂片镜检法	临床最为常用，操作简便，易漏检，阳性率低，重复性差
沉淀镜检法	操作烦琐，比密大的原虫包囊和蠕虫卵检出效果好，比密小的钩虫卵和某些原虫包囊检出效果差
饱和盐水浮聚法	操作烦琐，对钩虫卵效果最好
硫酸锌离心浮聚法	操作烦琐，适合检查原虫虫囊、球虫卵囊、线虫卵和微小膜壳绦虫卵
蔗糖离心浮聚法	操作烦琐，适合检查隐孢子虫的卵囊

【参考区间】正常粪便镜下检查无红细胞，偶见白细胞，无寄生虫及虫卵，可见少量食物残渣。报告方式如表 7-9 所示。

表 7-9　粪便镜检细胞的报告方式

10 个高倍视野所见最低与最高情况报告	报告方式
高倍镜下 10 个视野仅见一个某种细胞	偶见
高倍镜下 10 个视野有时不见，最多见 2～3 个细胞	0～3/HP

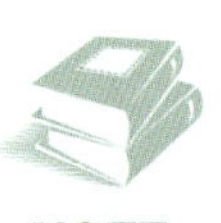

NOTE

续表

10个高倍视野所见最低与最高情况报告	报告方式
高倍镜下10个视野最少可见5个细胞,最多10个细胞	5～10/HP
高倍镜下10个视野大多超过15个细胞,可按每15个细胞报告1+	1+～4+
高倍镜下10个视野细胞均匀分布难以计数	满视野

【临床意义】

1. 红细胞 粪便显微镜检查只检出红细胞,未见其他细胞时,往往和肛裂、外痔或肠道肿瘤相关,原因不明时进行进一步检查。

2. 多种细胞混合出现 粪便显微镜检查中出现多种细胞时,其疾病状况不同。①粪便中镜检出现红细胞、白细胞、脓细胞且以白细胞或脓细胞为主,同时又有小吞噬细胞时,可能和细菌感染(如细菌性痢疾等)相关;②粪便中镜检出现红细胞、白细胞、脓细胞且以红细胞为主,再有溶组织内阿米巴滋养体出现时,则和阿米巴痢疾相关;粪便中镜检出现寄生虫卵时,则和寄生虫感染有关;③其他。

3. 食物残渣 主要和消化不良有关。

第三节 粪便分析工作站

粪便分析工作站(feces analysis workstation)是用标准的立式显微镜转化而来的新一代显微镜全自动分析系统,包括浓缩收集管、自动加样装置、显微镜、流动计数室、电脑控制台,可自动进行吸样、染色、混匀、重悬浮等操作,通过观察判断粪便沉渣各种成分并做出定量计数,常用于临床实验室体外诊断。

【检测方法及原理】粪便分析工作站采用自动检测方法,使用专用的离心管,检验时从专用管内取出标本采集匙,采集粪便标本后,再放回该管"混合室"内并拧紧;在标本室中加入甲醛和乙酸乙酯处理后,离心管自动封闭,经过振摇,粪便形成混悬液,经管内过滤环过滤,粪便中大颗粒分子粪渣隔于残渣收集器内,而寄生虫卵、幼虫、包囊、细胞等则通过滤孔进入离心管内,经离心沉淀收集于底部呈浓集液;系统根据动力管道产生吸力的原理,在微型计算机控制台的控制下自动吸样,在蠕动泵作用下,自动吸入沉淀物,经染色、混匀、重悬浮等过程,在标准流动计数池内定量计数寄生虫卵、原虫、幼虫等;系统每次吸入的标本量和吸入时间恒定、可对高浓度样本自动稀释、观察分析后自动清洗;工作站内置数码相差显微镜和成像系统,观察粪便有形成分立体结构和平面结构;计算机数据处理系统通过成像系统进行文字、图像传输,报告检查结果。

粪便分析工作站能检出肠道寄生虫虫卵、幼虫、原虫、血细胞、食物残渣、结晶、真菌等20多个参数,并能在屏幕上显示出数据和图像,图像清晰,可定量报告。

【方法学评价】粪便分析工作站较显微镜检查简便快捷,可快速分析检测结果,处理过程在封闭系统中进行,操作干扰因素少、安全性能高,病理成分阳性率较高,实现了智能化输出、存储和数据检索。

第四节 粪便检验质量保证

一、标本采集与处理的质量保证

1. 容器特点 常规检查的粪便标本,应使用大小合适、一次性、无渗漏、有盖、无污染物、不含任何消毒剂和化学药物的干净容器。用于细菌培养的容器应无菌,且标识清晰。

2. 标本要求 应根据检验目的选择最有价值的标本送检,如含脓血、黏液或颜色异常的标本。选

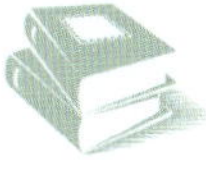

NOTE

择合适的寄生虫和虫卵检查标本，送检量尽可能保证检验。

3. 及时送检 检查肠内原虫滋养体时，应立即检查，冬天应保温送检；一般常规检查不应超过 1 h，寄生虫和虫卵检查不应超过 24 h。

4. 患者准备 检测前告知患者停用影响检验结果的药物和食物。

二、粪便显微镜检查的质量保证

1. 检测前 培训合格的工作人员，工作人员应熟练掌握常见病例成分的显微镜形态学检查；生理盐水应新鲜无污染。

2. 检测中 图片制作应厚薄适宜，以能透视纸上字迹为最好，最好加盖玻片；视野应清晰，低倍镜观察全片，高倍镜下以“城垛式”顺序观察 10 个视野以上方可报告；必要时行染色检查确认或做进一步检查。

3. 检测后 发现鞭毛虫类应连续检查 3 次以上。

三、粪便隐血试验的质量保证

1. 检测前 如用化学法隐血试验检测粪便标本，患者必须在试验前 3 天禁食动物血、肉类、铁剂、含大量过氧化物酶的蔬菜和维生素 C 等，禁止服用易引起肠道出血的药物；血液在粪便标本中往往分布不均，应多部位采集，并在标本混匀后 1 h 内检验完毕；不宜采集直肠指检标本；试验器材要保持清洁，实验试剂按要求配制和存放，粪便标本应避免污染。

2. 检测中 严格按照试剂盒说明书操作，设置阴性和阳性对照，判断标准统一，避免试剂失效造成假阴性；保证试验的合适反应温度，温度低时应加热至适宜的温度后再进行试验；要严格、准确按说明书的结果判断时间来判断结果；单克隆抗体免疫胶体金法要避免后带现象引起的假阴性，对明显柏油样标本而检测结果阴性时，应适当稀释标本后再检查；在 1 h 内检查完毕。

3. 检测后 严格做好检验报告的审核，必要时应结合患者的病情综合分析检验结果的可靠性，且及时与临床沟通，核实检验结果与疾病的符合率。如有不符，应分析检测前和检测中可能存在的影响因素；粪便隐血试验作为筛检消化道出血的试验，一般消化道肿瘤粪便隐血试验呈持续阳性，而消化性溃疡粪便隐血试验呈间歇性阳性。因此，建议连续送检 3 次。

（黄燕妮）

小　结

粪便检验在消化道疾病的诊断与鉴别诊断中有重要的意义，粪便检验一般包括理学检验、化学检验和显微镜检查等。理学检验主要包括粪便量、颜色、气味和形状即外观检查，化学检验主要为粪便隐血试验，隐血试验对消化道出血与消化道肿瘤的筛查具有重要临床意义；显微镜检查主要包括细胞、病原学（寄生虫、细菌）、食物残渣与结晶等检查，对消化道炎症、肠道寄生虫病的诊断具有重要作用；粪便显微镜检查也逐渐由手工法过渡到全自动粪便分析工作站。

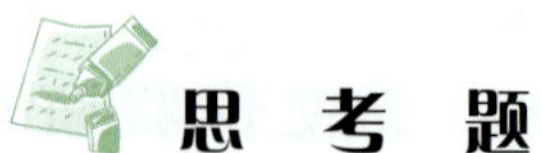

思考题

1. 粪便隐血试验有哪些检测方法？检测原理是什么？
2. 粪便中可检测到哪些寄生虫？检测方法有哪些？
3. 急性胃肠炎和急性细菌性痢疾时，粪便镜检可见到哪些细胞？为什么？

NOTE

第八章 体液检验

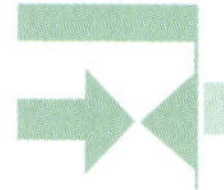

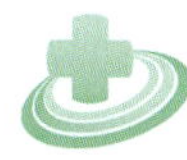

学习目标

1. 掌握 脑脊液、浆膜腔积液一般检查的内容、检测原理；精液理学、化学、显微镜检查和免疫学检查的原理；前列腺液显微镜有形成分检查的主要内容；阴道清洁度检查的主要内容。

2. 熟悉 脑脊液、浆膜腔积液标本转运、接收、保存、检查的方法学评价和质量保证，浆膜腔积液酶学、肿瘤标志物检测项目和意义；精液检查的方法学评价和质量保证，精液检查的实验室安全要求；前列腺液标本处理方法、有形成分变化的临床意义；常见阴道炎病原体形态特点，阴道分泌物显微镜检查的方法学评价和质量保证，阴道分泌物常见理学变化及临床意义。

3. 了解 脑脊液标本的采集、特殊成分检查内容和意义；精液的其他特殊检查；前列腺液标本采集方法；关节腔积液理学、化学和显微镜检查的方法学评价、质量保证及临床意义；胃液和十二指肠液检测项目的临床意义、方法学评价；羊水一般检查指标的临床意义，胎儿成熟度的评价指标及意义；痰液检查及临床意义。

第一节 脑脊液检查

脑脊液(cerebrospinal fluid,CSF)是存在于脑室和蛛网膜下腔内的无色透明液体。约70%的脑脊液来自脑室脉络丛，由血脑屏障对血液的选择性滤出和主动分泌产生，约30%由室管膜上皮和毛细血管产生。侧脑室脉络丛产生的脑脊液经室间孔流至第三脑室，经中脑水管到第四脑室，从第四脑室分布于蛛网膜下腔，最终经硬脑膜窦回流入血，如此循环流动，4～8 h更新1次。健康成人脑脊液量为110～150 mL，平均130 mL；新生儿为10～60 mL。

脑脊液的功能：①缓冲、减轻外力对大脑和脊髓的震荡损伤；②供给营养于大脑、脊髓，运送代谢产物；③维持神经细胞渗透压，调节颅内压力；④调节神经系统碱储量，维持脑脊液正常pH为7.31～7.34；⑤转运生物胺类，参与内分泌调节。

生理状态下，由于血脑屏障的选择性滤过作用，脑脊液的成分与血液有显著不同，以维持中枢神经系统内环境的相对稳定。与血浆相比，脑脊液蛋白质、脂质和钙含量较低，氯化物、镁、叶酸含量较高。当中枢神经系统发生器质性病变时，脑脊液的成分也可出现相应改变，因此，脑脊液检查对中枢神经系统疾病的诊断和鉴别诊断及疗效观察具有重要意义。

脑脊液检查包括一般检查和特殊检查两大部分。一般检查主要包括理学检查、化学检查(蛋白质定性、定量试验，葡萄糖和氯化物测定)、细胞计数和分类计数；特殊检查主要包括酶学检查、病原学检查、细胞病理学检查、蛋白质电泳、免疫球蛋白测定、特殊蛋白质测定等。

一、标本采集、转运、接收和保存

(一) 标本采集

1. 标本采集 脑脊液标本一般由临床医生采集，以腰椎穿刺术最安全、最常用，也可通过小脑延髓池穿刺或脑室穿刺获得。穿刺成功后，拔出穿刺针针芯，首先进行压力测定，然后将脑脊液收集于无菌试管内，每管1～2 mL，一般采集3管，加盖、标记送检。

NOTE

2. 采集顺序标记 穿刺术易损伤血管而导致外源性血液混入脑脊液标本，但混入的血液会随着脑脊液的不断流出而越来越少，因此，为了避免穿刺损伤出血对脑脊液检查结果的影响，一般以收集的第1管标本做细菌或其他病原微生物的检查；第2管做化学或免疫学检查；第3管做理学和显微镜检查，怀疑脑部恶性肿瘤时，另采集1管脑脊液做细胞病理学检查。每管脑脊液标本都必须清晰标明采集顺序。

（二）标本转运

脑脊液标本采集后应通过专人或专用系统立即送检。转运过程中应使用密闭容器，如标本不慎溢出，必须立即采用0.2%过氧乙酸或75%乙醇进行消毒处理。

（三）标本接收和保存

1. 接收标准 标本采集序号与检测项目要求相符合、容器完好、无污染、标识清晰，标本量不少于1 mL。

2. 标本保存 因久置会导致细胞溶解，葡萄糖含量消耗性减低，所以脑脊液检查应在1 h内完成。如不能及时检测，应置于2～4 ℃冷藏保存，并按照检测项目的不同加入相应保存剂（参见具体检测项目的"质量保证"部分）。

3. 废弃标本处理 检测后剩余脑脊液及所用器材，均应按照具有生物安全危害的样品处理方法进行严格消毒处理后方可弃去。

二、一般检查

（一）理学检查

【检测方法及原理】脑脊液颜色、透明度、凝固性大多采用肉眼观察，报告时多以语言描述。

【方法学评价】肉眼观察法误差相对较大，结果仅作为参考。

1. 颜色 应在光线明亮处观察，最好在黑色背景下观察。

【参考区间】无色。

【临床意义】不同的中枢系统病变，脑脊液可以呈现无色、红色、黄色、白色等各种颜色。

（1）无色：可见于病毒性脑炎、病毒性脑膜炎、神经梅毒、脊髓灰质炎等。

（2）红色：见于脑室或蛛网膜下腔的新鲜出血或穿刺损伤出血，这两种情况的鉴别见表8-1。

表8-1 脑室或蛛网膜下腔的新鲜出血与穿刺损伤出血的鉴别

检测项目	脑室或蛛网膜下腔新鲜出血	穿刺损伤出血
新鲜标本颜色	三管红色均匀一致	三管红色逐渐变淡
离心后上清液颜色	淡红或淡黄色	无色
离心后上清液隐血试验	阳性	阴性

（3）黄色：主要见于中枢神经系统陈旧性出血（血红蛋白水平增高），或脑脊液中胆红素、蛋白质含量增高。脑脊液呈黄色的原因、机制与鉴别见表8-2。

表8-2 脑脊液呈黄色的原因、机制与鉴别

常见原因	变黄机制	脑脊液鉴别试验及结果
陈旧性出血	由于脑脊液与血液成分的差异，红细胞进入脑脊液后4～8 h即可破坏释放出血红蛋白，氧合血红蛋白使脑脊液呈黄色。出血停止后，黄色可持续3周左右	隐血试验阳性
黄疸	胆红素是不易透过血脑屏障进入脑脊液的物质，但当血清胆红素超过256 μmol/L时仍可引起脑脊液黄染，特别是血脑屏障发育不完全的新生儿	胆红素含量≥8.6 μmol/L

NOTE

续表

常见原因	变黄机制	脑脊液鉴别试验及结果
蛛网膜下腔梗阻	髓外肿瘤、椎间盘突出等原因可使蛛网膜下腔梗阻。脑脊液回流不畅时，梗阻部位以下脑脊液中的水分被吸收而蛋白质不被吸收，导致蛋白质浓度增高，呈现黄色	蛋白质定量≥1.5 g/L

(4) 白色：多因白细胞增多引起，常见于脑膜炎奈瑟菌、肺炎链球菌等引起的化脓性脑膜炎。

(5) 绿色：见于铜绿假单胞菌等引起的脑膜炎。

(6) 褐色或黑色：主要见于脑膜黑色素瘤。

2. 透明度

【参考区间】无色透明。

【临床意义】正常脑脊液无色透明，有形成分(如细胞、细菌、真菌)或蛋白质含量增高，使脑脊液透明度下降、呈现不同程度的浑浊。脑脊液透明度及其常见病因见表 8-3。

表 8-3 脑脊液透明度及其常见病因

脑脊液透明度	常见病因
清晰透明	病毒性脑炎、病毒性脑膜炎、神经梅毒等疾病
米汤样浑浊(浑浊)	化脓性脑膜炎
毛玻璃样浑浊(微浑)	结核性脑膜炎

3. 凝固性

【参考区间】2～4 ℃冷藏静置 12～24 h 无薄膜、凝块或沉淀。

【临床意义】脑脊液中蛋白质浓度超过 10 g/L，特别是纤维蛋白原含量增高时，可出现薄膜、凝块或沉淀。观察脑脊液凝固情况，应将脑脊液在 2～4 ℃冷藏静置 12～24 h 后进行。脑脊液凝固情况及其常见病因见表 8-4。

表 8-4 脑脊液凝固情况及其常见病因

凝固情况	常见病因
无凝块、薄膜或沉淀	病毒性脑炎、病毒性脑膜炎
有凝块形成	化脓性脑膜炎
表面形成薄膜	结核性脑膜炎
胶冻样整体凝固	蛛网膜下腔梗阻

4. 比密 临床一般不做比密实验，特殊情况下可用比密计或比密仪测定。

【参考区间】腰椎穿刺 1.006～1.008；脑室穿刺 1.002～1.004；小脑延髓池穿刺 1.004～1.008。

【临床意义】脑脊液比密增高见于各种引起脑脊液细胞和蛋白质含量增高的疾病。

(二) 化学检查

1. 蛋白质测定 脑脊液蛋白质测定分为定性和定量试验。

(1) 蛋白质定性试验：包括潘氏试验(Pandy test)、李-文生试验(Lee-Vinson test)、罗-琼试验(Ross-Jone test)和诺-爱试验(Nonne-Apelt test)。

【检测方法及原理】及【方法学评价】见表 8-5。

表 8-5 脑脊液蛋白质定性试验检测方法、原理及方法学评价

方法	原理	方法学评价
潘氏试验	脑脊液中的蛋白质与苯酚结合生成不溶性的蛋白盐而呈现浑浊、沉淀	优点：操作简便、标本用量少、易于观察、灵敏度高。缺点：假阳性率高

NOTE

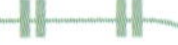

续表

方法	原理	方法学评价
李-文生试验	磺基水杨酸和氯化汞均能沉淀脑脊液中的蛋白质，产生沉淀	优点：与白蛋白和球蛋白均能反应。缺点：操作烦琐、特异性差
罗-琼试验	饱和硫酸铵能沉淀脑脊液中的球蛋白而出现白色浑浊或沉淀	优点：检测球蛋白，特异性高。缺点：灵敏度低
诺-爱试验	先用罗-琼试验测定并去除球蛋白后，再用乙酸煮沸法测定白蛋白即为诺-爱试验	优点：对白蛋白和球蛋白均能检测，特异性高。缺点：操作烦琐、灵敏度不及潘氏试验

【质量保证】脑脊液蛋白质定性试验的质量保证见表 8-6。

表 8-6　脑脊液蛋白质定性试验的质量保证

项目	质量保证
标本	穿刺损伤混入的血液，可使蛋白质定性试验呈假阳性，应离心沉淀后取上清液检测，并在报告结果时注明穿刺出血
器材	试验中所用试管及滴管必须清洁干燥，避免假阳性
试剂	苯酚不纯易引起假阳性，应当选用纯度高的试剂。温度影响苯酚的溶解度，室温不能低于 10 ℃
结果观察	应在光线明亮的黑色背景下观察结果，以避免产生的白色沉淀较少时误判为阴性结果

【参考区间】潘氏试验：阴性或±。

（2）蛋白质定量试验：

【检测方法及原理】见表 8-7。

表 8-7　脑脊液蛋白质定量试验检测方法及原理

方法	原理
蛋白质沉淀比浊法	蛋白质与磺基水杨酸-硫酸钠等试剂反应产生沉淀，引起浊度增加，浊度变化与蛋白质含量成正比，用分光光度计比浊即可得到蛋白质浓度
染料结合比色法	蛋白质可与考马斯亮蓝等染料结合形成复合物，在特定波长下及线性范围内，复合物的浓度与吸光度成正比，通过比色可得出蛋白质浓度
双缩脲法	在碱性溶液中，蛋白质与 Cu^{2+} 形成紫红色络合物，颜色的深浅与蛋白质浓度成正比，而与蛋白质分子质量及种类无关，可以通过比色测得蛋白质浓度

【方法学评价】脑脊液蛋白质定量试验的方法学评价见表 8-8。

表 8-8　脑脊液蛋白质定量试验的方法学评价

方法	方法学评价
蛋白质沉淀比浊法	优点：操作简便、快速。缺点：标本用量大，重复性差
染料结合比色法	优点：灵敏度高，标本用量少，重复性好。缺点：检测要求条件高，线性范围窄
双缩脲法	优点：操作简单，不受蛋白质种类影响。缺点：灵敏度较低，可受尿素、硫酸铵和某些氨基酸等因素干扰

【质量保证】①如脑脊液外观明显浑浊或混有大量细胞，应先离心，取上清液进行检测。②如脑脊液蛋白质含量过高，应用生理盐水稀释后再重新测定。

【参考区间】成人：腰椎穿刺 0.20～0.45 g/L；小脑延髓池穿刺 0.10～0.25 g/L；脑室穿刺 0.05～0.15 g/L。

NOTE

【临床意义】脑脊液蛋白质含量增高的原因：①血脑屏障通透性增加，见于脑膜炎（化脓性、结核性、病毒性）、苯妥英钠和乙醇等药物中毒；②脑脊液循环障碍，见于粘连性蛛网膜炎、脊髓肿瘤等引起的蛛网膜下腔梗阻；③鞘内免疫球蛋白合成增多，如 Guillain-Barre 综合征、神经梅毒、多发性硬化症、慢性炎症性脱髓鞘性多发性神经根病等，Guillain-Barre 综合征时出现的蛋白质含量增高、细胞数正常或近于正常的现象，称为蛋白-细胞分离现象；④脑室、蛛网膜下腔出血。脑脊液蛋白质含量降低的原因：①脑脊液更新加快，如大量丢失；②颅内压增大，蛛网膜绒毛对脑脊液吸收增加。

2. 葡萄糖定量测定

【检测方法及原理】脑脊液葡萄糖测定方法与血糖测定方法相同，主要有葡萄糖氧化酶法或己糖激酶法。

【方法学评价】①葡萄糖氧化酶法易受脑脊液中还原性物质的影响，造成结果偏低。②己糖激酶法特异性和准确性均高于葡萄糖氧化酶法，且不受溶血、黄疸、尿酸和维生素 C 及药物的干扰。

【质量保证】①应在禁食 4 h 后采样。②标本采集后在 30 min 内测定，如果不能及时测定，应加入适量氟化钠，放在冰箱中保存，防止细菌或细胞酵解葡萄糖，造成糖含量假性降低。

【参考区间】成人：腰椎穿刺 2.5～4.4 mmol/L；小脑延髓池穿刺 2.8～4.2 mmol/L；脑室穿刺 3.0～4.4 mmol/L。

【临床意义】由于血脑屏障的选择性滤过作用，正常情况下脑脊液葡萄糖含量约为血糖的 60%，但葡萄糖相对分子质量较小，脑脊液葡萄糖含量仍会受到血糖浓度的影响。

导致脑脊液葡萄糖含量降低的原因：①消耗增加，见于中枢神经系统细菌、真菌、寄生虫或梅毒螺旋体感染，颅内肿瘤等；②血糖含量降低。

脑脊液葡萄糖含量增高主要见于中枢神经系统病毒感染、脑出血、急性外伤或中毒损伤脑干、血糖含量增高等。

3. 氯化物测定

【检测方法及原理】脑脊液氯化物测定与血氯测定常用方法基本相同，主要有硝酸汞滴定法、离子选择电极法和库伦滴定法。

【方法学评价】脑脊液氯化物测定的方法学评价见表 8-9。

表 8-9　脑脊液氯化物测定的方法学评价

方法	方法学评价
硝酸汞滴定法	方法简便，无需特殊仪器，影响因素多，准确度和精密度差，现已被取代
离子选择电极法	常规方法，精密度和准确性好，可用于自动化仪器分析
库伦滴定法	又称电量分析法；精密度和准确性均高，为参考方法，但临床应用较少

【质量保证】①离子选择电极法：如果氯电极膜头上出现黑色 AgCl，应及时擦去或更换。②库伦滴定法：使用前应该先用纯试剂进行空白校正，通过预电解去除杂质，以免因杂质影响电流效率。

【参考区间】成人：120～130 mmol/L。儿童：111～123 mmol/L。

【临床意义】由于脑脊液中蛋白质含量较少，为了维持脑脊液与血浆渗透压的平衡，脑脊液氯化物含量较血浆高约 20%。氯化物易透过血脑屏障，脑脊液氯化物含量受血氯变化影响。

脑脊液氯化物含量减低常见疾病及原因：①化脓性、结核性和隐球菌性脑膜炎急性发作期，脑脊液内可以产生渗透压的物质如乳酸、蛋白质含量增高，使氯化物相应减少；②细菌性脑膜炎后期，脑膜有明显的炎症浸润或粘连，氯化物附着于局部而分布不均，使脑脊液中的氯化物浓度下降；③呕吐等其他原因导致的血氯含量降低。

脑脊液氯化物含量增高主要见于肾炎、尿毒症、心力衰竭等。病毒性脑膜炎、病毒性脑炎、浆液性脑膜炎等其他中枢神经系统疾病，脑脊液氯化物含量基本正常。

（三）显微镜检查

1. 细胞总数计数

【检测方法及原理】

（1）仪器自动计数：体液细胞计数仪计数。

(2) 显微镜手工计数:用改良牛鲍计数板进行计数,脑脊液或稀释后脑脊液充入计数板上、下 2 个计数室,分别计数 2 个计数室四角和中央共 10 个大方格内(1 μL 液体)的细胞数,再根据单位进制和稀释倍数换算成每升脑脊液中的细胞数。外观清亮或微浑的脑脊液标本可以直接计数,浑浊或带血的脑脊液标本应以生理盐水或红细胞稀释液进行一定倍数的稀释后再计数,结果乘以稀释倍数。

2. 有核细胞计数

【检测方法及原理】

(1) 仪器自动计数:体液细胞计数仪计数。

(2) 显微镜手工计数:用改良牛鲍计数板进行计数。脑脊液标本,根据外观浑浊程度和带血颜色的深浅用白细胞稀释液稀释一定倍数,待溶血完全后充入计数板上、下 2 个计数室,分别计数 2 个计数室四角和中央共 10 个大方格内(1 μL 液体)的有核细胞数,再根据单位进制和稀释倍数换算成每升脑脊液中的有核细胞数。外观清亮的非血性脑脊液也可不用稀释,将几滴脑脊液滴入内壁附着冰乙酸的小试管混匀,然后充入计数室直接计数。

【方法学评价】脑脊液细胞总数计数和有核细胞计数的仪器自动计数与手工计数方法学评价见表 8-10。

表 8-10 仪器自动计数与手工计数的方法学评价

方法	方法学评价
仪器自动计数	优点:简便、快速、自动化。缺点:组织、细胞碎片等可影响计数;有凝块的标本易发生堵孔现象
显微镜手工计数	优点:稀释法结果准确。缺点:操作烦琐、费时、效率低。有核细胞直接计数忽略冰乙酸体积,结果偏低,而且红细胞破坏不完全,影响结果准确性

3. 有核细胞分类计数

【检测方法及原理】

(1) 仪器自动分类:体液细胞计数仪分类计数。

(2) 显微镜手工分类:包括直接分类和染色分类两种方法。①直接分类法:在显微镜有核细胞计数完成后,直接转换高倍镜,根据细胞核的大致形态将有核细胞粗略分为单个核细胞和多形核细胞两大类。其中单个核细胞主要包括核不分叶的细胞,如淋巴细胞和单核细胞、肿瘤细胞等;多形核细胞主要包括核可分叶的中性粒细胞、嗜酸性粒细胞等。原则上应分类计数 100 个有核细胞,以百分率报告结果,若 2 个计数室内总体不足 100 个细胞,则直接报告单个核细胞和多形核细胞各自的具体数目。②染色分类法:浓缩、收集脑脊液细胞后涂片,进行 Wright 染色或 Wright-Giemsa 染色,油镜下进行分类计数。其报告方式与血液白细胞分类计数相同,如见内皮细胞或其他异常细胞另做描述。脑脊液细胞的收集方法有直接离心法、玻片离心沉淀法和细胞室沉淀法 3 种。

【方法学评价】脑脊液有核细胞分类计数的方法学评价见表 8-11。

表 8-11 脑脊液有核细胞分类的方法学评价

方法		方法学评价
仪器自动分类		优点:简单、快速、自动化。缺点:无法识别形态异常的细胞
显微镜手工分类	直接分类法	优点:简单、快速。缺点:放大倍数小、细胞形态不够清晰、细胞种类划分粗略、误差大
	染色分类法	优点:细胞形态清晰、结果准确。缺点:操作烦琐、费时 直接离心法对细胞形态影响较大,可导致识别困难;玻片离心沉淀法阳性率高、对细胞形态影响小、分类准确;细胞室沉淀法对细胞形态影响小,分类准确

【质量保证】

(1) 脑脊液标本采集后应在 1 h 内完成计数和分类计数,以免放置太久而导致细胞溶解、变形或标本凝集而影响结果的准确性。

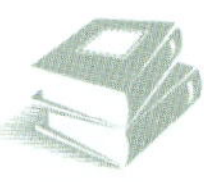
NOTE

(2) 有核细胞计数采用显微镜手工计数法时，应尽量弃去小试管内的冰乙酸后再滴入脑脊液，减少因冰乙酸残留而造成的稀释性结果减低。

(3) 因穿刺损伤血管导致血性脑脊液时，有核细胞计数结果必须进行校正，以消除出血带来的白细胞，校正公式如下：

$$有核细胞数_{校正}=有核细胞数_{未校正}-穿刺带入的白细胞(RBC_{脑脊液}\times WBC_{血液}/RBC_{血液})$$

(4) 隐球菌性脑膜炎时，细胞计数需注意鉴别红细胞、白细胞与隐球菌。新生隐球菌不溶于乙酸，加优质墨汁后可见不着色的荚膜；红细胞能够被乙酸溶解，有核细胞在加酸后细胞核更加清晰。

(5) 染色法有核细胞分类计数采用直接离心法收集细胞时，离心速度不能太快，否则细胞形态易受影响；条件允许的情况下，尽量采用玻片离心沉淀法或细胞室沉淀法收集细胞。

(6) 陈旧标本应采用染色法进行分类计数。涂片固定时间不能太长、不能高温固定，否则细胞皱缩影响识别。

【参考区间】红细胞：无。细胞总数或有核细胞数：成人$(0\sim8)\times10^6/L$，儿童$(0\sim15)\times10^6/L$。有核细胞分类：主要为淋巴细胞和单核细胞(比例约为 7∶3)，中性粒细胞极少，偶见软脑膜细胞、蛛网膜细胞、室管膜细胞及脉络膜细胞(图 8-1)。

【临床意义】脑脊液血细胞增多的临床意义见表 8-12。

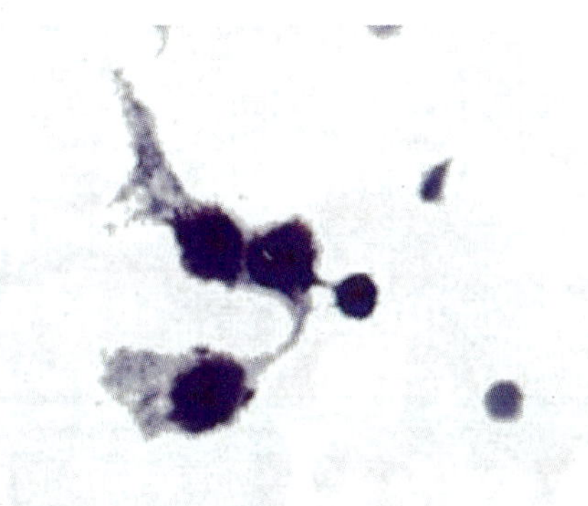

图 8-1　脑脊液淋巴细胞和内皮细胞

表 8-12　脑脊液血细胞增多的临床意义

程度	细胞种类	临床意义
显著	中性粒细胞	化脓性脑膜炎
	红细胞	中枢神经系统出血或穿刺损伤
中度	早期中性粒细胞，后期淋巴细胞	结核性脑膜炎
	嗜酸粒细胞	寄生虫感染
正常或轻度	淋巴细胞	病毒性脑膜炎、脑水肿等

三、特殊检查

(一) 酶学检查

脑脊液中含有 20 多种酶，正常情况下，血清中绝大多数酶不能透过血脑屏障，使脑脊液中酶的活性远低于血清酶活性。各种原因引起的脑组织损伤、脑肿瘤、血脑屏障通透性增高等，均可导致脑脊液酶活性增高。

1. 乳酸脱氢酶(lactate dehydrogenase，LDH)

【参考区间】成人：<40 U/L。新生儿：<70 U/L。脑脊液 LDH/血清 LDH<0.1。

【临床意义】脑脊液 LDH 活性增高主要原因：①感染，细菌性脑膜炎时 LDH 活性显著增高，而病毒性脑膜炎时正常或仅轻度增高，可作为二者鉴别的指标；②脑梗死、脑出血、蛛网膜下腔出血的急性期；③脑肿瘤的进展期，治疗有效时 LDH 活性可明显下降；④脱髓鞘病，特别是多发性硬化症的急性期或病情加重期。

2. 腺苷脱氨酶(adenosine deaminase，ADA)

【参考区间】0～8 U/L。

【临床意义】ADA 来自 T 淋巴细胞。结核性脑膜炎患者脑脊液中 ADA 活性的增高程度明显高于其他性质的脑膜炎，因此测定脑脊液中 ADA 的活性可用于结核性脑膜炎的诊断及鉴别诊断。

NOTE

3. 溶菌酶(lysozyme,LZM)

【参考区间】<0.2 mg/L。

【临床意义】LZM在正常脑脊液中活性甚微,主要来源是中性粒细胞、单核细胞及巨噬细胞的溶酶体。在细菌性脑膜炎,特别是结核性脑膜炎患者脑脊液中活性显著增高,病情好转时下降,可作为结核性脑膜炎病情监测的指标。

4. 肌酸激酶(creatinekinase,CK)

【参考区间】0.5~2 U/L。

【临床意义】CK有3种同工酶,分别为CK-MM、CK-MB和CK-BB,其中CK-BB主要存在于脑。脑脊液中CK活性增高可见于:①脑梗死、脱髓鞘病、感染和脑缺氧等原因造成的脑实质破坏,脑组织中的CK-BB释放到脑脊液中而使CK活性增高。②脑出血或蛛网膜下腔出血。

(二)病原学检查

【检测方法及原理】

1. 涂片镜检 脑脊液标本离心沉淀,取沉淀物涂片,浑浊标本可不离心直接涂片,不染色或根据检测目的以不同方法染色后进行显微镜观察。脑脊液涂片镜检染色方法及用途见表8-13。

表8-13 脑脊液涂片镜检染色方法及用途

染色方法	用途
革兰染色	用于检查肺炎链球菌、流感嗜血杆菌、葡萄球菌、铜绿假单胞菌、链球菌、大肠埃希菌等
碱性亚甲蓝染色	用于检查脑膜炎球菌
抗酸染色	用于结核性脑膜炎,查找抗酸杆菌。以标本在2~4 ℃放置12~24 h后形成的薄膜凝块涂片,检出率高
墨汁染色或苯胺黑染色	用于隐球菌性脑膜炎,检查新生隐球菌。印度墨汁染色法假阳性率较高
未染色湿片或Giemsa染色等	用于中枢神经系统寄生虫感染,查找血吸虫、肺吸虫、弓形体、阿米巴原虫等寄生虫的虫卵或滋养体、包囊等

2. 细菌培养 怀疑为中枢神经系统感染性疾病的患者,均应进行脑脊液细菌培养检查。脑脊液细菌分离培养及药物敏感试验是确定中枢神经系统感染性疾病病原体及选择治疗药物的主要依据。

3. 免疫学检测 结核性脑膜炎、脑囊虫感染、神经系统梅毒、中枢神经系统近期弓形体感染等,在发病的早期即产生特异性IgM抗体,病后2~3周达到高峰,故可采用ELISA等方法检测脑脊液中的特异性IgM抗体做出早期诊断,也可检测特异性IgG做出诊断。

4. 聚合酶链反应检测核酸 结核性脑膜炎、脑弓形体病、流行性乙型脑炎,可用聚合酶链反应检测病原体核酸。

【参考区间】阴性。

【临床意义】脑脊液中找到病原体,对中枢神经系统感染具有确诊价值。

(三)细胞病理学检查

脑脊液细胞病理学检查的内容为肿瘤细胞(图8-2、图8-3)、免疫活性细胞(包括小淋巴细胞、转化型淋巴细胞、淋巴样细胞、浆细胞)和单核-巨噬细胞、腔壁细胞(包括脉络丛室管膜细胞和蛛网膜细胞)等。发现肿瘤细胞对中枢神经系统肿瘤有确诊价值,阳性率为15%~40%,转移性肿瘤的阳性率高于原发性肿瘤。

【检测方法及原理】

1. 细胞收集方法 常用玻片离心法、微孔薄膜筛滤法、细胞室沉淀法、纤维蛋白网细胞捕获法等。

2. 染色方法 综合运用多种染色方法,有助于提高脑脊液细胞学检查水平。常用方法有Wright染色法、吖啶橙荧光染色法、May-Grunwald-Giemsa染色法、高碘酸希夫染色(PAS染色)法、过氧化物

NOTE

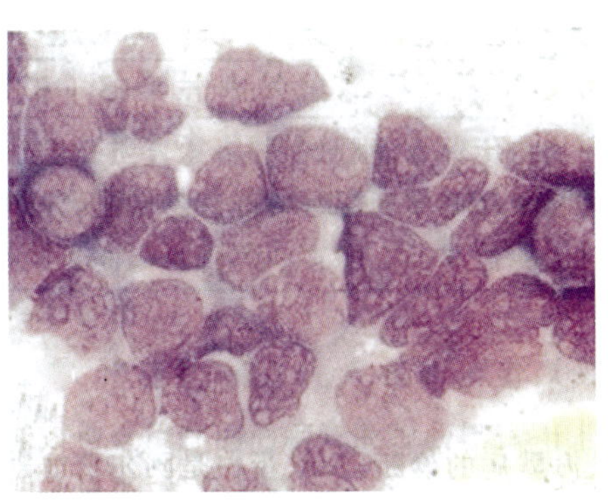

图 8-2　脑脊液白血病细胞

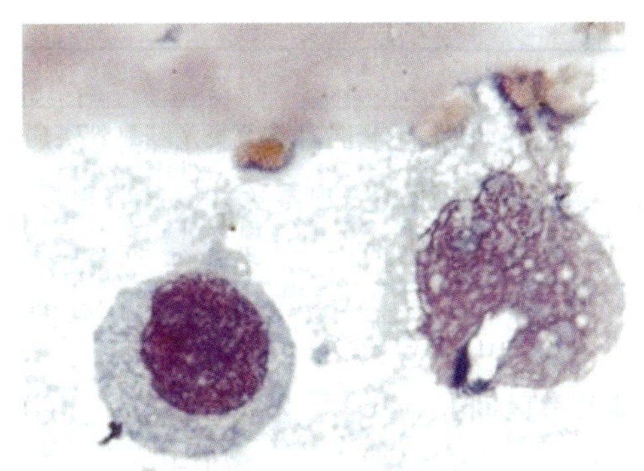

图 8-3　脑脊液肿瘤细胞

酶染色法等。

【临床意义】脑脊液细胞病理学检查的临床意义见表 8-14。

表 8-14　脑脊液细胞病理学检查的临床意义

细胞	临床意义
原始或幼稚血细胞	见于脑膜白血病
肿瘤细胞	见于中枢神经系统原发性或转移性肿瘤
腔壁细胞	见于脑室穿刺、气脑、脑积水等，多为蛛网膜机械性损伤
组织细胞	见于神经梅毒、结核性脑膜炎等

（四）蛋白质电泳

脑脊液中蛋白质组成的特点：有较多的前白蛋白，β-球蛋白所占比例高于血清，而 γ-球蛋白的比例仅为血清的 50%。在脑脊液中蛋白质含量增高、疑为神经系统免疫性疾病或全身免疫性疾病神经系统受累时，可选择蛋白质电泳检测以明确病因。

【检测方法及原理】常用方法有乙酸纤维素薄膜电泳、琼脂糖凝胶电泳、等电点聚焦电泳、高效毛细管电泳等。

【方法学评价】乙酸纤维素薄膜电泳、琼脂糖凝胶电泳条件与血清蛋白质电泳相同，操作相对简单；等电点聚焦电泳图谱分辨率较高，但在电泳前需将脑脊液标本进行透析、浓缩处理；高效毛细管电泳图谱分辨率高，而且标本不需要浓缩。

【参考区间】前白蛋白 0.03～0.06(3%～6%)；白蛋白 0.50～0.70(50%～70%)；α_1-球蛋白 0.04～0.06(4%～6%)；α_2-球蛋白 0.04～0.09(4%～9%)；β-球蛋白 0.07～0.13(7%～13%)；γ-球蛋白：0.07～0.08(7%～8%)。

【临床意义】脑脊液蛋白质电泳检测的临床意义见表 8-15。

表 8-15　脑脊液蛋白质电泳检测的临床意义

蛋白质类型	临床意义
前白蛋白	增多：见于脑积水、脑萎缩及中枢神经系统变性疾病等脑细胞退行性病变 减少：见于中枢神经系统炎症损伤
白蛋白	增多：见于脑血管病变，如脑梗死、脑出血和椎管梗阻等 减少：见于脑外伤急性期
α-球蛋白	增多：见于中枢神经系统炎症损伤或占位性病变，如化脓性脑膜炎、结核性脑膜炎、脑脊髓灰质炎、脑肿瘤、胶质瘤、脑转移癌等
β-球蛋白	增多：见于脂肪代谢障碍或脑组织萎缩，如动脉硬化、脑血栓、小脑萎缩、脊髓变性、外伤后偏瘫等
γ-球蛋白	增多：见于感染、免疫性或占位性病变，如脑膜炎、多发性硬化症、癫痫、脑胶质瘤、周围神经炎等

NOTE

（五）免疫球蛋白测定

正常脑脊液中免疫球蛋白(immunoglobulin,Ig)含量极低,只有在脑脊液蛋白质含量增高时才测定。脑脊液中免疫球蛋白含量增高的原因主要为中枢神经系统免疫细胞局部合成增多,以及血脑屏障的通透性增加导致血中免疫球蛋白进入脑脊液。

【检测方法及原理】免疫比浊法和凝胶沉淀试验。抗原和抗体在特殊缓冲液中或凝胶中特异性结合,形成抗原-抗体复合物。通过测定特殊缓冲液中抗原-抗体浊度或抗原-抗体复合物沉淀环直径,计算出免疫球蛋白的含量。

【方法学评价】免疫比浊法灵敏度高、检测快速,可用于自动化测定,临床应用广泛;凝胶沉淀试验灵敏度低,操作烦琐且不能用于自动化测定。

【参考区间】IgG 10～40 mg/L;IgM 0～0.22 mg/L;IgA 0～6 mg/L;IgE 极少量。

【临床意义】

1. IgG 含量增高 常见于多发性硬化症、亚急性硬化性全脑炎、细菌性脑膜炎(结核性脑膜炎中 IgG 含量增高较化脓性脑膜炎显著)、神经梅毒、病毒性脑膜炎、舞蹈症、神经系统肿瘤等。IgG 含量降低见于癫痫、放射线损伤及服用类固醇药物等。

2. IgA 含量增高 常见于各种脑膜炎及脑血管疾病。

3. IgM 含量增高 常提示中枢神经系统近期有感染,如急性化脓性脑膜炎、急性病毒性脑膜炎,此外也见于脑肿瘤、多发性硬化症等。

4. IgE 含量增高 常见于脑寄生虫病等。

（六）tau 蛋白测定

【参考区间】(51.1 ± 7.3)ng/L。

【临床意义】tau 蛋白是微管相关蛋白,主要用于阿尔茨海默病的诊断。tau 蛋白是阿尔茨海默病最主要的生物学标志物,早期到晚期阿尔茨海默病患者脑脊液 tau 蛋白水平均增高,诊断阿尔茨海默病的临界值为 375 ng/L,痴呆、慢性脑损伤、脑膜病变等亦可导致脑脊液 tau 蛋白水平增高,临床诊断时需要综合考虑多种因素。

（七）髓鞘碱性蛋白(myelin basic protein,MBP)测定

【参考区间】< 4 μg/L。

【临床意义】MBP 是神经组织独有的蛋白质,是脑组织和神经细胞实质性损伤的特异性标志物和灵敏指标,其增高水平与损伤范围和病情的严重程度有关,一般以>8 μg/L 视为异常。①作为多发性硬化症的辅助诊断指标:90%以上的多发性硬化症患者急性期表现为 MBP 水平显著增高,50% 的慢性活动者 MBP 水平可增高,非活动者 MBP 水平不增高。②神经梅毒、脑血管病及外伤患者的脑脊液中 MBP 水平也可增高。

（八）乳酸测定

【检测方法及原理】乳酸脱氢酶法。

【参考区间】1.0～2.9 mmol/L。

【临床意义】脑脊液乳酸(lactic acid)含量不受动脉血中乳酸含量的影响。脑脊液中乳酸含量增高可见于:①脑组织缺血、缺氧;②出血性脑病,红细胞无氧酵解葡萄糖,蛛网膜下腔出血发病当天脑脊液乳酸水平即可明显升高;③细菌性脑膜炎,细菌酵解葡萄糖;④过度换气引起的低碳酸血症。

四、临床应用

（一）脑脊液检查对中枢神经系统疾病的诊断价值

脑脊液检查对中枢神经系统疾病的诊断和鉴别诊断、疗效观察和预后判断都具有重要意义,其应用价值主要体现在中枢神经系统感染性疾病诊断,特别是脑膜炎的诊断上,其次对脱髓鞘病和脑膜白血病的诊断也有价值。近年来由于 CT、MRI 等影像学诊断手段的发展与广泛应用,脑脊液检查已非颅内出

血、梗阻、占位性病变的诊断首选项目。脑脊液检查对中枢神经系统疾病的诊断价值见表 8-16。

表 8-16　脑脊液检查对中枢神经系统疾病的诊断价值

诊断价值	中枢神经系统疾病
高灵敏度、高特异性	化脓性脑膜炎、结核性脑膜炎、真菌性脑膜炎
高灵敏度、中等特异性	病毒性脑膜炎、蛛网膜下腔出血、多发性硬化症、神经梅毒等
中等灵敏度、高特异性	脑膜恶性病变
中等灵敏度、中等特异性	颅内出血、病毒性脑炎、硬膜下血肿

(二) 脑脊液检查的适应证

(1) 有脑膜刺激征的患者。

(2) 疑有脑膜白血病或肿瘤颅内转移的患者。

(3) 疑为脱髓鞘疾病的患者。

(4) 有原因不明的剧烈头痛、昏迷、抽搐或瘫痪的患者。

(三) 脑脊液检查项目的选择与应用

脑脊液检查包括的内容很多,临床普遍开展的常规性一般检查项目不能满足诊断疾病的需要,还必须结合患者的临床表现选择适当的特殊检查才能做出准确诊断。

1. 中枢神经系统感染性疾病的诊断与鉴别诊断　疑有脑炎或脑膜炎的患者发热、头痛、呕吐、意识障碍,体格检查有脑膜刺激征,眼底检查发现视盘水肿,通过腰椎穿刺测定脑脊液压力增高时,取脑脊液标本进行一般检查外,必须进行病原学检查,也可进行蛋白质电泳和免疫球蛋白检查。病原学检查可先根据其他临床资料进行初步推断,然后相应地选择涂片染色镜检、细菌培养、抗体测定或核酸检测等适合项目。对于中枢神经系统寄生虫感染,影像学检查也是重要的辅助诊断手段。

2. 脑血管疾病的诊断与鉴别诊断　脑室或蛛网膜下腔出血的患者,会出现头痛、呕吐、偏瘫或昏迷,腰椎穿刺测定脑脊液压力高。除脑脊液一般检查外可加做隐血试验,并结合影像学检查。

3. 脑部肿瘤的辅助诊断　白血病患者应进行脑脊液细胞病理学检查判断是否发生了脑膜白血病。中枢神经系统肿瘤患者会有头痛等颅内压增高的表现,影像学检查与脑脊液细胞病理学检查均是确诊的重要依据,脑脊液一般检查也有一定的辅助诊断价值。

(四) 中枢神经系统常见疾病的脑脊液特点

中枢神经系统常见疾病包括各种脑膜炎、梅毒、脑肿瘤和出血等,各种疾病的脑脊液特点见表 8-17。

表 8-17　中枢神经系统常见疾病的脑脊液特点

疾病	外观	蛋白质	葡萄糖	氯化物	细胞总数及分类
化脓性脑膜炎	浑浊、有凝块	显著增多	明显减少	轻度减少	显著增多,以中性粒细胞为主
结核性脑膜炎	毛玻璃样浑浊、有薄膜样凝块	增多	减少	明显减少	增加,早期以中性粒细胞为主,后期以淋巴细胞为主
病毒性脑膜炎	清晰或微浑	正常或轻度增多	正常或轻度增多	正常	增加,以淋巴细胞为主
新生隐球菌脑膜炎	清晰或微浑	轻度增多	减少	减少	增加,以淋巴细胞为主
神经梅毒	清晰	轻度增多	正常	正常	增加,以淋巴细胞为主
脑肿瘤	清晰	轻度增多	正常	正常	增加,以淋巴细胞为主
脑室及蛛网膜下腔出血	血性	增多	轻度增多	正常	增加,以红细胞为主

NOTE

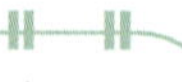

案例导入

患儿，女，4个月。于1天前凌晨突发高烧、尖叫，同时四肢出现小抽搐，伴喷射性呕吐2次，当时体温为40.6 ℃。入院时，患儿发热伴全身小抽搐已8 h、全身皮肤出现淤斑2 h。查体：体温40.3 ℃，心率132～150次/分，呼吸35次/分；全身皮肤见散在淤点和淤斑；神志不清，眼神呆滞，颈项强直，布氏征(+)。于皮肤淤点处取材找到革兰阴性双球菌。请根据以上资料推测：

1. 该患儿可能患有什么疾病？
2. 为明确诊断应该做哪些实验室检查？

(温晓艳)

第二节　浆膜腔积液检查

浆膜腔是人体的胸腔、腹腔和心包腔等的通称，生理状况下其内有少量的起润滑作用的液体，一般不易采集到。病理情况下，即浆膜有炎症、循环障碍、恶性肿瘤浸润等病变时，浆膜腔内有大量液体潴留而形成积液，称其为浆膜腔积液(serous membrane fluidify)。根据产生的原因及性质不同，将浆膜腔积液分为漏出液和渗出液。漏出液(transudate)为非炎性积液，多为双侧性；渗出液(exudate)为炎性积液，多为单侧性。漏出液与渗出液的产生机制和原因见表8-18。

表8-18　漏出液与渗出液的产生机制和原因

积液	发生机制	常见原因
漏出液	毛细血管流体静压增高	静脉回流受阻、充血性心力衰竭和晚期肝硬化
	血浆胶体渗透压降低	血浆白蛋白浓度明显降低的各种疾病
	淋巴回流受阻	丝虫病、肿瘤压迫等所致的淋巴回流障碍
	水钠潴留	充血性心力衰竭、肝硬化和肾病综合征
渗出液	微生物的毒素、缺氧以及炎性介质损伤	结核性、细菌性感染
	血管活性物质含量增高、癌细胞浸润	转移性肺癌、乳腺癌、淋巴瘤、卵巢癌
	外伤、化学物质刺激等	血液、胆汁、胰液和胃液等刺激，外伤

一、标本采集与送检

浆膜腔积液分别行胸腔穿刺术、腹腔穿刺术和心包腔穿刺术采集。胸腔穿刺适应证为原因不明的积液或伴有积液症状，需进行诊断性或治疗性穿刺的患者。腹腔穿刺的适应证为新发生的腹腔积液，已有腹腔积液且突然增多或伴有发热的患者，以及需进行诊断性或治疗性穿刺的患者。心包腔穿刺的适应证为原因不明的大量心包积液，有心包填塞症状需进行诊断性或治疗性穿刺的患者。

穿刺成功后，留取中段液体于无菌的容器内。理学检查、细胞病理学检查和化学检查各留取2 mL，厌氧菌培养留取1 mL，结核分枝杆菌检查留取10 mL。由于积液极易出现凝块、细胞变性、细菌破坏和自溶等，所以留取标本后应及时送检，不能及时送检的标本可加入适量乙醇以固定细胞成分。理学检查和细胞病理学检查宜采用EDTA-Na_2抗凝，化学检查宜采用肝素抗凝。另外，还要留取1份标本不加任何抗凝剂，用于检查积液的凝固性。

二、一般检查

浆膜腔积液检查已从一般性状检查发展到生物化学、微生物学、免疫学、遗传学、细胞学等多项优化组合、多学科联合检测。根据临床诊断的需要，将积液检查分为三级，具体分级标准见表8-19。

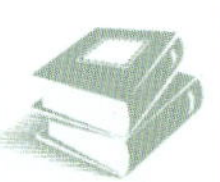

NOTE

表 8-19 浆膜腔积液检查分级标准

分级标准	检测指标
一级检查	理学检查、蛋白质检查、细胞计数和分类、微生物学检查
二级检查	酶学检查、纤维蛋白降解产物、C 反应蛋白等
三级检查	肿瘤标志物检查、细胞病理学检查、染色体检查等

（一）理学检查

1. 量 正常浆膜腔内有少量的液体。病理情况下液体增多，其量与病变部位和病情严重程度有关，可由数毫升至数千毫升。

2. 颜色 正常浆膜腔液为淡黄色。病理情况下可出现不同的颜色变化。肉眼观察浆膜腔积液颜色，分别以淡黄色、黄色、红色、白色、绿色等描述。一般渗出液颜色随病情而改变，漏出液颜色较浅，见表 8-20。

表 8-20 浆膜腔积液的颜色变化及临床意义

颜色	临床意义
红色	见于穿刺损伤、结核病、肿瘤、内脏损伤、出血性疾病等
白色	见于化脓性感染、真性乳糜积液、假性乳糜积液。有恶臭气味脓性积液多为厌氧菌感染所致
绿色	铜绿假单胞菌感染
棕色	阿米巴脓肿破溃进入胸腔或腹腔
黄色或淡黄色	可见于正常浆膜腔液、各种原因的黄疸
黑色	曲霉菌感染
草黄色	多见于尿毒症引起的心包积液

3. 透明度 正常浆膜腔液清晰透明。渗出液因含有大量细菌、细胞而呈不同程度的浑浊，乳糜积液因含有大量脂肪呈浑浊外观。漏出液因所含细胞、蛋白质少，且无细菌而呈清晰透明外观。

4. 凝块 正常浆膜腔液无凝块。漏出液一般不易凝固或出现凝块。渗出液由于含有较多的纤维蛋白原和细菌，细胞破坏后释放凝血活酶，可自行凝固。

5. 比密 比密常采用比密计法和折射仪法测定，其大小与其所含溶质的多少有关。漏出液比密常小于 1.015，而渗出液比密常大于 1.018。

（二）化学检查

1. 酸碱度测定 酸碱度测定标本采集于肝素化的真空注射器内，并隔绝外界空气，及时送检。pH 减低对化脓性积液、恶性肿瘤性积液的诊断、预后判断及治疗均有一定的临床价值。漏出液 pH 接近血液 pH，约为 7.4，渗出液多因感染而 pH 呈偏低状态。

2. 蛋白质测定

【检测方法及原理】

(1) 黏蛋白定性试验：浆膜间皮细胞在炎症反应刺激下分泌黏蛋白增多。黏蛋白定性试验又称 Rivalta 试验。黏蛋白是一种酸性糖蛋白，其等电点为 pH 3～5，在稀乙酸溶液中产生白色雾状沉淀。

(2) 蛋白质定量试验：浆膜腔积液中的蛋白质定量，采用与血清蛋白质定量相同的双缩脲法测定。

(3) 蛋白质电泳可对浆膜腔积液的蛋白质组分进行分析。

【方法学评价】Rivalta 试验是一种简易过筛试验，简便、快速，无需特殊仪器，但只能测定黏蛋白。蛋白质定量试验可测定白蛋白、球蛋白、纤维蛋白原等蛋白质的含量。蛋白质电泳可对蛋白质组分进行分析，故蛋白质定量和蛋白质电泳有助于浆膜腔积液性质的判断。

【质量保证】

(1) 血性浆膜腔积液应离心取上清液进行蛋白质定性或定量试验。

NOTE

（2）进行 Rivalta 试验时，量筒中的蒸馏水加入冰乙酸后应充分混匀。加入标本后，应在黑色背景下观察结果，如浑浊不明显、中途消失为阴性。

（3）若标本中球蛋白含量过高如肝硬化腹腔积液，Rivalta 试验可呈假阳性。可用下述方法进行鉴别：将标本滴入未加冰乙酸的蒸馏水中，可出现白色雾状沉淀（球蛋白不溶于水）。

（4）人工配制含黏蛋白的溶液作为阳性对照，按漏出液成分配制基础液并加入不同量的黏蛋白。

【参考区间】Rivalta 试验：漏出液，阴性；渗出液，阳性。蛋白质定量：漏出液，＜25 g/L；渗出液，＞30 g/L。

【临床意义】鉴别渗出液和漏出液。

3. 葡萄糖定量测定

【检测方法及原理】测定方法同血糖测定方法，多采用葡萄糖氧化酶法或己糖激酶法。

【参考区间】3.6～5.5 mmol/L。①漏出液：较血糖含量稍低。②渗出液，＜3.33 mmol/L。

【临床意义】

（1）判断浆膜腔积液的性质：葡萄糖含量减低主要见于：①感染性积液，以化脓性积液为甚，其次是结核性积液、类风湿性积液、恶性积液、非化脓性感染性积液等。②恶性积液中葡萄糖含量减低，提示肿瘤有广泛转移、浸润，预后不良。

（2）鉴别浆膜腔积液的良恶性：结核性腹腔积液中葡萄糖与血糖含量比值为 0.25～0.93；而肝硬化腹腔积液中葡萄糖与血糖含量比值为 1.00～3.68。

（三）显微镜检查

1. 细胞计数

【检测方法及原理】

（1）显微镜计数法：①直接计数法：清晰或微浑的浆膜腔积液标本，可直接计数细胞总数和有核细胞数量。②稀释计数法：浑浊的浆膜腔积液标本，需用生理盐水或白细胞稀释液稀释后再做细胞总数计数或有核细胞计数，结果需乘以稀释倍数。

（2）仪器法：血液分析仪适用于血性积液的检测，其他积液可采用流式原理的尿液沉渣分析仪检测。

【方法学评价】

（1）显微镜计数法：单常用，但受主观因素影响，结果准确性较差。

（2）仪器法：简便、快速，可自动化。但病理性标本中细胞形态改变及细胞碎片可影响计数结果。

【质量保证】

（1）细胞计数应在标本采集后 1 h 内及时完成，标本放置过久细胞可破坏，影响计数结果。

（2）细胞计数前应混匀标本，否则会影响结果的准确性。

（3）应计数 10 个大方格的细胞，细胞总数和有核细胞计数时应包括间皮细胞。穿刺出血带入浆膜腔积液中的白细胞必须进行校正，校正方法同脑脊液。

【参考区间】红细胞：无。白细胞：漏出液，$<100\times10^6$/L；渗出液，$>500\times10^6$/L。

【临床意义】①红细胞：积液内少量红细胞多因穿刺损伤引起，对鉴别漏出液与渗出液意义不大；如积液中红细胞数量大于 100×10^9/L，最常见于恶性肿瘤，其次为结核病、创伤、肺栓塞等。②白细胞：漏出液中白细胞计数$<100\times10^6$/L，渗出液中白细胞计数$>500\times10^6$/L，两者无绝对界限，应结合其他检查。

2. 有核细胞分类计数

【检测方法及原理】

（1）直接分类法：细胞直接计数后，将镜头转换为高倍镜，在高倍镜下根据细胞形态进行有核细胞分类。

（2）染色法：浆膜腔积液有核细胞分类应在采集积液标本后立即离心沉淀，沉淀物涂片行 Wright 染色后在油镜下进行有核细胞分类。必要时，可用细胞玻片离心沉淀仪收集细胞，以提高细胞分类的准确性。

NOTE

【方法学评价】

(1) 直接分类法：简便、快速，但准确性差，如细胞变形则分类困难，适用于新鲜的清晰或微浑的浆膜腔积液标本。

(2) 染色法：细胞易于识别，结果准确，可以发现异常细胞，为推荐方法。但操作烦琐、费时。

【临床意义】漏出液中细胞较少，以淋巴细胞和间皮细胞为主；渗出液中细胞种类较多。浆膜腔积液细胞分类计数的临床意义见表 8-21。

表 8-21 渗出液中不同种类细胞的临床意义

细胞类型	临床意义
以中性粒细胞为主	化脓性积液或结核性积液早期
以淋巴细胞为主	结核性积液，肿瘤性、结缔组织病及梅毒等慢性炎症性积液
浆细胞	少量无意义，大量可能见于多发性骨髓瘤浆膜浸润
嗜酸性粒细胞增多	见于寄生虫病或变态反应、血胸和气胸所致积液
间皮细胞增多	浆膜受损或受刺激，见于淤血、恶性肿瘤等
含铁血黄素细胞	陈旧性出血
狼疮细胞	狼疮性浆膜炎

【质量保证】浆膜腔积液检查特别是常规检查项目，目前尚无理想的质控方法，为了保证检查结果的准确性，必须严格遵守操作规程，加强室内质控措施。

(1) 统一操作规程：操作规程不统一势必影响结果的可比性，为临床诊断、疗效观察、预后判断带来困难。因此浆膜腔积液检查应按实验室 SOP 进行操作，采用规范化的检查方法，统一报告方式。

(2) 对于陈旧性细胞变形的标本，推荐采用染色法分类计数，提高分类的准确性。

(3) 标本离心速度不能过快，以免影响细胞形态。

(4) 细胞涂片时，为使细胞容易黏附在玻片上，可取沉淀的细胞悬液和适量血清混合，一般 2 滴细胞悬液加 1 滴血清混匀后制备涂片。

(5) 涂片固定时间不宜太长，更不能高温固定，以免细胞皱缩。

(6) 分类时如果遇见分类不明或可疑细胞，应该另行报告，或进行脱落细胞检查寻找癌细胞。

(四) 病原学检查

1. 细菌学检查 若为漏出液，不必做细菌学检查；如疑为渗出液，应将积液离心沉淀，取沉淀物涂片做革兰染色查找病原菌，怀疑为结核性积液则应做抗酸染色找抗酸杆菌。可进一步做细菌培养和药物敏感试验，为临床治疗提供参考。

2. 寄生虫检测 乳糜积液离心沉淀后进行微丝蚴检测，阿米巴性积液检测阿米巴滋养体，包虫病患者胸腔积液检查棘球蚴头节和小钩。

(五) 酶学检查

1. 乳酸脱氢酶(lactate dehydrogenase，LDH) 浆膜腔穿刺液中 LDH 测定应与血清 LDH 测定同时进行，便于比较。

【检测方法及原理】酶速率法。

【参考区间】漏出液：LDH 活性接近血清。渗出液：LDH 活性>200 U/L，积液 LDH 与血清 LDH 含量比值>0.6。

【临床意义】LDH 测定有助于漏出液与渗出液的鉴别。

2. 溶菌酶 溶菌酶(lysozyme，LZM)存在于中性粒细胞、单核细胞、巨噬细胞及类上皮细胞的溶酶体中。淋巴细胞、肿瘤细胞中不含溶菌酶。测定积液中溶菌酶含量主要用于鉴别良性与恶性积液、结核性与其他性质积液。

【检测方法及原理】采用 ELISA 法测定。

NOTE

【参考区间】0～5 mg/L，胸腔积液 LZM 与血清 LZM 含量的比值小于 1.0。

【临床意义】感染性积液中 LZM 含量增高，恶性肿瘤降低。

3. 腺苷脱氨酶(adenosine deaminase，ADA) ADA 是核酸代谢的重要酶类，在 T 淋巴细胞和红细胞内含量最多，人体其他组织和细胞中亦广泛分布。ADA 活性增高是 T 淋巴细胞对某些特殊病变局部刺激产生的一种反应，与淋巴细胞的增殖、分化和数量变化密切相关，对结核性积液的诊断和疗效观察有重要价值。

【参考区间】0～45 U/L。

【临床意义】ADA 活性增高的程度依次为结核性积液＞癌性积液＞非炎症性积液。结核性胸膜炎时 ADA 活性显著增高，在 40 U/L 以上甚至超过 100 U/L 时，对结核性积液诊断的阳性率可达 99%。

4. 淀粉酶

【参考区间】0～300 U/L。

【临床意义】主要用于辅助诊断胰源性腹腔积液和食管穿孔导致的胸腔积液。

5. 其他酶学检查 浆膜腔积液酶种类较多，包括碱性磷酸酶(alkaline phosphatase，ALP)，β-葡萄糖苷酸酶(β-glucuronosidase)，血管紧张素转换酶(angiotensin-convertion enzyme，ACE)、透明质酸酶(hyaluronidase，HA)等。不同种类酶的临床意义见表 8-22。

表 8-22 浆膜腔积液酶学检查及其增高的临床意义

酶学指标	临床意义
乳酸脱氢酶(LDH)	渗出液中 LDH 活性升高，癌性积液中较高，炎性积液中次之
腺苷脱氨酶(ADA)	以红细胞和 T 淋巴细胞内含量最丰富，尤其与 T 淋巴细胞的数量、增殖和分化有关。一般在结核性积液中 ADA 活性升高且幅度最大，癌性积液次之，漏出液最低
溶菌酶(LZM)	LZM 存在于中性粒细胞、单核细胞、巨噬细胞和类上皮细胞的溶酶体中，淋巴细胞、肿瘤细胞不含溶酶体，故测定积液中的 LZM 含量可用于积液性质鉴别
血管紧张素转换酶(ACE)	结核性胸腔积液中含量显著增高(＞30 U/L)，恶性胸腔积液中含量低于血清水平
淀粉酶	胰源性腹腔积液中含量显著增高、消化道穿孔所致腹腔积液或者食管穿孔所致胸腔积液中含量也增高
碱性磷酸酶(ALP)	恶性浆膜腔积液、小肠狭窄或穿孔所致腹腔积液中含量明显增高，非肿瘤性积液中含量低于血清水平
β-葡萄糖苷酸酶(β-G)	结核性积液中 β-G 含量显著增高
透明质酸酶(HA)	胸膜间皮瘤时 HA 含量增高

(六) 脂类检查

【检测方法及原理】采用酶法测定浆膜腔积液中的胆固醇、甘油三酯水平。

【临床意义】浆膜腔积液中脂类物质检测对真性乳糜积液与假性乳糜积液的鉴别有重要价值。

(七) 肿瘤标志物检查

浆膜腔积液内肿瘤标志物检测项目有多种，包括癌胚抗原(CEA)、甲胎蛋白(AFP)、糖类抗原 125(CA-125)、人鳞状细胞癌抗原(SCCA)、人血清糖链抗原(CASO)、人组织多肽抗原(TPA)等，但缺乏既特异又灵敏的检测指标，导致部分恶性积液病因难以明确诊断，多项肿瘤标志物联合检测可以提高恶性积液的诊断灵敏度。常见浆膜腔积液肿瘤标志物检查的临床意义见表 8-23。

表 8-23 浆膜腔积液肿瘤标志物检查的临床意义

肿瘤标志物	临床意义
CEA	当 CEA 含量大于 20 μg/L，且积液与血清中 CEA 含量的比值大于 1.0 时，高度怀疑为恶性积液，特别是腺癌所致积液

NOTE

续表

肿瘤标志物	临床意义
AFP	主要用于原发性肝癌所致的腹腔积液诊断。积液中 AFP 含量与血清 AFP 含量呈正相关，当积液中 AFP 含量大于 300 μg/L 时，对诊断原发性肝癌所致的腹腔积液有重要价值
CA-125	腹腔积液中 CA-125 含量增高常提示卵巢癌转移，其特异性可达 95%，灵敏度为 85%
SCCA	SCCA 检测对诊断鳞状细胞癌有参考价值，其浓度增高与宫颈癌侵犯及转移程度有关
CASO	CASO 与 CEA 等指标联合使用，对胃癌、直肠癌和结肠癌诊断的特异性相对较高
TPA	TPA 对良、恶性积液鉴别具有一定的价值。积液 TPA 的浓度明显高于血清浓度提示恶性积液

（八）其他检测指标

积液其他检测项目有乳酸、C-反应蛋白（C-reactive protein，CRP）、γ-干扰素（γ-interferon，γ-INF）、肿瘤坏死因子（tumor necrosis factor，TNF）、结核菌素纯蛋白衍生物（tuberculin purfied protein derivative，PPD）、特异性 IgG 抗体、铁蛋白（ferritin，Ft）、类风湿因子（rheumatoid factor，RF）、纤维连接蛋白（fibronectin，FN）、纤维蛋白（原）降解产物（fibrin (ogen) degradation products，FDP）、淋巴细胞亚群、细胞病理与染色体检查等。

三、渗出液与漏出液的鉴别

渗出液与漏出液的鉴别项目有许多交叉，使积液既具有渗出液的性质，又有漏出液的特点，如“中间型积液”，因此应结合临床其他检查结果，综合分析检查结果。渗出液与漏出液的鉴别对疾病诊断和鉴别诊断及疗效观察均有重要意义，具体见表 8-24。

表 8-24　渗出液与漏出液的鉴别

项目	渗出液	漏出液
病因	炎症性、外伤、肿瘤或理化因素	炎症性
颜色	黄色、红色、乳白色	淡黄色
透明度	浑浊	清晰透明
比密	>1.018	<1.015
凝固性	易凝固	不凝固
Rivalta 试验	阳性	阴性
蛋白质定量/(g/L)	>30	<25
积液蛋白/血清蛋白	>0.5	<0.5
葡萄糖/(mmol/L)	<3.33	接近血糖
LDH(U/L)	>200	<200
积液 LDH/血清 LDH	>0.6	<0.6
细胞总数（$\times10^6$/L）	>500	<100
有核细胞分类	炎症以中性粒细胞为主，慢性炎症或恶性积液以淋巴细胞为主	淋巴细胞为主，可见间皮细胞
细菌	可找到	无

四、临床应用

浆膜腔积液检查对判断积液的性质、病因诊断具有重要价值。但常规检测项目鉴别积液性质符合率较低，随着检验技术的发展以及化学、免疫学指标的应用，提高了浆膜腔积液检查的符合率。在分析检查结果时，应结合临床综合分析，才能准确诊断。

NOTE

结核性与恶性胸腔积液、良性与恶性腹腔积液的鉴别点分别见表 8-25 和表 8-26。

表 8-25　结核性与恶性胸腔积液的鉴别

鉴别点	结核性胸腔积液	恶性胸腔积液
外观	黄色、血性	血性多见
ADA/(U/L)	>40	<25
积液 ADA/血清 ADA	>1.0	<1.0
LZM/(mg/L)	>27	<15
积液 LZM/血清 LZM	>1.0	<1.0
CEA/(μg/L)	<5	>15
积液 CEA/血清 CEA	<1.0	>1.0
铁蛋白/(μg/L)	<500	>1000
LDH/(U/L)	>200	<500
细菌	结核分枝杆菌	无
细胞	淋巴细胞或红细胞	可见肿瘤细胞、红细胞及淋巴细胞

表 8-26　良性与恶性腹腔积液的鉴别

鉴别点	良性胸腔积液	恶性胸腔积液
外观	少见血性	多见血性
总蛋白/(g/L)	<40	>40
LDH/(U/L)	接近血清	>200
积液 LDH/血清 LDH	<0.6	>0.6
铁蛋白/(μg/L)	<100	>500
CEA/(μg/L)	<20	>20
积液 CEA/血清 CEA	<1.0	>1.0
AFP/(μg/L)	<100	>100
CA-125	正常	增高
肿瘤细胞	阴性	阳性

案例导入

患者，女，70 岁，因排便困难 2 个月，腹胀，伴呕吐、乏力 1 周入院。查体：腹部膨隆、腹软，上腹部压痛，无反跳痛，移动性浊音阳性。于当地医院行肠镜检查，结果为直肠增生性病变伴梗阻，病理结果显示：直肠黏膜慢性炎症伴肉芽组织增生。入院后血清 CEA 220 ng/L，血清总蛋白 60 g/L，血清 LDH 143 U/L。腹腔积液常规检查结果如下：腹腔积液黄色，微浊，细胞及蛋白质明显增多，细胞分类以淋巴细胞及巨噬细胞为主，且查见恶性细胞。腹腔积液生化检查结果显示：Rivalta 试验阳性、总蛋白 36.0 g/L、葡萄糖 5.1 mmol/L、氯化物 104.0 mmol/L。ADA 10.0U/L，LDH 198.0 U/L。试分析该腹腔积液的性质，为什么？

（亓　涛）

第三节　精液检查

NOTE

精液(semen)由精浆(spermatic plasma)和精子(sperm)组成。精子产生于睾丸，在附睾内发育成熟，为男性生殖细胞，占精液的5%左右。精浆是由男性附属腺(accessory gland)，如精囊、前列腺、尿道旁腺和尿道球腺等分泌的混合液，是输送精子必需的介质，并为精子提供营养物质和能量。

精液中水分约占90%，其余为有形成分，包括精子和生殖管道脱落的少量上皮细胞、白细胞及未成熟生精细胞。精液的化学成分很复杂，主要包括蛋白质(白蛋白、纤维蛋白原、免疫球蛋白、α_2-巨球蛋白等)、酶(酸性磷酸酶、蛋白酶、乳酸脱氢酶-X、纤溶酶、柠檬酸酶等)、微量元素(镁、钙、铁、铜、锌等)及激素、果糖等。精浆中男性附属腺分泌液的组成及作用见表8-27。

表8-27 精浆中男性附属腺分泌液的组成及作用

组分	量/(%)	主要成分与性状	作用
精囊液	50～80	纤维蛋白原等蛋白质、果糖、凝固酶，呈碱性胶冻状液体	果糖供给精子能量，凝固酶作用于纤维蛋白原使精液凝固呈胶冻状，防止射入阴道内的精液外流
前列腺液	15～30	酸性磷酸酶、纤溶酶，呈酸性乳白色液体	纤溶酶能使精液液化，以利于精子运动
尿道球腺液	2～3	清亮淡灰白色液体	润滑和清洁尿道的作用
尿道旁腺液	2～3	清亮淡灰白色液体	润滑和清洁尿道的作用

精液检查的主要目的：①评价男性生育功能，提供不育症的诊断和疗效观察依据。②辅助男性生殖系统疾病的诊断。③为体外授精和精子库筛选优质精子。④法医学鉴定。

一、标本采集和处理

(一) 标本采集与方法

(1) 检查前告知患者标本采集前应排尿和标本采集、送检方法等的注意事项。问清并在检验单上注明禁欲时间。

(2) 检查前应该禁欲2～7天，不超过7天，因禁欲时间延长会影响精子的存活率和染色等。另外，禁欲时间根据待检者年龄而定，一般30岁以下禁欲2～3天，30～40岁禁欲3～5天，40岁以上禁欲5～7天。需连续2～3次检查的，2次之间一般应间隔1～2周，但不超过3周；每次禁欲天数应尽可能一致。

(3) 标本采集室最好在实验室附近(30～60 min到达)私密的房间，室温控制在20～28 ℃。

(4) 标本容器应清洁干燥、大小适宜、对精子无毒性，不能用乳胶安全套作为容器，以免影响精子的活动力。准备用来储存精液的容器使用前应置于20～37 ℃条件下，以免用其收集精液以后影响精子的活动力。

(5) 推荐采用手淫法采集标本，同时注意收集排出的全部精液，因为最先射出的部分是前列腺液，富含精子；而后面射出的部分则主要是精囊液，精子少。如留取标本不完整，应记录并在禁欲2～7天内重新采集标本检测。如采集用于微生物培养的标本须无菌操作，在2 h内尽早送检、培养。

(6) 标记时必须注明待检者姓名和(或)识别号(条形码)、采集日期和时间，并记录禁欲时间和精液标本是否完整等。

(7) 采集后立即于20～37 ℃条件下保温，并在1 h内保温(如贴身)送检。

(二) 采集方法及方法学评价 见表8-28。

表8-28 精液标本采集方法及方法学评价

方法	方法学评价
手淫法	标准采集方法，可采集到完整的精液，送检及时，受外界温度的影响较小。但是部分患者不能取得精液
按摩法	通过高频振荡刺激阴茎头部使之射精。该方法刺激性较强，一般在手淫法不能取得精液时采用，需特殊器材

NOTE

续表

方法	方法学评价
专用安全套法	需夫妇双方配合，方法易行，但必须使用专用安全套。普通安全套内的物质可杀灭精子，不利于精子功能的检验；另外，精液可黏附在安全套上导致精液量损失；不提倡采用
性交中断法	需夫妇双方配合；因可能丢失精子浓度最高的初始精液、标本易被污染、阴道酸性环境可能影响精子活动力，仅适用于手淫法或按摩法采集不成功者，一般不采用

（三）标本处理

精液内可能含有 HBV、HIV 和疱疹病毒等，故精液需要按潜在生物危害物质进行处理。与精液接触的工作台和非一次性器材用 0.1%（1 g/L）的次氯酸钠或 0.1%过氧乙酸等消毒剂消毒一定时间，之后用水冲洗；弃用的标本、器材等要严格按要求消毒后集中收集处理。

二、一般检查

（一）理学检查

1. 颜色与透明度

【参考区间】健康人刚排出的精液呈灰白色或乳白色，不透明。液化精液呈均质性，灰白色或乳白色，半透明或稍有浑浊。久未射精者的精液可略带淡黄色。

【质量保证】

（1）药物影响：精液的颜色可受药物或黄疸的影响，如黄疸患者和服用维生素 B_2 的患者可呈黄色。

（2）浓度影响：当精子浓度极低时，精液的透明度高。

（3）观察时间：液化前后分别观察、记录。

（4）结果报告：颜色以灰白色、乳白色、淡黄色、黄色、棕色、鲜红色或暗红色等报告；透明度以透明、半透明或不透明报告。如遇精液不液化，则直接报告不液化精液的颜色与透明度。

【临床意义】精液放置一段时间，自行液化后为半透明乳白色，久未射精者的精液可略显浅黄色。黄色脓性精液见于精囊炎或前列腺炎。红色或酱油色伴大量红细胞者为血精，见于精囊腺和前列腺炎症、结核病、结石或肿瘤。

2. 液化时间 健康男性刚排出的精液在精囊腺分泌的凝固酶作用下使纤维蛋白原变化为纤维蛋白，立即凝固形成稠厚的胶冻样（凝胶状物）半固体团块，即精液凝固；随后室温下数分钟内，在前列腺分泌的蛋白水解酶（如纤溶酶）的作用下开始变得稀薄，即精液液化（液化期间精液渗透压升高），此时精液中可见异质性（不均匀）混合团块，随着继续液化，精液将变得更加匀质和十分稀薄，最后只看到很小的、少量小凝团，成流动状。精液液化时间（semen liquefaction time）是指精液排出后由胶冻状转变为流动状液体所需要的时间。

【检测方法及原理】精液标本采集后立即观察其是否凝固，然后置于 37 ℃水浴中，每隔 5 min 检查 1 次，直至液化，记录精液从凝固至完全液化的时间。

【方法学评价】滴管法和肉眼观察法操作简便、实用，临床常用，但结果判断受检验者主观因素影响较大，准确性和重复性有限。尼龙网袋法的结果判断客观，准确性和重复性好，但操作较复杂，临床应用少。

【质量保证】

（1）精液采集后应立即送检，收到标本后应立即观察标本液化时间（但在家留取标本，送到实验室一般已液化，液化时间无法进行测定）。精液其他理学、显微镜检查等一般在液化后立即进行，最好在 30 min 内，不要超过 1 h，以免脱水或温度变化影响精液质量。

（2）液化期间，标本置室温或 37 ℃孵箱中保温；建议在一个二维摇动器上，不断地轻轻混匀或旋转标本容器，有助于产生一个均匀的精液标本。

NOTE

（3）每隔 5 min 观察 1 次精液液化情况；可用肉眼观察和显微镜进行识别。随着精液的液化，不动精子获得能力，如在显微镜下不动，则需要更长时间来完成液化过程。

(4) 正常精液可以含有少量不液化的胶冻状颗粒，无临床意义，但这对尼龙网袋法测定精液量和液化时间略有影响；黏液丝的出现可能干扰精液分析。

(5) 60 min 仍未液化的，报告液化时间大于 60 min。

(6) 不液化标本处理：若精液不液化，需另行处理，如用机械混匀或用 1 g/L 菠萝蛋白酶消化，这些处理可能对精子活动力和形态以及精浆生化检查结果有影响，应记录处理方法，以便做出正确的判断。

【参考区间】室温下，通常在 15 min 内精液完全液化，很少超过 60 min，超过 60 min 为精液液化延迟。

【临床意义】①精液凝固障碍：见于精囊腺炎或输精管缺陷等，精囊腺炎时，蛋白质分泌减少引起精液凝固障碍。②液化不完全：见于前列腺炎，因前列腺分泌纤溶酶减少所致，可抑制精子活动力，进而影响生育能力。精液液化缓慢，超过 1 h 或数小时不液化称精液迟缓液化症（semen delayed liquefaction）。

3. 黏稠度(semen viscosity) 精液完全液化后的黏度。精液完全液化后，采用玻棒挑起或滴管滴落的方法观察其黏液丝长度。

【检测方法及原理】①直接玻棒法：将玻棒插入精液标本，提棒时可拉起黏液丝。精液黏稠度分为 3 级，其评价见表 8-29。②滴管法：用 Pasteur 滴管吸入液化精液，然后让精液靠重力滴落，观察拉丝长度。

表 8-29 直接玻棒法精液黏稠度的分级与评价

分级	评价
Ⅰ级	30 min 精液基本液化，玻棒提拉精液呈丝状黏液丝
Ⅱ级	60 min 精液不液化，玻棒提拉可见粗大黏稠丝，涂片有较明显黏稠感
Ⅲ级	24 h 精液不液化，难以用玻棒提拉起精液，黏稠性很高，涂片困难

【方法学评价】直接玻棒法和滴管法操作简便，适合临床应用，但结果的准确性和重复性受主观因素影响。

【质量保证】

(1) 精液黏稠度应在精液完全液化后进行检测。

(2) 不完全液化精液和高黏稠度精液检测：应注意高黏稠度精液与不完全液化精液的区别，前者呈均质黏性，并且其黏稠度不随时间变化。通过标本的弹性可以识别高黏稠度精液，可用吸液管吸取标本，当标本紧紧黏住吸液管，说明标本具有高黏稠度。对于高黏稠度精液减轻黏稠的方法与处理不完全液化精液标本相同。

【参考区间】拉丝长度<2 cm，呈水样，形成不连续小滴。

【临床意义】精液黏稠度测定为观察精浆性质提供了一个客观数据。①黏稠度减低：即新排出的精液呈米汤样，可见于先天性无精囊腺及精子浓度太低或无精子症。②黏稠度增高：可干扰精子计数、精子活动力和精子表面抗体的测定。多与附属性腺功能异常有关，如附睾炎、前列腺炎，且常伴有精液不液化，可影响精子活动力进而影响生育。

4. 精液量 待精液完全液化后，采用刻度试管或小量筒测定全部精液量；若采用一次性有刻度的精液专用采集管可直接读取精液量。结果以毫升(mL)报告。

【方法学评价】WHO《人类精液检查与处理实验室手册》(第 5 版)推荐采用称量法测量精液体积，精液比密为 1(Auger 等，1995)、1.043～1.102(Cooper 等，2010)，但操作麻烦，临床常用刻度试管或小量筒测量精液量，但无法保证标本不损失，会低估精液量。用精液专用采样管可直接读取精液量，测定可靠，但使用不便。

【质量保证】

(1) 精液的一次排出量与排精间隔时间有关，应加以考虑。

NOTE

（2）应待精液液化完全后测量精液总量。

（3）不推荐使用移液器或注射器从标本容器中吸取标本然后注入量筒中测量体积，因该方法无法保证不损失标本，从而导致测量体积比真实体积偏低，据报道，损失量可达到 0.3～0.9 mL。

【参考区间】一次排精量 1.5～6.0 mL。

【临床意义】一次排精量与排精间隔时间有关。精液量的变化可分为精液减少（oligospermia）、无精液症（aspermia）和精液增多症（polyspermia），其临床意义见表 8-30。

表 8-30　精液量的变化与临床意义

变化	临床意义
精液减少	若 5～7 天未射精，精液量少于 1.5 mL，视为精液减少。应排除人为因素，如采集时部分精液丢失或禁欲时间过短等，病理性减少见于逆行射精、雄激素分泌不足、附属性腺感染等
无精液症	禁欲 3 天后精液量减少到数滴甚至排不出时，见于生殖系统的特异性感染（如淋病、结核病）及非特异性炎症等。逆行射精时有射精动作但无精液排出（逆行射入膀胱）
精液增多症	一次排精量超过 6.0 mL，精液体积增加可反映附属性腺活动性炎症情况下的活跃分泌。常见于附属性腺功能亢进，如垂体促性腺激素分泌亢进、雄性激素水平过高所致；也可见于禁欲时间过长者

5. 酸碱度

【检测方法及原理】用精密 pH 试纸或 pH 计测定液化精液。

【方法学评价】pH 试纸法简便、常用，但准确性受到限制；pH 计法准确，但需要特殊仪器。

【质量保证】测定精液 pH 应在射精后 1 h 内完成，精液放置时间过长会影响测定结果。细菌污染可以使精液 pH 升高。为了保证 pH 试纸的准确性，应用已知的标准法进行核查。

【参考区间】7.2～8.0（平均 7.8）。

【临床意义】①pH<7.0 并有精液量减少，可能是输精管道阻塞、射精管和精囊腺缺如或发育不良所致。②pH>8.0，常见于急性前列腺炎、精囊炎或附睾炎，可能是精囊腺分泌过多或前列腺分泌过少所致。

（二）显微镜检查

在低倍显微镜下初步观察有无精子、有无黏液丝的形成、有无精子的聚集或凝集、有无除精子以外的其他细胞。在高倍镜下评估精子活动力，确定精子计数所需的精液稀释倍数等。如发现精子，再进行显微镜其他项目检查。

若未见精子，将标本于 3000 r/min 离心 15 min 后，取沉淀物重新检查，如 2 次全片显微镜检查均未见精子，则无需做其他精液项目检查，直接报告为离心后未发现精子。

【质量保证】精液显微镜检查各项目的质量保证基本相同。

（1）器材：推荐使用相差显微镜。

（2）标本处理：涂片前一定要充分混匀，但应注意避免剧烈振荡而产生气泡，以免损伤精子。可将标本吸入大口径（直径为 1.5 mm）的一次性塑料吸管中来回 10 次，充分混匀。如果每个视野中精子的数量相差显著，提示标本是不均质的，没有混匀，应再次混匀。缺乏均质性也可能是由于异常的黏度、异常液化、精子聚集或凝集。混匀后立即取精液标本，以减少精子从悬浮液沉降而造成的不均质现象。

（3）制片：①取出精液体积和盖玻片必须标准化，以便于固定深度约 20 μm，以利于精子自由运动，如深度<20 μm，限制精子的螺旋运动；如深度太深，精子游进和游出无焦点，难以检测精子。一般采用 22 mm×22 mm 的盖玻片，需要精液量约为 10 μL。②盖片时要避免产生气泡。③一旦制片内精液不再漂移，立即检查相关项目。

1. 精子活动力（sperm motility） 精子前向运动的能力。其主要包括精子运动的速度和方向，是一项直接反映精子质量的指标。WHO 将精子活动力分为 3 级，即前向运动（progressive motility，PR）、非前向运动（non-progressive motility，NP）和无运动（immotility，IM），见表 8-31。

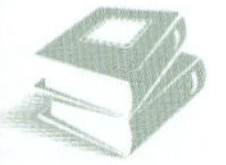

表 8-31　WHO 精子活动力分级与评价

分级	特点
前向运动(PR)	精子运动积极，主动地呈直线或沿大圆周游动，不管其速度如何
非前向运动(NP)	精子所有的运动方式都缺乏活跃性，如小圆周游动，尾部动力几乎不能驱使头部移动或者只能观察到尾部摆动
无运动(IM)	精子没有运动

【检测方法及原理】取一定体积(通常为 10 μL)液化混匀的精液涂片，加盖玻片，静置于湿片内至精液标本停止漂移，高倍镜下计数 200 个精子，并进行分级。

【方法学评价】精子活动力测定主要有显微镜法、计算机辅助精子分析(computer-aided sperm analysis，CASA)法及精子质量分析仪法等方法，方法学评价如下所示。

(1) 显微镜法：WHO 推荐方法，操作简便，无需特殊器材，临床常用，但受主观因素影响较大，重复性和准确性有限。

(2) CASA 法：较手工显微镜法精确性更高，并可提供精子动力学参数的量化数据。该法最适用于精子动力学分析，但评估活动精子百分率可能是不可靠的，因为后者还需要测定不活动精子的数目，而细胞碎片有可能与不活动的精子相混淆。

【质量保证】

(1) 检测时间：精子活动力的检测应尽量在精液液化后 30 min 内完成，由于脱水、pH 和环境温度的改变均会影响精子活动力，因此，必须保证在精液液化后 1 h 内完成检测。

(2) 环境和器材温度：应在室温或带有加热 37 ℃载物台的显微镜下进行检查，每个实验室操作程序需标准化。如在 37 ℃评估精子活动力，标本应在同样温度孵育，并使用预热的载物台和玻片制备标本。

(3) 显微镜下活动精子计数：①计数视野：为防止干燥因素影响精子活动力观察效果，应在距离盖玻片边缘至少 5 mm 的区域观察精子。随机选择视野，避免根据看见一定数量的活动精子来选择视野。应按“城垛式”顺序仔细观察玻片。②活动精子计数：在一定区域，应随机即刻评估计数。不要等精子游入观察区域才开始计数；快速浏览和计数活动精子，首先计数前向运动精子，随后计数在同一视野内非前向运动精子，最后计数不活动的精子。避免既计数了先前存在的精子，又计数了在评估过程中游入视野的精子，导致活动精子计数结果偏高。在视野中界定的区域内评估所有精子的活动力。③计数精子数量及次数：为获得一个可以接受的低取样误差，在总共至少 5 个视野中，每份样本制片后至少评估 200 个精子；重复计数 2 次。④推荐使用带有网格的目镜，以限制观察区域，这样使得两次评估时观察的是载玻片上相同的区域。

(4) 结果审核与报告：如 2 次计数百分率之间的差异可以接受，具体标准参照 WHO 相关标准，可以报告；如超过可接受误差，可能应重新制备 2 张新的湿片，重新计数。

(5) 其他：同精液显微镜初步检查。

【参考区间】总活动力(PR+NP)≥40%；前向运动(PR)≥32%。

【临床意义】精子活动力是评价男性生育能力的重要指标，精子前向运动活动力的程度与妊娠率相关。精子活动力低下，难以抵达输卵管或无力与卵子结合而不能完成受精过程。如连续检查，精子总活动力不足 40%，可能为男性不育原因之一。精子活动力低下常见于：①精索静脉曲张、静脉血回流不畅，睾丸组织缺氧等。②生殖系统非特异性感染、使用某些药物(抗代谢药、抗疟药、雌激素、氧氮芥等)。

2. 精子活动率(sperm activity rate)　显微镜下直接观察活动精子占精子总数的比例。

【检测方法及原理】取完全液化且混匀的精液 1 滴或 10 μL 于载玻片，加盖玻片，静置于湿片内至精液标本停止漂移，高倍镜下计数活动精子占精子总数的比例。

【方法学评价】因误差较大，此法只能作为初筛检查。

【质量保证】检查应在射精后 2 h 内完成。标本应注意保暖，宜在保温镜台上进行观察。高倍镜计

NOTE

数至少 5 个视野 200 个精子中有尾部活动的精子数。如不活动精子过多(>75%),应采用体外精子活体染色法测定活精子数量。

【参考区间】排精后 60 min 内,精子活动率为 80%~90%(至少大于 60%)。

【临床意义】精子活动率减低是导致男性不育的重要因素。当精子活动率低于 70%时,可使生育力下降,如低于 40%则可致不育。引起精子活动率下降的因素较多,见于:①精索静脉曲张。②生殖系统感染,如淋病、梅毒等。③物理因素,如高温环境(热水浴)、放射线因素等。④化学因素,如某些药物(抗代谢药、抗疟药、雌激素)、乙醇等。

3. 精子存活率 当不活动精子占比大于 75%时,应检查精子存活率。精子存活率(sperm vitality)是指活精子所占比例。

【检测方法及原理】活精子细胞膜完整,染料不能通过精子膜进入精子内,加入染料后活精子则不着色;精子死亡后其细胞膜破损,失去完整屏障功能,染料进入精子内,使精子着色,从而判断精子存活率。常用伊红 Y 或台盼蓝等染料对液化精液染色,在高倍镜下观察 200 个精子,以不着色精子的百分率报告。

【方法学评价】湿片法和干片法操作简便,适合临床应用,但湿片法所制备的涂片无法储存以用于质量保证。

【质量保证】每个标本重复计数 2 次,每次至少计数 200 个精子,取平均值报告。2 次结果必须符合差异无统计学意义,方可取均值报告。如 2 次结果差异有统计学意义,就应重新制备样本,再检查。在判定标准方面,如果仅颈部区域染色,头部的其余区域未染色,则考虑为“颈部膜渗漏”,这些精子应被评估为活精子。余同精子活动力测定。

【参考区间】存活率≥58%(伊红染色法)。

【临床意义】精子存活率减低是导致不育的重要原因之一。死精子超过 50%,即可诊断为死精子症(可能与附属性腺炎症和附睾炎有关)。

4. 精子低渗膨胀试验(sperm hypoosmotic swelling test, HOS) 精子低渗膨胀试验是观察精子尾部在低渗溶液中的变化,以检测精子膜的完整性。

【检测方法及原理】精子在低渗溶液中,水分子通过精子细胞膜进入精子以达到内外渗透压平衡,由于精子尾部的膜相对薄而疏松,在尾部可出现不同程度的肿胀现象,细胞膜完整的精子在低渗溶液中,于 5 min 左右膨胀,且其形状会在 30 min 内保持稳定。精子是否为活精子可通过精子形状的改变来辨别,如精子尾部卷曲则为活精子,见图 8-4。相差显微镜或普通显微镜下计数出现肿胀的精子所占百分率。

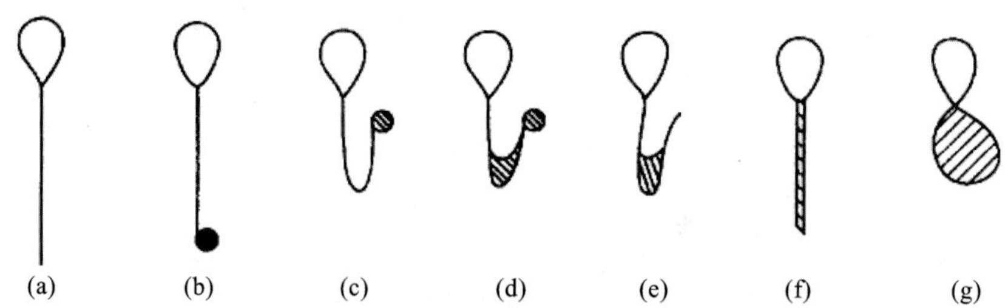

图 8-4 膨胀状态下人类精子的典型形态变化表现示意图

(a)未膨胀;(b)尾尖膨胀;(c)尾尖弯曲膨胀;(d)尾尖膨胀伴弯曲膨胀;
(e)尾部弯曲膨胀;(f)尾部粗短膨胀;(g)尾部完全膨胀

【方法学评价】染色法操作简便、快速,结果准确,重复性较好。但背景对比度不佳,淡染精子分辨不清。精子低渗膨胀试验操作相对复杂,试验结果与精子功能试验有良好的相关性,为临床较为理想的精子功能测定方法,可作为一种用于评估精子的存活情况的可供选择的非染色方法。如用于卵胞质内单精子注射技术的精子,不宜进行染色时,该法为最有效的评估方法。

【质量保证】

(1) 试剂保存:制成的膨胀液以 1 mL 分装冻存于−20 ℃。使用前溶解膨胀液并充分混匀。

(2) 温度要求:如室温低于 10 ℃,应将标本先放入 37 ℃温育 5~10 min 后再镜检。

(3) 结果校正:有的标本实验前就有尾部卷曲的精子,在精子低膨胀试验前,应计算未处理标本中尾部卷曲的精子的百分率,实际精子低膨胀试验的百分率等于测定值减去未处理标本中尾部卷曲精子的百分率。

(4) 其他:同精子活动力测定。

【参考区间】≥58%。

【临床意义】精子低渗膨胀试验可作为精子膜功能及完整性的评估指标,可预测精子潜在的受精能力。精子尾部肿胀现象是精子膜功能正常的表现,男性不育症患者精子低渗肿胀率明显降低。

5. 精子凝集(agglutination of spermatozoa) 精子凝集是指活动的精子相互黏附在一起,如头对头、尾对尾、尾尖对尾尖或混合型相互黏附在一起的现象,见图 8-5。这些精子常呈旺盛的摇动式运动,但有时也因凝集太严重,而使精子运动受到限制。WHO 精子凝集分级标准见表 8-32。另外,不活动精子之间、活动精子与黏液丝、非精子细胞或细胞碎片之间黏附在一起的现象称为非特异性凝集。

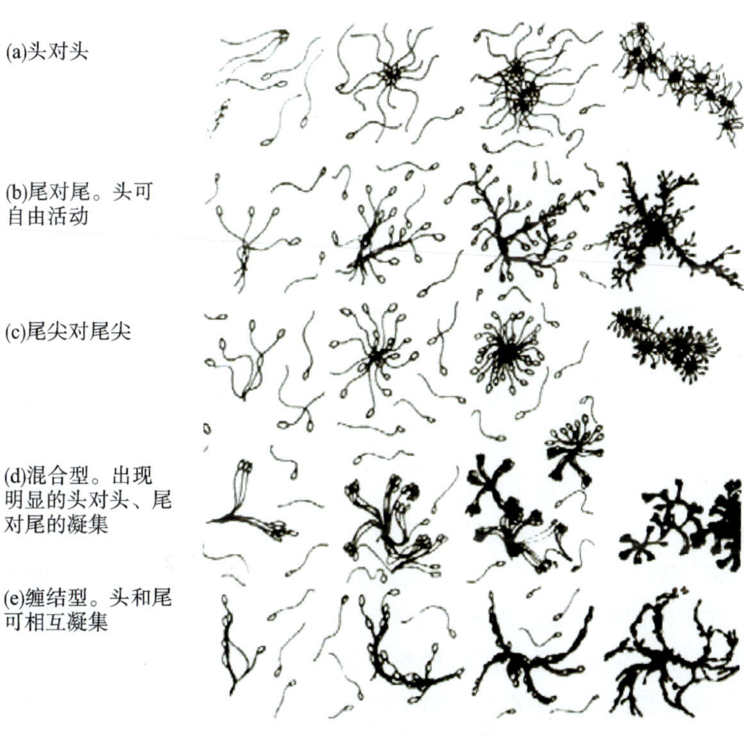

图 8-5 精子凝集

表 8-32 WHO 精子凝集分级标准

分级	特点
1 级	零散凝集,每个凝集团里的精子数少于 10 个,有很多自由活动的精子
2 级	中等凝集,每个凝集团里的精子数为 10~50 个,存在自由活动的精子
3 级	大量凝集,每个凝集团里的精子数大于 50 个,仅有一些自由活动的精子
4 级	全部凝集,所有精子发生凝集,数个凝集又黏附在一起

【检测方法及原理】将精液制成湿片,于显微镜下观察精子凝集类型和分级。

【方法学评价】该方法操作简便,适合临床应用。

【质量保证】不活动精子之间、活动精子与黏液丝、非精子细胞或细胞碎片之间黏附在一起,为非特异性凝集,需注意两者的区别,应报告记录。余同精子活动力测定。

NOTE

【参考区间】正常无凝集。

【临床意义】精子凝集提示可能为免疫因素引起不育，需要做进一步检查以明确诊断是否存在抗精子抗体。另外，严重的精子凝集会影响对精子活动力和计数的检测。

6. 精子计数 精子计数有两种方式，一种是指计数单位体积内的精子数量，即精子浓度。另一种是精子总数(即单次排出的精子的绝对数量)，以精子浓度乘以本次的精液量，即得到1次射精的精子总数。

【检测方法及原理】液化精液经精子稀释液稀释、杀死固定精子后，充液，显微镜下计数一定范围内的精子数，再换算成每升精液中的精子数。

【方法学评价】精子计数的方法学评价见表8-33

表8-33 精子计数的方法学评价

方法	方法学评价
显微镜 Neubauer 计数板法	常规方法，亦是WHO推荐方法；标本需稀释，准确性和重复性较低
显微镜 Makler 计数板法	标本无须稀释；精子分布不重叠，结果更准确；如果在相差显微镜或暗视野显微镜下配以显微照相，还可以拍摄精子的运动轨迹，并可从图像上根据精子的运动轨迹分析其运动方式和运动速度，价格较贵；在普通显微镜下操作和观察，当精子浓度过高时，应制动处理以便计数活动的精子
显微镜 Microcell 计数板法	该计数板因计数池内的深度已经固定，避免操作带来的不必要的误差，计数结果比改良 Neubauer 和 Makler 计数池具有更高的精确性，但不能重复使用，成本较高，难以推广使用
计算机辅助精液分析	自动化操作，简便高效，获得参数多，结果准确，重复性好；设备较昂贵，系统设置缺乏统一标准，准确性易受到精液中细胞成分和非精子颗粒物质的影响

【质量保证】

(1) 计数标准：计数时以精子头部为基准，应计数结构完整的精子(有头和尾)，有缺陷的精子(无头和/或无尾)不计数在内，如数量多时应分开计数并记录。

(2) 计数范围：如果每个视野中精子数目太少，则应减小稀释倍数或扩大计数范围。如中央大方格每个中方格内的精子数少于10个，应计数所有25个中方格内的精子数；如中央大方格每个中方格内的精子数为10～40个，应计数10或20个中方格内的精子数；如中央大方格每个中方格内的精子数多于40个，应计数5个中方格内的精子数。如果每个视野中有很多精子重叠，则应增大稀释倍数。

(3) 重复检查：同一份标本应重复2次稀释和计数，以减少计数误差。太少的精子用于计数，将会得出不可信的结果，对诊断和治疗产生影响。精子计数变异较大，最好在2～3个月内间隔2～3周分别取3份或以上的精液检查，方能得出较准确的结果。

(4) 其他：见改良 Neubauer 计数板和精子活动力测定。

【参考区间】精子浓度≥15×10^{9}/L；精子总数≥39×10^{6}/(1次射精)。

【临床意义】精液中精子浓度与受精率和妊娠率有关，精子浓度受精囊腺和前列腺分泌量的影响，不是衡量睾丸功能的特异性指标。每次射精的精子总数可以衡量睾丸产生精子的能力和男性输精管道畅通的程度。精子浓度持续<15×10^{9}/L时为少精子症；精液多次检查无精子时为无精子症(连续检查3次，离心后沉淀物中仍无精子)。

精子浓度减低或无精子症见于：①睾丸疾病：如精索静脉曲张、睾丸炎症、结核病、肿瘤、睾丸畸形、隐睾等。②输精管疾病：如输精管阻塞、输精管先天性缺如和免疫性不育(睾丸创伤和感染使睾丸屏障的完整性受到破坏，产生抗精子抗体所致)等。③男性结扎术后：一般结扎术后第6周开始检查，每周1～2次，连续检查3次无精子，则表明手术成功。④其他：逆行射精、有害金属或放射性损害、环境因素、老年人、应用抗癌药物等。

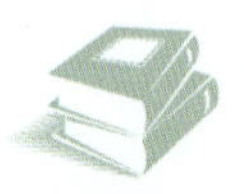

NOTE

7. 精子形态(sperm morphology) 正常精子形态似蝌蚪状，由于在光学显微镜下很难看到精子末段，因此可以认为精子由头部、颈（体）部和尾部（中段和主段）构成（表 8-34），长约 60 μm。只有头部和尾部都正常的精子才认为是正常的，所有临界形态都应认为是异常。精子头部呈卵圆形，长 3.7～5.0 μm，宽 2.5～3.5 μm，头顶部呈透亮区，界限清晰，称为顶体（区），占头部的 40%～70%；精子颈部非常短，连接精子头部与尾部；精子尾部细长，呈鞭毛状，长约 55 μm，向尾部逐渐变细，依次由中段（长 5～7 μm，宽<1 μm，主轴与头部长轴成一直线）、主段（长约 45 μm，宽 0.5 μm）和末段（结构简单而且短）构成（图 8-6）。胞质小滴位于头部后面或中段周围，是精子的残存体，小于头部大小的一半。精子巴氏染色后，头部顶体呈淡蓝色，顶体后区呈深蓝色，头中段呈淡红色，尾部呈蓝色或淡红色，胞质小滴呈绿色。精子异常形态包括精子头部、颈（体）部和尾部的各种异常，见表 8-34 及图 8-7。

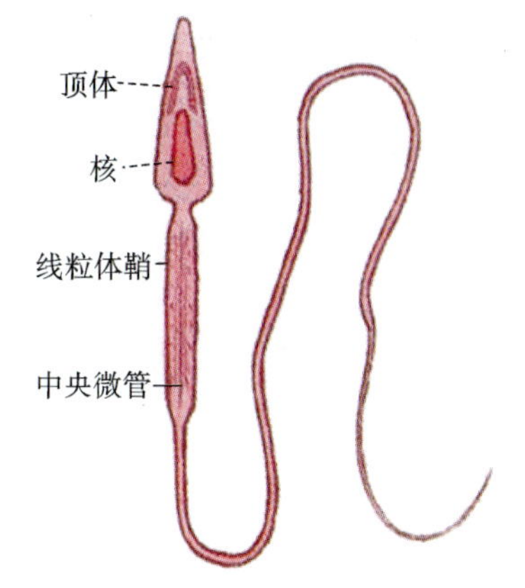

图 8-6 正常精子形态

表 8-34 精子形态异常

部位	异常
头部	大头、小头、圆头、双头、多头、无头、锥形头、梨形头、无定形头、有空泡头、顶体过小或过大、顶体后区有空泡（大小超过头部的 1/3）或联合异常
颈（体）部	颈部弯曲、增粗、变细、锐角弯曲或联合异常等
尾部	中段不规则、增粗、变细、短尾、双尾、多尾、卷曲尾、断尾、发夹状尾、尾部消失、尾部伴有末端微滴或联合异常
过多的胞质残余体	超过精子头部大小的 1/3

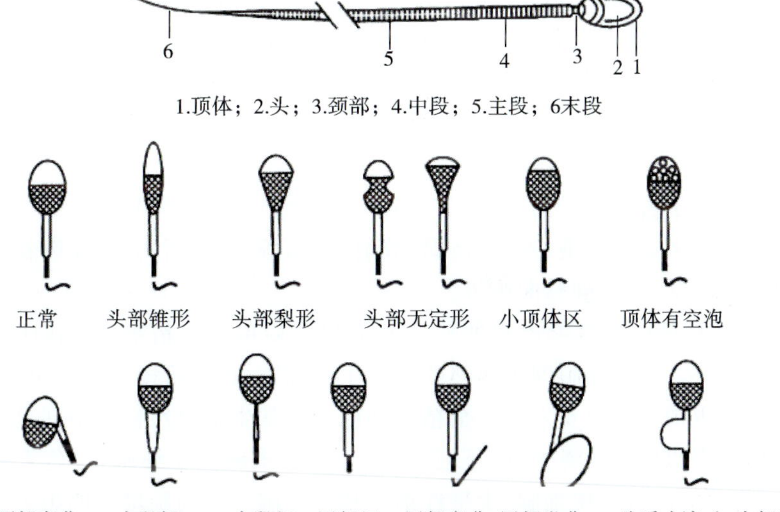

图 8-7 正常及异常精子模式图

【检测方法及原理】

（1）湿片法：精子计数后，用高倍镜或相差显微镜直接计数 200 个精子形态。湿片法显微镜下精子形态如图 8-8 所示。

（2）染色法：将液化精液涂成薄片，经干燥、固定后染色，油镜下观察计数 200 个精子，报告形态正常和异常的精子百分率。常见的染色方法主要有 Wright 染色、巴氏染色、Shorr 染色或 Diff-Quik 染色等。精子 Wright 染色形态见图 8-9。

NOTE

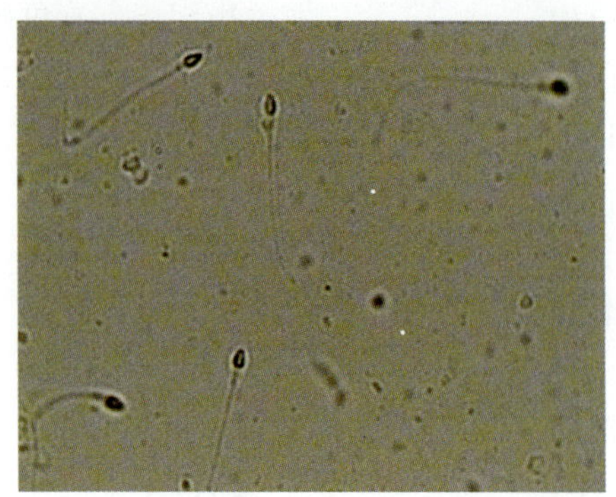

图 8-8　正常精子湿片中显微镜图像(10×40)

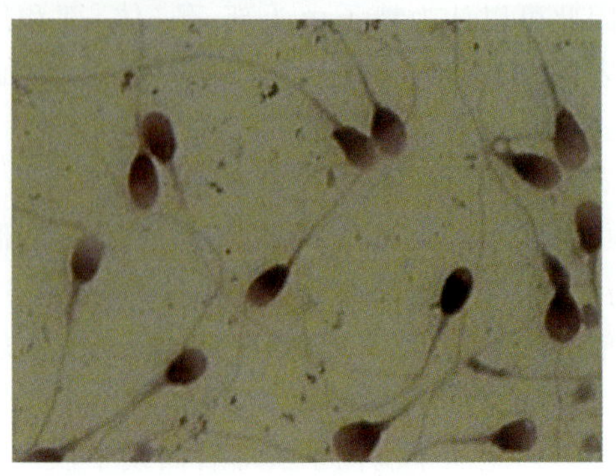

图 8-9　精子 Wright 染色形态(10×100)

【方法学评价】

(1) 湿片法:操作简便,但要求检验人员经验丰富,否则会因识别错误而导致结果差异较大,故不推荐使用。目前,相差显微镜检查在临床上应用仍较少。

(2) 染色法:WHO 推荐的方法。操作相对费时、复杂,但染色后精子结构清楚,易于辨认,结果更为准确,重复性好。其中巴氏染色能够使精子头部的顶体和顶体后区、过量残留包浆、中段和主段染上颜色。

【质量保证】

(1) 精子数>10×10^9/L 时可直接涂片检查;精子数<10×10^9/L 时,则应将精液 2000 r/min 离心 15～20 min 后,取沉淀物涂片检查。

(2) 涂片厚薄应适宜,以免影响着色、透明效果。

(3) 判定标准:①只有头部、颈部和尾部都正常的精子才视为正常精子,所有形态学处于临界状态的精子均列为异常。②当精子有多种缺陷同时存在时,此时只需记录 1 种,应先记录头部缺陷,其次为颈部和中段异常,最后是尾部异常。③脱落或游离的精子头作为形态异常的精子计数,但不计数游离尾,以避免重复计数。④卷尾与精子衰老有关,但高卷尾率与低渗透压有关,应予以注意。衰老精子体部也可膨大并有被膜,不列入形态异常精子。⑤注意观察有无未成熟的生精细胞,如发现,应计数 200 个生精细胞(包括精子),从而计算未成熟生精细胞百分率。⑥应注意观察有无红细胞、白细胞、上皮细胞和肿瘤细胞等。

【参考区间】正常形态精子占比≥30%。

【临床意义】畸形精子增多见于感染、外伤、高温、放射线、乙醇中毒、药物、工业废物、环境污染、激素失调或遗传因素导致睾丸异常、精索静脉曲张等。

8. 非精子细胞检查　精液中的可能出现的非精子细胞主要包括生精细胞(spermatogenic cell)和上皮细胞、白细胞、红细胞等。生精细胞即未成熟的男性生殖细胞,指各阶段发育不全的生殖细胞,如精原细胞、初级精母细胞、次级精母细胞及发育不全精子细胞。正常生育男性精液中偶见前列腺上皮细胞(呈柱状或立方状、圆形及多边形)、精囊细胞(呈圆形或卵圆形,嗜碱性粒细胞,含色素颗粒)、尿道移行上皮细胞(呈多边形)、柱状或鳞状上皮细胞、少量红细胞和白细胞。前列腺增生的患者还可见到较多增大的前列腺上皮细胞。

【检测方法及原理】同精子形态学检查。

【方法学评价】

(1) 该法可以染色精子头部的顶体、顶体后区、胞质残余体和精子中段,利于精子形态学检查。

(2) 该法涂片可以永久保存,以备将来用于内部质量控制体系。

(3) 染色液在避光条件下可保存数月或数年。

【质量保证】

(1) 精液涂片染色后可检出上述细胞,但它们降解后很难与炎症细胞区别。

(2) 各阶段生精细胞的形态、大小及核的形态、大小均不规则,如采用未染色精液检查时,易与中性

NOTE

粒细胞相混淆。故 WHO 推荐正甲苯胺蓝过氧化酶染色法，中性粒细胞呈阳性，而生精细胞不着色则呈阴性。对不含过氧化物酶的其他白细胞建议采用免疫细胞化学法检测。

【参考区间】①生精细胞：<1%。②白细胞与上皮细胞：<5/HP。③偶见红细胞。

【临床意义】

（1）未成熟生精细胞的存在，提示存在睾丸损伤。当睾丸曲细精管生精功能受到药物或其他因素的影响时，精液中可出现较多生精细胞。

（2）精液中红细胞、白细胞增多见于生殖道和（或）附属性腺炎症、结核病、恶性肿瘤等。正常精液白细胞计数小于 1×10^9/L（正甲苯胺蓝过氧化酶染色）。精液白细胞计数超过 1×10^9/L 称为白细胞精子症（leukocytospermia），可伴有精子浓度、精液量、精子活动力等改变和（或）精子功能丧失。精液中检查到癌细胞，对生殖系统恶性肿瘤的诊断将提供重要依据。

三、精液化学与免疫学检查

精液的很多化学成分和酶对精子的功能发挥起着重要作用，通过精液化学成分检查，可以反映附属性腺的分泌功能，对男性不育症的诊断、治疗及病因分析有重要临床意义。

精液免疫学检查主要是对抗精子抗体（anti-spermatozoon antibody，AsAb）的检测。正常情况下，男性由于血睾屏障的存在，精子抗原与机体的免疫系统相互隔离，因而男性自身不会产生针对精子抗原的抗精子抗体。正常女性生殖道与精子接触后，由于精浆中存在的免疫抑制物质，精子不会被女性生殖道局部的免疫活性细胞识别，所以也不会产生针对男性精子的抗精子抗体。但是，当生殖系统炎症、阻塞、外伤等原因破坏男性血睾屏障或女性生殖系统免疫平衡时，可导致自身或同种抗精子抗体 AsAb 的产生。AsAb 是免疫性不育的主要原因，其在男性和女性患者体内都可出现。AsAb 从抗体类型上有 IgG、IgA、IgM、IgE 四种，可存在于血清、精浆、宫颈黏液或精子的表面。血清中以 IgG、IgM 为主。IgM-AsAb 是识别近期免疫应答的一个指标；IgE-AsAb 只参与变态反应，与免疫不育、流产无关。精液化学与免疫学检查检测指标及其临床意义如表 8-35。

表 8-35　精液化学和免疫学检查检测指标及临床意义

指标	参考区间	临床意义
精浆果糖	间苯二酚比色法：9.11～17.67 mmol/L 吲哚比色法：≥13 μmol（1 次射精）	来自精囊腺，为精子活动提供能量。减少见于精囊腺炎和雄激素分泌不足；缺如见于先天性精囊腺缺如、逆行射精等。单纯性输精管阻塞性无精症患者可正常
精浆柠檬酸	紫外比色法：50 μmol（1 次射精） 吲哚比色法：≥13 μmol（1 次射精）	显著减少见于前列腺炎。与睾酮水平相关，可以评价雄激素分泌状态
精浆锌	①比色法：（1.259±0.313）mmol/L 或≥2.4 μmol（1 次射精） ②原子吸收光谱法：（2.12±0.95）mmol/L 或（163.02±45.26）μg/L	严重缺锌可致不育症。青春期缺锌则影响男性生殖器官和第二性征发育。可作为评价男性生育功能和诊治不育症的指标之一
酸性磷酸酶	磷酸苯二钠比色法：48.8～208.6 U/mL	降低见于前列腺炎，可使精子活动力减弱，受精率下降。增高见于前列腺癌和前列腺肥大
乳酸脱氢酶-X（LDH-X）	聚丙烯酰胺电泳法：相对活性≥42.6%。绝对活性（1430±940）U/L	降低见于少精子症或无精子症和精子缺陷
中性 α-葡萄糖苷酶	比色法：≥20 mU（1 次射精）	反映附睾功能状态的特异性敏感指标。其活性与精子密度、精子活动力呈正相关，有助于鉴别输精管阻塞（显著降低）和睾丸生精障碍所致的无精子症（无明显变化）

NOTE

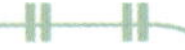

续表

指标	参考区间	临床意义
精子顶体精氨酸酰胺酶	比色法：48.2～217.7 μIU/10^6（(36.72±21.43) U/L）	其活性与精子计数、精子活动力、精子顶体完整率呈正相关。活性降低可影响精子受精能力，从而导致不育
抗精子抗体 AsAb	ELISA、精子凝集试验（sperm agglutination test，SAT）、精子制动试验（sperm immobilization test，SIT）等均为阴性	AsAb 是某些免疫性不育患者的辅助诊断和疗效观察指标，水平升高可导致男性不育

四、精液分析仪检查

传统的手工法精液分析带有很大的主观性，不同检验人员分析的结果有时相差很大，对精子运动的判断缺少严格的量化指标。计算机辅助精子分析（computer-aided sperm analysis，CASA）系统是 20 世纪 80 年代发展起来的新技术。20 世纪 90 年代初，美国学者发明了一种分析精子质量的新技术，并依照此原理制造出了一种新型的精子质量分析仪（sperm quality analyzer，SQA），通过显示精子的活动力指数、精子密度、精子形态等反映精子的质量。

（一）CASA

【检测方法及原理】CASA 是将计算机技术和图像处理技术相结合发展起来的一项精子分析技术。其原理是将高分辨率的摄像机与显微镜相接，采集精子的形态图像和运动图像后，将其数据输入计算机中，根据设定的精子大小和灰度、精子运动的移位及精子运动的相关参数，对图像进行动态分析处理后输出处理结果。CASA 除了可客观、准确和定量分析精子总数、活动率、活动力等指标外，还能对精子的浓度及精子形态进行分析。

1. CASA 系统基本结构

（1）显微摄像系统：主要由专用精子计数板（Makler 板、Macro 板或 Microcell 计数板）、恒温装置、相差显微镜及 CCD 摄像机组成。其作用是将被检测标本的信号通过显微镜放大由 CCD 摄像头随机采集后，经视频输出口输入到监视器和计算机图像采集卡中。

（2）图像采集系统：主要由图像采集卡组成，其功能是将 CCD 发送过来的信号进行随机抓拍、识别、预处理及储存，并进一步将成熟的信号输送到计算机内进行全面加工处理。

（3）计算机分析处理系统及打印输出系统：主要由计算机主机，高分辨监视器、打印机等组成。其功能是通过计算机软件将图像抓拍预处理后送来的信号进行全面系统加工处理，将所有处理好的参数由监视器显示，再由打印机输出。

2. 检测主要参数

（1）精子运动参数评估：CASA 系统检测精子运动参数时，每份标本至少要分析 200 个活动精子（最好是 400 个）的运动轨迹。精子运动的主要参数及其含义见表 8-36。

表 8-36　精子运动的主要参数及其含义

参数	含义
曲线速度（curvilinear velocity，VCL）	也称轨迹速度，指精子头部实际运动轨迹的平均速度
直线速度（straight-line velocity，VSL）	也称前向运动速度，指精子检测时从起始位到终点位之间直线距离的平均速度
平均路径速度（average path velocity，VAP）	精子头沿其空间轨迹移动的平均速度，是根据精子运动的实际轨迹平均后计算出来的，各仪器之间稍有不同
直线性（linearity，LIN）	曲线轨迹的直线分离度，计算公式为 LIN＝VSL/VCL
前向性（straightness，STR）	精子运动平均路径的直线分离度，计算公式为 STR＝VSL/VAP

NOTE

续表

参数	含义
摆动性(wobble,WOB)	精子头沿其实际运动轨迹的空间平均路径摆动的尺度,计算公式为 WOB=VAP/VCL
鞭打频率(beat cross frequency,BCF)	也称摆动频率,指精子头部超越过其平均路径的频率
精子头侧摆幅度(amplitude of lateral head displacement,ALH)	精子头实际运动轨迹对平均路径的侧摆幅度,可以是最大值,也可以是平均值,不同仪器间计算方法有所差异
平均移动角度(mean angle of deviation, MAD)	精子头部沿其运动轨迹瞬间转折角度的平均值
运动精子密度	每毫升精液中 VAP>0 的精子数
多重异常指数(multiple anomalies index, MAI)	每个精子出现异常数的平均值。所有的头部、颈部和尾部的畸形都应计算在内
畸形精子指数(teratozoospermia index,TZI)	与 MAI 相似,二者的区别在于 TZI 只记录每个精子的四种缺陷:头部、颈部、尾部及是否含有过大的残留胞质小滴,而不记录是否还存在有其他方面的异常
精子畸形指数(sperm deformity index,SDI)	由缺陷的精子数除以精子总数(而非只是异常精子数)。该指数可记录多种精子头部异常的情况,但颈部和尾部的缺陷仅做一次记录
精子形态参数	CASA 系统通常将精子头部和中段分为正常或异常,并给出精子头部和中段、头部椭圆和规则性以及依赖染色检测的顶体平均值和标准差或中位数

(2) 形态计量分析:可分析精子的形态参数,主要参数见表 8-37。

表 8-37 精子形态参数

参数	含义
头部尺度	头部长度、宽度、面积、周长
颈部尺度	颈部角度、宽度、面积
头部椭圆率	头部短半轴/长半轴;越接近 1,头部越圆
头部均匀性	头部大小的一致性
头部皱褶度	越平滑,越接近 1;否则大于 1
头部对称性	完全对称为 1,否则大于 1
顶体	顶体后区有空泡,顶体过大(>70%)或过小(<40%)为异常

3. 精液分析报告 见表 8-38。

表 8-38 精液分析报告

Ⅰ:患者基本情况

姓名:	籍贯:	未排精天数(d):	取精时间:
年龄:	标本号:	取精方式:	取精日期:

Ⅱ:理学检查结果

颜色:	精液量(mL):	液化时间(min):	稀释比例:
透明度:	pH:	黏稠度:	室温(℃):

NOTE

Ⅲ:自动分析结果

精子密度(10^6/mL):	被检精子总数(个):	曲线速度(VCL)(μm/s):
精子活动率(%):	活动精子数(个):	直线速度(VSL)(μm/s):
精子活动力分级	活动精子密度(10^6/mL):	平均路径速度(VAP)(μm/s):
a级精子百分率(%):	直线运动精子数(个):	直线性(LIN)(%):
b级精子百分率(%):	直线运动精子密度(10^6/mL):	前向性(STR)(%):
c级精子百分率(%):	直线运动精子活动率(%):	摆动性(WOB)(%):
d级精子百分率(%):	直线快速运动精子数(个):	鞭打频率(BCF)(Hz):
	直线快速运动精子密度(10^6/mL):	精子头侧摆幅度(ALH)(μm):
	直线快速运动精子活动率(%):	平均移动角度(MAD)(度/s):

Ⅳ:静态分析结果

精子形态	畸形分类	精液其他成分
正常(个):	头部畸形(个): 比例:	上皮细胞:
比例:	体部畸形(个): 比例:	红细胞:
畸形(个):	尾部畸形(个): 比例:	白细胞:
比例:	混合畸形(个): 比例:	生精细胞:
		其他:
检验日期:	检验时间:	检验医师:

(二) SQA

【检测方法及原理】通过光电原理,当光束通过少量精液标本,利用精子运动引起的吸光度(A)变化进行测定。吸光度变化包括吸光度频率变化和振幅变化。频率、振幅变化越大,则精子质量越好;反之,则精子质量越差。

检测主要参数:SQA一般检测精子的五个参数,即功能精子浓度(functional sperm concentration,FSC)、活动精子浓度(motile sperm concentration,MSC)、精子活动指数(sperm motility index,SMI)、总功能精子浓度(total functional sperm concentration,TFSC)、总活动精子浓度(total motile sperm concentration,TMSC)。SQA检测参数及意义见表8-39。

表8-39 SQA检测参数及意义

参数	意义
FSC	具有正常形态及快速前向运动的精子数量
MSC	快速前向运动的精子数量
SMI	在1 s时间内,毛细管载样池中的精子运动所产生在光源路径上的偏移数目与振幅,反映浓度与平均前向运动速度相乘的精液参数
TFSC	精液标本中功能精子的总数,以FCS与精液量的乘积表示
TMSC	精液标本中活动精子的总数,以MSC与精液量的乘积表示

【方法学评价】传统精液常规分析由于检测手段、实验室条件、检验人员的水平与经验不同,加之对精子运动能力判断缺少严格的量化指标,造成了检查结果的差异,也降低了检查结果的客观性和可比性。利用Makler或Macro精子计数板进行精子运动轨迹图像分析,计算精子的平均直线运动速度,操作流程多,工作量大而烦琐。

NOTE

1. CASA系统的优点 ①检测指标多、项目齐全,除可以分析精子的密度、活动率及活动力等指标外,还可以提供精子运动轨迹、运动速度、运动方式等动力学量化指标。②操作简便、快速,可以自动化,检测结果客观,重复性、准确性较好。

2. CASA 系统的不足 ①CASA 系统设备相对较贵。②CASA 系统的设置还缺乏统一的国际标准，不同厂家和型号 CASA 系统分析的结果缺乏可比性。③CASA 系统识别精子是根据人为设定的大小和灰度来判断，准确性受到精液中细胞成分和非细胞成分的干扰和影响。计算精子活动率时，精子只有产生一定的位移，CASA 系统才认为是活动精子，而对原地摆动的精子则判断为不活动精子，测出的值低于实际结果。④不能进行精子形态检测系统设置。

3. SQA 克服了 CASA 的不足，在判断精子活动率时优于 CASA。可通过参数 SMI 直接反映精子质量，其变异系数更小，结果更加准确，重复性更好。同时，价格低廉，实用性强，可在短时间内获得精液各主要参数分析结果。有利于提高实验诊断水平，值得推广应用。

【质量保证】

(1) 检测精子活动力，标本浓度应控制在$(2\sim50)\times10^6$/mL 之间。高浓度($>50\times10^6$/mL)精子的标本，会增加碰撞的频率，并可能由此出现错误的结果。建议用同源精浆稀释标本。

(2) CASA 系统同时检测两个计数板，每个计数板检测 6 个视野(共 12 个视野)，以得到可靠的结果。每个计数板至少应该检测 200 个精子，追踪精子的时间至少为 1 s，保证 CASA 检测精液的可靠结果。

(3) 工作人员应严格按照仪器操作规程的要求进行操作。

(4) 其他要求同精液一般检查。

五、精液检查临床应用

精液检查是男科学的重要内容，是评价男性精子质量和生育能力的最重要指标。同时，当男性生殖系统发生病变时，精液检查的一些指标会发生变化。精液质量可反映睾丸精子发生及附属性腺功能是否正常。精液分析可为病因的诊断、疗效判定提供客观依据。精液检查的临床应用主要体现在以下方面。

1. 男性不育症 男性不育症是指精子的产生、成熟、运输、功能不全或射精能力缺陷等所引起不能生育的总称。精液的外观、颜色、形态，精液液化时间，精子的活动率、活动力，精子的数量，畸形精子率等参数客观标准化地描述了精子的性状，可综合评估精子质量，有效评估生育力，明确不育症病因，辅助制订治疗方案及有效评估治疗疗效。某些免疫学检查如精子凝集反应、精子制动和免疫荧光等方法还可以用来检测位于精子外表或内面的抗原或抗体，可进一步明确不育症病因。精子的前向运动能力是正常成熟精子的一个重要特征，这种功能保证了生殖过程中精卵相遇，且参与精子对卵子的机械穿透作用。因此，精子前向运动率可作为综合评价精子数量和活动力的良好指标，CASA 中的前向运动精子率指标可以综合评价精子质量，能为男性不育症诊治和辅助受孕技术评估提供客观依据。

2. 男性生殖系统疾病 男性感染性疾病，如附属性腺感染性疾病可引起血精、脓精；淋病、梅毒等生殖系统感染可引起精子活动率下降；附睾炎、前列腺炎等可引起精液黏稠度增加。如精囊炎可使果糖含量降低，前列腺炎可出现精浆的酸性磷酸酶水平降低，而前列腺恶性肿瘤可使酸性磷酸酶水平升高。精液指标分析主要包括精液白细胞过氧化物酶染色分析和精浆弹性蛋白酶检测，反映了生殖系统有无炎症。因此，精液的理化性质检测和生化检测对诊断男性生殖系统疾病可起到客观的提示作用。

3. 辅助生殖 在人工授精前，通过精液检查了解供者的精液质量，高质量的精液筛选是人工授精的必要条件。对于夫精冷冻保存，在保存前的检查和复温后的检查都是必需的，可以明确夫精的质量和恢复状态，有助于判断是否适宜人工授精以及授精成功率。

4. 婚前检查、法医学鉴定等 精液检查是评估男性生育力的最重要依据。婚前检查精液是很重要的筛查手段，有利于后代的健康，有助于初步判断男方的精液质量和受孕率。若发现无精子症、少弱畸精子症等，可以及时干预、治疗。在法医学鉴定中，可从受害人阴道内、阴部周围、体表、衣物、擦拭物、现场以及嫌疑者身上寻找和提取精液或精斑，并及时送检。从受害人阴道内检出精液，可判断有性交可能。未查出精液，亦不能否定强奸，因为存在未射精或采用男性避孕手段的可能。

NOTE

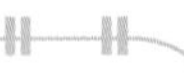

案例导入

李明与王珊夫妇一直渴望有两个孩子，2016 年 9 月 1 日，在孩子进入高中住读之后，夫妇俩即开始正式计划生育二孩，妻子王珊在孩子上学后的一周内去医院取掉了节育环。迄今，王珊取掉节育环已 2 年有余，可夫妇俩的二孩计划还是没能实现，在妻子王珊的要求下，丈夫李明到街道附近的一家私立诊所做了精液检查，检查项目包括精子计数、精子活动力和精子活动率 3 项，3 项检查结果均正常，今天，王珊致电在检验科工作的你：他们夫妇是否需要到医院做进一步检查？需要做哪些检查？

（郑峻松）

第四节　前列腺液检查

前列腺液（prostatic fluid）是由前列腺分泌的不透明的淡乳白色液体，是精液的重要组成部分，约占精液体积总量的 30%。前列腺液成分复杂，主要包括以下成分：①酶类：纤溶酶、酸性磷酸酶、乳酸脱氢酶等。②脂类：磷脂、胆固醇等。③无机离子：钠、钾、锌、钙等。④免疫物质：免疫球蛋白、补体、前列腺特异抗原（prostate specific antigen，PSA）等。⑤有形成分：磷脂酰胆碱小体、白细胞、上皮细胞等。⑥其他：精胺、亚精胺、柠檬酸等。前列腺液具有维持精液 pH、参与精子能量代谢、抑制细菌生长、促使精液液化的生理功能。

前列腺液检查主要用于前列腺炎、前列腺结核和前列腺癌等疾病的辅助诊断与疗效观察，也可用于性传播疾病（sexually transmitted disease，STD）的诊断。

一、标本采集和处理

前列腺液标本通常由临床医生采用前列腺按摩术采集。标本量少时可直接涂在载玻片上，量多时弃去第 1 滴前列腺液后，采集于洁净的试管内。如标本用于细菌培养，应无菌采集后立即送检。检查前应掌握前列腺按摩禁忌证，如疑患者有前列腺结核、脓肿、肿瘤或急性炎症且有明显压痛，应禁止或慎重采集标本。

检查后需将标本、试管、载玻片在 5%甲酚皂溶液中浸泡 24 h 或 0.1%过氧乙酸中浸泡 12 h。如要反复使用试管和载玻片，应将之再煮沸、流水冲洗、晾干或烘干。

二、一般检查

（一）理学检查

1. 量　健康成人前列腺液量为数滴至 2 mL 不等。①增多：见于前列腺慢性充血、过度兴奋。②减少：见于前列腺炎；若严重减少或采集不到前列腺液，提示前列腺分泌功能严重不足，常见于前列腺炎性纤维化和某些性功能低下。

2. 颜色和透明度　健康成人前列腺液呈乳白色、稀薄、有光泽而不透明。①黄色浑浊、脓性黏稠：提示化脓性感染，见于化脓性前列腺炎或精囊炎。②红色：提示有出血征象，见于精囊炎、前列腺炎、前列腺结核、结石及肿瘤等，也可由按摩过度引起。

3. 酸碱度　健康成人前列腺液为弱酸性，pH 6.3～6.5，50 岁以后略增高。pH 增高可见于前列腺液中混入较多精囊液或前列腺炎等。

（二）显微镜检查

【检测方法及原理】通常采用非染色直接涂片法进行显微镜检查。当直接镜检见到畸形、巨大的细胞或肿瘤细胞时，可用 Wright 染色法、巴氏染色法或苏木精-伊红染色法等进行细胞形态学检查；还可将前列腺液直接进行革兰染色或抗酸染色，查找病原微生物。

NOTE

【方法学评价】①非染色直接涂片法操作简便，快速，临床较常用。②染色法可清晰辨认细胞结构，适用于炎症细胞、癌细胞学。③直接革兰染色或抗酸染色法适用于寻找病原微生物，但其阳性检出率较低，必要时可先做病原微生物培养，再进行染色镜检。

【质量保证】前列腺液检查质量保证要求见表 8-40。

表 8-40 前列腺液检查质量保证

阶段	质量保证
检查前	①临床医生：应熟练掌握前列腺按摩术，按操作规程进行前列腺按摩，掌握前列腺按摩禁忌证 ②被检者：检查前 3 d 禁止性生活，因性兴奋后可造成白细胞增多 ③细菌培养：做细菌培养时，需无菌操作，并用无菌容器收集标本 ④采集及送检：采集前列腺液时，应弃去第 1 滴，采集后立即送检，以防干涸
检查中	①检验人员：掌握前列腺液正常和异常有形成分形态特点，提高专业水平和显微镜检查识别能力，降低误诊率 ②涂片：厚薄适宜 ③显微镜检查：先用低倍镜观察全片，然后用高倍镜检查，至少观察 10 个高倍视野，记录观察结果。对有形成分较少或标本量较少的标本，应将观察视野扩大。对检查结果有疑问时，应及时请上级检验医师验证，将检查结果复核，以进行有效监控。非染色直接涂片法下发现较大的、形态异常的细胞应进行染色检查 ④统一报告方式：高倍镜下磷脂酰胆碱小体数量较多，满视野均匀分布可报告为(4+)；占视野的 3/4 为(3+)；占视野的 1/2 为(2+)；数量显著减少，分布不均占视野的 1/4 为(+)；其他成分按尿液有形成分镜检方法报告结果
检查后	①复查：一次取材失败或检查结果阴性，而患者又确有临床指征，隔 3～5 d 后重新取材检查 ②审核报告，复核无误后，方可签发报告

【参考区间】①磷脂酰胆碱小体：量多，满视野均匀分布。②前列腺颗粒细胞：少于 1/HP。③红细胞：偶见，少于 5/HP。④白细胞：少于 10/HP。

【临床意义】前列腺液常见有形成分形态特点及临床意义见表 8-41、图 8-10、图 8-11。

表 8-41 前列腺液常见有形成分形态特点及临床意义

有形成分	形态特点	临床意义
磷脂酰胆碱小体	圆形或卵圆形，大小不均，折光性强，形似血小板，但略大	前列腺炎时数量减少、成堆或分布不均；炎症较严重时，可因被吞噬细胞吞噬而消失
白细胞	圆球状、核依稀可见	增多并成堆，是慢性前列腺炎的特征之一
红细胞	圆盘状、草绿色	增多见于前列腺炎、前列腺结石、前列腺结核或肿瘤、前列腺按摩过重
前列腺颗粒细胞	体积大，为白细胞的 3～5 倍，内含较多的磷脂酰胆碱颗粒	增多伴有大量白细胞见于前列腺炎，也可见于正常老年人
淀粉样小体	体积大，约为白细胞的 10 倍，圆形或卵圆形，形似淀粉样颗粒，微黄色或褐色同心圆线、纹样层状结构	一般无临床意义，可与胆固醇结合形成前列腺结石
病原微生物	特殊染色后有各自的特点，如抗酸杆菌、支原体等	相应感染
阴道毛滴虫	滋养体呈倒置梨形，大小为白细胞的 2～3 倍，顶端有 4 根鞭毛，后端有 1 根鞭毛，体侧有波动膜	滴虫性前列腺炎

NOTE

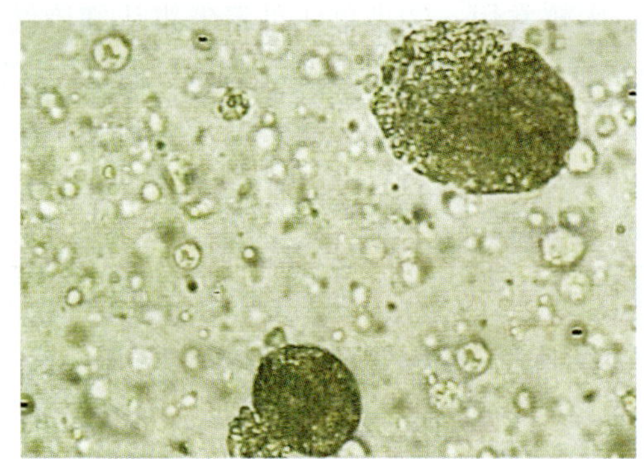

图 8-10　磷脂酰胆碱小体

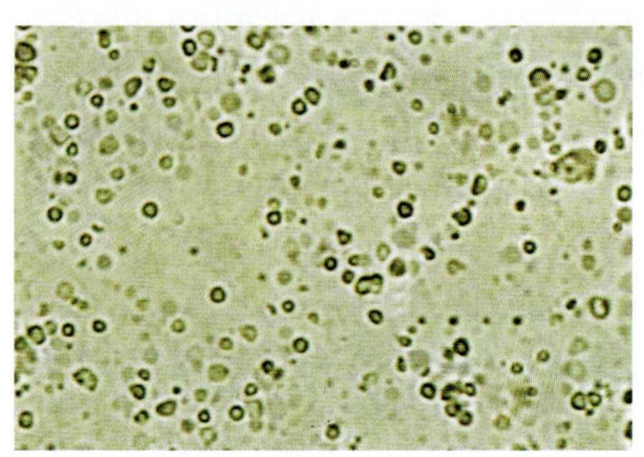

图 8-11　前列腺颗粒细胞

三、化学和免疫学检查

1. 锌　前列腺液锌含量较其他组织多，锌具有抗菌、稳定精子细胞膜的作用。其测定方法主要有原子吸收光谱法和化学比色法等。正常前列腺液锌含量为(5.38±0.75)mmol/L。锌含量的变化可作为鉴别前列腺肿大和前列腺癌的参考指标，含量降低可见于前列腺炎和前列腺癌；含量增高可见于前列腺肿大。

2. 表皮生长因子　前列腺液表皮生长因子对前列腺疾病的诊断和评价具有独特的价值，正常前列腺液表皮生长因子含量为 272 mg/L，含量增高可见于前列腺肿大。

3. 免疫球蛋白　前列腺液上皮组织内及其分泌物中含有 IgA 和 IgG，正常人前列腺液 IgA、IgG 和 IgM 含量很少。IgA、IgG 含量增高见于前列腺炎，慢性细菌性前列腺炎患者 IgA、IgG 和 IgM 含量明显增高。

4. 精浆蛋白　精浆蛋白是诊断前列腺癌的肿瘤标志物，特异性强，灵敏度高，对前列腺癌早期诊断有较大价值。

第五节　阴道分泌物检查

阴道分泌物(vaginal discharge)是女性生殖系统分泌的液体，主要是由阴道黏膜、宫颈腺体、前庭大腺及子宫内膜的分泌物混合而成，俗称白带(leucorrhea)。青春期后，由于雌激素的影响，阴道的上皮细胞由单层变为复层，上皮增厚。上皮细胞除底层外均含有不同量的糖原，同时受卵巢功能的影响而呈周期性变化及脱落，脱落后细胞破坏释放糖原，阴道杆菌将糖原转化为乳酸，使阴道 pH 保持在 4.0～4.5，此酸性环境只有阴道杆菌能生存。因此，生理情况下健康妇女的阴道具有自净作用，足以防御外界病原微生物的侵袭。

阴道分泌物的检查常用于雌激素水平的判断和女性生殖系统炎症、肿瘤的诊断及性传播疾病的检查。

一、标本采集和处理

阴道分泌物通常由妇产科医生采集。可根据不同的检验目的自不同部位取材，一般采用消毒刮板、吸管、棉拭子自阴道深部或穹窿后部、宫颈管口等部位采集标本，也可用阴道窥器扩张阴道后刮取子宫颈口分泌物。将分泌物浸入盛有生理盐水 1～2 mL 的试管中，立即送检，也可将其制成生理盐水薄涂片，用 95%乙醇固定，经 Giemsa 染色、革兰染色或巴氏染色，进行病原微生物和肿瘤细胞筛查。

NOTE

标本采集前，停用干扰检查的药物，检查前 24 h 内禁止盆浴、性交、局部用药及阴道灌洗等，且月经期间不宜进行阴道分泌物检查。标本采集容器和器材应清洁干燥，不含任何化学药品或润滑剂，阴道窥器插入前可用少许生理盐水湿润。标本如用作细菌学检查，应无菌操作。检查滴虫时，应注意标本保温

(37 ℃),并立即送检。

二、一般检查

(一) 理学检查

正常阴道分泌物为白色稀糊状、无气味,量多少与雌激素水平高低及生殖器官充血程度有关。①近排卵期,分泌物量多,清澈透明,稀薄似蛋清。②排卵期 2~3 d 后,量减少,浑浊黏稠。③行经前,分泌物量又增加。④妊娠期间量较多。⑤绝经期后,因雌激素水平降低,阴道分泌物减少。病理情况下,阴道分泌物理学常见变化及临床意义见表 8-42。

表 8-42 阴道分泌物常见理学变化及临床意义

理学变化	临床意义
大量,无色透明,黏性	应用雌激素药物后、卵巢颗粒细胞瘤
脓性,黄色或黄绿色,有臭味	阴道毛滴虫或化脓性感染引起的慢性宫颈炎、老年性阴道炎、子宫内膜炎、宫腔积脓及阴道异物引发的感染
泡沫状脓性	滴虫性阴道炎
白带带血	宫颈息肉、子宫黏膜下肌瘤、重度慢性宫颈炎、老年性阴道炎、使用宫内节育器的不良反应等
血性,有特殊臭味	宫颈癌、宫体癌等恶性肿瘤
豆腐渣样或凝乳状小碎块	真菌性阴道炎
黄色水样	子宫黏膜下肌瘤、宫颈癌、宫体癌及输卵管癌等
灰白色奶油样,稀薄均匀,有恶臭	阴道加德纳菌感染

(二) 显微镜检查

1. 阴道清洁度 阴道清洁度(vagina clearing degree)是指阴道清洁的等级程度。正常情况下阴道内有大量乳酸杆菌,还含有少量棒状菌、表皮葡萄球菌、非溶血性链球菌、肠球菌、大肠埃希菌、加德纳菌、支原体和念珠菌等,阴道内菌群维持一种平衡状态。当机体抵抗力低下、内分泌水平变化或病原微生物感染等破坏这种平衡时,杂菌或其他病原微生物增多,并出现大量白细胞和脓细胞,阴道清洁度下降。通过阴道清洁度检查,可了解阴道内有无炎症。

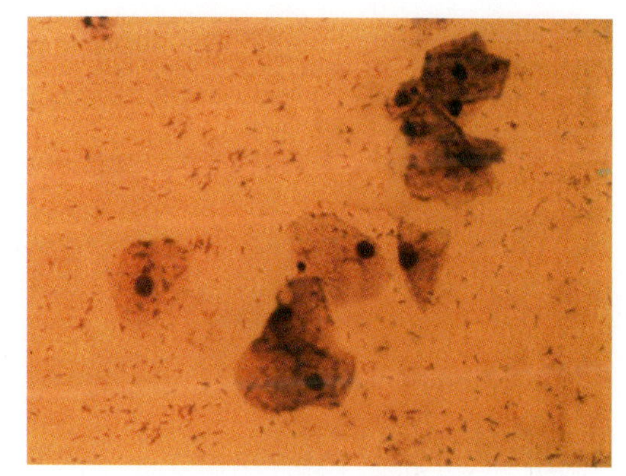

图 8-12 上皮细胞

【检测方法及原理】阴道分泌物加生理盐水制成涂片,高倍镜下观察。根据白细胞(脓细胞)、上皮细胞(图 8-12)、乳酸杆菌和杂菌的多少判断,阴道清洁度分级判断标准见表 8-43。

表 8-43 阴道清洁度分级判断标准

清洁度	乳酸杆菌	杂菌	白(脓)细胞/(/HP)	上皮细胞
Ⅰ	多	—	0~5	满视野
Ⅱ	中	少	5~15	1/2 视野
Ⅲ	少	多	5~30	少
Ⅳ	—	大量	>30	—

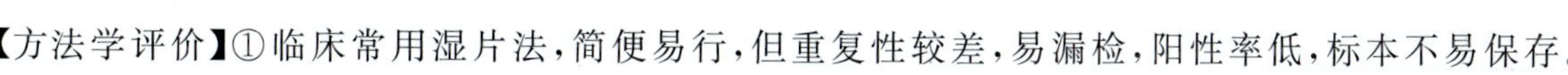

【方法学评价】①临床常用湿片法,简便易行,但重复性较差,易漏检,阳性率低,标本不易保存。

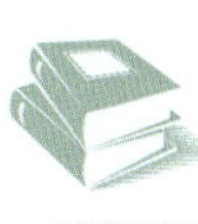

NOTE

②涂片染色法对细胞、细菌形态能观察清楚，结果客观准确，标本可保存，但操作复杂费时。

【质量保证】阴道清洁度检查应严格控制各个环节，以确保检查结果的准确性。具体质量保证要求见表 8-44。

表 8-44　阴道清洁度检查质量保证

阶段	质量保证
检查前	①被检者：停用影响结果的药物，检查前 24 h 内禁止盆浴、性交、局部用药及阴道灌洗等 ②标本：应新鲜，防止污染，并立即送检 ③器材及试剂：载玻片应干净，生理盐水应定期更换
检查中	①涂片：应均匀平铺，不能聚集成滴状 ②显微镜观察：先用低倍镜观察全片，选择薄厚适宜的区域，再用高倍镜检查，避免漏检，观察真菌时光线不宜太强 ③报告方式：应和观察标准保持一致
检查后	①复查：对可疑或者与临床诊断结果不符的标本应进行复查 ②审核报告，复核无误后，签发报告

【参考区间】Ⅰ～Ⅱ度。

【临床意义】①阴道清洁度与女性激素的周期变化有关：育龄期妇女排卵前期，雌激素水平增高，阴道上皮增生，糖原增多，乳酸杆菌繁殖，引起 pH 下降，杂菌消失，阴道趋于清洁。卵巢功能不足（如经前和绝经期后）或病原体感染时，阴道易感染杂菌而导致阴道不清洁，清洁度降低，因此，阴道清洁度的最佳判定时间为排卵期。②阴道炎：清洁度为Ⅲ度时，提示感染，如阴道炎、宫颈炎。Ⅳ度多见于严重阴道炎，如滴虫性阴道炎、淋菌性阴道炎等。但在细菌性阴道炎时，仅为乳酸杆菌减少，杂菌增多，而白细胞不增多，上皮细胞增多，所以不能用阴道清洁度作为判断是否存在感染的唯一标准，应根据不同疾病的诊断标准和检查结果进行综合判断。

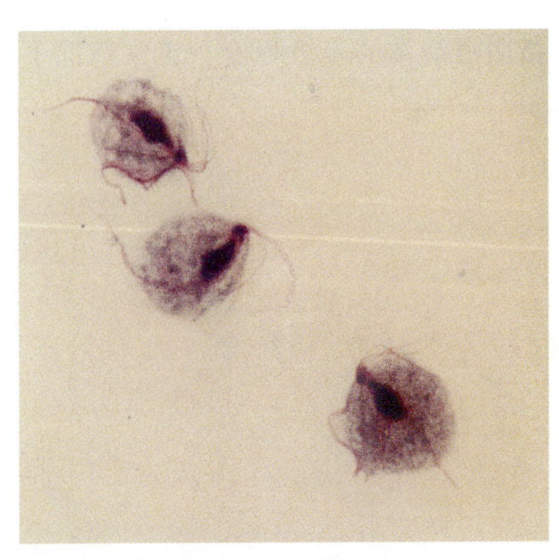

图 8-13　阴道毛滴虫

2. 阴道毛滴虫　阴道毛滴虫（trichomonas vaginalis，TV）是一种致病性厌氧医学原虫，主要寄生于阴道。虫体大小为（7～32）μm×（5～15）μm，为白细胞的 2～3 倍，顶宽尾尖呈倒置梨形。虫体顶端有 4 根前鞭毛，后端有 1 根尾鞭毛，体侧有波动膜。阴道毛滴虫依靠前后鞭毛和波动膜做螺旋状运动（图 8-13）。其生长繁殖的最适 pH 为 5.5～6.0，适宜温度为 25～42 ℃。阴道毛滴虫能通过性接触直接传播或公共浴池、游泳池等间接接触而传播，可引起滴虫性阴道炎。

【检测方法及原理】①直接涂片法：用生理盐水悬滴法置于高倍镜下观察。②涂片染色法：涂片后做 Wright 染色或革兰染色，油镜下观察虫体结构。③体外培养法：将分泌物接种于培养基内，37 ℃培养 48 h 后做涂片镜检。④免疫学方法：如胶乳凝集试验、酶联免疫吸附试验、单克隆抗体检测和多克隆抗体胶乳凝集试验等。

【方法学评价】阴道毛滴虫检查的方法学评价见表 8-45。

表 8-45　阴道毛滴虫检查的方法学评价

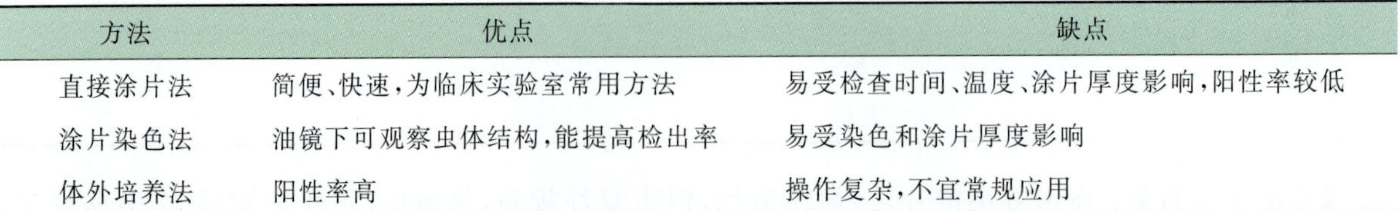

方法	优点	缺点
直接涂片法	简便、快速，为临床实验室常用方法	易受检查时间、温度、涂片厚度影响，阳性率较低
涂片染色法	油镜下可观察虫体结构，能提高检出率	易受染色和涂片厚度影响
体外培养法	阳性率高	操作复杂，不宜常规应用

NOTE

续表

方法	优点	缺点
胶乳凝集试验	操作简易、快速，灵敏度和特异性高，可广泛应用	可出现非特异性反应

【质量保证】冬天运送标本时应注意保温，需立即送检。

【参考区间】无。

【临床意义】阴道毛滴虫阳性主要见于滴虫性阴道炎。

3. 淋病奈瑟菌 淋病奈瑟球菌（*Neisseria gonorrhoeae*）俗称淋球菌（gonococcus），为革兰阴性双球菌，直径 0.6～1.5 μm，形似双肾形或咖啡豆样，凹面相对排列，无动力，无芽孢、有荚膜和菌毛，可被吞噬于中性粒细胞胞质内，也可散在白细胞之间。人类是淋病奈瑟球菌的唯一宿主，主要引起泌尿生殖系统黏膜的急性或慢性化脓性感染，是目前世界上发病率最高的性传播疾病之一，主要通过性接触感染。

【检测方法及原理】淋病奈瑟球菌检测方法及原理见表 8-46。

表 8-46 淋病奈瑟球菌检测方法及原理

方法	原理
涂片染色镜检法	革兰染色法，油镜下观察淋病奈瑟球菌形态
体外培养法	专用培养基培养淋病奈瑟球菌，菌落呈圆形、突起、湿润、透明或半透明、灰色。氧化酶试验为阳性；糖发酵试验为葡萄糖阳性，麦芽糖、乳糖、蔗糖、果糖为阴性
协同凝集反应	淋病奈瑟球菌抗体致敏的金黄色葡萄球菌 A 蛋白（SPA）可以和分泌物中的淋病奈瑟球菌抗原发生凝集反应
直接荧光抗体染色法	用荧光标记淋病奈瑟球菌抗体与宫颈分泌物中的淋病奈瑟球菌结合，可在荧光显微镜下观察发光物
PCR 法	使用淋病奈瑟球菌引物，对宫颈分泌物中的淋病奈瑟球菌进行体外 DNA 扩增，实时监测淋病奈瑟球菌扩增中量的变化（实时荧光定量 PCR）或对扩增终产物进行定量分析（ELISA-PCR 定量或荧光-PCR 定量）

【方法学评价】淋病奈瑟球菌检查的方法学评价见表 8-47。

表 8-47 淋病奈瑟球菌检查方法学评价

方法	评价
涂片染色镜检法	简便，但阳性率较低，形态鉴别上需与其他革兰阴性双球菌鉴别
体外培养法	相对复杂，但对涂片检查阴性而可疑者，可做淋病奈瑟球菌培养以提高阳性检出率
协同凝集反应	操作简易、快速，特异性高，可广泛应用
直接荧光抗体染色法	操作简便，但死菌也呈阳性
PCR 法	可检测到微量淋病奈瑟球菌的 DNA，灵敏度较高，需防止污染

【质量保证】①淋病奈瑟球菌易自溶，严格按照阴道分泌物采集要求进行标本采集，及时送检。②因阴道内还寄居不动杆菌，其形态可出现球状、杆状或球杆状等变化，所以涂片法检出革兰阴性双球菌仅为初筛，还需淋病奈瑟球菌培养阳性才能报告。

【参考区间】无。

【临床意义】淋病奈瑟球菌主要用于淋病的检测。

4. 阴道加德纳菌 阴道加德纳菌（Gardnerella vaginalis，GV）为革兰阴性或染色不定（有时呈革兰阳性）的球杆菌，大小（1.5～2.5）μm×0.5 μm，有细胞壁，无荚膜，无芽孢，无鞭毛，单个或成双排列，具有多形性。检测加德纳菌和乳酸杆菌的数量变化，可作为细菌性阴道炎诊断的参考。正常情况下，阴道

NOTE

内无或仅有少许阴道加德纳菌，乳酸杆菌 6～30/HP 或>30/HP；细菌性阴道炎时，阴道加德纳菌和厌氧菌（细小的革兰阳性或阴性细菌）大量增多，乳酸杆菌<5/HP 或无乳酸杆菌；非细菌性阴道病时，乳酸杆菌>5/HP，仅见少许阴道加德纳菌。

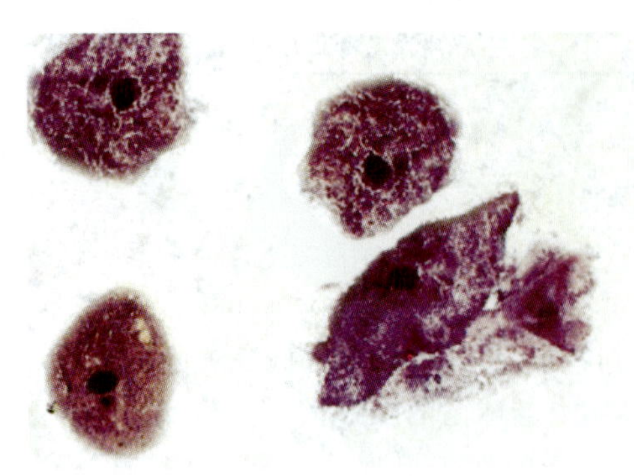

图 8-14　线索细胞

阴道分泌物中查见线索细胞（clue cell）是加德纳菌性阴道炎的重要诊断指标之一。线索细胞是阴道鳞状上皮细胞黏附了大量加德纳菌及其他短小杆菌，而形成的巨大的细胞团。在生理盐水涂片中可见细胞表面毛糙，有斑点和大量细小颗粒，边缘呈锯齿状，细胞部分溶解、胞核模糊不清（图 8-14）。

细菌性阴道病（bacterial vaginosis，BV）主要是指由阴道加德纳菌、各种厌氧菌和支原体等引起的混合感染，是性传播疾病之一。细菌性阴道病实验室诊断标准：①阴道分泌物稀薄均匀。②胺试验阳性。③分泌物 pH>4.5。④检出线索细胞。凡检出线索细胞再加上述任意 2 条，即可诊断为细菌性阴道病。

5. 真菌　阴道真菌是卵圆形，革兰阳性孢子或与出芽细胞相连接的假菌丝，呈链状及分枝状菌丝。85%为白色念珠菌，偶见阴道纤毛菌和放线菌等。真菌是阴道正常菌群之一，是条件致病菌，当阴道抵抗力降低或局部环境改变时，容易引起真菌性阴道炎，可通过性接触直接传播，属于性传播疾病。真菌性阴道炎的阴道分泌物呈凝乳状或"豆腐渣"样，诊断以找到真菌为依据。

【检测方法及原理】①直接涂片法：用生理盐水拭子取材，直接涂片，显微镜下观察有无孢子及菌丝。②革兰染色法：芽生孢子及菌丝经染色后易于观察，可提高阳性检出率。

【方法学评价】直接涂片法简便快速，应用较广泛；革兰染色法操作复杂，但阳性检出率高。

【质量保证】阴道分泌物细胞及黏液较多，可加 10%氢氧化钾溶液消化使之易于观察。

【参考区间】部分正常人可有少量真菌。

【临床意义】阴道真菌多是白色念珠菌，机体抵抗力低下时可引起真菌性阴道炎。发现菌丝多说明组织有真菌浸润，菌丝致病性强于孢子，发现菌丝对临床诊断价值更大。

案例导入

王某，女，27 岁，已婚。主诉全身乏力，小腹不适，白带增多、灰白色、黏稠，并有尿频、尿痛。查体：阴道黏膜充血，触痛明显，余无异常，且无既往性病史。实验室检查：阴道分泌物检查，pH=5.0，分泌物加 10% 氢氧化钾溶液时有明显鱼腥味，阴道清洁度Ⅳ度。余无异常。根据以上资料，初步诊断为细菌性阴道炎或加德纳菌性阴道炎，诊断依据是什么？为明确诊断，还需做哪些检查？

第六节　其他体液检查

一、关节腔积液检查

关节腔是指关节面与滑膜围成的腔隙。正常关节腔分泌很少量滑膜液（synovial fluid，SF），滑膜液具有营养和润滑关节面、排出关节腔内废物、保护关节和增强关节效能的功能。当关节有炎症、损伤等病变时，滑膜液增多，成为关节腔积液。

关节腔积液检查主要用于诊断关节疾病，如感染性关节炎、类风湿关节炎、骨关节炎和晶体性关节炎等，也可对各种关节病变提供鉴别诊断依据。

NOTE

（一）标本采集和处理

1. 标本采集 关节腔积液由临床医生在无菌条件下行关节腔穿刺术采集。标本获得后应记录标本量，并将标本分别置于3个无菌试管中，第1管用于微生物学检查，第2管添加肝素抗凝（肝素钠25 U/mL）用于细胞学和化学检查，第3管不加抗凝剂用于观察积液有无凝固。为避免对关节腔积液结晶检查的影响，标本不宜选用草酸盐和EDTA粉剂作抗凝剂。

2. 标本转运、保存和处理 ①标本采集后应及时送检，如需保存，应离心除去细胞后再保存，以防细胞内酶释放而改变积液成分；2～4 ℃下可保存数天，必要时可置于−20 ℃冷冻保存；标本如用于检查补体或酶，应置于−70 ℃保存。②如试验性关节腔穿刺为阳性，可将穿刺针内的血液成分或者组织做理化检查、革兰染色和培养等；如怀疑关节感染但穿刺结果为阴性时，可取关节腔清洗液做细菌培养。

（二）理学检查

1. 量

【参考区间】0.1～2.0 mL。

【临床意义】关节发生炎症、创伤和化脓感染时，关节腔积液量增多，其量的多少可初步反映关节局部刺激、炎症或感染的严重程度。

2. 颜色

【参考区间】淡黄色或无色。

【临床意义】当关节有炎症、损伤等病理变化时，关节腔积液可出现不同颜色变化，关节腔积液常见颜色变化及临床意义见表8-48。

表8-48 关节腔积液常见颜色变化及临床意义

颜色	临床意义
淡黄色	穿刺损伤出血、轻度炎症
红色	创伤、全身出血性疾病、恶性肿瘤、关节置换术后和血小板减少症
金黄色	胆固醇含量增高
乳白色	结核性、慢性类风湿关节炎、痛风、系统性红斑狼疮、丝虫病或积液中有大量结晶等
脓性黄色	严重细菌感染性关节炎
绿色	铜绿假单胞菌性关节炎
黑色	褐黄病

3. 透明度

【参考区间】清亮透明。

【临床意义】关节腔积液浑浊主要与细胞成分、细菌和蛋白质增多有关，多见于炎性积液。炎性病变越重，浑浊越明显，甚至呈脓性。当关节腔积液内含有结晶、脂肪小滴、纤维蛋白或软组织碎屑时，也可以出现浑浊。

4. 黏稠度

【参考区间】高度黏稠。

【临床意义】正常关节腔积液因含有丰富的透明质酸而具有高度黏稠性，拉丝长度可达到2.5～5.0 cm，黏稠度高低与透明质酸的浓度及质量呈正相关。关节炎症时，由于积液中透明质酸被中性粒细胞释放的酶降解及积液被稀释，积液黏稠度减低；炎症越重，黏稠度越低。重度水肿、外伤性急性关节腔积液，因透明质酸被稀释，即使无炎症，黏稠度亦减低。黏稠度增高可见于甲状腺功能减退症、系统性红斑狼疮、腱鞘囊肿和骨关节炎引起的黏液囊肿等。

5. 凝块形成

【参考区间】无凝块。

【临床意义】正常关节腔积液不含纤维蛋白原和其他凝血因子，所以不发生凝固。关节有炎症时，血

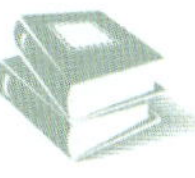

NOTE

浆凝血因子渗入关节腔积液中可形成凝块，且凝块形成的速度、大小与炎症程度呈正相关。根据凝块占试管中积液体积的多少，一般将凝块形成程度分为轻度、中度、重度，具体临床意义见表 8-49。

表 8-49　关节腔积液凝块形成程度及临床意义

凝块形成程度	判断标准	临床意义
轻度	凝块占试管积液体积的 1/4	骨性关节炎、系统性红斑狼疮、系统性硬化症和骨肿瘤
中度	凝块占试管积液体积的 1/2	类风湿关节炎、晶体性关节炎
重度	凝块占试管积液体积的 2/3	结核性关节炎、化脓性关节炎、类风湿关节炎

（三）化学与免疫学检查

因关节腔积液黏稠度高，在化学与免疫学检查前，通常需预先用透明质酸酶处理以降低关节腔积液的黏稠度从而便于测定。

1. 黏蛋白凝块形成试验

【检测原理】正常滑膜液内含有大量黏蛋白，主要是透明质酸与蛋白质的复合物，在乙酸作用下，可形成坚实的黏蛋白凝块，该试验可反映透明质酸、蛋白质含量和聚合作用。

【参考区间】阳性。

【临床意义】凝块形成不良与透明质酸-蛋白质复合物被稀释或破坏以及蛋白质含量增高有关，多见于化脓性关节炎、结核性关节炎、类风湿关节炎和痛风。

2. 蛋白质

【参考区间】11～30 g/L；白蛋白与球蛋白之比为 4∶1，无纤维蛋白原。

【临床意义】含量增高主要见于化脓性关节炎，其次是类风湿关节炎和创伤性关节炎。关节炎时，滑膜液渗出增多，关节腔积液中的总蛋白、白蛋白、球蛋白和纤维蛋白原含量均可增高。积液中蛋白质含量可反映关节感染的程度。

3. 葡萄糖

【参考区间】3.3～5.3 mmol/L。

【质量保证】关节腔积液葡萄糖测定应与空腹血糖同时进行，尤其在禁食或低血糖情况下，因餐后血糖与积液葡萄糖的平衡较慢，而且不易判断，故应以空腹积液葡萄糖测定浓度为准。标本采集后需置于含氟化物的试管内，并立即测定，避免葡萄糖转化为乳酸。

【临床意义】含量减低可见于结核性关节炎、类风湿关节炎和化脓性关节炎，其中化脓性关节炎含量降低最明显。正常滑膜液内葡萄糖浓度较血糖浓度低，两者相差低于 0.5 mmol/L。化脓性关节炎时，因白细胞增多使葡萄糖转化为乳酸和细菌消耗葡萄糖，积液中葡萄糖含量降低，血糖与积液葡萄糖浓度差值增大（>2.2 mmol/L）。

4. 乳酸

【参考区间】1.0～1.8 mmol/L。

【临床意义】含量增高可见于化脓性关节炎和类风湿关节炎。化脓性关节炎时，积液细胞对葡萄糖的利用和需氧量增高，同时局部炎症也使血液循环不足及低氧代谢等导致乳酸含量增高。类风湿关节炎的关节腔积液中乳酸含量轻度增高，淋病奈瑟球菌感染的关节腔积液乳酸含量可正常。关节腔积液乳酸测定特异性较差，可作为关节感染的早期诊断指标之一。

5. 尿酸

【参考区间】178～416 mmol/L。

【临床意义】含量增高可见于痛风，由于尿酸可以通过滑膜，故关节腔积液的尿酸浓度与血液中保持一致。

6. 类风湿因子（rheumatoid factor，RF）

【参考区间】阴性。

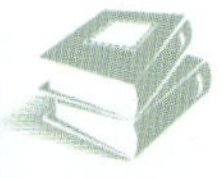

NOTE

【临床意义】约 60％的类风湿关节炎患者血清 RF 检测呈阳性，关节腔积液 RF 阳性率比血清高，但并不是特异性指标。感染性(如结核性)和非感染性关节疾病中,RF 检测亦呈阳性。

7. 抗核抗体(antinuclear antibody,ANA)

【参考区间】阴性。

【临床意义】ANA 除可存在于血清中,也可存在于关节腔积液、胸膜腔积液及尿液中。70%的系统性红斑狼疮和 20%的类风湿关节炎患者关节腔积液中可检出 ANA,因此,系统性红斑狼疮患者有关节炎症状时,可采集关节腔积液标本进行抗核抗体检查。

8. 补体

【参考区间】约为血清补体含量的 10%。

【临床意义】风湿性关节炎患者血清补体含量多正常,但关节腔积液中补体含量可减低 30%;活动性系统性红斑狼疮患者血清和关节腔积液中补体含量均减低;感染性关节炎、痛风、Reiter 综合征患者关节腔积液中补体含量增高,且与关节腔积液蛋白质含量呈正相关。

(四) 显微镜检查

显微镜检查是关节腔积液检查的重要内容之一,其主要检查内容有细胞计数、分类计数、结晶、特殊细胞和微生物学等。

1. 细胞计数

【检测方法及原理】清晰或微浑的关节腔积液标本,可直接做细胞总数和白细胞计数;浑浊的关节腔积液标本,用生理盐水稀释后再计数细胞总数和白细胞,结果乘以稀释倍数。

【质量保证】①积液检查前需充分混匀。②不能用草酸盐或乙酸稀释,以防止黏蛋白凝块形成。③标本采集后须立即检查,以免白细胞自发凝集和产生假性晶体。

【参考区间】无红细胞;白细胞:(200～700)×10^6/L。

【临床意义】白细胞计数虽然对诊断关节病变是非特异性的,但可初步鉴别炎性和非炎性积液。化脓性关节炎时的细胞总数多超过 50000×10^6/L;急性痛风、类风湿关节炎时细胞总数可达 20000×10^6/L;淋病奈瑟球菌感染的早期,细胞总数一般不增高。

2. 细胞分类计数

【检测方法及原理】当白细胞计数>6000×10^6/L 时可直接涂片;如细胞数少,应先将积液离心,取沉淀物涂片做 Wright 染色后再检查;如需检查肿瘤细胞,应同时做巴氏染色进行细胞学检查。

【质量保证】同细胞计数。

【参考区间】①单核-吞噬细胞:65%。②淋巴细胞:15%。③中性粒细胞:20%。④偶见软骨细胞和组织细胞。

【临床意义】关节腔积液白细胞分类计数增高的临床意义见表 8-50。

表 8-50 关节腔积液白细胞分类计数增高的临床意义

细胞	临床意义
中性粒细胞	①炎性积液中性粒细胞增高超过 80%,化脓性关节炎中性粒细胞可达 95% ②风湿性关节炎、痛风、类风湿关节炎中性粒细胞>50% ③非感染性疾病(创伤性关节炎、退变性关节炎、肿瘤等)中性粒细胞<30%
淋巴细胞	主要见于类风湿关节炎早期、慢性感染、结缔组织病等
单核细胞	病毒性关节炎、血清病、系统性红斑狼疮等
嗜酸性粒细胞	风湿性关节炎、风湿热、寄生虫感染和关节造影术后等

3. 结晶

【检测方法及原理】用光学显微镜,最好采用偏振光显微镜观察积液中的结晶类型。

【质量保证】同细胞计数。

【参考区间】无。

【临床意义】关节腔积液结晶检查是显微镜检查的重要内容,主要用于鉴别痛风和假性痛风,尿酸钠

NOTE

结晶(图 8-15)和焦磷酸钙结晶检查是痛风和软骨钙质沉着症的确诊实验。关节腔积液常见结晶特点和临床意义见表 8-51。

表 8-51 关节腔积液常见结晶特点和临床意义

结晶	折光性	形状	大小/μm	临床意义
尿酸钠	强	细针状或短棒状	5～20	痛风
焦磷酸钙	弱	棒状或菱形	1～20	假性痛风、骨性关节炎
磷灰石	无	六边形或成簇光亮钱币形	1.9～15.6	急性或慢性关节炎、骨性关节炎
胆固醇	弱	盘状或棒状	5～40	类风湿关节炎、结核性关节炎、骨性关节炎
草酸钙	弱	哑铃状或四方形	2～10	慢性肾衰竭、先天性草酸盐代谢障碍引起的关节炎
类固醇	强	菱形或针状	1～40	注射皮质类固醇
滑石粉	强	十字架状	5～10	手术后残留的滑石粉

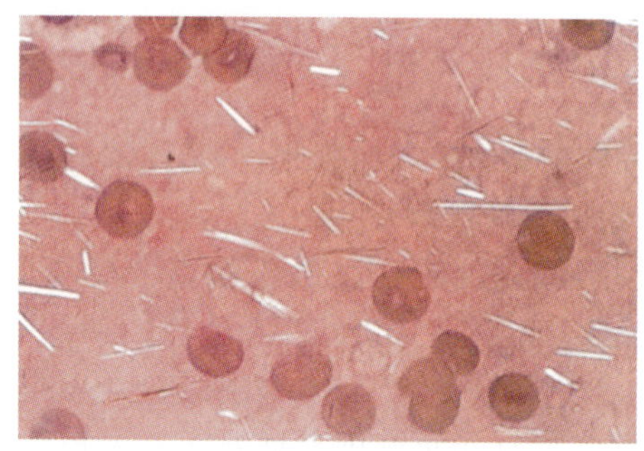

图 8-15 痛风患者尿酸钠结晶(偏振光)

4. 特殊细胞

【检测方法及原理】将浆膜腔积液制成涂片,用 Giemsa 染色或 Wright 染色,查找特殊细胞。

【质量保证】同细胞计数。

【参考区间】无。

【临床意义】关节腔积液常见的特殊细胞有类风湿细胞、赖特细胞(图 8-16)和狼疮细胞(图 8-17),这些细胞多是关节腔积液中的中性粒细胞、单核细胞变性所致。特殊细胞的形态特点与临床意义见表 8-52。

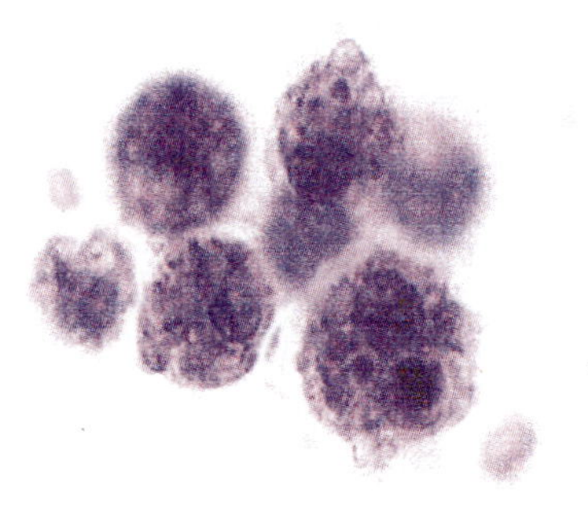

图 8-16 赖特细胞

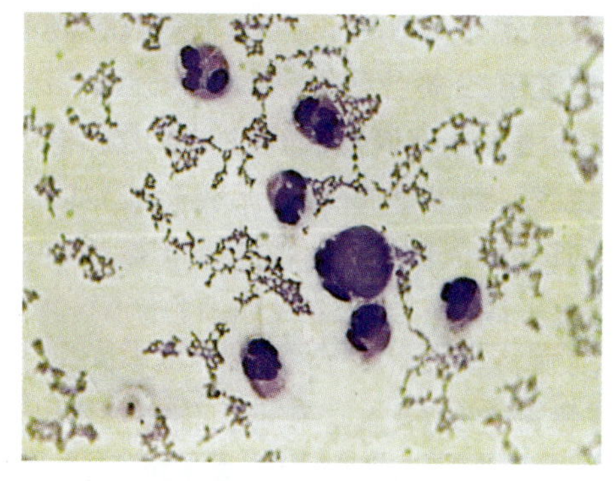

图 8-17 狼疮细胞

表 8-52 特殊细胞的形态特点与临床意义

细胞	形态特点	临床意义
类风湿细胞	中性粒细胞胞质中含 10～20 个直径为 0.5～1.5 μm 的黑色颗粒,多分布在细胞边缘,由免疫复合物、IgG、IgM、补体等组成	主要见于类风湿关节炎尤其是类风湿因子(RF)阳性患者,预后较差;还可见于化脓性关节炎等
赖特细胞	单核细胞或吞噬细胞吞噬退化变性的中性粒细胞所形成的吞噬细胞	主要见于 Reiter 综合征,也可见于痛风、幼年类风湿关节炎
狼疮细胞	在狼疮因子作用下,受损的白细胞核变成肿胀的"游离均匀体"。中性粒细胞吞噬 1 个或数个淡红色"均匀体",细胞质减少,细胞核被挤在一边(染色质结构正常)	特异性差,除系统性红斑狼疮可检出外,还可见于药物性红斑狼疮、类风湿关节炎

NOTE

5. 微生物学检查 应将微生物学检查列入关节腔积液常规检查项目。约 75%的链球菌感染、50%

的革兰阴性杆菌感染以及25%的淋病奈瑟球菌感染，在患者关节腔积液中可找到致病菌。如怀疑为结核性感染，可将积液涂片进行抗酸染色后寻找抗酸杆菌，阳性率约20%；必要时应考虑做结核分枝杆菌培养或分子生物学检查，以提高阳性率。约30%的细菌性关节炎患者的关节腔积液中查不到病原菌。因此，当需氧菌培养阴性时，不能排除细菌性感染，还应进行厌氧菌和真菌培养。

(五) 临床应用

不同疾病的关节腔积液变化各不相同，关节腔积液检查主要用于各类关节病变的诊断、疗效观察和预后判断。关节腔积液的检查项目见表8-53，常见关节腔积液的特征见表8-54。

表8-53 关节腔积液检查项目

分类	检查项目
常规检查	理学检查(量、颜色、透明度、黏稠度、有无凝块)和部分显微镜检查(细胞总数与分类计数、结晶、细菌革兰染色和需氧、厌氧培养)
特殊检查	真菌、抗酸染色与细菌培养，PCR检查细菌DNA，血清与积液葡萄糖比值，乳酸和其他有机酸、补体、酶学、尿酸等

表8-54 常见关节腔积液的特征

疾病	外观	黏稠度	黏蛋白凝块形成	细胞计数及分类计数	葡萄糖	蛋白质	结晶	细菌
骨关节炎	黄色，清亮	高	良好	↑，L为主	正常	↑	无	无
损伤性关节炎	黄色、血色，多浑浊	高	良好	↑，L为主	正常	↑	无	无
类风湿关节炎	黄色，浑浊	低	一般，差	↑，N为主	正常	↑	偶见胆固醇结晶	无
痛风	黄色、乳白色，微浑	低	一般，差	↑，N为主	正常	↑	尿酸盐结晶	无
风湿热	黄色，微浑	低	良好，一般	↑，N达50%	正常	↑	无	无
化脓性关节炎	浅灰色、白色，浑浊	低	差	↑↑，N为主	↓	↑↑	无	阳性
结核性关节炎	黄色，浑浊	低	差	↑，早期N为主，后期L为主	↓	↑	无	阳性
关节创伤、出血性疾病、过度抗凝治疗	红色，浑浊	低	一般	↑，N为主	正常	↑	无	无

注：L为淋巴细胞；N为中性粒细胞；↑表示增高或中度升高；↑↑表示明显升高；↓表示降低或中度降低。

二、胃液和十二指肠引流液检查

(一) 胃液检查

胃液(gastric juice)是胃黏膜细胞分泌的消化液，其成分复杂，除包含大量水外，主要还包括无机物(如盐酸、HCO_3^-、Na^+、K^+)和有机物(如胃蛋白酶原、内因子等)。胃液检查对于了解胃的分泌功能，胃、十二指肠相关疾病的诊断和鉴别诊断有较好的实用价值。

1. 标本采集和处理 胃液标本采集通常用插胃管法，患者应在检查前24～72 h停服影响检查结果的药物，检查前晚只能进食清淡的流质食物，检查前12 h禁止进食和饮水。因胃液内的盐酸、胃蛋白酶等对细胞、细菌有破坏分解作用，故标本采集后需立即送检。

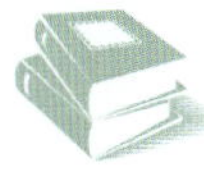
NOTE

2. 理学检查

(1) 量:日常膳食刺激下,24 h 胃液的分泌量为 2.5～3.0 L,其中夜间的分泌量为 400～500 mL;空腹不受刺激时,24 h 胃液的分泌量为 1.2～1.5 L,正常空腹 12 h 的胃液残余量约 50 mL。插管成功后持续负压吸引 1 h 所得的胃液总量称为基础胃液量,基础胃液量代表标准状态下胃的分泌功能。

【参考区间】10～100 mL。

【临床意义】①增多(>100 mL)常见于十二指肠溃疡、胃泌素瘤、幽门梗阻、胃蠕动功能减退或十二指肠液反流等。②减少(<10 mL)见于萎缩性胃炎、胃蠕动功能亢进等。

(2) 颜色:

【参考区间】无色透明液体。

【临床意义】胃液颜色变化及临床意义见表 8-55。

表 8-55　胃液颜色变化及临床意义

颜色	临床意义
灰白色	混有大量涎液或黏液,前者见于鼻咽部炎症,后者见于胃炎尤其是慢性胃炎
鲜红血丝	插胃管时胃黏膜受到损伤
咖啡渣样	大量陈旧性胃出血,见于胃癌、胃溃疡和糜烂性胃炎等
棕褐色	轻微陈旧性胃出血,见于胃炎、胃溃疡和胃癌等
黄色、黄绿色	混有胆汁,见于插管刺激引起的恶心、呕吐,幽门闭锁不全,十二指肠狭窄等所引起的胆汁反流

(3) 黏液:黏液呈弱碱性,具有润滑和保护黏膜、中和胃酸、缓冲和抵抗胃蛋白酶消化的作用。

【参考区间】少量,分布均匀。

【临床意义】黏液增多,提示胃部有炎症,特别是慢性炎症;黏液大量增多时可影响胃液的酸度。

(4) 气味:

【参考区间】略带酸味,无其他特殊异味。

【临床意义】胃液气味变化及临床意义见表 8-56。

表 8-56　胃液气味变化及临床意义

气味	临床意义
发酵味	消化不良、明显胃液潴留、有机酸(乳酸、氨基酸等)、幽门梗阻、胃张力高度缺乏
氨臭味	尿毒症
恶臭味	晚期胃癌
粪臭味	小肠低位梗阻和胃-大肠瘘等

(5) 食物残渣:

【参考区间】空腹 12 h 后,无食物残渣。

【临床意义】残渣增多可见于胃扩张、胃下垂、幽门溃疡、幽门梗阻和胃蠕动功能减退时,残渣放置后下层呈食糜样。

(6) 组织碎片:

【参考区间】无组织碎片。

【临床意义】出现组织碎片,多见于胃癌、胃溃疡患者,必要时可将组织碎片做病理检查以协助诊断。

(7) 胃酸分泌量:胃液中的盐酸是以游离酸和结合酸的形式存在,两者总和为总酸。胃酸的主要功能是激活胃蛋白酶原转化为胃蛋白酶、消化蛋白质,在一定程度上水解多肽和多糖,抑菌杀菌。胃酸分泌量测定包括基础胃酸分泌量(basic acid output,BAO)、最大胃酸分泌量(maximum acid output,MAO)和高峰胃酸分泌量(peak acid output,PAO)。①BAO:无食物和药物刺激情况下,1 h 内分泌的全部胃液中的胃酸含量为 BAO。②MAO:注射五肽胃泌素刺激剂,每隔 15 min 采集 1 次胃液,1 h 内连续 4 次胃液中胃酸含量测定之和为 MAO。③PAO:4 次所测 MAO 中,取 2 次最高值相加之和乘以 2

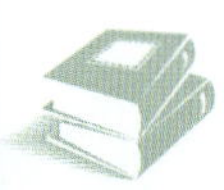
NOTE

即得 PAO。

【参考区间】①BAO：(3.90±1.98) mmol/h。②MAO：3～23 mmol/h。③PAO：(20.60±8.37) mmol/h。④BAO/MAO：0.2。

【临床意义】胃酸分泌增多见于十二指肠球部溃疡、胃泌素瘤、幽门梗阻和慢性胆囊炎，PAO＞40 mmol/h 高度提示十二指肠溃疡合并出血与穿孔等；胃酸分泌减少见于胃溃疡、胃癌、慢性萎缩性胃炎、幽门狭窄、恶性贫血、维生素 B_{12} 缺乏症和某些肝脏、胆道、胰腺疾病等。

3. 化学检查

(1) 酸碱度：

【参考区间】0.9～1.8。

【临床意义】①pH 升高见于十二指肠球部溃疡、胃泌素瘤、幽门梗阻和慢性胆囊炎等。②pH 降低见于萎缩性胃炎、胃扩张、胃癌、继发性缺铁性贫血和甲状腺功能亢进症等。

(2) 乳酸：

【参考区间】＜500 mg/L。

【临床意义】乳酸含量增高见于幽门梗阻、慢性胃扩张和胃癌等。

(3) 尿素：

【参考区间】＞1 mmol/L。

【临床意义】尿素测定主要用于判断胃是否有幽门螺杆菌感染。尿素浓度降低(＜1 mmol/L)即可确诊有幽门螺杆菌感染，其灵敏度达 90%～95%，特异性大于 98%。

(4) 胃蛋白酶活性：

【参考区间】3.6～10.6 U。

【临床意义】胃蛋白酶活性明显增高见于十二指肠球部溃疡；胃蛋白酶活性降低见于胃癌。典型的慢性萎缩性胃炎中胃酸分泌量和胃蛋白酶活性均降低。

(5) 唾液酸：

【参考区间】(0.053±0.042) mmol/L。

【临床意义】胃溃疡、浅表性胃炎中唾液酸含量轻度升高；慢性萎缩性胃炎、胃癌中唾液酸含量明显升高。

4. 显微镜检查

(1) 细胞检查：①红细胞：正常胃液内无红细胞，胃插管损伤食管或胃黏膜时可出现少量红细胞。如胃液内大量出现则提示胃部有溃疡、糜烂、炎症或肿瘤等。②白细胞：正常胃液内可有少量白细胞，为 $(100\sim1000)\times10^6$/L，中性粒细胞比例＜25%。白细胞计数＞1000×10^6/L，且中性粒细胞比例＞50%时，多见于胃黏膜炎症。若混入鼻咽部或呼吸道分泌物，则可见大量白细胞和鳞状上皮细胞，多无临床意义。③上皮细胞：正常胃液可见到鳞状上皮细胞，系来自口腔、咽喉和食管黏膜，不见或偶见柱状上皮细胞，如后者增多，提示胃黏膜有炎性病变。④肿瘤细胞：正常胃液无肿瘤细胞，如怀疑为肿瘤细胞时，需进一步做巴氏染色检查确诊。

(2) 细菌检查：由于胃液具有杀菌作用，正常胃液中检查不出病原菌，仅见到咽喉部天然寄居菌或酵母菌，常无临床意义。胃液细菌检查的临床意义见表 8-57。

表 8-57 胃液细菌检查的临床意义

细菌	临床意义
八叠球菌	消化性溃疡、幽门梗阻
博-奥杆菌和嗜酸乳杆菌	胃酸缺乏、幽门梗阻、胃潴留、晚期胃癌等
化脓性球菌和大肠埃希菌	增多见于胃黏膜或胆管化脓性感染，如伴有大肠埃希菌或其他肠内细菌，对真性无酸性萎缩性胃炎诊断具有参考价值
幽门螺杆菌	慢性胃炎、消化性溃疡、十二指肠炎、非溃疡性消化不良、胃癌等

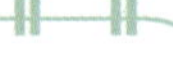

续表

细菌	临床意义
酵母菌	增多见于幽门梗阻、胃排空减慢
抗酸杆菌	肺结核

5. 胃液检查的临床应用 目前，虽然胃液检查的价值已逐渐下降，但在胃分泌功能评估、贫血的鉴别诊断和肺结核的辅助诊断等方面仍具有一定价值。

(1) 胃分泌功能评估：胃液检查对胃泌素瘤、胃癌和十二指肠溃疡的诊断与鉴别诊断具有重要意义。如果空腹胃液量>100 mL，BAO>15 mmol/h，MAO>30 mmol/h，且 BAO/MAO>0.6，即可考虑胃泌素瘤。临床上通过胃液检查和血清胃泌素测定，可确诊95%的胃泌素瘤。

(2) 贫血的鉴别诊断：由于内因子生成减少和体内抗内因子抗体的存在，维生素 B_{12} 吸收减少所形成的恶性贫血是一种巨幼细胞贫血。胃液检查为真性胃酸缺乏，经五肽胃泌素刺激剂刺激后无盐酸分泌，给予维生素 B_{12} 治疗后贫血纠正，但仍无胃酸分泌，据此可与营养性巨幼细胞贫血鉴别。

(3) 肺结核的辅助诊断：肺结核患者，特别是不会咳痰的儿童，常将含有结核分枝杆菌的痰液咽下，如果在浓缩胃液中查找到结核分枝杆菌，可协助肺结核的诊断。

(二) 十二指肠引流液检查

十二指肠引流液包括十二指肠液(D液)、胆总管液(A胆汁或A液)、胆囊液(B胆汁或B液)和肝胆管液(C胆汁或C液)，实际上为十二指肠液、胰液、胆汁和少量胃液的混合物。十二指肠引流液检查主要用来诊断胆管疾病。

1. 十二指肠引流液标本采集和处理 十二指肠引流液应在空腹12 h的情况下，插入十二指肠引流管采集，标本应分4段采集留取，插管成功后，首先引流出D液，然后给予330 g/L温硫酸镁刺激Oddi括约肌使之松弛，依次引流出A液、B液和C液。采集标本和处理时应注意：①硫酸镁刺激剂应温热后注入，5～10 min后再轻轻抽吸，先流出的是硫酸镁，应弃去，待有淡黄色液体流出时再留取。②引流液应及时送检，时间不应超过30 min，不能立即送检的标本，每10 mL引流液中可加40%甲醛6～8滴以固定细胞成分，防止引流液中胰蛋白酶对细胞的消化和破坏。

2. 理学检查 正常人十二指肠引流液的理学特性见表8-58。病理情况下，十二指肠引流液的理学特性可出现以下变化。

表8-58 正常人十二指肠引流液的理学特性

项目	D液	A液	B液	C液
量/mL	10～20	10～20	30～60	随引流时间而不同
颜色	无色或淡黄色	金黄色	深褐色	柠檬黄色
透明度	透明或微浑	透明	透明	透明
黏稠度	较黏稠	稍黏稠	黏稠	稍黏稠
pH	7.6	7.0	6.8	7.4
比密		1.009～1.013	1.026～1.032	1.007～1.010
团絮状物	少量	无	无	无

(1) 胆汁排出异常：①无任何胆汁排出：如因刺激强度不够所致，可将硫酸镁刺激剂再次注入引流管中，可有胆汁流出；如仍无胆汁流出，可见于结石或肿瘤所致的胆总管梗阻。②无B液排出：可见于胆总管上段、胆囊管梗阻或胆囊收缩不良、胆囊摘除术后。③B液流出增多：尤其是在用刺激剂之前已有大量B液流出，多因Oddi括约肌松弛、胆囊运动过强所致。

(2) 胆汁黏稠度异常：如引流出异常黏稠胆汁，多见于胆石症所致的胆汁淤积；如胆汁稀薄，多见于因慢性胆囊炎所致的胆汁浓缩不良。

NOTE

(3) 胆汁透明度异常：胆汁浑浊可因胆汁中混入大量胃液、胆汁中的胆盐沉淀所致，加入NaOH可使沉淀的胆盐被溶解而变清，如胆汁仍浑浊并出现较多絮状物，可见于十二指肠炎、胆管炎、胆结石、消化性溃疡、胰头癌等使胆汁中白细胞、上皮细胞及血液增多。

(4) 沉淀物和胆砂：如B液中出现沉淀物或胆砂，可见于胆石症，我国以胆红素结石为主；如C液中出现沉淀物或胆砂，主要见于肝内胆管结石。

(5) 颜色异常：十二指肠引流液颜色异常及临床意义见表8-59。

表8-59　十二指肠引流液颜色异常及临床意义

颜色异常	临床意义
血丝	多因插管损伤所致
血性	急性十二指肠炎、消化性溃疡、胆囊癌、肝内出血或全身出血性疾病等
污秽陈旧血块	伴有浑浊，可见于胆囊癌
白色	因胆囊水肿、胆汁酸明显减少、黏液增多所致
脓性	化脓性胆囊炎
绿色或黑褐色	胆管扩张伴感染或胆石症所致的胆汁淤积

3. 化学检查　化学检查主要检查胰腺外分泌功能，即促胰酶素-促胰液素试验(pancreozymin secretin test)。

【参考区间】①胰液流出量：70～230 mL/h。②最高碳酸氢盐浓度：70～125 mmol/L。

【临床意义】促胰酶素-促胰液素试验主要用于检查胰腺疾病，胰腺外分泌功能减弱可见于慢性胰腺炎、胰腺癌和胰腺囊性纤维性变。

4. 显微镜检查

(1) 细胞：①红细胞：正常十二指肠引流液无红细胞。少量可见于插管损伤，大量出现可见于十二指肠、肝、胆、胰等部位炎症以及消化道溃疡、结石或肿瘤等。②白细胞：正常十二指肠引流液白细胞少于10/HP；硫酸镁刺激后增多，但仍少于20/HP，主要为中性粒细胞；大量增多见于十二指肠炎和胆道感染，还可见吞噬细胞。③上皮细胞：正常十二指肠引流液中可有来自口腔、食管的鳞状上皮细胞和少量来自十二指肠、胆管的柱状上皮细胞，多无临床意义；增多见于十二指肠炎、胆管炎，并伴有白细胞增高和黏液增多。④肿瘤细胞：正常十二指肠引流液中无肿瘤细胞，如引流液为血性，应离心沉淀，必要时行巴氏染色查找肿瘤细胞。

(2) 结晶：正常十二指肠引流液中无结晶。胆石症时可出现相应的结晶，常见结晶为胆固醇结晶、胆红素结晶和胆红素钙结晶。当胆汁混有胃液而出现胆盐沉淀时，可出现多量灰黑色无定形的胆盐结晶，加入NaOH后结晶可溶解消失。

(3) 黏液：正常十二指肠引流液中有少量黏液，呈溶解状态，显微镜检查时看不到黏液丝。胆管感染时，黏液丝增多呈螺旋状排列；十二指肠卡他性炎时，黏液丝增多呈平行状排列。

(4) 病原体：正常十二指肠引流液中无寄生虫及虫卵、细菌。

5. 十二指肠引流液检查的临床应用　随着影像学诊断技术的发展，十二指肠引流液检查对胆管疾病诊断的价值已不太明显，但在影像学诊断技术不能确诊的情况下，十二指肠引流液检查对某些胆管疾病的诊断仍有一定价值。

(1) 协助诊断某些寄生虫病：对疑有寄生虫感染而又需确诊时，十二指肠引流液检查常可获得理想结果。如阿米巴肝脓肿、肝吸虫病和胆管蛔虫的诊断等。

(2) 诊断胆结石：国内常见的胆结石多为胆固醇结石、胆红素结石和胆红素钙结石。对于胆囊造影不显影或超声检查不能确诊的结石，十二指肠引流液检查是唯一选择，且可进一步做胆结石化学成分分析，以确定胆结石性质。

(3) 诊断伤寒带菌者：B胆汁中培养出伤寒杆菌即可诊断为伤寒带菌者。

(4) 诊断胰腺疾病：检查胰腺外分泌功能，对诊断慢性胰腺炎、胰腺癌有一定价值。

NOTE

三、羊水检查

羊水(amniotic fluid,AF)是羊膜腔内的液体,主要功能是保护母体和胎儿。妊娠的不同时期,羊水的来源及其成分均不同,羊水既来自母体,也来自胎儿。妊娠初期,羊水主要是母体血浆经胎膜进入羊膜腔的漏出液,其成分与母体血浆相似,只是蛋白质和钠浓度偏低。妊娠中期以后,胎儿的尿液成为羊水的主要来源。羊水中98%～99%是水分,1%～2%是溶质;溶质中50%是无机物,50%是有机物,此外,还有极少量细胞成分。

目前,羊水检查被公认为一种安全、可靠的诊断方法,对了解胎儿生长发育情况,如评估胎儿成熟度、筛选先天性遗传性疾病等有重要价值,通过羊水检查进行产前诊断越来越受到重视。

(一) 标本采集和处理

羊水标本多由临床医生通过羊膜腔穿刺术获得,一般采集20～30 mL羊水,无菌保存并立即送检。具体标本采集和处理注意事项见表8-60。

表8-60　羊水标本采集和处理注意事项

项目	注意事项
采集时间	①一般在妊娠16～22周,此时胎儿小,羊水多,不易损伤胎儿 ②诊断遗传性疾病,应在妊娠16～20周穿刺;诊断Rh溶血症,应在妊娠26～36周穿刺;评估胎儿成熟度,应在妊娠35～42周穿刺
确定进针位置	标本采集前,应对孕妇进行腹部超声检查确定胎儿位置,以明确进针位置
细胞培养和染色体分析	采集标本后应立即离心,取沉淀物细胞培养后做染色体核型分析,沉淀物也可做脂肪细胞及其他有形成分检查
细胞学检查	避免使用玻璃容器,以防细胞黏附于玻璃上
化学和免疫学检查	①离心羊水标本取上清液做化学和免疫学检查,且在冷冻下转运 ②如测定胆红素,应用棕色容器采集羊水,并避光保存
送检时间	及时送检,以避免细胞及化学成分受影响,如不能及时送检,可置于4 ℃保存,但不能超过24 h

(二) 理学检查

1. 量　妊娠早期,羊水量相对较少,随着妊娠时间延长,羊水量也逐渐增加,以达到保护胎儿的目的。羊水量的检测方法有3种,其评价见表8-61。

表8-61　羊水量检测方法与评价

方法	评价
超声诊断法	以测定最大羊水暗区垂直深度和羊水指数法表示羊水量,为临床常用方法,安全、简便、准确性高
直接测量法	破膜后直接采集羊水并测定其量,此法对某些疾病不能做出早期诊断
标记法	将已知剂量的对氨基马尿酸钠等标志物注入羊膜腔内,根据标志物的稀释度间接换算得出羊水量

【参考区间】①妊娠8周:5 mL。②妊娠10周:30 mL。③妊娠20周:400 mL。④妊娠38周:1000 mL。⑤足月妊娠:800 mL。⑥过期妊娠:<300 mL。

【临床意义】①妊娠任何时期羊水量大于2000 mL为羊水过多。羊水量增多见于胎儿畸形,胎盘、脐带病变,多胎妊娠等。②妊娠足月时羊水量小于300 mL为羊水过少。羊水量减少见于胎儿泌尿系统畸形、发育不全、过期妊娠、胎盘功能减退、胎儿宫内发育迟缓、羊膜病变等。

NOTE

2. 颜色与透明度

【参考区间】①妊娠早期：无色或淡黄色、清晰透明。②妊娠晚期：乳白色、清晰或稍浑浊。

【临床意义】病理情况下，羊水颜色与透明度变化及临床意义见表 8-62。

表 8-62　羊水颜色与透明度变化及临床意义

颜色	原因	临床意义
金黄色、深黄色	胆红素含量增多	胎儿宫内溶血、红细胞缺陷遗传性疾病、十二指肠闭锁等
黄绿色、深绿色	羊水中混有胎粪	胎儿窘迫
红色	出血	穿刺损伤、胎儿出血或胎盘早剥
棕色或褐色	陈旧性出血	宫内死胎
脓性浑浊	细菌、白细胞增多	宫腔内化脓性感染
黏稠黄色	羊水过少、妊娠时间长	过期妊娠、胎盘功能减退

（三）化学与免疫学检查

羊水化学与免疫学检查项目较多，如甲胎蛋白（alpha fetoprotein，AFP）、胆碱酯酶（choline esterase，CHE）、反式三碘甲状腺原氨酸（reverse triiodothyronine，rT_3），对预测和了解胎儿生长发育和某些遗传性疾病诊断有重要意义，见表 8-63。

表 8-63　羊水化学成分检查及其临床意义

成分	方法	参考区间	临床意义
AFP	CLIA	妊娠 15～20 周：40 mg/L 妊娠 32 周：25 mg/L	产前诊断 NTD 特异性指标，增高见于开放性神经管缺陷、胎儿畸形、腹壁缺陷、宫内死胎及羊水血液污染；降低见于葡萄胎、先天愚型、唐氏综合征等
CHE	速率法、终点法	—	神经性酶，反映胎儿神经系统成熟度
AChE	聚丙烯酰胺凝胶电泳	<10.43 U/L	协助 AFP 含量增高的确认，NTD 的“第 2 标志”，增高见于 NTD、腹壁缺陷；鉴别胎儿缺陷类型，若 AChE/PChE>0.27 考虑 NTD，若 AChE/PChE<1.0 考虑开放性腹壁缺陷
睾酮	CLIA	男：(224±11) μg/L 女：(39±2) μg/L	结合染色体检查用于胎儿性别鉴别
雌三醇	CLIA	妊娠末期：0.8～1.2 mg/L	反映胎盘功能，降低：<1.0 mg/L 提示胎儿存在危险，胎儿窘迫，突然降低考虑先兆流产
rT_3	CLIA	2.62～8.31 μmol/L	降低见于胎儿甲状腺功能减退症
瘦素	ELISA	1.5～52.8 μg/L	反映胎儿宫内生长发育情况等
血型物质	凝集试验	A 型、B 型、O 型、AB 型、RhD 型	辅助鉴定胎儿血型和血型不合的预后评估

注：CLIA 为化学发光免疫法；ELISA 为酶联免疫吸附试验；NTD 为神经管缺陷性疾病；AChE 为乙酰胆碱酯酶；PChE 为拟胆碱酯酶。

（四）细胞遗传学与分子生物学检查

细胞遗传学与分子生物学检查对胎儿染色体病、遗传性代谢性疾病与先天畸形的产前诊断具有重要价值，可弥补羊水常规检查的缺陷。常见细胞遗传学与分子生物学检查的方法及评价见表 8-64。

表 8-64　常见细胞遗传学与分子生物学检查的方法及评价

方法	方法评价
细胞培养＋染色体核型分析	检查染色体数目和结构异常，主要用于诊断唐氏综合征，是诊断染色体异常的“金标准”，结果直观、准确，但标本要求高，取材时间限制在妊娠 16～20 周，细胞培养周期长，技术要求高，对染色体微小异常和多基因病的检测有限

NOTE

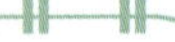

续表

方法	方法评价
荧光原位杂交技术	检查染色体数目和结构异常，可检查染色体微小缺失。间接荧光原位杂交技术可检测非整倍体，主要检测21、18、13三体、X与Y染色体的基因座。妊娠16周后取羊水，不需要细胞培养，1～2周出结果。结果直观、易判读，但成本高、需要荧光显微镜，探针种类不足制约了对复杂染色体病的诊断
多重连接探针扩增技术	用于染色体片段分析，单项可分析50个基因座，不需要细胞培养，分析周期短，精确度高，重复性好，操作简便，但需要测序仪等特殊设备，不能查出探针以外的染色体片段异常
微阵列比较基因组杂交技术	全基因组芯片，可检测所有染色体位点异常，大规模、高通量、高分辨率，自动分析结果，客观、省时，但设备昂贵，检测费用高

（五）显微镜检查

1. 羊水脂肪细胞计数

【检测方法及原理】羊水脂肪细胞是胎儿皮脂腺及汗腺脱落的细胞，随着妊娠进展，胎儿皮脂腺逐渐发育成熟，羊水中的脂肪细胞也逐渐增多，脂肪细胞计数可反映胎儿皮肤成熟的程度。将羊水涂片用尼罗蓝（nile blue）水溶液染色，显微镜下观察并计数200～500个细胞，计算脂肪细胞出现率。

【参考区间】妊娠34周前羊水脂肪细胞≤1%，34～38周为1%～10%，38～40周为10%～15%，40周以后＞50%。

【临床意义】羊水脂肪细胞大于20%为胎儿皮肤成熟的指标，10%～20%为临界值，小于10%为皮肤不成熟，大于50%为皮肤过度成熟。

2. 羊水快速贴壁细胞检查

【检测方法及原理】正常羊水细胞需要4～5天才能贴壁生长。胎儿畸形，如胎儿发生神经管缺陷和脐疝时，羊水细胞仅需要20 h即可贴壁生长，此种细胞称为快速贴壁细胞（rapid adhering cell，RAC）。RAC的快速生长是由于神经管缺陷，暴露于羊水中的细胞为神经组织中的吞噬细胞，这种细胞具有贴壁生长快、活细胞贴壁率高的特点，通过计算RAC贴壁率可判断胎儿有无畸形。

【参考区间】＜4%。

【临床意义】羊水RAC主要用于胎儿畸形的诊断。脐疝畸形的RAC贴壁率为9%～12%，无脑儿的RAC贴壁率为100%。

（六）胎儿成熟度检查

胎儿成熟度检查是高危妊娠选择有利的分娩时机和采取措施的参考依据。产前胎儿成熟度的评估有胎龄计算法、超声诊断法和羊水穿刺检查法，其中以羊水检查最可靠。判断胎儿成熟度的检查指标主要有胎儿肺成熟度、肾脏成熟度、肝脏成熟度、皮肤成熟度、唾液腺成熟度，通过观察羊水中这些指标的变化来评估胎儿的器官功能是否发育完善，其中肺成熟度最能反映胎儿出生后的生存能力。

1. 肺成熟度 磷脂酰胆碱（phosphatidylcholine，PC）与鞘磷脂（sphingomyelin，S）是肺泡表面活性物质的主要成分，是观察胎儿肺成熟（fetal lung maturity）的重要指标，可通过羊水泡沫试验、PC/S值、磷脂酰甘油（phosphatidyl glycerol，PG）、羊水吸光度、板层小体（lamellar body，LB）计数、荧光偏振分析（fluorescence polarization assay，FPA）和泡沫稳定指数（foam stability index，FSI）的测定判断胎儿肺成熟度。

【检测方法及原理】

（1）羊水泡沫试验：亦称振荡试验。羊水中肺泡表面活性。物质具有亲脂性和亲水性，振荡后可在试管液面形成稳定的泡沫层，经抗泡剂乙醇的作用，可在室温下保持数小时，而其他非肺泡表面活性物质所形成的泡沫可迅速消除。

NOTE

（2）PC/S值测定：羊水中PC与S在妊娠34周前含量接近。35周开始PC合成明显增加，37周时

PC含量达到高峰，而S却维持在原来水平或者下降。采用薄层色谱法分离磷脂各组分，将标本与标准品对照，测定标本中PC与S色谱斑面积，或用光密度计扫描并求出PC/S值，判断肺成熟度。

（3）磷脂酰甘油测定：磷脂酰甘油参与稳定肺泡表面活性物质PC的活性，妊娠35周后羊水中出现磷脂酰甘油，其含量随妊娠时间的延长而增加，可用酶法或快速胶乳凝集试验测定。

（4）羊水吸光度测定：羊水中磷脂类物质含量与其浊度呈正比，在波长为650 nm时，磷脂类物质越多，吸光度越大。

（5）板层小体计数：板层小体是肺泡表面活性物质的储存场所，颗粒大小2～20 fL不等，可用血液分析仪经血小板通道进行定量检测。

（6）荧光偏振分析：羊水中加入荧光染料NBD-PC或PC-16，荧光染料可渗入磷脂形成的微粒和聚集体中，检测物中磷脂含量越高，荧光偏振值越低。

【方法学评价】胎儿肺成熟度测定的方法学评价见表8-65。

表8-65　胎儿肺成熟度测定的方法学评价

项目	评价
羊水泡沫试验	设备简单、操作简便、结果报告快捷，适用于急诊、POCT和基层医院，为间接估量羊水磷脂的方法，但灵敏度低，假阴性率高
PC/S值测定	薄层色谱法是评估胎儿肺成熟度的参考方法，准确性高，但测定费力、耗时，需要特殊试剂和器材，易受血液污染和母体并发症的影响
磷脂酰甘油测定	结果不受血液或胎粪污染影响，灵敏度和特异性高，但操作复杂、费时，在妊娠合并高血压、阴道炎时可出现假阳性
羊水吸光度测定	间接估量羊水磷脂的方法，操作简便，但浊度易受磷脂类物质以外成分影响
泡沫稳定指数测定	一般用于筛查，可降低羊水泡沫试验的假阴性率，实验温度要求在22～25 ℃，否则会影响泡沫稳定性，接受易受乙醇浓度及量的影响，血液和粪便污染标本可出现假阳性
板层小体计数	可用血液分析仪定量测定，对特发性呼吸窘迫综合征预测较准确，推荐使用未离心标本，污染标本可干扰检测结果
荧光偏振分析	常用的定量方法，精密度好，优于PC/S值测定

【质量保证】

（1）检查时间：妊娠34周前，羊水中PC与S含量无明显差别，且不易比较，因此应在妊娠35周后检查。

（2）标本处理：PC室温下易被细菌产生的酶分解，标本采集后应立即测定，否则可将标本置于0～4 ℃保存。标本离心后取上清液做化学检查，且需在冷冻下转运。羊水如做泡沫试验、板层小体计数，则不能离心，否则活性物质被沉淀，可使结果出现假阴性。

（3）仪器校准：应定期校准仪器比色的波长。

（4）设置对照：应设空白、阴性和阳性对照，并做质量考核。

【参考区间】

(1)羊水泡沫试验：稀释度为1∶1和1∶2的2支试管液面均有完整泡沫环为阳性。

(2)PC/S值测定：PC/S值≥2。

（3）磷脂酰甘油测定：妊娠35周后能检出磷脂酰甘油。

（4）羊水吸光度测定：$A_{650}\geqslant 0.075$为阳性。

（5）板层小体计数≥50000/μL

（6）荧光偏振值＜260 mP，磷脂/白蛋白＞70 mg/g

以上结果阳性，提示胎儿肺成熟。

【临床意义】检查胎儿肺成熟度对指导选择分娩时机、预防新生儿特发性呼吸窘迫综合征有重要价值。

NOTE

2. 肾脏成熟度 随着妊娠的进展，胎儿肾脏逐渐成熟，检测羊水肌酐和葡萄糖浓度可评估胎儿肾脏成熟度(fetal kidney maturity)。

【检测方法及原理】①羊水肌酐浓度测定：在肌酐酶的作用下肌酐生成肌酸，在肌酸酶的作用下肌酸生成肌氨酸，在肌氨酸氧化酶作用下肌氨酸生成过氧化氢，后者在过氧化氢酶作用下可氧化 N,N-双(4-丁磺酸钠基)-3-甲苯，生成红色醌色素(最大吸收波长 548 nm)。②羊水葡萄糖浓度测定用葡萄糖氧化酶法。

【质量保证】胆红素和维生素 C 干扰本试验的偶联反应，可加入亚铁氰化钾和抗坏血酸氧化酶消除此干扰。标本采集时，应避免采集到胎儿尿(羊水中肌酐浓度是尿液的 2～3 倍；羊水中有蛋白质和葡萄糖，尿液无)。

【参考区间】妊娠 37 周，肌酐浓度＞176.8 μmol/L，葡萄糖浓度＜ 0.56 mmol/L，均提示胎儿肾成熟。

【临床意义】羊水肌酐和葡萄糖浓度测定对判断胎儿肾脏成熟度的临床意义见表 8-66。羊水中的肌酐为胎儿代谢产物，是反映胎儿肾脏成熟度的可靠指标，但其含量受羊水量、胎儿肌肉发育程度和孕妇血浆肌酐浓度的影响，在解释结果时须注意。羊水葡萄糖主要来源于母体血浆、部分来自胎尿；妊娠 23 周羊水中葡萄糖逐渐增多，至 24 周达到峰值，此后胎儿肾脏逐渐发育成熟，肾小管对葡萄糖重吸收作用增强，由胎儿尿液排出葡萄糖减少，同时由母体血浆进入羊水的葡萄糖也相应减少。因此，测定羊水中葡萄糖浓度可反映胎儿肾脏发育情况，但个体间存在较大差异，其评价肾脏成熟度的价值低于羊水肌酐。

表 8-66 羊水肌酐和葡萄糖浓度用于判断胎儿肾脏成熟度的临床意义

指标	标准	临床意义
肌酐浓度/(μmol/L)	＞176.8	胎儿肾脏成熟
	132.6～176.8	临界值，提示可疑
	＜132.6	胎儿肾脏未成熟
葡萄糖浓度/(mmol/L)	＜0.56	胎儿肾脏成熟
	＞0.80	胎儿肾脏未成熟

3. 肝脏成熟度 检测羊水中胆红素浓度可以反映胎儿肝脏成熟程度(fetal liver maturity)。胎儿肝脏成熟后，代谢胆红素能力增强，排入羊水的胆红素逐渐减少，至妊娠晚期基本消失。

【检测方法及原理】在 25 ℃条件下，将新鲜无浑浊羊水标本在波长 700 nm 与 340 nm 之间测定，求羊水本底吸光度，再读取在 450 nm 条件下的吸光度，计算出 450 nm 处吸光度与本底吸光度的差值(ΔA_{450})，ΔA_{450}与胆红素含量成正比。

【质量保证】采集标本应避免混有血液和胎粪，采集后立即离心取上清液，应使用棕色容器避光保存送检，以免胆红素受光氧化。

【参考区间】胆红素浓度＜1.71 μmol/L(ΔA_{450}＜0.02)，提示胎儿肝脏成熟。

【临床意义】羊水胆红素浓度测定主要用于观察胎儿肝脏成熟度和监测宫内胎儿溶血程度，临床意义见表 8-67。

表 8-67 羊水胆红素浓度测定用于判断胎儿安危和肝脏成熟度的临床意义

目的	标准	临床意义
判断胎儿安危	＜1.71 μmol/L	胎儿安全
	1.71～4.61 μmol/L	临界值，提示胎儿可能异常
	＞4.61 μmol/L	胎儿安全受到影响
	＞8.03 μmol/L	胎儿多有窘迫
	＞16.20 μmol/L	胎儿多难以存活，应终止妊娠

NOTE

续表

目的	标准	临床意义
判断肝脏成熟度	ΔA_{450}＜0.02	肝脏成熟
	ΔA_{450} 0.02～0.04	临界值，提示肝脏成熟可疑
	ΔA_{450}＞0.04	肝脏未成熟

4. 皮肤成熟度 羊水脂肪细胞随胎龄增加而增多，计数羊水脂肪细胞出现率可作为评估胎儿皮肤成熟度（fetal skin maturity）的指标（详见前文）。

5. 唾液腺成熟度 羊水淀粉酶来源于胎儿胰腺（P 型）和胎儿唾液腺（S 型），且不受母体淀粉酶的影响，妊娠 36 周后，羊水中 S 型淀粉酶活性随着妊娠进展而逐渐增强，故测定羊水淀粉酶活性是评估胎儿唾液腺成熟度（fetal salivary glands maturity）的可靠指标之一。

【检测方法及原理】碘-淀粉比色法（Somogyi 法）：利用已知浓度的可溶性淀粉为底物，经标本中淀粉酶水解后，剩余的淀粉与碘作用产生蓝色，测定酶作用后剩余的淀粉量再推算出酶活性。

【质量保证】羊水淀粉酶主要来自胎儿唾液腺和胰腺，妊娠 28 周前两型变化不大，但 28～36 周后 S 型淀粉酶活性急剧上升，所以羊水淀粉酶测定在 36 周后取标本为宜。当测定管吸光度大于空白管吸光度的 1 倍时，应增大羊水的稀释倍数或减少羊水标本量，测定结果乘以稀释倍数，以防止酶与底物水解不完全引起的误差。

【参考区间】淀粉酶活性＞120 U/L，提示胎儿唾液腺成熟。

【临床意义】妊娠 36 周后，测定羊水淀粉酶活性可作为判断胎儿唾液腺成熟度的指标。

（七）临床应用

妊娠期进行产前羊水检查，对监测胎儿生长发育情况、诊断各种先天性和遗传性疾病、降低遗传性疾病的发病率、实现优生优育等具有重要的意义。因此，必须严格掌握羊水检查的适应证和禁忌证（表 8-68）。

表 8-68 羊水检查的适应证和禁忌证

适应证/禁忌证	内容
适应证	①诊断性：遗传性疾病、Rh 同种免疫、高危妊娠、胎儿成熟度评价、胎儿评估、羊膜腔造影术 ②治疗性：羊水过多症、羊膜腔内注射治疗性流产
禁忌证	妊娠 16 周前或 42 周后，先兆流产、稽留流产、宫内感染和盆腔感染

1. 产前诊断 产前诊断（prenatal diagnosis）是指在遗传咨询的基础上，通过遗传学、影像学、分子生物学检查，观察胎儿外形轮廓，分析胎儿染色体核型、检查胎儿细胞遗传基因等，对高风险胎儿进行明确诊断，从而预防先天性异常或遗传性疾病胎儿的出生，降低遗传性疾病的发病率。产前羊水检查的疾病：①单基因病：由 1 对等位基因突变或异常引起的疾病，多表现为酶缺陷引起的代谢紊乱，如脂代谢病、氨基酸代谢病、黏多糖沉积病等。②多基因病：由 2 对及以上的基因突变所致的遗传性疾病，主要见于先天畸形。③染色体病：由染色体数目或结构异常引起的疾病，如唐氏综合征、先天性卵巢发育不全（45、XO）等。

2. TORCH 感染的诊断 TORCH 是指可导致先天性宫内感染及围产期感染而引起围产儿畸形的一组病原微生物的英文名称的缩写，即弓形虫（Toxoplasma gondii）、其他病原微生物（others）、风疹病毒（rubella virus）、巨细胞病毒（cytomegalovirus）、单纯疱疹病毒（herpes simplex virus）首个英文字母的组合。这些病原微生物常可造成母婴感染，导致流产、死胎、早产、先天畸形和智力障碍等。事实上，临床一般的 TORCH 检测主要是指检查羊水中或血液中弓形虫、风疹病毒、巨细胞病毒、单纯疱疹病毒的抗体，通过 TORCH 检测了解弓形虫、风疹病毒、巨细胞病毒、单纯疱疹病毒感染情况，进而指导优生优育。

NOTE

四、痰液检查

痰液(sputum)是气管、支气管和肺泡的分泌物。正常情况下,气管、支气管和肺泡可有少量分泌物,但一般不形成痰液或痰量很少。病理情况下,当呼吸道黏膜受到理化因素、感染等刺激时,其分泌物增加,痰量增多,性质也发生变化。痰液成分复杂,由95%的水分和5%的灰尘、蛋白质、糖类等组成,主要包括以下成分:①黏液、浆液。②细胞成分,如红细胞、白细胞、上皮细胞和吞噬细胞等。③各种蛋白质、酶、免疫球蛋白、补体和电解质。④各种病原微生物、坏死组织和异物等。⑤非痰液成分,如唾液、鼻咽部分泌物等。

痰液检查主要用于确诊呼吸系统炎症、结核病、肿瘤、寄生虫病等,对支气管哮喘、支气管扩张、慢性支气管炎等疾病的诊断、疗效观察和预后判断也有一定价值。

(一) 标本采集和处理

1. 标本采集和运送 痰液标本采集方法根据检查目的和患者情况而定,常用方法为自然咳痰法。痰液标本采集的方法学评价见表8-69,注意事项见表8-70。

表8-69 痰液标本采集的方法学评价

方法	评价
自然咳痰法	常用方法,留痰时应嘱患者先用清水漱口数次,用力咳出气管深部或肺部的痰液,收集于干燥洁净容器内,避免混入唾液或鼻咽分泌物
雾化蒸汽吸入法	操作简便、无痛苦、无毒副作用,患者易于接受,适用于自然咳痰法采集标本不理想时
一次性吸痰管法	适用于昏迷患者、婴幼儿
气管穿刺吸取法	操作复杂,有一定的痛苦,使用较少
经支气管镜抽取法	操作复杂,有一定的痛苦,使用较少,可直接从病灶处采集标本,标本质量佳

表8-70 痰液标本采集注意事项

项目		注意事项
采集方法		①采集标本时先用清水漱口数次,再用力咳出气管深部或肺部的痰液,避免混入唾液或鼻咽分泌物 ②咳痰时最好有医护人员在场指导患者正确咳痰
标本容器		采用专用容器收集痰液
采集时间	理学检查	①理学检查以清晨第一口痰液标本最适宜 ②测定24 h痰量或观察分层情况,容器应选择无色广口瓶,加少许苯酚防腐
	细胞学检查	以上午9～10时留取深咳痰液最佳
	病原生物学检查	①漂浮或浓集结核分枝杆菌检查,应采集12～24 h痰液 ②细菌学培养时应无菌采集痰液标本(先用无菌水漱口,避免口腔内正常菌群的污染) ③用于厌氧菌培养时,可用气管穿刺吸取法或经支气管镜抽取法采集标本
送检时间		及时送检,以防止细胞分解、细菌自溶,如不能及时送检,可暂时冷藏保存,但不能超过24 h。为提高检查阳性率,应连续送检3次

2. 标本检查后处理 已检查过的标本及容器应煮沸消毒30～40 min,如容器为纸盒可烧毁,不能煮沸的容器可用5%苯酚消毒后再处理。

(二) 理学检查

1. 量 排痰量以每24 h毫升量(mL/24 h)计,正常人无痰或者仅有少量泡沫样或黏液样痰。呼吸道有病变时痰量增多,患者痰量的多少依病种和病情而异。急性呼吸系统感染者的痰量较慢性炎症者

NOTE

少，病毒感染者的痰量较细菌感染者少；支气管扩张、肺脓肿、肺水肿、空洞型肺结核患者，痰量可显著增多，有时甚至超过 100 mL/24 h。在疾病治疗过程中，如痰量减少，一般表示病情好转；如发生支气管阻塞使痰液不能排出，此时痰量虽减少，却表明病情加重。

2. 颜色 正常人仅有少量白色或灰白色黏液痰，病理情况下痰液颜色可发生改变，但特异性较差，其临床意义见表 8-71。

表 8-71 痰液颜色改变的常见原因及临床意义

颜色	常见原因	临床意义
黄色、黄绿色	脓细胞增多	慢性支气管炎、肺炎、肺脓肿、肺结核、支气管扩张
红色、棕红色	出血	肺结核、肺癌、支气管扩张
铁锈色	血红蛋白变性	急性肺水肿、肺炎球菌性肺炎、肺梗死
砖红色		肺炎克雷伯菌肺炎
粉红色泡沫样	肺淤血、肺水肿	左心功能不全
棕褐色	红细胞破坏	阿米巴肺脓肿、肺吸虫病
灰色、灰黑色	吸入粉尘、烟雾	矿工、锅炉工、长期吸烟者
灰黄色烂桃样	肺组织坏死	肺吸虫病
无色(大量)	支气管黏液溢出	肺泡细胞癌

3. 气味 正常人新咳出的痰液无特殊气味。血腥味见于肺癌、肺结核等，粪臭味见于膈下脓肿与肺相通时、腹膜炎、肠梗阻等，恶臭见于肺脓肿、晚期肺癌、化脓性支气管炎或支气管扩张等，大蒜味见于砷中毒、有机磷中毒。

4. 性状 不同疾病史产生的痰液可有不同的性状，甚至出现异物，这种性状改变有助于临床诊断。痰液常见性状改变及临床意义见表 8-72。

表 8-72 痰液常见性状改变及临床意义

颜色	特点	临床意义
黏液性	黏稠、无色透明或灰色	急性支气管炎、支气管哮喘、早期肺炎；白色黏痰、牵拉成丝见于白色念珠菌感染
浆液性	稀薄、泡沫	肺水肿、肺淤血；稀薄浆液性痰液内含粉皮样物见于棘球蚴病
脓性	脓性、浑浊、黄绿色或绿色、有臭味	支气管扩张、肺脓肿、脓胸向肺内破溃、活动性肺结核等
黏液脓性	黏液、脓细胞、淡黄白色	慢性气管炎发作期、支气管扩张、肺结核等
浆液脓性	痰液静置后分 4 层，上层为泡沫和黏液，中层为浆液，下层为脓细胞，底层为坏死组织	肺脓肿、肺组织坏死、支气管扩张
血性	痰液中带鲜红血丝、血性泡沫样痰、黑色血痰	肺结核、肺水肿、肺癌、肺梗死、支气管扩张、出血性疾病

(三) 显微镜检查

【检测方法及原理】

1. 直接涂片检查 取可疑部分痰液直接涂片或加少量生理盐水混合后制成涂片，加盖玻片轻压后镜检。

2. 涂片染色检查 主要用于细胞学和病原生物学检查。常用染色方法及临床应用：①Wright 染

色:痰液中各种细胞的分类及识别。②巴氏染色或 HE 染色:对 Wright 染色检查发现的巨大或成堆的疑似肿瘤细胞进行确认。③银染色:用于艾滋病患者等卡氏肺孢子虫感染的检查。④铁染色:检查痰液中的含铁血黄素。⑤革兰染色或抗酸染色:用于细菌检查。

【方法学评价】痰液显微镜检查的方法学评价见表 8-73。

表 8-73 痰液显微镜检查的方法学评价

方法	评价
直接涂片法	常规方法,简便快速,对临床诊断帮助较大
涂片染色法	可清晰显示有形成分的结构,有利于细胞的识别与进行细菌鉴定,有较高的临床应用价值

【质量保证】质量保证见表 8-74。

表 8-74 痰液检查质量保证

阶段	质量保证
检查前	见痰液标本采集注意事项
检查中	①检验人员:掌握痰液中正常和异常有形成分的形态特点,提高阳性检出率 ②涂片:选择标本脓血、血液等异常部分检查,涂片要均匀、厚薄适宜 ③显微镜检查:先用低倍镜观察全片,然后用高倍镜检查,观察 10 个以上高倍视野,记录观察结果。对标本较少或有形成分较少的标本,应将观察视野扩大。直接涂片检查发现较大的、形态异常的细胞应进行染色检查,或采用液基细胞学技术,以提高阳性率。对检查结果有疑问时,应及时请上级检验医师验证,将检查结果进行双重复核 ④报告方式:应和观察标准保持一致,严格控制各种主观因素
检查后	仔细核对报告单与送检单、诊断结果与临床资料等情况是否一致,复核无误后,签发报告

【参考区间】无红细胞,有少量中性粒细胞和少量上皮细胞。

【临床意义】痰液中常见有形成分及其临床意义见表 8-75。

表 8-75 痰液中常见有形成分及其临床意义

有形成分	临床意义
细胞	①红细胞:支气管扩张、肺癌、肺结核 ②白细胞:中性粒细胞增多见于化脓性感染,嗜酸性粒细胞增多见于支气管哮喘、过敏性支气管炎、肺吸虫病,淋巴细胞增多见于肺结核等 ③上皮细胞:鳞状上皮细胞、柱状上皮细胞、肺上皮细胞无临床意义,增多见于呼吸系统炎症 ④肺泡巨噬细胞:肺炎、肺淤血、肺梗死、肺出血 ⑤肿瘤细胞:肺癌
结晶	①夏科-莱登结晶:支气管哮喘、肺吸虫病 ②胆红素结晶:肺脓肿 ③胆固醇结晶:慢性肺脓肿、脓胸、慢性肺结核、肺肿瘤
病原微生物	①寄生虫和虫卵(如卡氏肺孢子虫,见图 8-18):寄生虫病,肺孢子虫病 ②抗酸杆菌:肺结核 ③真菌(图 8-19) ④放线菌:放线菌病
弹性纤维	肺脓肿、肺癌

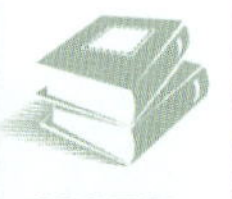

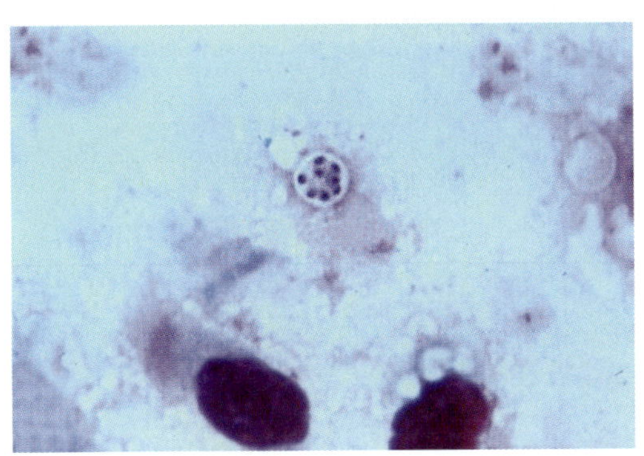
图 8-18 卡氏肺孢子虫

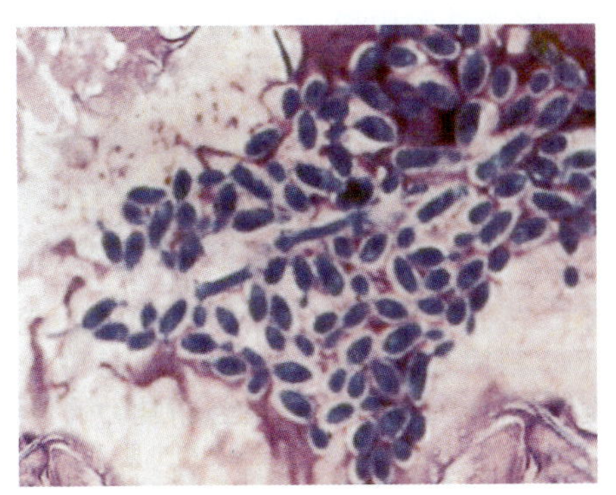
图 8-19 真菌(孢子及菌丝)

(赵莉平)

小 结

脑脊液是存在于脑室及蛛网膜下腔的体液,对于中枢神经系统疾病,特别是中枢神经系统感染、脱髓鞘病和脑膜白血病的诊断具有重要意义。脑脊液检查分为一般检查和特殊检查两个部分,一般检查主要包括理学检查、化学(蛋白质、葡萄糖、氯化物)检查和细胞计数与分类计数,特殊检查主要包括酶学检查、蛋白质电泳、免疫球蛋白测定、病原学检查和脱落细胞学检查等。

浆膜腔积液是一种常见的临床症状表现,可伴随许多疾病而出现,按积液性质分为漏出液和渗出液。漏出液是非炎性积液,为渗透压改变所致;渗出液是炎性积液,常见于细菌感染。浆膜腔积液检查的目的是鉴别积液性质,可用于病情判断和疗效观察。

精液检查是男科学的重要内容,是男性不育症重要和常规的实验室检验,是评价男性生育能力的最重要手段。精液检查的项目主要有理学、化学、显微镜检查和计算机辅助精子分析等。前列腺液检查是前列腺炎、前列腺结石、前列腺肿瘤的辅助诊断方法,传统的检查项目结合化学、免疫学检查,为前列腺疾病诊断提供了良好的指标。阴道分泌物检查包括理学和显微镜检查,对女性生殖系统炎症、肿瘤、STD、寄生虫病的辅助诊断具有重要价值。清洁度检查是重要指标,发现阴道毛滴虫和真菌可直接诊断,乳酸杆菌和阴道加德纳菌可作为细菌性阴道炎诊断的参考指标。

关节腔积液检查是关节疾病常用的实验室诊断方法之一,对各种关节疾病的诊断和鉴别诊断具有重要意义。关节腔积液理化检查有颜色、透明度、黏蛋白凝块形成、蛋白质、葡萄糖、乳酸、尿酸等,显微镜检查如结晶等对于区分不同类型关节炎具有实用价值。

胃酸检查是胃液化学检查中最重要的内容,胃酸分泌量测定包括 BAO、MAO、PAO。胃酸分泌量增高主要见于十二指肠球部溃疡、胃泌素瘤等;胃酸分泌量降低可见于胃癌、萎缩性胃炎、胃溃疡恶性贫血等。十二指肠引流液理学检查有助于区分不同引流部位的疾病。

羊水检查是一种较为可靠的实验室诊断方法,主要用于判断胎儿肺、肾脏、肝脏、皮肤成熟度,预防先天性异常或者遗传性疾病胎儿的出生,降低遗传性疾病的发病率。

痰液检查对肺癌、肺结核、肺炎、肺肿瘤和寄生虫病有确诊价值,但标本采集和理学检查必须符合要求,显微镜检查严格遵守操作规程,以确保检查结果的准确性。

思 考 题

1. 接收脑脊液标本时应注意什么?
2. 脑脊液一般检查包括哪些项目?
3. 如何评价脑脊液蛋白质定性检测的几种方法?
4. 如何保证脑脊液细胞计数和分类计数的准确性?

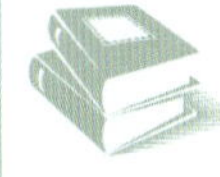
NOTE

5. 化脓性脑膜炎、结核性脑膜炎和病毒性脑膜炎患者的脑脊液各有何特点？
6. 如何鉴别不同病因引起的渗出液？
7. 浆膜腔积液主要蛋白检查的内容及意义是什么？
8. 渗出液和漏出液的鉴别要点有哪些？
9. 浆膜腔积液白细胞计数及分类的意义是什么？
10. 浆膜腔积液显微镜检查的质量保证有哪些？
11. 精液标本的采集时机和注意事项有哪些？
12. 精液一般检查的项目包括哪些？分别有何临床意义？
13. 精液显微镜检查的主要内容和临床意义分别是什么？
14. 精液化学与免疫学检查的内容和意义是什么？
15. 你认为免疫性不育的精液检查还可以如何拓展？
16. 前列腺液标本采集的注意事项有哪些？
17. 前列腺液显微镜检查的质量保证是什么？
18. 阴道分泌物清洁度分级的依据是什么？
19. 阴道分泌物常见理学变化及临床意义是什么？
20. 关节腔积液结晶特点和临床意义是什么？
21. 关节腔积液化学检查有哪些？临床意义是什么？
22. 胃酸分泌量测定项目和临床意义是什么？
23. 简述胎儿成熟度的实验室检测指标及方法学评价。
24. 简述羊水泡沫试验的检测原理。
25. 痰液显微镜检查的主要项目和临床意义是什么？

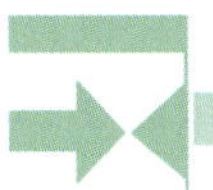

第九章　细胞病理学基本检验

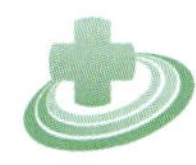

学习目标

1. 掌握　正常脱落细胞形态、炎症增生脱落细胞形态、肿瘤脱落细胞形态、女性生殖道脱落细胞学与宫颈癌、呼吸道脱落细胞学与肺癌、浆膜腔积液脱落细胞学与恶性间皮瘤。

2. 熟悉　涂片制备和固定、染色目的与原理、常用染色方法、诊断方法、检验原则、质量保证、各种标本处理、女性生殖道细胞学检查报告方式。

3. 了解　标本采集，脱落细胞学检验应用评价，阴道脱落细胞、肺部脱落细胞、浆膜腔积液脱落细胞标本采集方法。

细胞病理学检验（cytopathology test）属于临床病理学的一个分支，包括脱落细胞学（exfoliative cytology）和细针吸取细胞学检验，是通过对人体病变部位采集的脱落细胞及细针吸取的细胞，经过染色，用显微镜对细胞形态、结构进行观察来判断细胞的性质，以辅助临床做出细胞学诊断的一门临床检验学科，又称为诊断细胞学（diagnostic cytology）。

细胞学诊断多基于光学显微镜诊断，在做出诊断前，不仅应认真考虑相关的组织学变化，而且应考虑标本的质量。所获细胞能否代表病变组织或器官的细胞群体，是细胞病理学诊断结果准确与否的前提。

第一节　细胞病理学检验基本技术

细胞病理学检验的基本技术包括标本的采集、涂片、固定、染色、阅片及细胞学诊断等环节，这些环节是检查每一例患者所必须进行的程序，各环节是紧密联系的，忽视任何一环节都会影响细胞学诊断的准确性。因此，细胞病理学检验的基本技术是检验工作者的基本功，必须熟练掌握。

一、标本采集

（一）标本采集的原则

1. 准确选择采集部位　首先应准确选择采集部位，并在病变区直接采集细胞。

2. 标本须新鲜　采集的标本必须保持新鲜，应该尽快制片，防止细胞腐败或自溶。

3. 避免干扰物混入　应避免黏液、血液等干扰物混入标本内。

4. 采集方法应简便　所用方法应该简便易行，操作应轻柔，以减轻患者痛苦，避免引起严重的并发症及肿瘤扩散。

（二）标本采集方法

1. 直接采集法　一般直接或借助辅助器械，用刮片刮取、刷洗、吸管吸取等方法采集，如皮肤、外阴、阴道、阴道穹窿、宫颈、肛管、口腔、鼻腔、鼻咽部及眼结膜等部位。也可用纤维内镜在病灶处直接刷取细胞制片，如食管、气管、肺支气管、胃及直肠等部位。

2. 自然分泌液采集法　人体的自然分泌物、分泌液包括痰液、尿液、乳头溢液、前列腺液等，这些标本的涂片检查对临床疾病的诊断具有重要的意义。

（1）痰液涂片检查：痰液是支气管等呼吸系统的分泌物，对支气管肺癌及其他呼吸系统疾病的细胞

NOTE

学诊断具有重要价值。

(2) 尿液涂片检查:收集尿液中泌尿系统上皮脱落细胞成分,进行尿液细胞学检查,可对泌尿系统疾病和肿瘤做细胞学诊断。

(3) 乳头溢液涂片检查:采集乳头溢液,对乳腺导管内乳头状瘤和乳腺癌做细胞学诊断。

(4) 前列腺液涂片检查:通过前列腺按摩法获得分泌物,对前列腺癌和前列腺炎进行细胞学诊断。

3. 灌洗法 剖腹探查时,向腹腔、盆腔或空腔器官灌注一定量生理盐水进行冲洗,然后收集灌洗液进行离心、涂片,进行细胞学检查。

4. 摩擦法 采用气囊、线网套、海绵球等摩擦工具在病变部位进行摩擦,取擦取物直接涂片。这种方法可用于食管、胃和鼻咽部等处病灶取材做涂片。

5. 细针穿刺抽吸法 怀疑有关节腔及浆膜腔(如胸腔、腹腔和心包腔)积液时,可用细针穿刺抽吸积液进行细胞学检查。对一些离体表较近的组织器官,如浅表淋巴结、乳腺、甲状腺、肝及软组织等亦可用细针穿刺吸取部分细胞进行细胞学诊断。

二、涂片制备

(一) 涂片制备要求

1. 载玻片处理

(1) 玻片要求清洁光滑无油渍,对于使用过的载玻片可用含有硫酸的洗涤剂进行浸泡、流水冲洗、蒸馏水浸泡,干燥后备用。新载玻片常有游离的碱质,可用稀盐酸浸泡 24 h,然后彻底清洗后备用。

(2) 为防止涂片染色时细胞脱落,对缺乏蛋白质的标本,涂片前应先在玻片上涂一薄层黏附剂,这样可使涂片牢固,以防染色时细胞脱落。常用的黏附剂为蛋白甘油(由甘油和生鸡蛋蛋白等量混合而制成)或 Mayer 蛋白黏附剂、多聚赖氨酸黏附剂等。

2. 标本要求

(1) 标本要保证新鲜,取材后应尽快制片。

(2) 涂片操作要轻柔,避免挤压而导致细胞损伤。涂片应均匀,厚薄应适度。太薄则细胞过少,太厚则细胞重叠,均影响阳性检出率。涂片内的细胞结构必须清晰:细胞核和细胞质色泽分明,核内结构清晰,核仁、染色质及核膜等结构都清楚可见。

(3) 每例患者的标本至少应涂 3～5 张玻片,以防漏诊。涂片后要立即在玻片的一端标上编号或姓名。

(二) 涂片制备方法

涂片的制备一般根据标本种类的不同而采取不同的方法,包括将新鲜标本直接涂在载玻片的直接涂片法及将标本先进行浓缩处理后再涂片的间接涂片法等。根据操作方法不同,分为推片法、吸管推片法、涂抹法、压拉涂片法、喷射法、印片法及微孔滤膜过滤法。

1. 推片法 适用于血液和胸腔积液、腹腔积液等稀薄的标本制片。一般取血液或胸腔积液、腹腔积液离心后的沉渣 1 滴放于载玻片一端,使推片与载玻片呈 30°夹角向前推进即可。

2. 吸管推片法 此法亦适于胸腔积液、腹腔积液标本的制片,即用吸管吸取标本滴于载玻片的一端,再将滴管前端平放在标本滴上,平行向另一端匀速移动滴管,即可推出均匀的薄膜。

3. 涂抹法 适用于鼻咽部稍黏稠的标本。一般将带有标本的棉拭子置于载玻片上,由载玻片中心以顺时针方向向外转圈涂抹或从玻片一端开始平行涂抹,涂布要均匀,不宜重复。

4. 压拉涂片法 适用于痰液等较黏稠的标本。通常将标本夹于交叉的 2 张玻片之间,分别移动 2 张玻片,使之重叠,再边压边拉,这样一次可制得 2 张涂片。

5. 喷射法 适用于各种细针吸取的液体标本。即使用配备细针头的注射器将标本反复均匀地从载玻片的一端射到另一端,即完成制片。

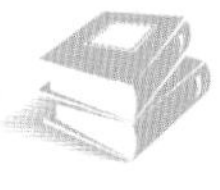

6. 印片法 此法为活体组织检查的辅助方法。一般先将切取的病变组织块用手术刀切开,立即将新鲜切面平放于玻片上,轻轻按印即成。

NOTE

7. 微孔滤膜过滤法 主要用于细胞含量极少的液体标本制片。现在常用的滤膜有 Gelman、Millipore 和 Nuclepore 3 种，三者主要的区别在于对染色和固定的要求不同。基本过程：新鲜标本经离心，取其沉淀物通过微孔滤膜过滤后，细胞沉淀在滤膜上，再将滤膜轻轻贴于载玻片上。该方法制备涂片的特点是细胞分布集中、细胞退变现象少见。

三、标本固定

（一）固定的目的

固定(fixation)主要是保持细胞的自然形态，以防细胞的自溶及细菌导致的腐败。固定还可保持细胞内的化学物质(如蛋白质、脂肪、糖及酶等成分)，使其沉淀或凝固，从而使细胞容易着色、结构清晰。因此，固定越及时，标本越新鲜，染色效果越佳。

（二）常用固定液

固定液(fixation fluid)能破坏细胞内的溶酶体酶及凝固和沉淀细胞内蛋白质，使细胞保持自然形态。细胞学检查常用的固定液有下面三种。

1. Carnoy 固定液 又称氯仿乙醇固定液。由无水乙醇、氯仿和冰乙酸组成，一般用于细胞学常规染色，适用于血性标本的固定。其特点是渗透性强，固定效果好。

2. 乙醇乙醚固定液 由 95%乙醇、乙醚和冰乙酸组成，其优点同 Carnoy 固定液。

3. 95%乙醇固定液 其特点是渗透作用稍差，但其因制备简单，适用于大规模癌症普查。

4. 聚乙二醇固定液 由乙醇和蜡样物质配制；保护性蜡质膜，染色前需除去(95%乙醇浸泡)，适用于涂片标本的长途转运及大规模普查时的标本固定。

（三）固定方法

1. 带湿固定(wet fixation) 涂片后标本尚未干燥即行固定的方法称带湿固定，即将标本涂片迅速浸入固定液中，在固定过程中细胞不与空气接触，使细胞质脱水、蛋白质凝固。痰液、宫颈和阴道分泌物、穿刺物涂片、食管拉网涂片等较黏稠标本，均适用本法。此固定法适于巴氏染色或 HE 染色。该法固定后染色的细胞结构清晰，染色鲜艳。

2. 干燥固定(dry fixation) 涂片先通过蒸发的方式自然干燥，再进行固定。常用于胃冲洗液、支气管灌洗液、尿液及胸腔积液、腹腔积液等较稀薄标本的涂片固定。此固定方法适用于 Wright-Giemsa 染色。

（四）固定时间

可根据固定液和标本性质的不同而异，通常为 10～30 min。痰液、阴道分泌物及食管刷片因含黏液较多，涂片固定时间要适当延长；而胸腔积液、腹腔积液及尿液等涂片不含黏液，固定时间可酌情缩短。

四、标本浓缩技术

将标本进行浓缩处理，适用于含细胞少的液体标本。标本浓缩技术包括离心法、细胞离心法、滤膜过滤法、细胞块法、液基细胞学技术。

1. 离心法 适用于大量液体标本，如尿液、浆膜腔积液、各种灌洗液等。

2. 细胞离心法 适用于液体量少、细胞中等量的标本，是用细胞离心机将细胞直接离心到载玻片上，制成单层细胞涂片，其缺点是滤纸会吸附部分有形成分，因此不适用于富含黏液或细胞的标本。

3. 滤膜过滤法 适用于液体量大、含细胞量少的标本，能最大限度地捕获标本中的细胞。该法是用各种(一般采用乙酸纤维素薄膜、聚碳酸酯微孔膜等)孔径的滤膜，通常施加一定压力使液体标本中的细胞过滤到滤膜上，制成涂片。

4. 细胞块法 适用于大多数悬液标本，一般采用血浆凝固酶法或琼脂法使标本中的细胞聚集成团，形成与传统组织块类似的细胞块，然后制成切片，可用于特殊染色，如免疫组织化学染色。

5. 液基细胞学(liquid based cytology, LBC)技术 LBC 技术是一种自动标本处理新技术，适用于妇

NOTE

科标本和非妇科标本。通常将刷取或灌洗法采集的标本，放在特殊的保存液中，制成细胞悬液，除去血液、蛋白质及炎性渗出物，制成分布均匀的薄片。其优点：①涂片上的细胞分布均匀、分布范围小、背景清晰；②标本筛查简便、快速；③能提高诊断的灵敏度和特异度；④可显著降低标本的不满意率；⑤可用于原位杂交和免疫细胞化学染色。需要注意的是，对于一些非妇科标本，采用 LBC 技术制作的涂片，因缺乏背景成分，会影响细胞学诊断。

五、染色方法

（一）染色目的

采用一种或多种染料，使组织和细胞内的结构着不同颜色，以便于显微镜下清晰地观察细胞的大小、形态及内部结构，准确地进行细胞学诊断。

（二）染色原理

一般认为组织细胞染色的原理既包含物理作用又包含化学作用，也可能是两者综合作用的结果。

1. 染色的物理作用 利用毛细管现象，渗透、吸附和吸收作用，使染料的色素颗粒牢固地进入细胞，使细胞显色。

2. 染色的化学作用 染料渗入组织和细胞内，与其相应的化学物质发生化学反应，产生有色的化合物。各种染料皆具有与被染组织形成亲和力和产生颜色的两种性质。

（三）染色方法

临床工作中常用的染色方法有以下 3 种。这 3 种染色法比较见表 9-1。

1. 巴氏染色法 具有细胞着色鲜艳多样、涂片染色的透明性好、细胞质颗粒分明和细胞核结构清晰等特点。如鳞状上皮细胞中的角化细胞胞质呈粉红色、过度角化细胞胞质呈橘黄色、角化前细胞胞质呈浅蓝色或浅绿色。此法适用于上皮细胞染色或阴道涂片中观察激素水平对上皮细胞的影响。

2. HE 染色法 该法染色的透明度好，层次清晰，细胞核与细胞质对比鲜明，染色效果稳定。细胞质染成淡玫瑰红色，细胞核染成紫蓝色。红细胞染成朱红色。适用于痰液涂片。

3. Wright-Giemsa 染色法 Wright-Giemsa 染色法使细胞核染色质结构和细胞质内颗粒显示较清晰。此法多用于胸腔积液、腹腔积液、前列腺液、针吸细胞学及血液、骨髓细胞学检查。操作简便。

表 9-1 常用染色方法比较

项目	巴氏染色	HE 染色	Wright-Giemsa 染色
涂片	湿固定，95%乙醇	湿固定，95%乙醇	空气干燥
细胞质	显示细胞质角化状况	不能显示细胞质分化情况	显示细胞质颗粒及包涵体
细胞核	核结构清楚	极易过染	染色质细致结构不清，空气干燥容易引起人为变化
核仁	可见，过染时不清	可见，过染时不清	浅染，淡灰色
黏液及类胶质	需要特殊染色	需要特殊染色	易观察
简便程度	步骤多，复杂，需要 1 h 以上	适中，30～40 min	简便快速，需要 10～15 min
特点	用于上皮细胞、肿瘤的检查	组织病理学常规染色法	用于术中快速诊断及特定情况

六、细胞病理学诊断

细胞病理学检查受很多因素的影响（表 9-2），其诊断过程很复杂，因此不要过分强调最终结论的重要性。当涂片上有大量保存良好的细胞时会提高诊断的准确性，而缺乏背景资料、涂片不佳、染色模糊等会导致误诊。

NOTE

表 9-2 细胞病理学检查的影响因素

类别	影响因素
患者信息	年龄和性别;激素水平,如妊娠;临床表现;病史;其他检查结果
病变部位	局部解剖学知识,放射学特征,技术局限性
细胞特点	细胞量,细胞类型,细胞群体,细胞分布和黏附性,细胞形态,涂片背景
其他信息	组织化学,免疫细胞化学,细胞遗传学,电子显微镜,流式细胞术

通常涂片中的细胞成分复杂多样,因病变组织或采样部位不同,涂片上可同时见到正常和异常细胞。正常细胞的形态、大小通常是均匀一致的。细胞核反映的是细胞增殖状态和能力,细胞质反映的是细胞起源、功能状态和分化程度。细胞活性升高可以是生理性的(如激素调节引起的细胞增生),也可以是损伤性的(如修复和再生或异常肿瘤性增加)。细胞活性减低多为激素、衰老或凋亡等生理性情况,细胞可发生萎缩和退化性变化等。

到目前为止,还没有一项细胞形态特征或一套规范的细胞形态学标准能准确可靠地鉴别良、恶性细胞。因此,检验人员需要依据涂片上细胞数量、分布、大小和形态、细胞质和核特征等进行系统性分析才能得出最终结论。

(一) 细胞数量

细胞数量和类型提供了靶组织或器官的重要信息,它不仅反映了病变性质,而且与非病变因素有关,如采样方法等。细胞过多(hypercellularity)表示增殖过程指数增加,代表增生或肿瘤。而细胞过少(paucicellularity)也并非表示无恶性细胞的存在,因为低度恶性肿瘤时,细胞常散在脱落,形态类似于正常。因此,足够细胞数量的标本是提高结果可靠性的重要因素。

(二) 细胞结构特征

在细胞学涂片中常常缺乏细胞的组织结构特征,而采集大量细胞时能显示组织学特征。涂片上,正常上皮细胞团常保持细胞极性(cell polarity)和细胞间黏附性(intercellular adhesion)。如腺上皮细胞多规则排列、单层成片,正面观呈"蜂窝状",侧面观呈"尖板条栅栏状"。增生和良性肿瘤的上皮细胞常保持良好的黏附性,呈特殊的外观,如乳头状、玫瑰花样或桑葚样等结构。合胞体样细胞的边界改变和极性紊乱,应考虑肿瘤可能。癌细胞的主要特征是具有异常黏附和异常聚集的特性,典型癌细胞常失去极性,细胞间相互重叠,可呈三维状聚集的球状。而分化差的癌细胞间黏附性差,常呈散在分布。

良性基质细胞常呈卵圆形、梭形,细胞间疏松黏附或呈裸核,恶性基质细胞(肉瘤)与良性基质细胞类似,但细胞核和细胞质多异常。

(三) 细胞核特征

细胞核特征是判断良性细胞与恶性细胞的关键。

1. 良性细胞核的一般特点 细胞核体积相对较小,核呈圆形或卵圆形,核边界光滑,染色质呈细颗粒状,分布均匀;涂片上同一类型细胞之间差别很小,称为单形性。

2. 恶性细胞核的一般特点

(1) 核 DNA 含量增加使核染色过深(hyperchromasia),核染色质分布不规则,呈粗颗粒状、核膜增厚。

(2) 细胞核大小不均(anisokaryosis)时,常伴核膜异常增厚,边界不规则,呈沟状、切迹状、皱缩状。

(3) 核大小、形态和染色异常又称为核多形性(nuclear pleomorphism)。常用核质比(nuclear/cytoplasmic ratio,N/C)来表达细胞核和细胞质的相对比例,分化差的细胞常具大核,而细胞质的量无变化,故核质比增大。良性细胞与恶性细胞的细胞核变化与特征见表 9-3。

NOTE

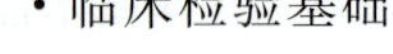

表 9-3　良性细胞与恶性细胞的细胞核变化与特征

变化	良性细胞特征	恶性细胞特征
数量	细胞核常单个，破骨细胞、合胞体滋养层细胞可见多核，再生或修复细胞如肝细胞和软骨细胞可见双核	常见多核，也可见于炎症
形态	圆形、卵圆形或肾形	形态、结构异常
染色	均匀	常深染
核仁	细胞核常含有小的单个核仁和相关蛋白质	肿瘤或非肿瘤性增生时，常见大核仁
核变性	变性染色质常呈致密浓缩状，称为核固缩（karyopyknosis），如核破裂、核溶解、染色质溶解。细胞溶解形成裸核，常淡染	可见核残余物、核膜破裂成丝球状，常见于淋巴样细胞或小细胞未分化癌细胞
有丝分裂	正常细胞有丝分裂很罕见	有丝分裂增多，常见异常纺锤体（三极或四极）

（四）细胞质特征

细胞质又称细胞浆，是由高尔基体、核糖体、内质网、线粒体或代谢物等成分组成，它是影响细胞染色性的重要因素之一。异常细胞的细胞质可增多或减少，并影响到核质比。细胞质内储存物质（如黏液、脂肪、碳水化合物、激素或结晶）可通过特殊染色来鉴别。正常细胞或分化好的恶性细胞常见黏液球、泡沫状微空泡、微绒毛刷状缘和纤毛（cilia）。邻近细胞会出现细胞质铸模（moulding）现象，少数有细胞吞噬现象。细胞质退化性改变包括肿胀性退变或空泡样（vacuolation）退变，质膜完整性丧失使细胞内容物溢出，即细胞溶解（cytolysis）。

（五）背景和人为因素

1. 涂片背景　包括细胞和非细胞成分，通常有助于疾病的诊断，但明显的血性或炎症反应的背景也会掩盖上皮细胞的细微结构，从而影响诊断，甚至导致误诊。其次，要注意结缔组织成分、透明软骨组织、黏液、结晶、纤维蛋白渗出物、无定形钙盐沉积物或类沙样小体（psammoma body）对涂片的干扰。另外，也要注意微生物的影响，如共生性微生物（乳酸杆菌和念珠菌）、病原性微生物（病毒、细菌、霉菌和原虫等）。人乳头浸润性肿瘤常伴有血性、炎症坏死性、退变细胞碎片的肿瘤素质（tumor diathesis）。单纯疱疹病毒感染会导致细胞多核，核染色质呈“毛玻璃样”（ground glass），巨细胞病毒感染会出现“鹰眼样”（owl eye）核包涵体。

2. 人为因素　人为污染或涂片制作过程引起细胞形态学变化，与标本采样、运送和涂片制备等环节有关。标本采样不当、涂片固定不佳、染色不好、保存错误、封片有气泡等均会影响检查结果。在操作过程中引入“外来成分”是影响检查结果准确性的重要因素：①内源性因素：如蔬菜、肌纤维、胆固醇结晶等。②外源性因素：如染液沉渣、滑石粉颗粒、人造纤维等。

（六）显微镜筛查原则

（1）低倍镜观察全片，即在 10×10 倍镜下按一定顺序观察涂片，得到标本制备的初步信息，包括细胞组成、固定和染色情况等。一般认为，仅含血液或无细胞成分的涂片应考虑为标本缺陷（个别情况除外）。

（2）若涂片中细胞适量，应先用低倍镜（10×10）观察，寻找异常细胞，然后用高倍镜（40×10）进行仔细观察。

（3）在筛查标本做显微镜观察的同时，要明确 2 个问题：①细胞群体与器官来源有何关系？②如细胞群体异常，是特异性异常还是非特异性异常？

七、细胞病理学诊断的质量保证

（一）诊断的准确性和局限性

NOTE

评价细胞学诊断的准确性（accuracy）和可靠性（reliability）有助于判断各种不同检验技术的性能。

常用的统计学指标有灵敏度、特异度、阳性预测值、阴性预测值和准确性等。假阴性结果是由于筛查错误或解释错误造成，说明采样部位可能在病变周围或前驱病变阶段。假阳性结果是某些疾病之间有类似的细胞学改变。通常，灵敏度高则假阴性率低；特异度高则假阳性率低。统计学结果一般受标本满意程度的影响，所以在评价实验性能时，必须排除标本因素，以便准确反映实验的诊断性能。

（二）细胞病理学诊断的质量保证

质量保证是保证细胞学诊断结果的前提，包括内部质量控制（internal quality control，IQC）和外部质量保证（external quality assurance，EQA）。IQC 是对实验室内部操作所采取的控制方法，包括继续教育、培训、操作复核、结果解释和审核等，最重要的是患者的随访。EQA 是定期参加区域性能力验证活动，参加自愿的或强制的认证活动。推荐的细胞病理学质量保证程序如下所示。

（1）所有患者细胞学诊断应与手术、活检和临床表现相符合，细胞学诊断若与组织学或临床病史不符合，应重新进行筛查。

（2）复核原先组织学和细胞学检查结论。

（3）所有细胞病理学筛查结果的保留均应文件化或计算机化，以便于统计评估。

（4）每年要评估细胞学检查与临床的相关性。

（5）所有报告和涂片应保存 3 年，对异常病例资料应保留 5 年以上。

（6）每年必须从所有报告中随机抽取 10%的阴性结果进行复核。

（7）技术人员每天筛查细胞学涂片数量不应超过 100 张。自动设备制备的涂片，每天筛查量应不超过 200 张。

（8）鼓励技术人员经常参加细胞病理学继续教育项目。

第二节　正常细胞学形态

在光学显微镜下，大多数正常细胞经染色后能按照组织类型和来源进行分类。一般情况下，细胞组织类型、来源和功能可通过细胞质和细胞核所提供的信息反映出来，而缺乏细胞质或细胞核特征时，就很难进行分类。通常根据细胞学特点，将细胞分为上皮细胞和非上皮细胞。

一、上皮细胞

上皮分为被覆上皮和腺上皮，被覆上皮覆盖于人体表面和各种管腔的内表层。腺上皮构成腺体呈腺腔样结构。被覆上皮细胞根据功能分为 4 种：鳞状上皮细胞（squamous epithelium cell）、柱状上皮细胞（columnar epithelia cell）、移行上皮细胞（transitional epithelia cell）、间皮细胞（mesothelia cell）。

（一）鳞状上皮细胞

鳞状上皮是一种复层的上皮组织，因覆盖于器官表面的细胞为扁平的鱼鳞形，又称复层扁平上皮。其主要分布于体表及直接与外界相通的腔道等部位，如皮肤、口腔、咽、喉、食管、肛管、阴道、宫颈的外口等处。这种鳞状上皮由排列紧密的上皮细胞组合而成，细胞间主要由桥粒连接。组织学上，鳞状上皮从底部至表面大致可分为 3 层，即基底层、中间层和表层。其细胞分类与组织学关系见图 9-1。

1. 基底层细胞（basal cell） 分为内底层细胞和外底层细胞。

（1）内底层细胞：正常为一层低柱状或立方状的细胞，位于鳞状上皮的最底层，紧贴基底膜，具有很强的增殖能力，它可以通过核分裂增生新的细胞，不断补充表层脱落的衰老细胞，因此又称为生发层。内底层细胞最小，直径约 10 μm，核相对较大，直径约 8 μm，呈球状，结构疏松；细胞质较少，核质比为 1∶(0.5～1)。

（2）外底层细胞：在内底层细胞之上，由 2～3 层大细胞组成，直径 10～15 μm，细胞核与内底层细胞相似，细胞质略多，核质比为 1∶(1～2)。

基底层细胞在正常情况下罕见，在黏膜炎症、溃疡或糜烂时可见。见图 9-2。

NOTE

表层细胞
中间层细胞
基底层细胞

图 9-1　鳞状上皮细胞分类与组织学关系

2. 中间层细胞(intermediate cell)　位于鳞状上皮的中部，由多层细胞组成。脱落后的细胞形态多样，可呈圆形、椭圆形及多边形，直径为 15～40 μm；核相对较小，细胞质较多，核质比为 1∶(2～3)。见图 9-3。

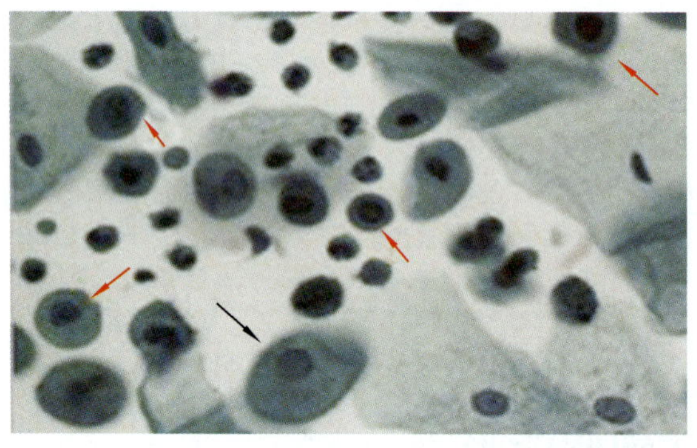

图 9-2　内底层细胞(红箭头)与外底层细胞(黑箭头)

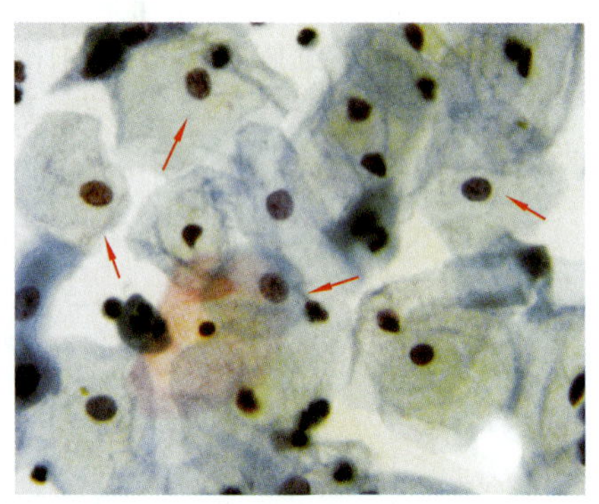

图 9-3　中间层细胞

3. 表层细胞(superficial cell)　位于鳞状上皮的最表面，由各种大细胞组成。细胞体积最大，直径为 40～60 μm，细胞扁平，呈不规则的多边形。根据细胞成熟程度，又分为角化前、不完全角化和完全角化细胞。见图 9-4。

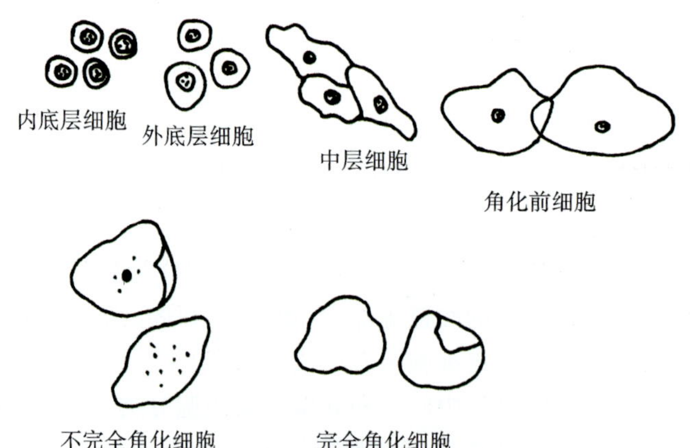

图 9-4　表层细胞(角化前、不完全角化、完全角化)

(1) 角化前细胞：细胞核直径为 6～8 μm，染色较深，但染色质仍然均匀细致呈颗粒状，细胞质显著增多，核质比为 1∶(3～5)。

(2) 不完全角化细胞：细胞核明显缩小，直径约为 4 μm，核致密、深染、固缩，核质交界处有狭窄空晕，有时近核处可见几个棕色小点；细胞质透明，细胞可卷角，核质比 1∶5 以上。

(3) 完全角化细胞：细胞核消失，细胞质极薄，可见皱褶、卷角，此种细胞为衰老死亡的细胞。

NOTE

表层上皮的细胞质常呈嗜酸性，底层上皮的细胞质常呈嗜碱性。空气干燥涂片染色性会从嗜碱性变为嗜酸性。

鳞状上皮细胞从底层到表层细胞形态的变化规律：①细胞体积由小到大；②细胞核由大到小，最后消失；③核染色质由细致、疏松、均匀到粗糙、致密、固缩；④细胞质由少到多；⑤核质比由大到小。

（二）柱状上皮细胞

柱状上皮一般具有分泌功能，因此又称分泌性腺上皮，能与外部环境进行交换，分布于鼻腔、鼻咽、气管、肺、胃、肠道、宫颈管、子宫内膜及卵巢等部位。组织学上可分为单层柱状上皮、假复层纤毛柱状上皮和复层柱状上皮。柱状上皮细胞脱落后在涂片中根据形态和功能的不同，分为纤毛柱状上皮细胞、黏液柱状上皮细胞（图 9-5）和储备细胞。

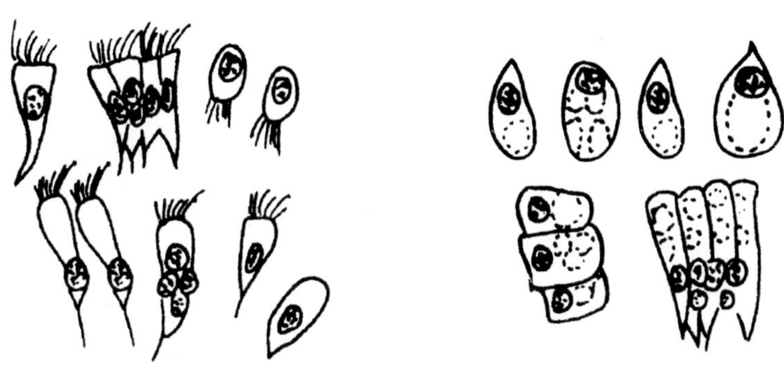

图 9-5 柱状上皮细胞示意图

1. 纤毛柱状上皮细胞 在细胞学涂片上，保存良好的纤毛柱状上皮细胞呈锥形，顶端扁平，其表面有密集的纤毛，染淡红色，细胞底部尖，似胡萝卜状；核位于细胞中下部，呈卵圆形，沿细胞长轴排列，染色质细致、均匀，染色较淡，有时可见 1～2 个核仁，核边界清晰，常与细胞边界重合。

2. 黏液柱状上皮细胞 细胞较肥大，呈卵圆形或圆柱形，有时呈锥形；细胞质丰富，呈透明状或浑浊，常含大量黏液呈空泡状，形似杯状，有时会将核挤到一侧，呈月牙形或戒指形；核呈卵圆形，位于基底部，其大小、染色与纤毛柱状上皮细胞相似。

3. 储备细胞 位于基底部，是具有增殖能力的幼稚细胞，细胞体积小，呈多角形、圆形或卵圆形，染色质细致均匀，常见小核仁；细胞质少，染暗红色。正常涂片中少见。

需要说明的是，柱状上皮细胞的细胞质较脆弱，在涂片中很难完整地保存，因此，细胞边界通常不清楚，细胞的形态也常不完整，甚至细胞质会丧失而形成裸核。

（三）移行上皮细胞

移行上皮细胞是介于复层鳞状上皮和假复层柱状上皮之间的一种特殊类型细胞，主要分布在肾盂、输尿管、膀胱及尿道起始部。其细胞形态可随器官的舒缩而发生变化，所以也称变形细胞。当器官充盈时，细胞膜展开拉平，细胞变薄，体积增大。当呈收缩状态时，细胞层次多，可达 6～7 层，细胞变厚，体积变小。移行上皮细胞可分为基底层、中间层和表层移行细胞。

1. 基底层移行细胞 单层立方状或低柱状，尿液涂片中为小圆形；细胞核居中，染色质为细颗粒状，有时可见核仁。

2. 中间层移行细胞 常为卵圆形、梭形、蝌蚪形或多边形，较基底层细胞大 1～2 倍；细胞质丰富、透亮；细胞核呈圆形或卵圆形，多居中，染色质为细颗粒状。

3. 表层移行细胞 扁圆形或多边形，体积最大，直径为 20～30 μm；细胞质丰富，着色淡，可见空泡；细胞核为圆形或卵圆形，位于中央，染色质呈细颗粒状，分布均匀，常见双核或多核。

移行上皮细胞在生理状态下很少脱落，因此尿液涂片中偶见。当发生泌尿系统炎症时，涂片中可见大量的移行上皮细胞。

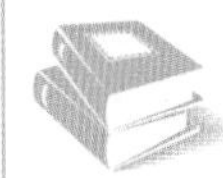
NOTE

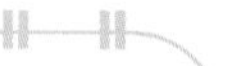

(四) 间皮细胞

间皮细胞(mesothelial cell)是附着于体腔,如胸腔、心包腔和腹腔表面的单层上皮细胞,是一种起源于中胚层的特殊上皮。在正常环境下,间皮的功能是调节体腔内液体的量和组成,间皮细胞具有胞饮空泡和微绒毛。在异常情况下,体腔内液体量增加,形成积液,间皮层增厚。

脱落的间皮细胞可成片或成团,呈大的立方状,邻近细胞间形成透明区域,细胞表面充满微绒毛。单个间皮细胞呈圆形或卵圆形,直径约为 20 μm;细胞质在核周分布较致密;细胞核呈圆形,位于中央或偏位,常单核,增生活跃时为双核,直径为 8 μm,染色质呈细颗粒状,偶尔可见小核仁。

二、非上皮细胞

非上皮细胞的种类很多,包括血管内膜表面的内皮细胞、骨细胞、软骨细胞、肌肉细胞、脂肪细胞、造血系统及免疫系统的细胞等。涂片中的非上皮细胞又称背景成分,了解并识别非上皮细胞的形态,有助于细胞学诊断。

(一) 红细胞

标本采集时局部损伤可见新鲜的红细胞,陈旧性出血可见棕色的含铁血黄素或染黄色的丝状纤维蛋白。在恶性肿瘤的涂片上,常见大量的红细胞。

(二) 白细胞

1. 中性粒细胞 新鲜的中性粒细胞为圆形,细胞边缘不清楚,可成团。急性炎症时可大量出现。

2. 嗜酸性粒细胞 细胞形态同血涂片,在寄生虫感染和变态反应时多见。

3. 嗜碱性粒细胞 较少见,细胞形态同血涂片,在过敏性疾病时可见。

4. 淋巴细胞 淋巴细胞常体积较小,呈圆形,直径约 8 μm;细胞核呈圆形、染色深;细胞质少,常呈嗜碱性。淋巴细胞因胞体大小比较恒定,可作为涂片中的"标尺"。慢性炎症时多见。

5. 浆细胞 细胞体积较淋巴细胞大,细胞核偏位,染色质呈车轮状排列,细胞质因免疫球蛋白积累,部分细胞可形成嗜酸性颗粒或 Russell 小体,常含有大量粗面内质网。

(三) 巨噬细胞或组织细胞

巨噬细胞是血液中的单核细胞进入组织,并在各个组织器官中分化成熟的细胞类型,组织细胞源自巨噬细胞。巨噬细胞具有吞噬外来物质的能力,如细菌、霉菌、原虫和异物等。在细胞学涂片上,单核巨噬细胞大小不一,细胞核呈圆形、肾形或不规则形;细胞质充满小空泡,并含有颗粒或吞噬碎片;活化巨噬细胞核常偏位;多核巨噬细胞源自单核巨噬细胞的融合,细胞体积巨大,核常偏位,分散在细胞质周边,称之为朗汉斯巨细胞或图顿巨细胞。巨噬细胞可因吞噬脂类物质而变成泡沫细胞;吞噬结核分枝杆菌后形成类上皮细胞。

第三节 细胞损伤形态学

组织器官上的细胞在各种内在因素或外界环境的作用下可造成损伤,常见引起细胞损伤的原因包括以下几类。①物理和化学因素:热、冷、放射、药物和化学物质等。②感染因子:细菌、病毒、霉菌和寄生虫等。③内部因子:如储积症、代谢性疾病、分子结构缺陷病、新生儿免疫缺陷、获得性免疫缺陷、自身免疫性疾病。④细胞生长异常:良性(自限性),如增生或化生;肿瘤,如良性或恶性。因此,了解细胞损伤的特点是细胞病理学工作者必须具备的基础知识。

在光学显微镜下,细胞损伤引起的细胞病理学变化可分为 3 种:①变性;②死亡(坏死或凋亡);③损伤后的修复和再生。

一、细胞变性

细胞变性是指细胞内或间质内出现某些异常物质或原有物质沉积过多,如细胞水肿、空泡变性、脂

NOTE

肪变性等，是可逆性病变，一旦病因去除，即可恢复。

1. 细胞水肿 细胞损伤后最早发生的变化，属于最轻微的变性，只要消除病因，可以完全恢复正常。细胞水肿表现为细胞肿大；细胞质嗜酸性增强，可见许多红染的颗粒；细胞边界不清或细胞质部分丧失；细胞核通常没有明显变化。

2. 空泡变性 比较严重的细胞损伤，指细胞质内出现或大或小的空泡，呈透明状，此时线粒体常减少或消失，内质网扩大成空泡。空泡内不含脂肪（若含脂肪为脂肪变性）、糖原和黏液，而是含有水和少量蛋白。需要说明的是，细胞涂片在固定前如果发生干燥，在细胞质或细胞核内均可出现空泡。这种空泡是人为因素造成的，注意区分。

二、细胞死亡

细胞死亡是细胞生命的终止和消亡，是一种不可避免的结果，其中，程序性细胞自然死亡称为凋亡（apoptosis）；而发生在某种特定疾病的死亡称为坏死（necrosis），两者既有区别又有联系。

1. 凋亡 多发生于淋巴细胞，上皮细胞较少见。凋亡是保持正常组织、器官中细胞稳定的一个重要因素。细胞凋亡常累及散在的个别细胞，与周围组织炎症无关，是细胞内 DNA 被切成约 185 个碱基对的过程。凋亡细胞呈特征性细胞核和细胞质变化。细胞核变化是核染色质致密，先在核周形成新月形帽子，然后碎裂、降解，染色质碎裂成大小一致的小颗粒，称为核破裂或凋亡小体（apoptotic body）；细胞质常皱缩，细胞膜多破裂。

2. 坏死 多数情况下，细胞坏死是一个逐渐发展的过程。细胞首先发生变性，当变性达到不可恢复的界限时，发展为死亡。坏死多见于各种物理化学损伤（如过热、过冷、细胞化学毒物等）、制片不当或部分癌细胞，有一定诊断价值。坏死细胞常缺乏典型的形态学表现，先是细胞质空泡形成，细胞核体积增大，核 DNA 降解，细胞核均质化、染色质致密，称为核匀化（nuclear homogenization）或核固缩，然后细胞膜破坏，细胞完整性丧失，最后形成细胞碎片、核碎片或核丝，被核染液（如苏木精）染成蓝色。常与周围组织的炎症有关。

三、修复和再生

慢性炎症或其他理化因素刺激所致的局部上皮细胞损伤和死亡，最终能引起损伤组织的更新或再生，表现为细胞分裂增殖能力加强，细胞数目增多，常伴有细胞体积增大，称为修复。

修复形成的新上皮细胞常是不典型的，细胞质相对少，常为嗜碱性；细胞核体积增大，有多个大的、不规则的核仁，核分裂活跃，可见双核或多核，易与癌细胞相混淆。但是，宫颈内膜细胞的修复是一种特殊的良性上皮异常，并非是细胞损伤反应。

再生的成纤维细胞通常体积增大，细胞质嗜碱性，细胞核大，核仁增大，并出现异常有丝分裂，易与结缔组织恶性肿瘤或肉瘤混淆，常发生于肌肉、筋膜、皮下组织形成浸润性或假肉瘤性筋膜炎。

四、良性上皮异常

1. 基底层细胞增生 慢性炎症或理化因素损伤引起基底层细胞数量增加，可见于癌前病变。当采用细针穿刺吸取法或仪器法采集标本时，可见到基底层细胞增多，表现为细胞体积小，细胞核大，核质比增大，偶见核仁，易被误认为小型恶性细胞。

2. 化生 化生（metaplasia）是指一种成熟的上皮组织在某些因素的作用下，被另一类型的成熟上皮组织所取代的过程。多数是柱状或腺上皮被鳞状上皮取代，这种过程称为鳞状上皮化生，简称鳞化。常见于炎症、机械创伤等损伤或慢性刺激的过程，如宫颈或支气管的黏膜被鳞状上皮替代。未成熟的鳞化细胞形态异常，表现为细胞核增大、染色质较粗、核仁明显等，有时具有化生前细胞的特征，如替代黏液柱状上皮的鳞化细胞可含有黏液。成熟的化生细胞与正常细胞很难区别。多数情况下，当去除病因后，化生上皮可恢复原来的组织结构。化生可以是肿瘤发生的病理基础。

NOTE

3. 增生和萎缩

(1) 增生:增生(hyperplasia)是在某种因素的刺激下,细胞的分裂繁殖能力增强,细胞数目增多、细胞体积增大的现象。增生时相应的组织或器官也出现肥大,如宫颈肥大等。增生的上皮细胞在大小、形态及排列等各个方面均与正常细胞有所不同,如胞体呈蝌蚪形、蜘蛛形等,细胞核增大,染色质增多,可见双核或多核现象。如果增生过于旺盛,涂片中不成熟细胞增多,核质比明显增大,称为不典型增生(atypical hyperplasia),不典型增生属于癌前病变。

(2) 萎缩:萎缩(atrophy)是指器官体积减小,表现为器官或组织中的细胞数量减少,细胞体积减小。在细胞学涂片上,很难判断萎缩上皮细胞。

五、非肿瘤性疾病的细胞学变化

(一) 炎症性疾病

炎症是组织器官对损伤的一种常见反应,按照病程可分为急性、亚急性、慢性三种类型。

1. 急性炎症 在细胞学涂片上,以细胞变性、坏死为主,可见中性粒细胞增多,出现坏死物质,伴少量淋巴细胞。其中,坏死物质常含细胞碎片、无结构的呈网状或团块状的纤维蛋白、红细胞和白细胞等。急性炎症一般伴有组织再生、损伤修复或发展为慢性炎症。

2. 亚急性炎症 较少见,可见于寄生虫感染。在细胞学涂片上,除了见到变性的上皮细胞和坏死细胞碎屑以外,涂片中还有增生的上皮细胞,同时可见嗜酸性粒细胞和淋巴细胞等非特异性变化。

3. 慢性炎症 在细胞学涂片上,上皮细胞以增生、再生和化生等病理性改变为主,可见淋巴细胞、浆细胞和巨噬细胞等典型变化。巨噬细胞为单核或多核,有核增大和染色质增多现象;可见较多成团的增生上皮细胞和成纤维细胞。

4. 肉芽肿性炎症 慢性炎症的一种特殊形式,由上皮样细胞(类似上皮细胞的巨噬细胞)组成,伴有多核巨细胞。一般见于结核分枝杆菌或霉菌等感染的涂片中。

(二) 特殊感染性物质的识别

一般情况下,有些由细菌、病毒、寄生虫感染的组织器官能使组织中的细胞产生特征性的变化,如阴道加德纳菌感染会在宫颈涂片中出现线索细胞(clue cell),沙眼衣原体感染会在细胞质中出现包涵体,艾滋病肺炎的痰液涂片中会出现卡氏肺孢子虫。某些病毒感染会出现特征性细胞学变化(表 9-4)。

表 9-4 常见病毒引起的细胞学变化

病毒	细胞质	细胞核	包涵体
单纯疱疹病毒	体积增大	早期:毛玻璃样、多核、核增大; 末期:出现铸模状核内包涵体	嗜酸性
巨细胞病毒	含小卫星状包涵体	大包涵体形成透明带	嗜碱性,有时嗜酸性
人乳头状瘤病毒	有明显的、大的核周透明带	核增大,有时固缩	无
人多瘤病毒	正常或增大	核增大,染色质被大的包涵体替代(decoy 细胞)	大、嗜碱性、均一性,无核周晕或卫星的包涵体

六、细胞损伤的其他变化

细胞损伤还可见到反应性核变化、多核及吞噬现象等其他变化。

1. 反应性核变化 较少见,多发生在炎症过程中,也可见于癌组织周围。反应性核变化表现为细胞核轻度至中度增大,核膜轻度不规则,核染色质颗粒增多,偶尔可见大核仁。此类变化也称为修复反应(repair reaction)或化生。如在宫颈阴道涂片中,此类细胞即属于不明意义的不典型鳞状上皮细胞或不明意义的不典型腺上皮细胞。

NOTE

2. 多核 通常见于各类细菌或病毒感染的上皮组织。如巨噬细胞、间质细胞或上皮细胞均会形成多核细胞。多核巨细胞(multinucleated giant cell)是上皮细胞(如支气管上皮或腺上皮)通过胞饮作用或核内有丝分裂作用,形成细胞核分裂而细胞质不分裂的细胞,细胞膜边界消失、融合,形成多个核,有时还可见到纤毛。

3. 其他细胞损伤 在炎症或肿瘤时,巨噬细胞、上皮细胞、间皮细胞和癌细胞等会出现吞噬现象,细胞质中可见外来异物、细胞碎片或完整细胞。在病变组织中,各类细胞可见核异常,表现为核皱褶或核沟。在某些恶性肿瘤中,可见核内细胞质包涵体,是细胞质折叠入细胞核所致。在病毒感染时,支气管纤毛细胞可呈现纤毛细胞衰变。在放射治疗、某些微生物(如沙眼衣原体)感染、细胞内脂肪储存时,可见细胞质形成多个、透明的、大小各异的、球状包涵体,内含水分或水溶性物质,称为细胞质空泡。有时,可见细胞质内储存代谢产物,如糖原、胆汁、黑色素、铁、脂褐素和钙盐等。

第四节 肿瘤细胞学基础

肿瘤是机体在各种致瘤因素的作用下,局部组织的细胞在基因水平上失去对其生长的正常调控,导致克隆性异常增生而形成的新生组织,可以是良性的,也可以是恶性的。在细胞学上常借助显微镜技术来诊断和鉴别诊断良性肿瘤和恶性肿瘤以及癌前病变。

一、良性肿瘤

(一)定义和分类

良性肿瘤是一种局部细胞增生,形成的分界清楚的肿瘤,其细胞形态正常或近似正常,但细胞排列和数量异常,可发生于任何组织或器官。良性肿瘤的特征是生长缓慢,常有完整的包膜或与其他组织分隔,不产生浸润或转移到其他组织。良性肿瘤常表现为上皮细胞增生,伴有结缔组织和毛细血管。人类常见肿瘤的分类和相关术语见表 9-5。

表 9-5 人类常见肿瘤的分类和相关术语

组织起源	良性肿瘤	恶性肿瘤
鳞状上皮组织	乳头状瘤	鳞状细胞癌,膀胱尿路上皮细胞癌
柱状上皮组织	腺瘤或息肉	腺癌,黏液表皮样癌
间皮组织	良性间皮瘤	恶性间皮瘤
中胚层组织	命名为“××瘤”,如脂肪瘤、骨瘤	命名为“××肉瘤”,如脂肪肉瘤、骨肉瘤
淋巴组织	增生	恶性淋巴瘤
血细胞	—	白血病
多种组织组成	良性畸胎瘤	恶性畸胎瘤

(二)细胞学特征

良性肿瘤的肿瘤细胞分化成熟、异型性小,与原有组织的形态相似,分裂象无或罕见,不见病理性核分裂象。

1. 上皮源性良性肿瘤 其细胞与正常细胞差异很小,在细胞学涂片上,细胞多互相黏附,形成扁平的细胞群,细胞质透明,核仁小,细胞边界清晰,呈蜂窝状,有时可见有丝分裂。

2. 间质源性良性肿瘤 如脂肪瘤、平滑肌瘤和纤维瘤,通过细针吸取法获取标本,在细胞学涂片上,其肿瘤细胞与正常的脂肪细胞、平滑肌细胞或成纤维细胞相似。

3. 其他肿瘤 如内分泌或神经源性的良性肿瘤、人乳头瘤病毒引起的良性肿瘤(如皮肤疣、生殖道或膀胱尖锐湿疣),在细胞学涂片上,细胞形态明显异常,体积增大,核深染,可见多核,易与癌细胞混淆,

NOTE

细胞学上很难做出正确诊断。有时，这些良性肿瘤细胞与某些恶性肿瘤细胞形态类似，很难鉴别。

二、恶性肿瘤

（一）定义和分类

恶性肿瘤是一种进行性、自主性的组织增生，其增长不受原来生长规律的控制。肿瘤组织呈浸润性生长，能越过组织学边界，浸润至邻近组织。肿瘤细胞能克隆性生长形成转移，能侵入淋巴道或血道。

1. 癌 来源于上皮组织或腺体的恶性肿瘤称为癌（carcinomas），如鳞状上皮来源的称为鳞状细胞癌（squamous cell carcinoma）或表皮样细胞癌（epidermoid cell carcinoma），分化好的鳞状细胞癌具有明显的角化现象，表皮样细胞癌无明显的角化现象。腺上皮或腺体来源的恶性肿瘤称为腺癌（adenocarcinoma）。同时出现 2 种类型细胞的恶性肿瘤称为腺鳞癌（adenosquamous carcinoma）或黏液表皮样癌（mucoepidermoid carcinoma）。

2. 肉瘤 来源于中胚层组织的恶性肿瘤称为肉瘤（sarcoma），如骨肉瘤、肌肉瘤、结缔组织肉瘤、成纤维细胞肉瘤等。

3. 其他恶性肿瘤 其命名具有高度器官特异性，如血细胞和淋巴系统恶变分别称为白血病和淋巴瘤，神经胶质细胞恶变称为胶质瘤，黑色素细胞恶变称为黑色素瘤等。

（二）细胞学特征

肿瘤细胞与正常细胞相比较，具有结构、功能和代谢的异常，这些异常是肿瘤细胞形态学的基础，功能和代谢的异常也必然在形态上有一定的反映。借助光学显微镜虽然可以正确识别癌细胞，但也有一定的局限性，其表现为以下两点：①良性增生或修复细胞与癌细胞容易混淆；②与正常细胞类似的癌细胞很难鉴别。因此，细胞学诊断常常依赖于细胞学工作者的经验和临床知识。良性肿瘤细胞和恶性肿瘤细胞的形态学区别见表 9-6。

表 9-6 良性肿瘤细胞与恶性肿瘤细胞的形态学区别

鉴别要点	良性肿瘤细胞	恶性肿瘤细胞
细胞大小	在生理性变化范围内	超出生理性变化范围
细胞形态	在生理性变化范围内，与组织类型有关	常异常
核大小	在细胞周期变化范围内	明显异常（核大小不一）
核质比	在生理性变化范围内	常与核的变化一致
核形态	常呈球状、卵圆形或肾形	形态和结构异常
染色质特征	细颗粒状，“透明状”	粗颗粒状，“浑浊状”
核深染	罕见	常见
多核	不是特征	不是特征
核仁	小，形态规则，数量有限	增大，形态不规则，数量增加
黏附性	良（除淋巴结、脾脏、骨髓外）	差
细胞间连接	与组织类型有关	不一定异常
在培养中的生长特性	接触抑制性	无接触抑制性
在培养中的细胞世代数	±50	无限
电镜下细胞表面结构	有嵴、皱褶和细胞泡，特定部位可见微绒毛	表面全部覆盖微绒毛
有丝分裂	两极	多极
能有丝分裂的上皮	仅基底层	不一定是基底层
细胞周期	16～22 h	正常或更长

在细胞学涂片上，可根据癌细胞的大小、形态、细胞群的分布、细胞质和细胞核等特征来识别癌细胞的起源和类型。一般来说，确定癌细胞主要是根据细胞核的改变；要区分肿瘤类型则要考虑细胞质的改

NOTE

变和细胞群的变化。

1. 细胞大小 癌细胞的大小通常与相同起源的正常细胞不同，表现为癌细胞大小变化常超出生理范围，癌细胞体积可以非常大也可以非常小。在一个癌细胞群体中或同一张涂片中，癌细胞大小不一很常见。在空气干燥的涂片中，癌细胞大小不一更明显。值得注意的是，在缺乏细胞核异常的情况下，仅凭细胞大小不足以作为诊断癌的标准。

2. 细胞形态 正常细胞的形态在生理范围内有一定的变化，如鳞状上皮的基底细胞成熟至表层细胞，可从圆形、卵圆形转变为菱形、舟形，最后变为大的多边形，细胞大小可增大至原始大小的3～4倍，这是有一定规律的。通常在癌细胞中可见异常的细胞形态，特别是进展期肿瘤中，细胞形态超出了生理范围，恶性肿瘤细胞形态呈奇形怪状，这就是癌细胞的多形性。但是，良性肿瘤也可见畸形细胞，特别是增生的结缔组织或上皮组织。在诊断前，必须考虑细胞核特征。

3. 细胞群的分布 癌细胞间黏附性差，有成团脱落的倾向。在细针吸取细胞学涂片上，可见癌细胞多疏松聚集或单个散在分布，成团脱落的癌细胞形态各异、大小不等、排列紊乱、失去极性；而良性肿瘤细胞多紧密排列，呈有序的聚集，且细胞边界清晰。分化差的癌细胞比分化好的癌细胞的黏附性差。

4. 细胞核 细胞核的异常是癌细胞主要的形态特征之一。①核增大，特别是核质比增大；②核畸形；③染色质呈粗颗粒状、染色过深；④女性出现异常的性染色质小体；⑤核膜增厚；⑥核仁异常；⑦常见异常有丝分裂；⑧某些肿瘤的特殊变化。

(1) 大小：细胞核的大小通常是与涂片中的背景细胞（如淋巴细胞）的大小进行比较。由于癌细胞核染色质增生旺盛，形成多倍体及非整倍体，所以大多数癌细胞核显著增大，为正常细胞的1～4倍，有时可高达10倍以上。但细胞质的量多正常，导致N/C值增加。同一类型癌细胞有核大小不同的现象，称为核大小不一。小细胞未分化癌（如肺的燕麦细胞癌）的细胞核较小，但核质比明显增大。

(2) 核形态：细胞核形态常与细胞质密切相关。癌细胞核除了呈球状、卵圆形外，还可呈现各种畸形，如梭形、结节状、分叶状、长条形、三角形；通常细胞核轮廓异常，有小的突起或切迹，有时呈指状突起，但较难识别。在细胞学涂片上，细胞核形态和轮廓异常，伴有核增大和N/C值增加，应高度怀疑为癌细胞。

(3) 核染色质：由于癌细胞DNA大量增加，染色质明显增多、增粗，采用适当的染料（如苏木精）染色时，染色加深，呈蓝紫色，并伴核染色质呈粗颗粒状和核膜增厚。鳞状细胞癌比腺癌深染更明显。

(4) 女性X小体：实质是失活的女性X染色体。女性X小体(Barr小体)呈致密的半圆形结构，靠近核膜，出现2个或2个以上X小体称为X染色体异常，多见于癌细胞，特别是乳腺癌细胞、宫颈阴道癌细胞。

(5) 核膜：多数癌细胞的核膜明显增厚，且不规则，可见核孔增厚，通常核孔厚度与DNA有关，DNA含量增大，核孔增厚，而且核孔厚度与核体积一致。

(6) 核仁异常：核仁异常是癌细胞主要形态特征之一，表现为核仁增大、数量增多，常嗜酸性、居中。若见到巨大核仁（直径5～7 μm）就可诊断为恶性。核仁形态常异常，呈逗点形或“切饼干刀样”。有时可见多个核仁（超过5个），特别是分化差的肿瘤，如卵巢癌和子宫内膜癌。癌细胞分化程度越低，核仁异常越明显。

(7) 异常有丝分裂：在细胞学涂片上，出现异常有丝分裂是癌细胞的重要特征之一。癌细胞的主要特征是具有无限增殖性，使有丝分裂细胞数量增加。恶性肿瘤常可见不对称分裂、多极分裂、环状分裂等异常有丝分裂，其原因为染色体移动缺陷、不分离、染色体延滞、有丝分裂纺锤体异常、染色体数目异常和有丝分裂异常定位等。

(8) 其他变化：癌细胞常见2个或多个核，或裸核现象，其原因是由于癌细胞增生过快，营养供给不足，细胞容易退化，使细胞质溶解消失而成裸核。腺癌和未分化癌常见。早期的裸核尚具有核的恶性特征，可供诊断参考，退化后期的裸核呈云雾状结构，失去了诊断价值。

5. 癌细胞起源和类型的识别 通常根据癌细胞的核和质的特征，能判断出其起源和分化程度。①癌细胞起源多表达于细胞质，如支气管源性癌细胞和支气管细胞的细胞质类似。②鳞状细胞癌细胞

NOTE

常含有大量的角蛋白丝，细胞形态呈蝌蚪状、纤维状、多角形，细胞质呈强嗜酸性染色。③鳞状上皮珠形成：高分化的鳞状细胞癌细胞，多数细胞质有角化，染成红色，由纤维状的鳞状细胞癌细胞团环绕而成的球状结构，中央包裹角蛋白。④源自腺上皮的癌细胞常显示产生和分泌黏液的证据。⑤源自横纹肌的恶性肿瘤，其细胞质多呈条纹状特点。⑥源自产色素的恶性肿瘤，如黑色素瘤，其细胞质中多有黑色素沉淀。

腺癌细胞常呈腺样或管状结构排列，并与组织学结构类似。三维结构在分化好的癌细胞中不常见。大多数分化差的癌细胞是很难鉴别的，通常需借助电镜或免疫细胞化学染色才能显示其复杂的分化特征，如神经母细胞瘤在电镜下能显示特殊的细胞连接和神经微纤维；内分泌肿瘤在电镜下显示特征性的空泡，免疫细胞化学染色可证明内分泌颗粒的种类。

（三）几种常见癌细胞的形态特征

癌是源于上皮组织的恶性肿瘤，病理学上分为鳞状细胞癌、腺癌及未分化癌三个主要类型。

1. 鳞状细胞癌 鳞状细胞癌（squamous carcinoma）是指来源于鳞状上皮的恶变，简称鳞癌。癌细胞表现为核增大、核大小不一、核畸形、核深染、核质比异常等恶性肿瘤细胞的特点。细胞成堆或散在分布，一般根据细胞的分化程度，将鳞癌分为高分化鳞癌和低分化鳞癌，见图 9-6。

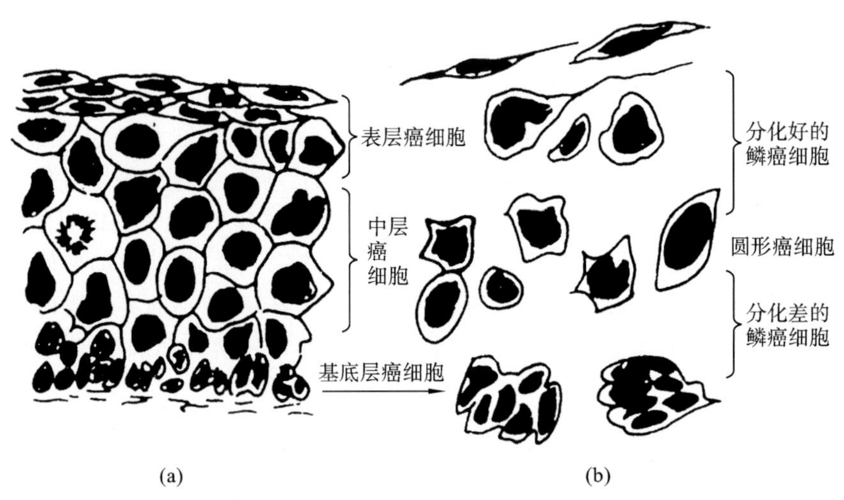

图 9-6　鳞癌组织(a)与细胞(b)示意图

(1) 高分化鳞癌：癌细胞以表层细胞为主，细胞分化程度高。表现为胞体大，常单个散在或数个成团；癌细胞形态呈多样性，如纤维状、蝌蚪状、多角形等；细胞质多数有角化倾向，染红色，有时可见癌珠（注意与正常角化珠的区别），见图 9-7。细胞核畸形显著，核染色质增粗、深染，核仁增多不明显。

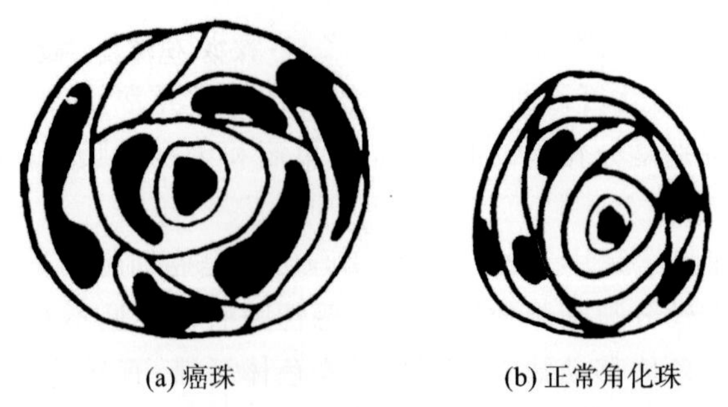

图 9-7　癌珠(a)与正常角化珠(b)示意图

(2) 低分化鳞癌：癌细胞以中层、基底层细胞为主，细胞分化程度低。表现为胞体小，大小不等，多呈圆形、卵圆形，可见不规则形；细胞质少，多无角化现象；核增大，核质比明显增大、核畸形；常成团脱落。

2. 腺癌 腺癌（adenocarcinoma）是指来源于腺上皮的恶变。腺癌细胞常成堆分布，呈桑葚状、花瓣状；细胞质内常含有多少不等的黏液空泡，可将核挤于一侧。与鳞癌细胞相比，腺癌细胞核增大、核畸

NOTE

形、核深染、核质比增大不明显。一般根据细胞的分化程度将腺癌分为高分化腺癌和低分化腺癌，见图9-8。

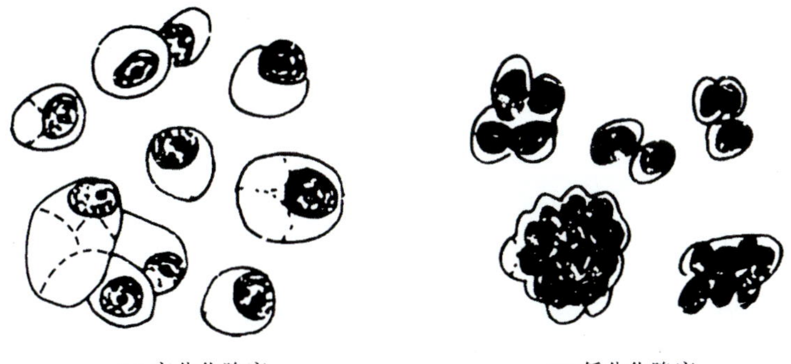

(a) 高分化腺癌　(b) 低分化腺癌

图 9-8　腺癌细胞示意图

（1）高分化腺癌：胞体较大，大小相差悬殊，呈圆形、卵圆形，形态异形不明显；细胞质丰富，可含有空泡，有时空泡将细胞核挤于一侧，形成印戒样癌细胞。与鳞癌相比，该型细胞核大、核畸形、核深染不明显。

（2）低分化腺癌：癌细胞多成堆、相互重叠，极性紊乱，易融合成团；胞体小；胞质少，嗜碱性，可见少量不明显的小空泡；与高分化腺癌细胞相比，该型细胞核畸形、核深染明显。

3. 未分化癌　从形态学上难以确定其组织来源，癌细胞分化程度最低，而恶性程度最高的癌，称为未分化癌(undifferentiated carcinoma)。细胞体积小，细胞质也很少。一般根据癌细胞大小分为大细胞未分化癌和小细胞未分化癌。

（1）大细胞未分化癌：胞体相当于外底层细胞大小，呈不规则圆形或卵圆形；细胞核大、大小不一、畸形明显、染色深；细胞质量中等，常嗜碱性。

（2）小细胞未分化癌：癌细胞排列紧密，常成束出现；胞体小，细胞质更少，似裸核，核质比增大显著；核呈不规则的圆形、瓜子形、燕麦形，核染色质粗、不均匀。需要注意的是，淋巴细胞在退化变性时，核可增大并伴有畸形，需要与小细胞未分化癌相鉴别，见表 9-7。

表 9-7　小细胞未分化癌细胞与淋巴细胞的鉴别

鉴别要点	小细胞未分化癌细胞	淋巴细胞
核大小不一	大小不一显著	大小近似，相差不大
核大小	比淋巴细胞大 0.5～1 倍	核小，大淋巴细胞略大
核畸形	显著	一般为圆形，退变时可见轻度畸形
核染色	深染，且深浅不一	深染，但深浅一致
核排列	有镶嵌现象	核可重叠，无镶嵌现象
细胞质	量极少，呈裸核样	可有少量淡蓝色或淡红色细胞质，少数呈裸核样

鳞癌、腺癌及未分化癌是临床上常见癌的类型，其鉴别要点见表 9-8。

表 9-8　鳞癌、腺癌、未分化癌的鉴别

鉴别要点	鳞癌	腺癌	未分化癌
细胞排列	多单个散在，有成群但不紧密，可有癌珠	多成群，呈不规则腺腔样	多成群，排列紧密、紊乱呈镶嵌样结构
细胞形态	畸形明显，多形性	圆形、卵圆形	圆形或卵圆形
细胞质	较多、厚实、有角化倾向	较薄、透明，常含空泡，淡蓝色	极少
核形态	畸形明显	圆形或卵圆形	圆形、卵圆形、带角不规则

NOTE

续表

鉴别要点	鳞癌	腺癌	未分化癌
核染色质	明显增多、深染，呈煤块状	增多不明显，呈粗颗粒状，分布不均匀	不均匀
核仁	少见，低分化可见	增大而明显	有时可见

（郭素红）

第五节　女性生殖道细胞病理学检查

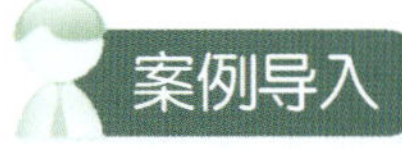

患者，女，56 岁，已婚 32 年，平时月经正常。近期同房后阴道出血较前增多，白带中夹有血丝，但无腹痛，无尿频、尿急、尿痛，无便秘、下肢水肿；无发热，无恶心、呕吐，血、尿、粪便常规检查正常，无体重减轻。肝功能、肾功能、胸片及心电图检查结果均正常。妇科检查发现宫颈为不规则菜花状，触及时出血明显，宫旁无增厚，子宫及双附件未见异常，盆腔未触及包块，提示宫颈病变，高度怀疑宫颈恶性肿瘤。B 超检查发现宫颈部有肿块。CT 检查有宫颈肿瘤，腹盆腔淋巴结未见肿大。

1. 最可能的诊断是什么？

2. 如何确诊？还需要做哪些辅助检查？

3. 为什么诊断肿瘤的主要依据是组织切片的病理学检查，而脱落细胞检查只能作为病理学检查的过筛试验？

女性生殖道细胞病理学检查主要包括外阴、阴道和宫颈阴道口的非角化鳞状上皮细胞、宫颈管上皮细胞和子宫内膜上皮细胞的检查，鳞状上皮细胞和子宫内膜上皮细胞受激素影响较大，且在生育年龄的上皮细胞形态变化最有价值，因此，开展女性生殖道细胞病理学检查对女性生殖道肿瘤的早期诊断和防治有着非常重要的意义。

一、正常上皮细胞形态学

（一）鳞状上皮细胞

1. 表层细胞　月经周期中阴道上皮主要表现为表层角化前细胞和角化细胞所占比例的变化，此层最能反映雌激素的水平。角化前细胞为大而扁平的多角形细胞，直径为 45～55 μm，有时较小；核固缩，深染，染色质致密，有时核染色质碎裂成小颗粒，形成核破裂或凋亡小体，巴氏染色和 HE 染色呈深紫红色；细胞质多，薄而透明，边缘卷曲，巴氏染色呈粉红色，在空气干燥涂片上，有时染成淡蓝色。角化细胞的细胞质红染，核消失或在细胞中央保持一圆形透明的核影。

2. 中层细胞　根据女性生理状态不同，分为两种类型。①非妊娠期中层细胞：由外底层细胞分化而来，细胞体积比外底层细胞大，呈船形、贝壳形、菱形等；核居中央，略大，因皱折呈锯齿状，核膜边界清晰，染色质呈细颗粒状，疏松，可见染色质小体；细胞质丰富、薄、半透明；核质比 1∶(3～5)。②妊娠期中层细胞：阴道上皮细胞受妊娠黄体素影响，细胞呈舟形，常成群出现，核大而常偏位，细胞质丰富，内含糖原，此类细胞称为“妊娠细胞”（图 9-9），巴氏染色呈黄色，常见于妊娠期和绝经早期。

3. 外底层细胞　根据其来源及女性生理状态不同可分为以下几种类型。

1）宫颈型外底层细胞　细胞大小不一，可成群出现，细胞内含有多少不等的糖原，核较大，有时被糖原挤压变为扁平或凹陷，染色质致密；细胞质多染成蓝绿色，有时见深蓝色颗粒。常见于育龄期妇女的阴道涂片。

2）产后型外底层细胞　细胞形态不一，常多个成群，细胞质可见空泡，细胞核常被空泡挤压至边缘呈扁长形或皱折凹陷成瓢形，这种瓢形核为产后细胞特征，常见于产妇或晚期流产患者的阴道涂片。

3）萎缩型外底层细胞　细胞呈圆形或卵圆形，多散在分布，大小、形态较一致，很少成堆脱落，核多在细胞中央，细胞质边界清晰，常嗜碱性，偶见小空泡，但高度萎缩时，出现早熟角化现象。常见于原发性无月经或绝经后妇女和宫颈阴道炎患者的阴道涂片。

4. 内底层细胞　涂片上很罕见，仅在哺乳期、闭经后阴道高度萎缩或深度糜烂时才出现。细胞体积小，呈圆形或卵圆形，类似外底层细胞。细胞质极少，嗜碱性。在空气干燥涂片上呈嗜酸性。核大小与外底层细胞一致，染色质呈颗粒状，偶见圆形小核仁（图 9-10）。需与小型癌细胞鉴别。

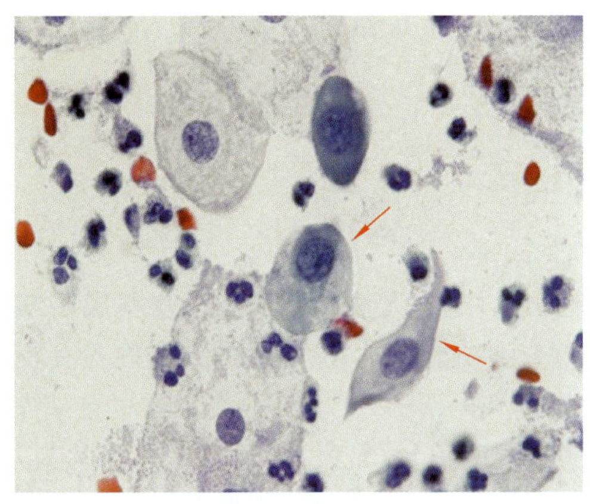

图 9-9　阴道脱落的中层细胞（巴氏染色，×400）

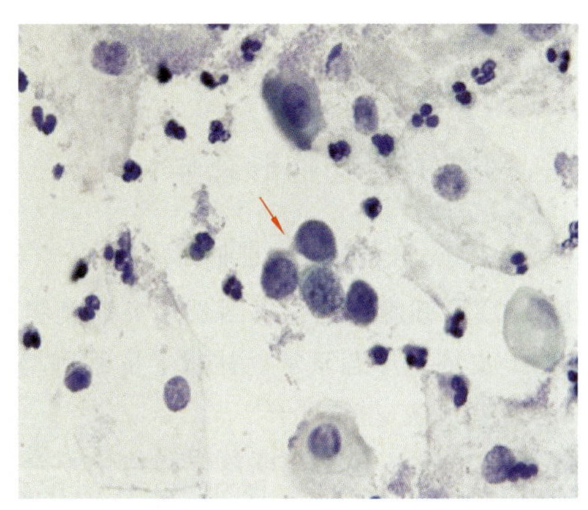

图 9-10　阴道脱落的内底层细胞（巴氏染色，×400）

（二）柱状上皮细胞

1. 宫颈管上皮细胞　宫颈管主要为黏液柱状上皮细胞（又叫分泌细胞），纤毛柱状上皮细胞较少，绝经后增多。①黏液柱状上皮细胞：在吸取法涂片上，少见保存良好的宫颈管上皮细胞。在刮擦法涂片上，可见大量保存良好的宫颈管上皮细胞。该细胞呈柱状，常单个或成群排列成栅栏样或蜂窝状；核呈球状或卵圆形，大小较一致，染色质结构疏松，可有小核仁；细胞质轻度嗜碱性，呈浅蓝色，常含空泡，分布均匀，因含透明黏液，将核挤至一侧，多见于排卵期分泌旺盛时的涂片（图 9-11）。②纤毛柱状上皮细胞：该细胞呈低柱状，也可分散或成堆排列；核呈圆形或椭圆形，较大，染色质呈颗粒状，可见核仁；细胞质呈蓝色，顶端可见纤毛（图 9-12）。出现纤毛柱状上皮细胞提示有宫颈或子宫输卵管上皮化生，多见于绝经后。

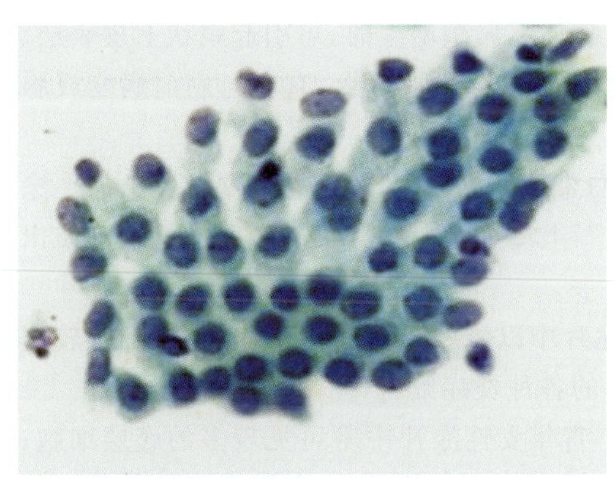

图 9-11　宫颈管黏液柱状上皮细胞（巴氏染色，×400）

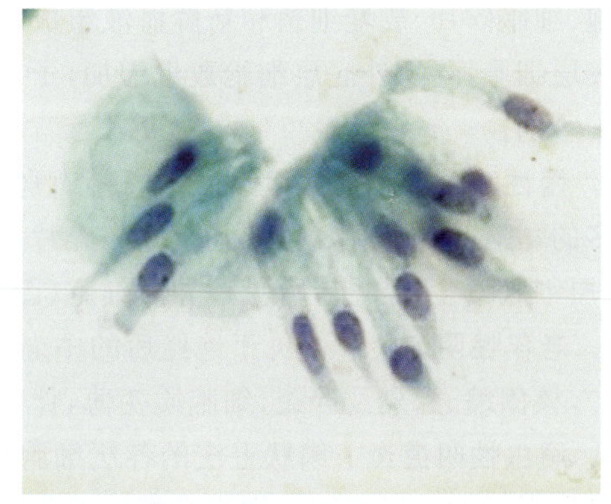

图 9-12　宫颈管纤毛柱状上皮细胞（巴氏染色，×400）

2. 子宫内膜上皮细胞　在月经出血期，可见成片子宫内膜细胞，周围是血液和细胞碎片。该细胞常成团脱落，细胞质极易被破坏，常剩下一群裸核，大小、形态一致，染色较深，排列紧密并有重叠，界限不清（图 9-13）。常见于月经期、月经前期、产后及流产后，在绝经后女性宫颈涂片中出现应警惕。大于 45 岁的女性宫颈涂片发现子宫内膜细胞应予报告。

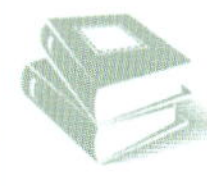

NOTE

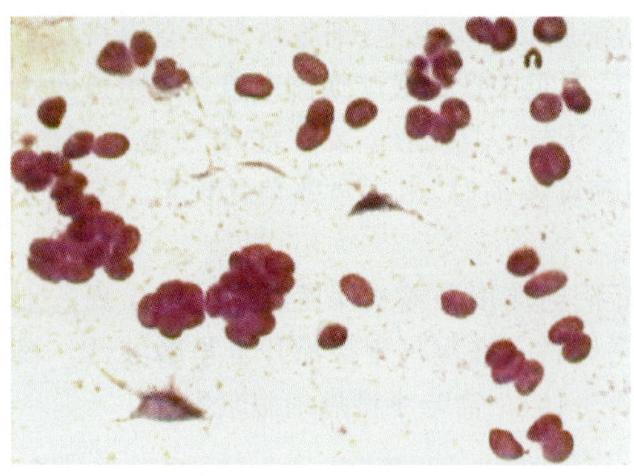

图 9-13　子宫内膜上皮细胞(HE 染色,×400)

（三）非上皮细胞

1. 吞噬细胞　在细胞学涂片上,小单核巨噬细胞可见于月经末期;大单核巨噬细胞多见于月经期和慢性炎症,细胞直径为 25～30 μm,细胞质嗜碱性,含细小空泡或吞噬物质,核呈球状或肾形,染色质呈细颗粒状,偶见核仁。

2. 血细胞　在慢性炎症时可见红细胞、中性粒细胞、单核细胞、淋巴细胞等。

3. 其他　可见阴道杆菌、滴虫、真菌、精子、黏液和纤维素等。

二、良性病变细胞形态学

（一）反应性病变的细胞形态

1. 基底层细胞增生　多因长期炎症刺激引起。在细胞学涂片上,无法判断鳞状上皮基底层细胞增生,成熟上皮细胞形态正常。柱状上皮细胞增生主要表现为分泌功能亢进,涂片中的细胞内含有较多黏液,细胞质着色浅,呈透明样。

2. 异常角化　包括过度角化和角化不全。黏膜白斑属于过度角化,常发生于宫颈,在涂片中,巴氏染色后,脱落的表层角化鳞状上皮细胞呈淡黄色无核,细胞质中偶见棕色颗粒,为癌前病变。正常情况下,无核鳞状上皮细胞比例小于 0.5%。出现无核鳞状上皮细胞必须报告,因鳞癌常伴有特征性黏膜白斑和异常深染核。

3. 鳞状上皮化生　常见于宫颈外口的鳞状上皮与柱状上皮的交界处。未成熟鳞化细胞呈多角形,边界清晰,细胞核为圆形或椭圆形,偶见小核仁,细胞质内可见细小空泡。该细胞与基底层细胞有时难以区别。

4. 修复细胞　在细胞学涂片上,可见成片紧密聚集的细胞,类似鳞化细胞。典型的修复细胞常成堆出现,细胞大小不一,偶见畸形,细胞质内有空泡,核大小不一,深染,核仁明显,可见有丝分裂(图 9-14),但细胞核极向一致。该细胞与高度鳞状上皮内病变和宫颈腺癌细胞形态类似,应注意区别。

（二）女性生殖道炎症的脱落细胞形态

1. 急性宫颈炎和阴道炎　涂片外观很“脏”,多因炎性渗出物所致。炎性渗出物由中性粒细胞、坏死细胞、细胞碎片、成堆细菌和新鲜血液组成。在急性炎症伴不典型增生时,可引起鳞状上皮表层、中层和外底层细胞坏死,外底层细胞数量增加,子宫内膜细胞出现修复细胞特点,有时与癌前病变或腺癌细胞很难鉴别。

2. 慢性宫颈炎　女性最常见的妇科疾病。表现为白带增多,宫颈肥大、糜烂或出现息肉。涂片中有较多的黏液、吞噬细胞、白细胞及细胞碎片,背景“污浊”,上皮细胞的核深染、轻度增大,细胞质出现空泡,底层细胞增多,严重者可见核异质细胞(图 9-15)。

3. 老年性阴道炎　多见于绝经后的中老年女性。涂片中以萎缩型基底层细胞为主,细胞较小且大小不一,核固缩、深染及碎裂,细胞质变薄,伴有多少不等的各种炎症细胞(图 9-16)。

4. 滴虫性阴道炎　鳞状上皮的各层细胞均可脱落。青年女性涂片中常可见较多的底层细胞;老年妇女可见大量的表层细胞。细胞常发生退化变性,细胞膜模糊不清。根据感染程度可见数量不等的炎症细胞和滴虫。

5. 真菌性阴道炎　以白色念珠菌感染最常见。涂片中可见大量真菌孢子和菌丝,且能找到白色念珠菌,鳞状上皮细胞可沿菌丝“串起”,上皮细胞可有核周晕,细胞质内可见空泡(图 9-17)。

NOTE

6. 淋病　淋病奈瑟球菌是寄生在细胞内的革兰阴性双球菌,主要存在于宫颈鳞状上皮的中层和外底层细胞及宫颈管鳞状化生细胞内;脓细胞内也可见群集的淋球菌。宫颈涂片革兰染色观察可找到淋

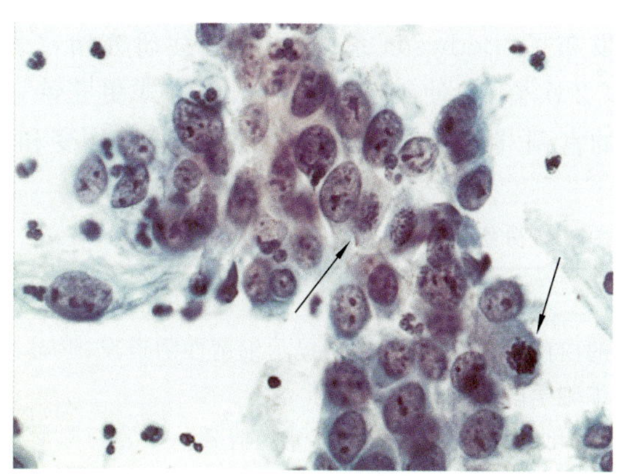

图 9-14 修复细胞(巴氏染色,×400)

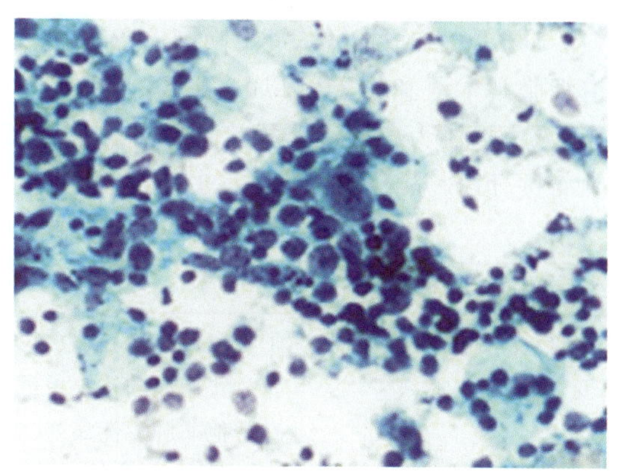

图 9-15 慢性宫颈炎涂片(巴氏染色,×100)

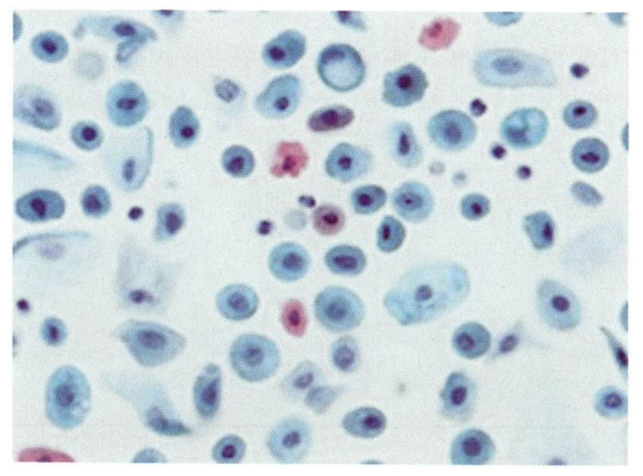

图 9-16 老年性阴道炎涂片(巴氏染色,×100)

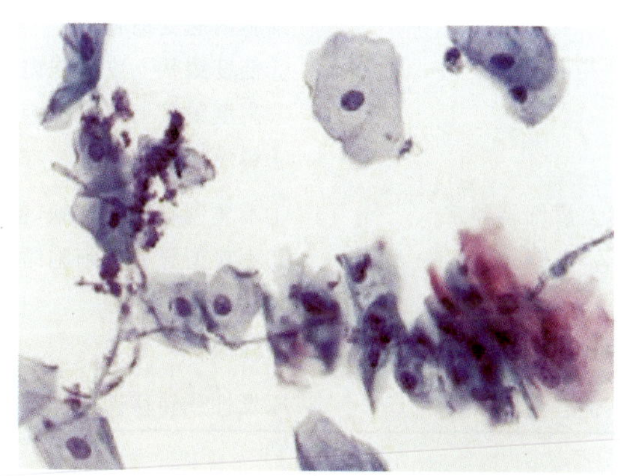

图 9-17 真菌性阴道炎涂片(巴氏染色,×400)

球菌。

7. 尖锐湿疣 由人乳头瘤病毒(human papilloma virus,HPV)感染所致,为性传播疾病。涂片中可见:①挖空细胞,即核周具有大空泡环绕。②角化不良细胞,细胞较小,细胞质有角化倾向,巴氏染色呈淡红色,核固缩、深染。③湿疣外底层细胞,常为化生型外底层细胞,有1～2个染色较深的核,核染色质结构不清,细胞质呈双嗜性。在不典型鳞状上皮细胞(ASC)与低度鳞状上皮内病变(LSIL)中常伴有高危 HPV 感染。

8. 生殖器疱疹 由单纯疱疹病毒(HSV)感染所致,主要为 HSV Ⅱ型感染。受累的上皮细胞早期增大且大小不一,细胞多核,呈镶嵌样排列拥挤而几乎不重叠,核边缘部深染似核套,后期核内可见嗜伊红包涵体,几乎占据整个核,其周围有空晕或透明窄区。

三、恶性肿瘤细胞形态学

(一) 巴氏(Papanicolaou)分类和 TBS 分类

1. 巴氏分类 1943年由 Papanicolaou 提出分为5级(表 9-9)。该分类法得到世界各国认可,但不同国家和实验室对该分类法进行了修订。该分类法的主要缺陷是Ⅱ级和Ⅲ级难以界定。

表 9-9 Papanicolaou 细胞学分级评价

分级	评价
Ⅰ级	无不典型或异常细胞
Ⅱ级	有不典型细胞,但无恶性证据
Ⅲ级	细胞学怀疑为恶性,但不能确定
Ⅳ级	细胞学高度怀疑为恶性
Ⅴ级	细胞学为恶性

NOTE

2. TBS分类 1988年，美国国家癌症研究所(NCI)发布了《Bethesda系统：国家癌症研究所宫颈/阴道细胞学术语和分类》(TBS)，1991年和2001年进行了2次修订，使细胞学分级报告方式更完善，可操作性更强，成为各国逐步推广运用的方法。目前，在新的宫颈/阴道细胞学诊断报告中，癌前病变和恶性肿瘤按TBS分级及评价见表9-10。

表9-10 癌前病变和恶性肿瘤按TBS分级及评价

病变	评价
未见上皮内病变或恶性病变	①病原微生物：滴虫、形态符合霉菌的白色念珠菌、菌群失调提示细菌性阴道炎、形态符合放线菌属和符合单纯疱疹病毒的细胞学改变 ②其他非肿瘤性病变：如反应性细胞变化(炎症、放射治疗、宫内节育器)、子宫切除后是否有腺细胞、萎缩性改变
鳞状上皮细胞异常	①不典型鳞状上皮细胞，包括意义不明的不典型鳞状上皮细胞和不排除高度鳞状上皮细胞内病变细胞 ②低度鳞状上皮细胞内病变，包括HPV感染、轻度不典型增生、宫颈上皮细胞内瘤变 ③高度鳞状上皮细胞内病变，包括中度和重度不典型增生，原位癌或CIN2和CIN3 ④鳞癌
腺上皮细胞异常	①不典型腺上皮细胞，包括宫颈管细胞、子宫内膜细胞和其他腺细胞 ②不典型腺上皮细胞倾向瘤变：包括宫颈管细胞 ③宫颈管原位癌 ④腺癌
其他恶性肿瘤	原发性或转移性肉瘤等

(二)癌前病变和鳞癌的形态特征

1. 低度鳞状上皮细胞内病变(low-grade squamous intraepithelial leisions, LSIL) 多发生于表层细胞，细胞大而边界清楚，核增大，至少比中层细胞大3倍，深染，常见双核或多核，有核周透明区或核周晕，核染色质分布均匀但颗粒较粗，核仁无或不明显，核质比轻度增大(图9-18)；有时呈角化型鳞状上皮细胞特征，可见正常或异常分裂象。

2. 高度鳞状上皮细胞内病变(high-grade squamous intraepithelial lesions, HSIL) 多发生于中、底层细胞，细胞大小不一，比LSIL细胞略小，核增大，因细胞质减少而使核质比明显增大，核深染，染色质呈颗粒状或块状，分布均匀，可见核分裂象，偶见核仁，细胞质多少不一，多呈不"成熟"淡染或化生性浓染或空泡状(图9-19)。

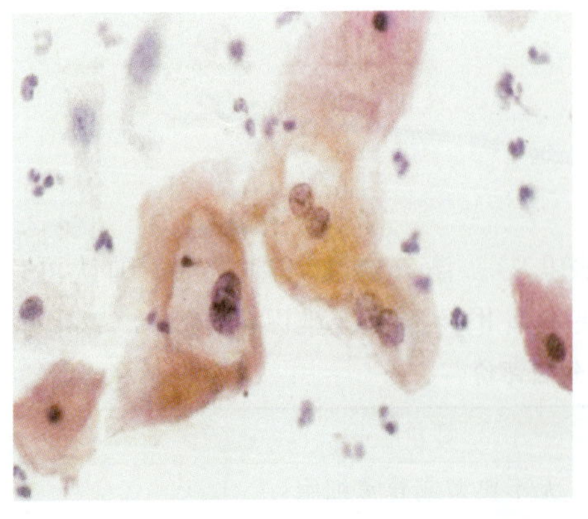

图9-18 低度鳞状上皮细胞内病变细胞(巴氏染色，×400)

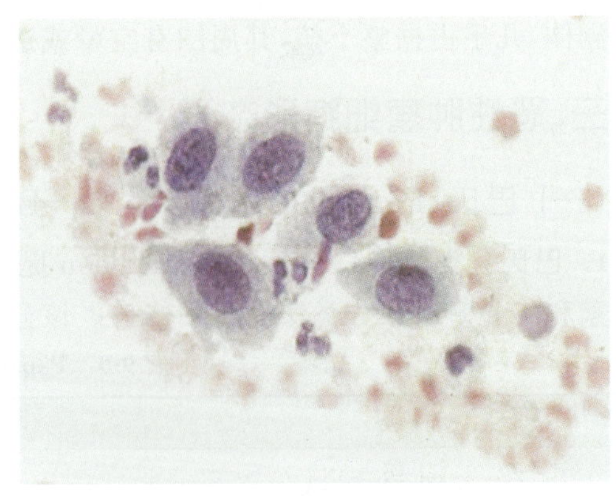

图9-19 高度鳞状上皮细胞内病变细胞(HE染色，×400)

3. 鳞癌 在女性生殖系统恶性肿瘤中，以宫颈癌最多见，宫颈癌又以鳞癌居多(占95%)，其次为腺

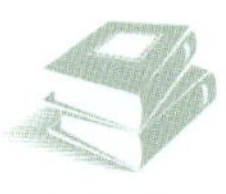

NOTE

癌(约占 5%),未分化癌极少见。根据肿瘤细胞角化程度可将鳞癌分为角化型鳞癌和非角化型鳞癌,以非角化型鳞癌多见。

1) 角化型鳞癌　高分化鳞癌和低分化鳞癌均可有角化。癌细胞多散在分布,体积较大,形态各异,可呈梭形、蝌蚪形、蜘蛛形,细胞质丰富,多数角化而染成亮橘红色,核显著增大、大小不一、畸形、深染,染色质呈粗颗粒状,分布不均(图 9-20)。

2) 非角化型鳞癌　癌细胞多成群出现,呈圆形或卵圆形,相当于外底层或中层细胞,细胞核增大、大小不一,呈不规则圆形或卵圆形,染色质呈粗块状深染,分布不均,核仁大而明显,细胞质较少,嗜碱性,角化不明显,核质比明显增大(图 9-21)。

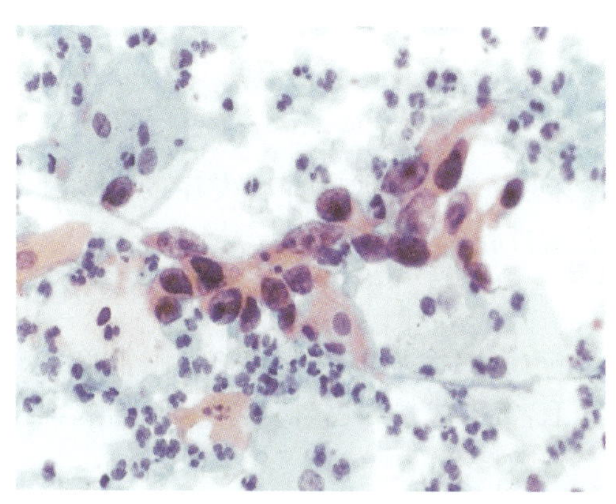

图 9-20　角化型鳞癌细胞(巴氏染色,×400)

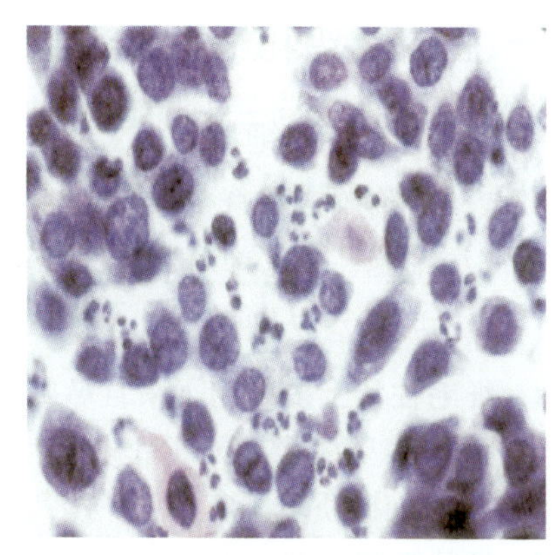

图 9-21　非角化型鳞癌细胞(巴氏染色×400)

(三) 原位腺癌和腺癌的形态特征

1. 宫颈管原位腺癌　癌细胞排列成片状、条状或菊花形,失去蜂窝状结构,细胞边界不清;核排列呈鸡毛掸样或羽毛状,核增大,大小不一,深染,染色质呈细致或中等颗粒状,均匀分布,核仁小或不明显;细胞质少,核质比增加,黏液少,背景干净(图 9-22)。

2. 宫颈管腺癌　癌细胞常呈合胞体排列,也可单个散在、片状或成团。细胞核增大,形态不一,染色质分布不均,可见明显大核仁,细胞质部分透明,可见小空泡(图 9-23)。

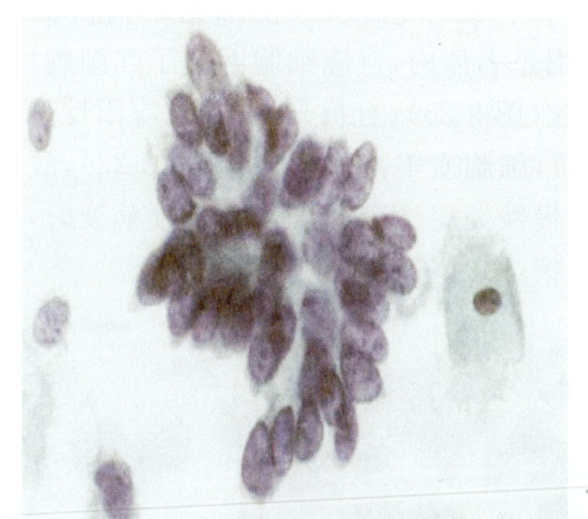

图 9-22　宫颈管原位腺癌细胞(巴氏染色,×400)

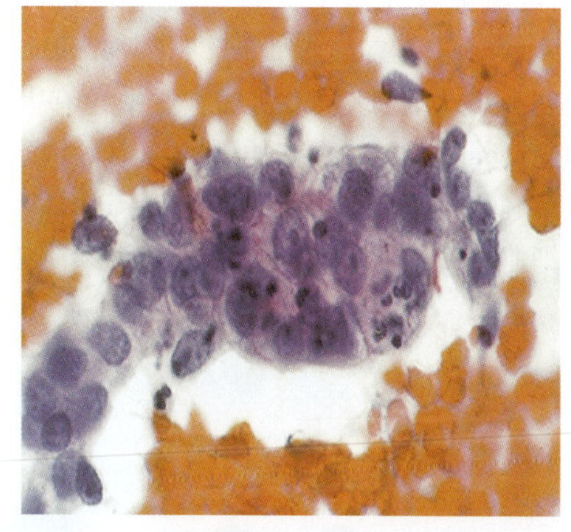

图 9-23　宫颈管腺癌细胞(巴氏染色,×400)

3. 子宫内膜腺癌　癌细胞常单个散在或成团出现,细胞质较少,嗜碱性,含黏液空泡,边界不清,高分化癌细胞核轻度增大,低分化癌细胞核增大且大小不一,极性消失,染色质分布不均且中度深染,可见多个小而明显的核仁。

NOTE

第六节　呼吸道细胞病理学检查

肺癌是目前发病率较高的恶性肿瘤，根据临床症状、X线检查、CT扫描、痰液涂片和纤维支气管镜检查等多种方法的联合应用有助于肺癌的早期诊断。其中，呼吸道脱落细胞学检查简单、易行，可反复取材，对肺癌的早期诊断及治疗意义较大，同时，结合肺癌肿瘤标志物检查可作为观察病情、判断预后的重要依据。

一、正常组织和细胞形态学

（一）鳞状上皮细胞

鳞状上皮细胞多来自口腔，主要是表层细胞，中层细胞少见。当口腔或咽部有炎症或溃疡时，可见少量基底层细胞。涂片中若出现大量无核鳞状上皮细胞，表示口腔黏膜白斑。

（二）柱状上皮细胞

1. 纤毛柱状上皮细胞　来自鼻咽部、气管、支气管等部位，在痰涂片中较常见。细胞常单个、成团或聚集出现，多呈柱状或尾部呈梭形，大小较一致，顶部有纤毛，常染成粉红色，核呈椭圆形居底部，染色质呈颗粒状，细胞质较丰富。

2. 杯状细胞　健康人痰液中较少见，慢性炎症时增多，可分泌黏液。为高柱状细胞，细胞质内有较多黏液，呈泡沫状或空泡状，核呈圆形或椭圆形，常偏位。

3. 储备细胞　又称生发细胞，正常痰液涂片中少见，但在支气管刷片中易见。当支气管黏膜炎症时，可见成堆的储备细胞脱落。

（三）非上皮细胞成分

1. 肺泡巨噬细胞　痰液标本中出现此细胞提示标本来自肺深部，若缺乏则提示标本无诊断价值。该细胞呈球状、卵圆形，直径10～25 μm，可单个散在或成群分布；核呈圆形、卵圆形或肾形，大小不一，可有1个或多个，染色质呈细颗粒状，偶见核仁；细胞质丰富，含大量不同的吞噬物质。①尘细胞（dust cell）：巨噬细胞吞噬了大量的灰尘颗粒，细胞质中有灰色、棕色或黑色颗粒，使细胞结构模糊不清（图9-24）。②心衰细胞（heart failure cell）：在慢性心功能衰竭患者体内，巨噬细胞吞噬了红细胞后，将红细胞分解为含铁血黄素，细胞质中含有大量粗大的棕色颗粒（图9-25），有折光性，铁反应阳性。③泡沫细胞（foam cell）：在脂质性肺炎中，巨噬细胞若吞噬了脂质，细胞质丰富呈泡沫状（图9-26），故又称脂质吞噬细胞。④多核巨细胞（multinucleated giant cell）：肺慢性炎症、病毒感染或肺间质病变时，肺泡巨噬细胞体积增大，常形成双核或多核细胞，甚至可达几十个核，称为多核巨细胞（图9-27）。

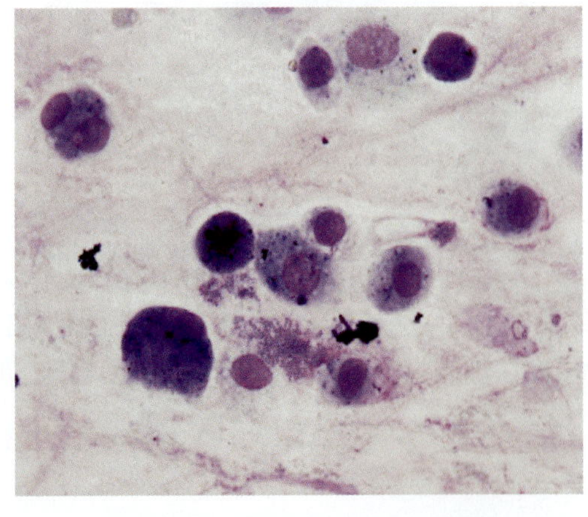

图9-24　尘细胞（HE染色，×400）

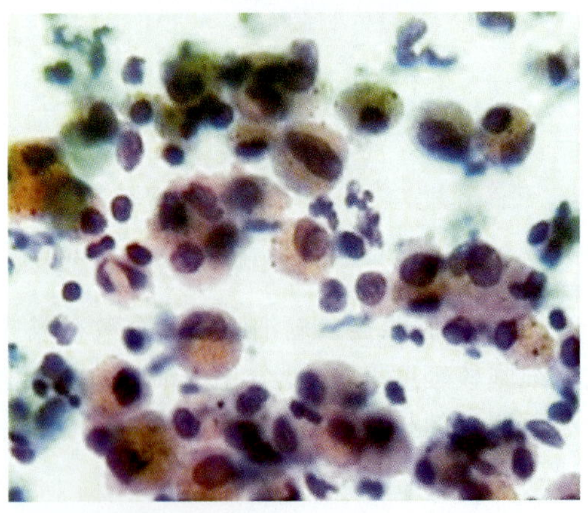

图9-25　心衰细胞（巴氏染色，×100）

NOTE

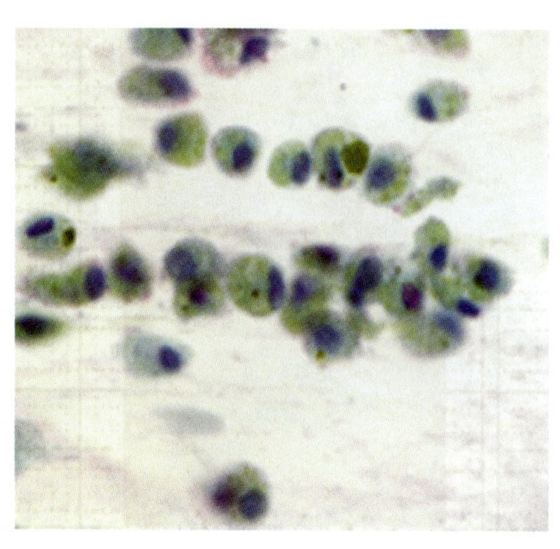
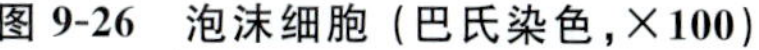

图 9-26 泡沫细胞（巴氏染色，×100）

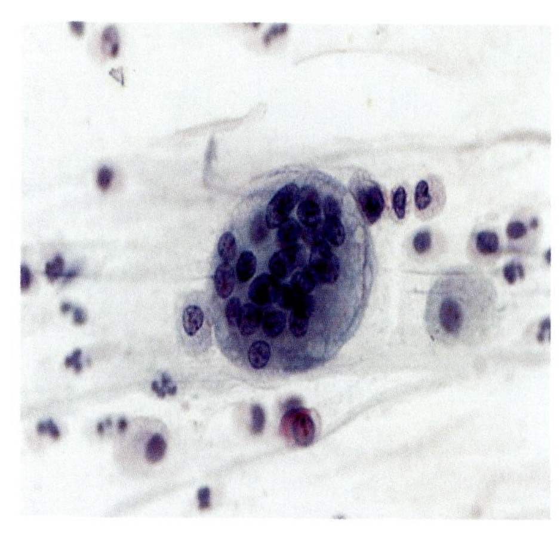

图 9-27 多核巨细胞（巴氏染色，×100）

2. 白细胞 涂片上，中性粒细胞增多常见于上呼吸道炎症、肺炎或肺脓肿等；淋巴细胞散在分布多见于慢性支气管炎，若淋巴细胞成群出现，可能为滤泡性支气管炎、肺癌、转移癌、淋巴瘤或白血病等，应进一步随访观察；出现大量嗜酸性粒细胞和夏科-莱登结晶时，多见于支气管哮喘或肺部寄生虫感染等。

3. 库施曼(Curschmann)螺旋体 由黏液浓缩而成的小支气管管型，外观呈螺旋状，有一个较深的中轴，周边透明，多见于慢性支气管炎、哮喘和 90%的无症状吸烟者。

4. 其他 痰液涂片中，还可见浓缩黏液、淀粉样体、未消化的食物颗粒、植物细胞、肉类纤维、花粉颗粒、石棉小体、真菌及肺孢子菌等。

二、良性病变细胞形态学

支气管炎、支气管扩张、肺炎及肺结核等急性或慢性炎症，可引起上皮细胞形态的较大变化。

（一）鳞状上皮的良性病变

1. 炎症性变化 口腔、口咽部急性炎症时，可出现鳞状上皮细胞坏死、核固缩或核碎裂、染色质呈粗颗粒状、核膜增厚等现象，易与鳞癌混淆。

2. 巴氏细胞 由 Papanicolaou 发现而命名。上呼吸道感染和咽喉炎时，可见小型鳞状上皮细胞。该细胞体积较小，单个核呈圆形或卵圆形，染色质致密深染，细胞质染深红色（图 9-28）。易与支气管肺泡腺癌细胞相混淆。

3. 鳞状化生细胞 又称鳞化细胞。痰液标本中鳞化细胞很难与来自口腔、咽喉部的正常鳞状上皮细胞区分，而支气管灌洗、穿刺和刷取标本中可出现。该细胞呈多边形或卵圆形，常成堆、成片存在，互相粘连；细胞核大小一致，呈卵圆形，染色质呈细颗粒状，有些细胞核深染固缩；细胞质很少，嗜酸性，巴氏染色呈橘黄色。在鳞化细胞团周边有时可见纤毛柱状细胞。

4. 不典型鳞化细胞 在鳞状上皮化生基础上发生了不典型增生改变的细胞。细胞多成群出现，核增大、大小不等，核有异形，偶见固缩、深染的核，染色质粗而深染，胞质比鳞化细胞少。

（二）柱状上皮细胞异常

1. 多核纤毛柱状上皮细胞 细胞体积大，呈多边形或不规则形，含有多个大小一致固缩深染的细胞核，密集成团，很少见核仁，细胞质丰富，嗜酸性，一端有纤毛。在支气管冲洗或刷洗液中多见，痰涂片中较少见。多见于创伤、病毒感染、放射治疗及恶性肿瘤等，如发现此细胞时应仔细观察涂片或重复检查，以排除隐性癌的可能。

2. 乳头状增生的上皮细胞 在慢性炎症、支气管扩张和哮喘等病变时，支气管上皮增生，细胞层次增多，纤毛柱状上皮细胞和杯状细胞形成大小不等的乳头状细胞团。细胞核聚集在中央，大小形态一致，排列紧密、重叠，核团周围有红染的细胞质，细胞团表面可见纤毛（图 9-29）。注意与分化差的腺癌细胞团区别。

3. 退变的纤毛柱状上皮细胞 纤毛柱状上皮细胞在退变过程中，纤毛脱落，细胞和纤毛呈横向断

NOTE

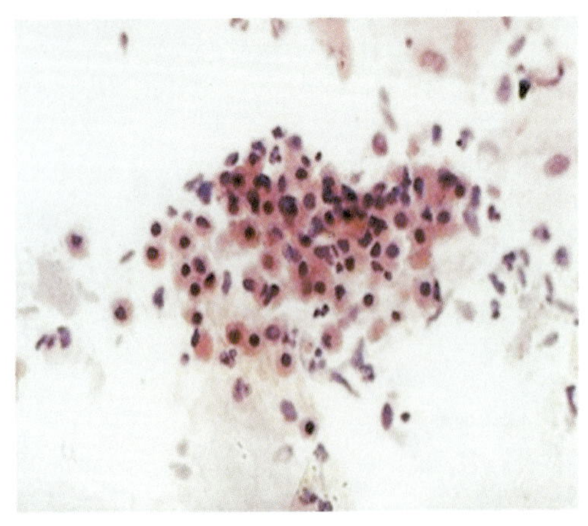

图 9-28 巴氏细胞(HE 染色,×100)

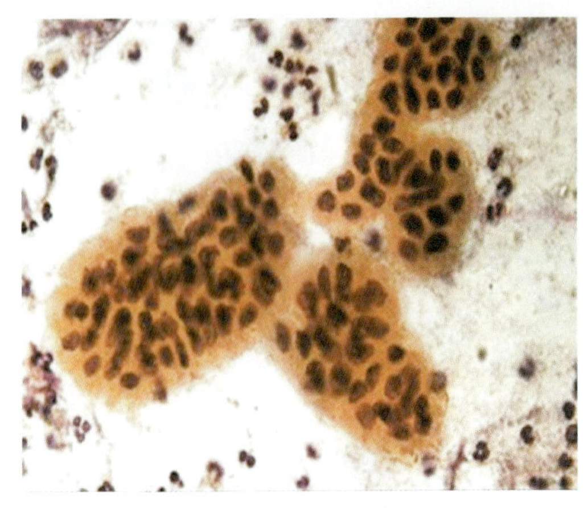

图 9-29 乳头状增生的上皮细胞(HE 染色,×100)

裂,形成无核纤毛小体和各种形态的无纤毛的核,或有核的细胞质残留物,在细胞质内可见 1 个或多个嗜酸性包涵体。常见于病毒、肿瘤或细菌感染。

4. 储备细胞增生 正常情况下储备细胞牢固吸附着基底膜,在慢性支气管炎、支气管扩张、结核病、真菌感染等时可出现。细胞常成团脱落,大小各异,呈圆形或多角形;细胞核圆形或卵圆形,偏位,深染,染色质分布较均匀,可见染色质小体;细胞质少,嗜碱性;有时伴纤毛细胞,核深染,细胞质少。这种增生的基底层细胞易被误认为小细胞型未分化癌。

三、肺恶性肿瘤细胞形态学

肺部的恶性肿瘤以原发性肺癌为主(95%以上),其次为转移癌,肉瘤很少见。原发性肺癌多起源于支气管黏膜上皮,故又称支气管肺癌。原发性肺癌分为鳞癌、腺癌、大细胞癌、小细胞癌等。

(一) 原发性肺癌

1. 鳞癌 来源于支气管上皮细胞鳞状上皮化生后的恶变。主要发生在大支气管,因此支气管刷片和痰液细胞学检查阳性率均较高。支气管刷片的癌细胞多成群,单个少见;细胞核大,多居中,一个或多个小核仁,染色质深染、粗颗粒状,分布不均,细胞质丰富。分化程度比痰液涂片低,角化罕见,背景比较干净。痰液涂片中的细胞多是自然脱落的,主要来自肿瘤表面分化比较好的成熟细胞。根据癌细胞是否出现角化,分为角化鳞癌细胞和非角化鳞癌细胞。

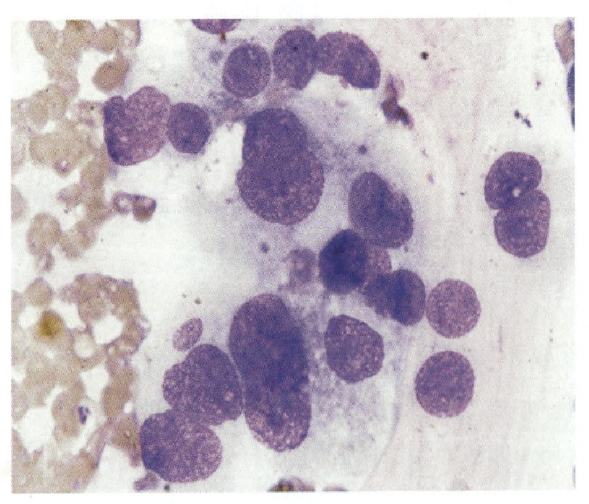

图 9-30 肺非角化鳞癌细胞(HE 染色,×400)

角化鳞癌细胞多单个散在分布,大小不一,可见梭形、蝌蚪形、纤维形等畸形,背景有炎症细胞和坏死物质;癌细胞核有的淡染,溶解,有的深染,类似印度墨汁,称为核固缩。细胞核形态畸形,呈多角形或不规则形,核仁少见;细胞质巴氏染色成亮橘黄色或黄色,可见大型癌细胞的细胞质内有小型癌细胞,形成癌细胞珠。有时癌细胞能吞噬小型颗粒、碳颗粒或含铁血黄素颗粒等物质。

非角化鳞癌细胞多成群、成堆出现,核深染,染色质呈粗颗粒状,无核固缩,可见核仁,细胞质较少,嗜碱性或嗜双色性,较透明(图 9-30)。

痰液和支气管刷取、穿刺标本鳞癌细胞的形态学差异见表 9-11。

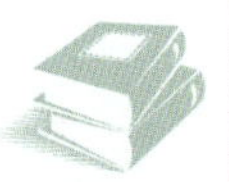

表 9-11 痰液和支气管刷取、穿刺标本鳞癌细胞形态学差异

细胞学特征	痰液	支气管刷取和穿刺
癌细胞数量	不定，较少	常很多
细胞质角化	明显	少数有，常缺乏
核质比异常	不定	多增加
核固缩	明显	不明显，常缺乏
单个癌细胞	常见	不常见
癌细胞聚集	不常见	为主
核结构	很难识别	易识别
核仁	可疑或缺乏	常可见，明显

2. 腺癌 主要来源于支气管上皮细胞和肺泡细胞的恶变。痰液中的腺癌细胞也分为高分化和低分化两种。高分化腺癌细胞较大，呈圆形或多角形，偶见柱状，常成堆出现，形成三维乳头状或球状结构，细胞质丰富，常有空泡，染色较淡，常嗜碱性，含大黏液空泡时常将核挤到一边，形成空泡状癌细胞；核较大，染色质呈粗颗粒状，常轻度深染，核仁明显，一个或多个，核膜明显，常见多核，罕见核固缩。低分化腺癌细胞较小，呈圆形或多边形，常成堆或散在，细胞质较少，少见空泡，核较大，染色质呈细颗粒状，深染，可见一个或多个核仁。支气管刷片中，癌细胞成群、成团多见，群内细胞排列紧密，边界不清，核染色质呈细颗粒状，分布不均，核仁大而明显，核膜厚，背景比痰液涂片干净(图 9-31)。

3. 大细胞癌 癌细胞常单个散在，大小较一致，倾向于成堆，呈疏松结构。细胞质丰富，常淡染，嗜酸性或嗜碱性，偶见小的、红色的包涵体。核大，有时核膜不规则，边界清晰，染色质呈粗颗粒状、深染，或呈细颗粒状，有一个或多个核仁。偶见乳头状结构和细胞质空泡。

4. 小细胞癌(small cell carcinoma,SCC) 主要来自呼吸道黏膜中的神经内分泌细胞的恶变，是一种恶性程度较高的肺癌。包括燕麦细胞癌(oat cell carcinoma)和中型细胞癌 2 类。

1）燕麦细胞癌 在痰液涂片中，癌细胞相互重叠，排列成松散而不规则的葡萄串样细胞簇，或镶嵌状呈“脊椎骨样排列”，常随黏液丝排列，典型者呈燕麦形；细胞小，且大小不一，一般较淋巴细胞大半倍到一倍，核相对较大，细胞质较少，常嗜碱性，常见裸核。在支气管刷片中，癌细胞常聚集成群，核互相重叠、镶嵌，核深染、固缩或呈疏松结构，染色质呈粗颗粒状，有时有小核仁，可见核碎片(图 9-32)。燕麦细胞癌因癌细胞较小易被误认为淋巴细胞。

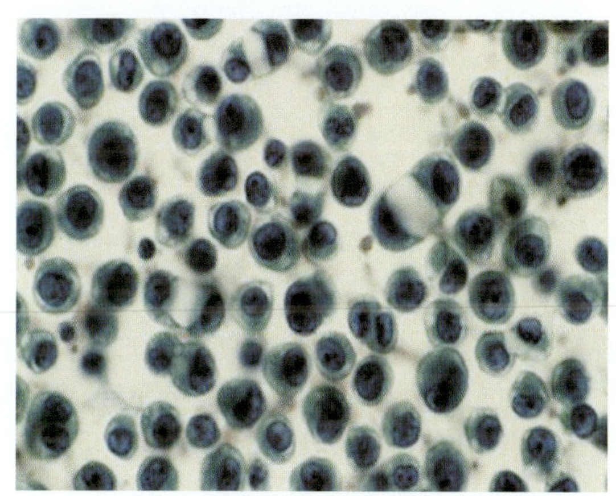

图 9-31 肺腺癌细胞(巴氏染色，×400)

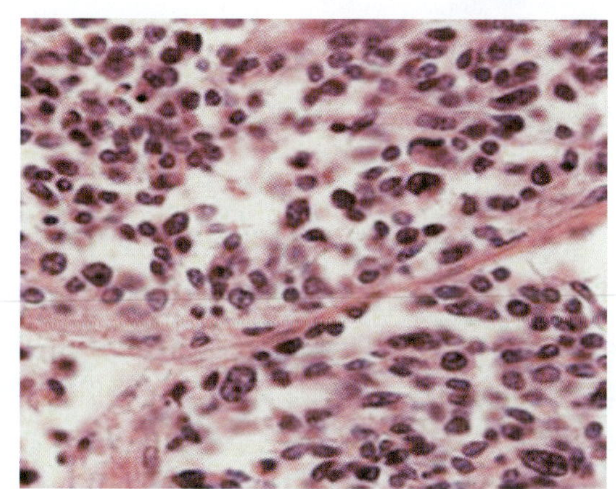

图 9-32 燕麦细胞癌(HE 染色，×400)

2）中型细胞癌 在痰液涂片中，癌细胞体积相对较大，细胞质较多，核较大，染色质呈细颗粒状，可相互黏附成片。在刷取和穿刺涂片中，细胞群体单一，呈球状、卵圆形或长形，核疏松或深染，染色质呈粗颗粒状，有时有小核仁，大小不一，核膜不规则。

NOTE

（二）肺转移癌

肺部转移性肿瘤较常见，在确立原发性肺癌诊断前，必须考虑有无肿瘤病史、是否转移、是否是良性病变（如细菌、病毒、霉菌感染，放射治疗或化学治疗所致等）。因此，临床表现、病史是确保细胞学诊断正确与否的基础。肺的转移性肿瘤占肺部肿瘤的50%左右，在痰液涂片检查中，最常见的转移癌是食管癌，其次是结肠癌、乳腺癌、淋巴瘤和白血病、前列腺癌、胃癌等。在细针吸取细胞学涂片中，最常见的转移癌是乳腺癌，其次是结肠癌、肾癌、膀胱癌等。

第七节　浆膜腔积液细胞病理学检查

一、良性细胞形态学

（一）间皮细胞（mesothelial cell）

1. 正常间皮细胞　被覆于浆膜腔表面的单层扁平上皮细胞。在积液涂片中，细胞呈单个或成双排列，或聚集成团，边界清楚，细胞间可见空隙；单个间皮细胞呈圆形或卵圆形，直径为15～20 μm，边界清晰。细胞核相对较大，常居中，核染色质呈细颗粒状，偶见1～2个小核仁。细胞质嗜碱性或轻度嗜酸性，可见核周较浓，边缘较清亮，在空气干燥涂片上更明显（图9-33）。

2. 退变间皮细胞　若积液抽出后没有及时固定制片，间皮细胞会发生退化变性，且肿胀性退变比固缩性退变多见。肿胀性退变细胞体积增大，可比正常细胞大1～4倍，细胞模糊不清，细胞质内有数量不等的液化空泡，若有多个空泡挤压，细胞核可呈不规则多边形，细胞核肿胀增大，细胞膜及染色质结构模糊不清；细胞质呈云雾状，最后细胞质、细胞核破裂，整个细胞溶解消失（图9-34）。

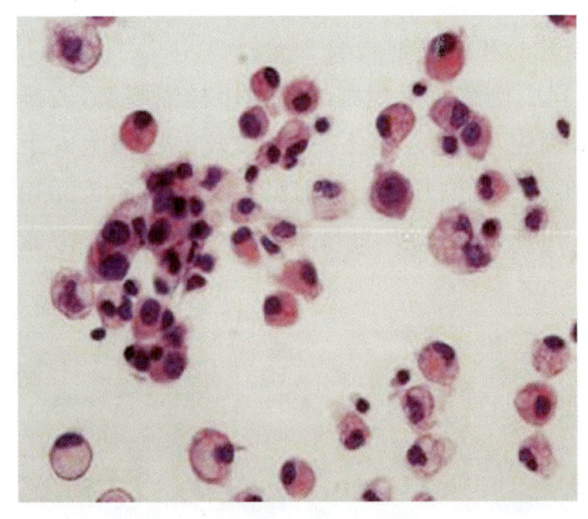

图9-33　正常间皮细胞（HE染色，×400）

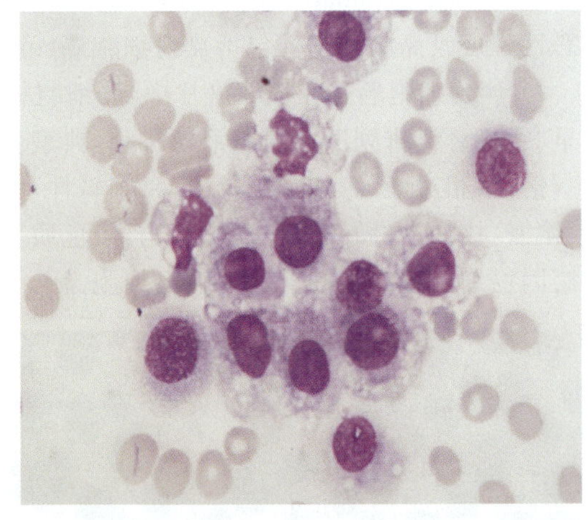

图9-34　退变间皮细胞（HE染色，×400）

3. 异形间皮细胞　在慢性炎症、肿瘤或放射线作用等刺激下，间皮细胞可有不同程度的增生，发生形态变化。细胞成团片状排列、拥挤、大小不一致，可出现腺腔样、乳头状、菊花团状等排列形式。细胞体积增大，呈圆形或卵圆形，边界清楚。细胞核增大，居中或偏位，染色质略增多，颗粒略变粗，染色略深，分布均匀，有时可见双核、多核及核分裂象。细胞质丰富浓稠，分布均匀，核质比正常（图9-35）。

（二）非上皮细胞

无论是炎性积液还是非炎性积液，在涂片中可见较多的非上皮细胞，如巨噬细胞、淋巴细胞、中性粒细胞、嗜酸性粒细胞、浆细胞及红细胞等。以淋巴细胞最常见，且以小淋巴细胞为主。

1. 巨噬细胞　在炎性积液中可出现较多的巨噬细胞。巨噬细胞易被误认为间皮细胞，特别是具有大空泡的细胞，大部分应为巨噬细胞。巨噬细胞形态类似间皮细胞，直径为15～20 μm，常单个散在或松散分布，不拥挤重叠，细胞质呈泡沫状，含有空泡或吞噬颗粒。细胞核常1～2个，多偏位，较间皮细胞

NOTE

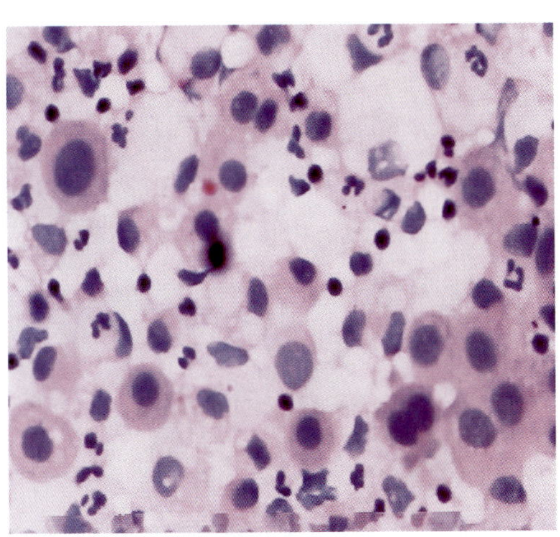
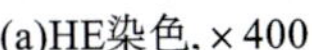
(a)HE染色，×400

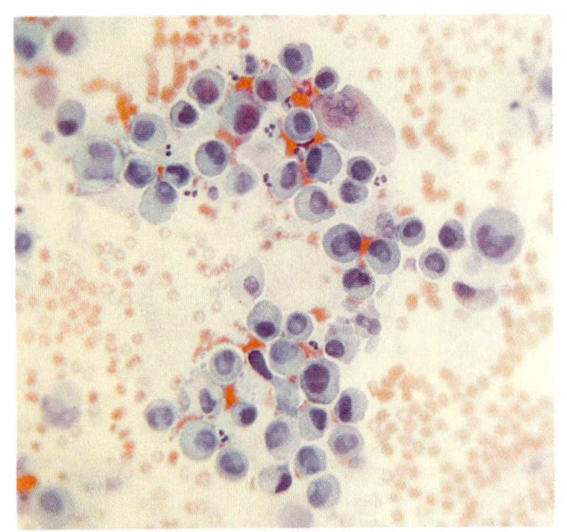
(b)巴氏染色， ×400

图 9-35 异形间皮细胞

核染色更深，呈肾形，深染，染色质呈细颗粒状，有时可见小核仁。有时，可见多核巨细胞、异物巨细胞或朗汉斯巨细胞。

2. 红细胞 完整的红细胞多因创伤所致，血性积液的背景有纤维蛋白。镰状细胞贫血积液可见镰状红细胞。肾透析、EB病毒感染患者，可见巨噬细胞吞噬和消化自身红细胞的现象，称为红细胞吞噬作用。

3. 白细胞 淋巴细胞大量增多，而无其他白细胞时，应考虑结核性炎症、慢性淋巴细胞白血病、恶性淋巴瘤等；若少量增多，常为慢性炎症、病毒感染等。出现中性粒细胞提示有炎症，多继发于感染、癌症等。嗜酸性粒细胞与变态反应性疾病、寄生虫感染等有关。浆细胞常见于多发性骨髓瘤、霍奇金淋巴瘤性积液中。

二、肿瘤和肿瘤细胞形态学

浆膜腔积液中98%以上的癌细胞是转移性的，原发性恶性间皮瘤较少见。转移癌主要包括鳞癌、腺癌和未分化癌，其中腺癌占积液内转移癌的80%左右。恶性胸腔积液中常见的恶性肿瘤为原发性周围型肺癌，其次为乳腺癌和原发性恶性间皮瘤等；恶性腹腔积液中的肿瘤以卵巢癌、胃癌及大肠癌多见，其次为肝癌、胆囊癌及胆管癌；恶性心包积液主要见于原发性中央型肺癌，原发性恶性间皮瘤、肝转移癌及腹腔淋巴结淋巴瘤等较少见。

（一）转移性肿瘤

1. 腺癌 胸腔积液及心包积液中的腺癌细胞多因肺癌、乳腺癌等转移而来，腹腔积液中的腺癌细胞多来自卵巢癌、子宫内膜腺癌、胃癌、肾癌和甲状腺癌等的转移。根据细胞的大小可分为大细胞腺癌和小细胞腺癌。

1）大细胞腺癌 细胞体积大，常单个散在分布；细胞核大，常偏位，染色深，核仁明显，常见核分裂象；细胞质嗜碱性，可见大小不等的空泡。可出现印戒样癌细胞、多核癌巨细胞等（图 9-36）。

2）小细胞腺癌 细胞体积小，常成团、成堆，呈腺腔样、乳头状、桑葚状、梅花状、菊花团状等排列形式；细胞核为不规则圆形，可见核仁；细胞质较少，可见空泡，边缘不规则，可见瘤状伪足突出（图 9-37）。

2. 鳞癌 积液中少见，仅占2%～3%。胸腔积液中常见原发性肺癌和食管癌，腹腔积液中常见原发性宫颈癌。高分化鳞癌少见，低分化鳞癌细胞常散在分布，细胞大小不一，形态多样，如圆形、梭形、多角形等，核居中、深染，核仁不明显，细胞质厚实；成团脱落时，细胞核呈圆形，大小不等，明显畸形，染色质深染，可见核仁。

3. 未分化癌 积液中也少见，占3%～5%。其细胞形态特点与其他小细胞型未分化癌相同。

4. 恶性淋巴瘤 胸腔积液及腹腔积液中也可见到转移而来的恶性淋巴瘤，多由纵隔或腹腔恶性淋

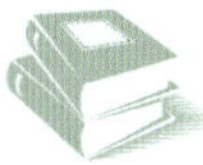
NOTE

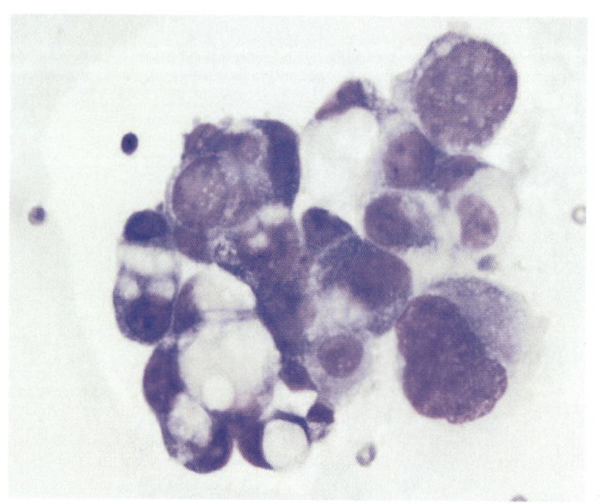

图 9-36 腹腔积液大细胞腺癌(巴氏染色,×400)

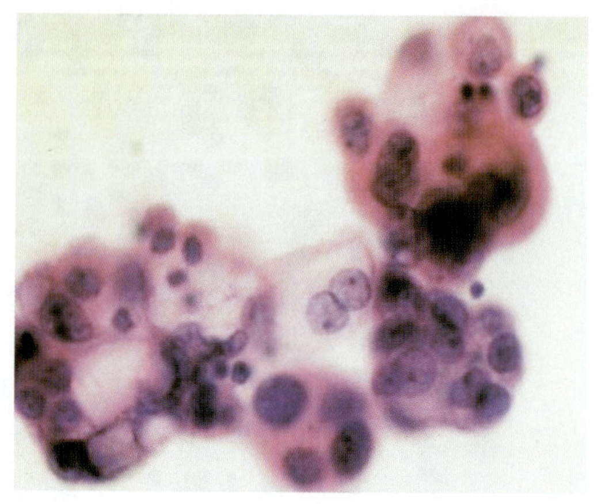

图 9-37 胸腔积液小细胞腺癌(HE 染色,×400)

巴瘤蔓延、扩散而来,患者常有纵隔、颈部和腋窝等部位的淋巴结肿大。依据细胞学特点分为四种类型:①大细胞淋巴瘤,细胞体积大,且大小形态不一,异型性明显,细胞核畸形而不规则,核仁明显,细胞质少。②小细胞淋巴瘤,细胞体积小,大小基本一致,核质比大,染色质粗糙、分布不均,细胞质少。③霍奇金淋巴瘤,可见 Reed-Sternberg 细胞(简称 R-S 细胞)和反应性细胞。R-S 细胞体积巨大,核也大,具有大的双核或多核,核染色质分布不均,呈粗块状,核仁大而清晰,细胞质丰富而淡染,核周有透明区;有时,可见单个核细胞的霍奇金细胞,染色质疏松呈网状,可见一个或多个核仁(图 9-38)。反应性细胞主要有淋巴细胞、上皮样细胞、浆细胞、嗜酸性粒细胞及中性粒细胞等。④混合性淋巴细胞增生和血液学异常,主要包括少见类型的淋巴瘤、多发性骨髓瘤和白血病等。

5. 其他 可见恶性黑色素瘤、神经母细胞瘤、肾母细胞瘤及平滑肌肉瘤的肿瘤细胞等。

(二)间皮瘤

间皮瘤是被覆于浆膜表面间皮细胞发生的原发性肿瘤,最常发生于胸膜,其次为腹膜,心包膜罕见。间皮瘤分为良性和恶性两类。良性间皮瘤生长局限,包膜完整,很少产生积液。恶性间皮瘤生长弥漫,可广泛侵犯浆膜而引起积液。根据恶性间皮瘤的脱落细胞形态可分为上皮样、肉瘤样和混合型三类。

1. 上皮样恶性间皮瘤 又称癌性间皮瘤,涂片中肿瘤细胞形态似间皮细胞,单个散在或成团呈乳头状、腺腔样或桑葚样排列。细胞体积大,呈圆形或不规则形,表面有微绒毛;细胞核增大深染,居中或偏位,可见双核或多核,核仁明显,但核畸形不明显;细胞质多少不一,常有空泡,可将细胞核挤向一侧呈印戒状(图 9-39)。

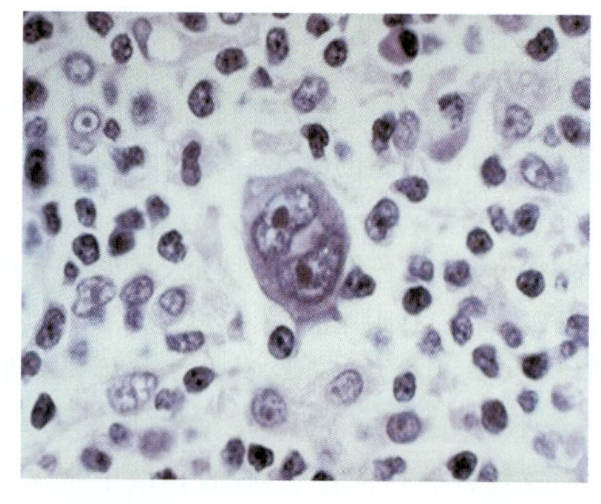

图 9-38 R-S 细胞(巴氏染色,×400)

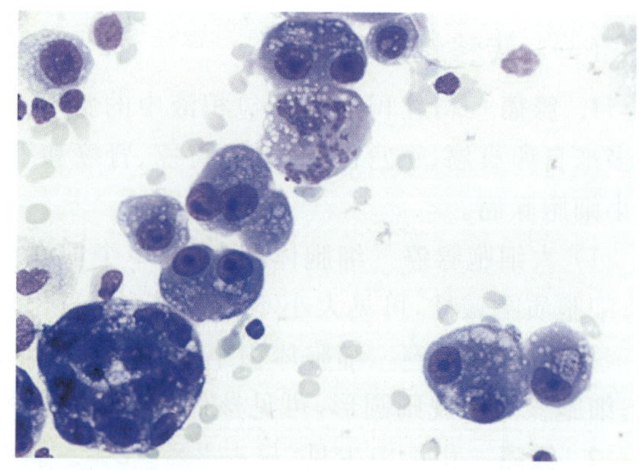

图 9-39 上皮样恶性间皮瘤(巴氏染色,×400)

2. 肉瘤样恶性间皮瘤 细胞常散在、呈长梭形或奇形怪状,类似肉瘤细胞,但细胞体积大,细胞核呈梭形或不规则椭圆形,核深染,细胞质少而淡染,细胞边界不清。

3. 混合型恶性间皮瘤 肿瘤细胞呈双向分化,涂片中既有成团脱落的似上皮样细胞,又有成片脱

NOTE

落的肉瘤样细胞，并可见中间型肿瘤细胞。

（李树平）

小　　结

细胞病理学检验的基本技术包括标本采集方法、制片技术、涂片的固定、标本的浓缩、染色方法、显微镜检查方法、结果的报告和质量保证等环节，这些环节的好坏直接影响临床病理学诊断。

在细胞学涂片中，大部分正常细胞能利用光学显微镜按组织类型和来源分类，如鳞状上皮细胞、柱状上皮细胞及非上皮细胞等。但在细胞病理学的诊断过程中，由于受多种因素（患者信息、病变部位、细胞特点等）的影响，至今还没有哪一套细胞形态学标准能准确地鉴别良性与恶性细胞，所以不能刻意强调最终结论的重要性。

良性肿瘤细胞往往与正常细胞形态相近，细胞团呈典型的蜂窝状，边缘清楚，细胞质清晰，可见小核仁。但个别良性肿瘤细胞形态易与恶性肿瘤细胞相混淆，如内分泌性、神经性肿瘤等。

恶性肿瘤细胞的形态特征：①细胞体积多偏大且大小不等；②细胞形态多异常且形态各异；③肿瘤细胞之间黏附性较差；④细胞核增大、深染、畸形，核仁增多增大，核膜增厚，核的变化常常作为判断细胞恶性的主要依据；⑤核分裂象增多、异常分裂；⑥可利用细胞质来判断细胞来源和分化程度，如鳞癌细胞质可角化，腺癌细胞质中可见黏液空泡等。

女性生殖道细胞病理学检查主要是对子宫和阴道 3 种类型上皮的检查。女性生殖道炎症是女性最常见的疾病，长期的炎症刺激可诱发核异质甚至恶性肿瘤。TBS 法宫颈细胞学报告系统注重癌前病变的描述，便于和临床医生沟通。女性生殖道恶性肿瘤以宫颈癌多见，而宫颈癌又以鳞癌多见，其次为腺癌，未分化癌极少见。

呼吸道细胞病理学检查主要是对鼻咽部、支气管、细支气管等部位上皮细胞的检查。各种呼吸道良性病变均可引起上皮细胞的形态改变。良性支气管上皮异常可出现纤毛柱状上皮细胞异常、杯状细胞异常等。良性呼吸道上皮增生可出现乳头状增生、基底层细胞增生和支气管黏膜鳞化。肺部肿瘤以原发性肺癌为主，其次是转移癌，肉瘤少见。原发性肺癌多数源自支气管和细支气管上皮，少数源自肺泡上皮，以支气管鳞癌为主，其次是大细胞未分化癌、腺癌和燕麦细胞癌。肺部转移性肿瘤较常见，约占肺部肿瘤的 50%。

浆膜腔积液细胞病理学检查时，良性积液中可见间皮细胞、巨噬细胞、多核巨细胞、红细胞、淋巴细胞、嗜酸性粒细胞等。浆膜腔积液中 98%以上的肿瘤是转移性的，其中腺癌占积液内转移癌的 80%左右。积液中的原发性肿瘤主要为恶性间皮瘤。

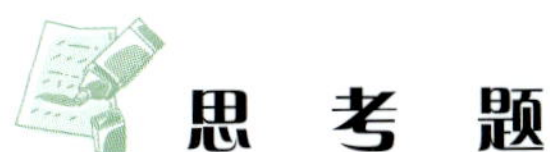

思　考　题

1. 细胞病理学涂片制备的方法有哪几种？分别适用于何种标本？
2. 简述细胞病理学标本采集的方法和特点。
3. 复层鳞状上皮从底层到表层细胞形态的变化规律有哪些？
4. 细胞病理学涂片上，癌细胞核形态异常的表现有哪些？
5. 良性肿瘤细胞与恶性肿瘤细胞的形态学区别有哪些？
6. 女性生殖道炎症和反应性病变的脱落细胞形态有何特点？
7. 比较宫颈角化型鳞癌与非角化型鳞癌的细胞学特征。
8. 进行痰液脱落细胞学检查时，如何观察和挑选有诊断价值的痰液制片？
9. 呼吸道恶性肿瘤鳞癌细胞有何形态特点？
10. 浆膜腔积液恶性肿瘤脱落细胞有何形态特点？

NOTE

参考文献

CANKAOWENXIAN

[1] 万学红，卢雪峰．诊断学[M]．9版．北京：人民卫生出版社．2018.

[2] 侯治富．实验诊断学[M]．2版．北京：高等教育出版社，2015.

[3] 刘成玉，郑文芝．实验诊断学[M]．2版．北京：人民卫生出版社，2017.

[4] 龚道元，胥文春，郑峻松．临床检验基础学[M]．北京：人民卫生出版社，2017.

[5] 彭明婷．临床血液与体液检验[M]．北京：人民卫生出版社，2017.

[6] 龚道元，张纪云．临床检验基础[M]．4版．北京：人民卫生出版社，2015.

[7] Erdem N，Berber İ，Aydoğdu İ，et al. A hundred years after the first article，a recollection：Cabot ring[J]. Korean J Intern Med，2016，31(1)：199.

[8] 郑文芝，徐群芳，秦洁．临床检验基础[M]．武汉：华中科技大学出版社，2016.

[9] 林东红．临床基础检验学技术实验指导[M]．北京：人民卫生出版社，2015.

[10] 许文荣，林东红．临床基础检验学技术[M]．北京：人民卫生出版社，2015.

[11] 赵建宏，贾天军．临床检验基础[M]．2版．北京：人民卫生出版社，2015.

[12] 刘成玉．临床检验基础[M]．3版．北京：中国医药科技出版社，2015.

[13] 尚红，王毓三，申子瑜．全国临床检验操作规程[M]．4版．北京：人民卫生出版社，2015.

[14] 夏薇，陈婷梅．临床血液学检验技术[M]．北京：人民卫生出版社，2015.

[15] 胡丽华，临床输血学检验技术[M]．北京：人民卫生出版社，2015.

[16] 樊绮诗，钱士匀．临床检验仪器与技术[M]．北京：人民卫生出版社，2015.

[17] 李立新，冯志山，李贵霞，等．医学检验三基训练指南[M]．北京：人民军医出版社，2014.

[18] 孙晓春，龚道元．临床输血检验技术[M]．北京：人民卫生出版社，2014.

[19] International Council for Standardization in Haematology，Writing Group；Briggs C，Culp N，Davis B，et al. ICSH guidelines for the evaluation of blood cell analysers including those used for differential leucocyte and reticulocyte counting [J]. Int J Lab Hematol，2014，36(6)：613-627.

[20] 曾照芳，贺志安．临床检验仪器学[M]．2版．北京：人民卫生出版社，2012.

[21] 吴晓蔓，权志博．临床检验基础[M]．武汉：华中科技大学出版社，2013.

[22] 许文荣，王建中．临床血液学检验[M]．5版．北京：人民卫生出版社，2012.

[23] 刘成玉，罗春丽．临床检验基础[M]．5版．北京：人民卫生出版社，2012.

[24] 胡晓波．临床检验基础[M]．2版．北京：高等教育出版社，2012.

[25] 张印则，杨宝成，孟庆宝．临床输血理论与实践[M]．北京：人民卫生出版社，2012.

[26] 吴晓蔓．临床检验基础实验指导[M]．4版．北京：人民卫生出版社，2011.

[27] 丛玉隆．尿液有形成分检查及镜检筛选标准的制定[J]．中华检验医学杂志，2011，24(6)：481-483.

[28] 丛玉隆，乐家新，袁家颖．实用血细胞分析技术与临床[M]．北京：人民军医出版社，2011.

[29] 郑沁春．XZ-2100 全自动血球分析仪的检测原理与维护[J]．医疗装备，2012，25(4)：86-88.

[30] 王建中．实验诊断学[M]．2版．北京：北京大学医学出版社，2010.

[31] 罗春丽．临床检验基础 [M]．3版．北京：人民卫生出版社，2010.

[32] 姚泰．生理学[M]．2版．北京：人民卫生出版社，2010.

[33] 康熙雄.实验诊断学[M].北京:人民卫生出版社,2009.
[34] 张晓杰.细胞病理学[M].北京:人民卫生出版社,2008.
[35] 陈文彬,潘祥林.诊断学[M].7版.北京:人民卫生出版社,2008.
[36] 熊立凡,刘成玉.临床检验基础学[M].4版.北京:人民卫生出版社,2008.
[37] 王金发.细胞生物学[M].北京:科学出版社,2003.
[38] 世界卫生组织.世界卫生组织人类精液检查与处理实验室手册[M].谷翊群,陈振文,卢文红,等译.北京:人民卫生出版社,2011.

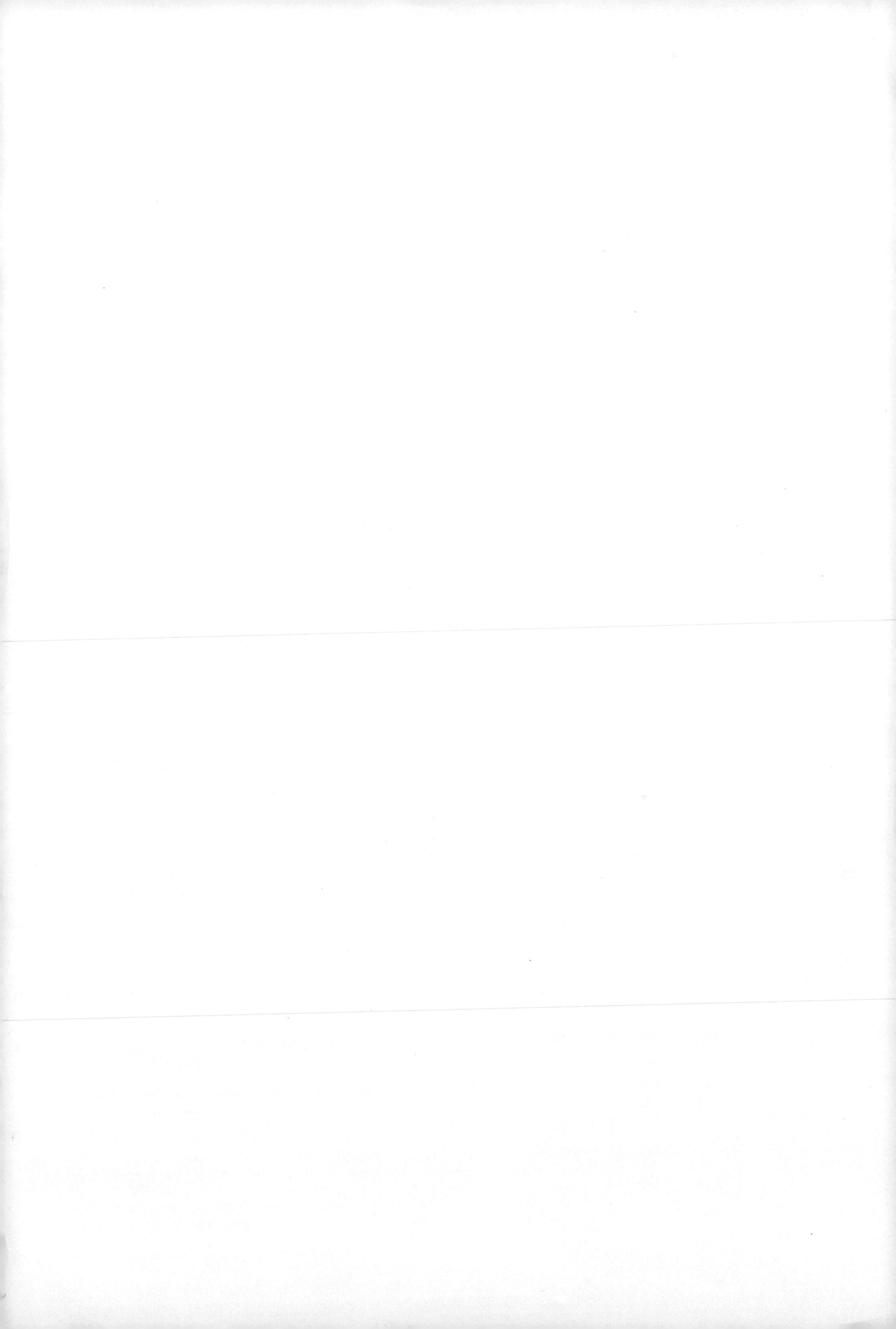